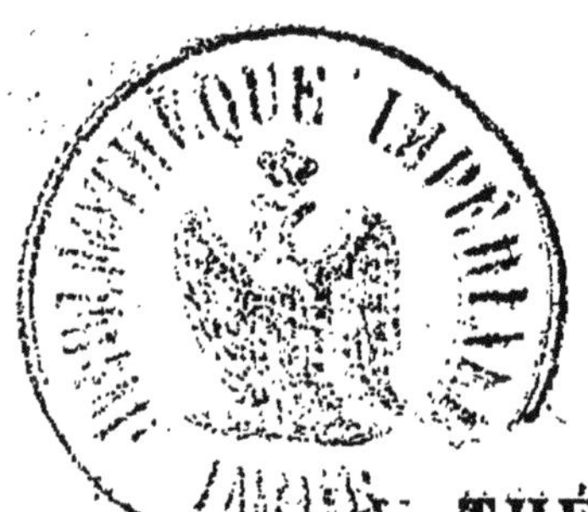

TRAITÉ

THÉORIQUE ET PRATIQUE

DES

MALADIES DES YEUX.

TOME I.

Librairie médicale de Germer Baillière.

ARCHIVES D'OPHTHALMOLOGIE

COMPRENANT

LES TRAVAUX LES PLUS IMPORTANTS SUR L'ANATOMIE, LA PHYSIOLOGIE, LA PATHOLOGIE, LA THÉRAPEUTIQUE ET L'HYGIÈNE DE L'APPAREIL DE LA VISION,

PAR M. LE DOCTEUR JAMAIN,

Ancien interne des hôpitaux de Paris, membre de la Société anatomique, de la Société médico-chirurgicale de Paris et de la Société de médecine du Xe arrondissement, membre correspondant de l'Académie de chirurgie de Madrid.

Ce journal paraît depuis le 15 juillet 1853, par numéro mensuel de 3 à 4 feuilles in-8, et forme à la fin de l'année 2 vol. in-8. Prix de l'abonnement d'une année : pour Paris, 15 fr. ; pour les départements, 17 fr.; pour l'étranger, 18 fr.

BOYER (Lucien). Recherches sur l'opération du strabisme. Mémoires présentés à l'Académie royale des sciences. 1842-1844, 1 vol. in-8, avec 12 planches. 7 fr.

Le même ouvrage, figures coloriées. 10 fr.

BOYER (Lucien). De l'entraînement des parties antérieures du corps vitré pendant l'opération de la cataracte par abaissement. 1849, in-8 br. 1 fr. 25

CARRON DU VILLARDS. Guide pratique pour l'exploration méthodique et symptomatologique de l'œil et de ses annexes. 1836, in-8. 1 fr.

CARRON DU VILLARDS. Recherches médico-chirurgicales sur l'opération de la cataracte, les moyens de la rendre plus sûre, et sur l'inutilité des moyens médicaux pour la guérir sans opération. 2e édition, 1837, 1 vol. in-8 de 440 pages, avec 53 figures. 7 fr.

CLOQUET (J.). Mémoire sur la membrane pupillaire et sur la formation du petit cercle artériel de l'iris. 1818, in-8, br. 1 fr. 25

CORNAZ. Des abnormités congénitales des yeux et de leurs annexes. 1848, in-8. 3 fr. 50

DESMARRES. Méthode d'employer le nitrate d'argent dans quelques ophthalmies. 1842, in-8. 2 fr.

FAURE. Observations sur l'iris, sur les pupilles artificielles et sur la kératonyxie. 1819, in-8. 1 fr. 50

FLORIO, Description historique, théorique et pratique de l'ophthalmie purulente, observée de 1835 à 1839 dans l'hôpital militaire de Saint-Pétersbourg. 1841, 1 vol. in-8 avec 22 figures coloriées. 7 fr.

NÉLATON. Parallèle des divers modes opératoires dans le traitement de la cataracte. (*Concours de médecine opératoire*). 1850, in-8. 2 fr. 50

SANSON. Traité de la cataracte, publié d'après ses leçons, par ses élèves, MM. les docteurs BARDINET et PIGNÉ. 1842, in-8, br. 1 fr. 50

SCARPA. Traité des maladies des yeux, traduis de l'italien sur la 3e édition, par MM. les docteurs BOUSQUET et BELLANGER. Paris, 1821, 2 vol. in-8, avec figures. 7 fr.

SICHEL. Leçons cliniques sur les lunettes et les états pathologiques consécutifs à leur usage irrationnel. 1848, 1 vol. in-8 de 148 pages. 3 fr. 50

WELLER. Traité théorique et pratique des maladies des yeux, traduit de l'allemand sur la dernière édition, par F.-J. RIESTER, avec des notes par M. JALLAT. 1832, 2 vol. in-8, avec 8 planches coloriées. 10 fr.

PARIS. — Imprimerie de L. MARTINET, rue Mignon, 2.

TRAITÉ
THÉORIQUE ET PRATIQUE
DES
MALADIES DES YEUX

PAR

L.-A. DESMARRES,

Docteur en médecine de la Faculté de Paris,
Professeur de clinique ophthalmologique, lauréat (médaille d'or) de l'Institut médical de Valence (Espagne), etc. ;
Chevalier de la Légion-d'Honneur, de l'Étoile polaire de Suède, de la Couronne de chêne des Pays-Bas, de Léopold de Belgique, du Mérite civil des Deux-Siciles et de St-Grégoire-le-Grand de Rome.

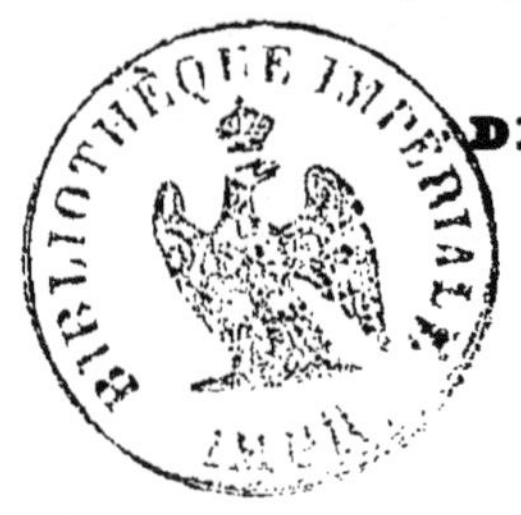

DEUXIÈME ÉDITION

Revue, corrigée et augmentée

TOME PREMIER

Avec 49 figures intercalées dans le texte.

PARIS

GERMER BAILLIÈRE, LIBRAIRE-ÉDITEUR,

RUE DE L'ÉCOLE-DE-MÉDECINE, 17.

LONDRES et NEW-YORK, H. Baillière. | MADRID, Ch. Bailly-Baillière.

1854

ANATOMIE

DE L'ŒIL HUMAIN,

D'APRÈS L'ALLEMAND

DE ERNEST BRUCKE (1),

AVEC NOTES ET ADDITIONS

PAR LE DOCTEUR GROS,
De Moscou.

DE L'ŒIL EN GÉNÉRAL.

L'organe de la vision comprend l'œil et ses annexes. L'œil est un appareil optique parfait, d'une forme sphéroïdale, compris dans une forte capsule ou coque, la sclérotique et la cornée, et relié au cerveau par un gros cordon nerveux, le nerf optique. La coque oculaire ou bulbaire est formée d'une partie postérieure opaque, la sclérotique, et d'une partie antérieure transparente, la cornée, qui livre passage à la lumière. L'intérieur du sphéroïde ou bulbe est occupé par des milieux transparents qui sont entourés de plusieurs membranes spéciales. Le cristallin, le plus compacte des milieux, est un corps ou lentille biconvexe renfermée dans une capsule transparente, et située entre deux milieux moins réfringents. Le premier de ces milieux, l'humeur aqueuse, remplit l'espace compris entre la cornée et le cristallin ; l'autre, le corps vitré, remplit l'espace du fond de l'œil et est contenu dans un système spécial de membranes. Celle des membranes qui contient le corps vitré s'appelle hyaloïde. Son prolongement antérieur, gaufré, va s'attacher au pourtour de la capsule cristallinienne et s'appelle *zonule de Zinn*. Les trois parties énumérées, le cristallin, l'humeur aqueuse et le corps vitré, composent, avec la cornée, l'appareil dioptrique qui transmet à l'appareil sensitif les impressions lumineuses. L'organe sensitif est la tunique nerveuse ou rétine, qui s'épanouit sur la surface convexe du corps vitré, et qui est la terminaison du nerf optique. Ce dernier est entouré d'une gaîne fibreuse, prolongement de la dure-mère.

(1) *Anatomische Beschreibung des menschlichen Augapfels*, von Ernst Brücke. Berlin, 1847.

J'ai cru utile d'insérer cette traduction en tête de la seconde édition de mon *Traité des maladies des yeux*, tout en en laissant le mérite et la responsabilité au traducteur, M. Gros, de Moscou. Dr DESMARRES.

Immédiatement au-dessus de la tunique sensitive se trouve l'appareil catoptrique de l'œil ou la couche des bâtonnets (membrane de Jacob). Il est composé de corps allongés, en forme de pieux transparents, fortement réfringents, serrés les uns contre les autres et perpendiculaires à la surface de la rétine. Cette disposition fait que si la lumière, après avoir traversé les éléments de la rétine, vient à frapper l'un de ces bâtonnets, elle est renvoyée au même point de la rétine par où elle a passé.

En dehors de l'appareil catoptrique, et sous la sclérotique, se trouve la choroïde, qui, par sa vascularité, est surtout destinée à la vie intérieure de l'œil, et qui, par sa teinte foncée, fait l'office de paroi absorbant la lumière diffuse ou réfléchie dans l'appareil catoptrique.

À la paroi interne de sa partie antérieure, elle porte environ soixante-dix prolongements vasculaires, les procès ciliaires, qui s'appuient sur les plis de la zonule et y adhèrent. En dehors de ces procès, entre la cornée et la sclérotique, elle est fixée par un muscle, le muscle tenseur de la choroïde, qui peut la tendre, avec la rétine, sur la convexité du corps vitré. En avant de cette insertion, elle abandonne la sclérotique, qu'elle tapisse partout ailleurs, et se transforme en un diaphragme mobile, l'iris, qui flotte dans l'humeur aqueuse immédiatement au-devant du cristallin, et qui règle la quantité de lumière par le resserrement ou la dilatation de son ouverture centrale, la pupille.

La choroïde, avec son muscle tenseur et l'iris considérés comme un tout, ont été nommés l'*uvée*, à cause de leur ressemblance avec la pellicule d'une baie de raisin.

L'axe optique, qui ne correspond pas à l'entrée du nerf optique, est le prolongement de l'axe du cristallin.

Il peut se faire que les convexités de la lentille ne correspondent pas géométriquement à son axe.

L'axe optique serait donc la ligne qu'un rayon lumineux parcourrait à travers tous les milieux sans dévier de sa route. Les deux extrémités de cet axe sont ordinairement appelées pôles. Les plans passant par ces pôles seraient les méridiens, le plan perpendiculaire l'équateur de l'œil.

Le bulbe, ou globe oculaire, n'est cependant pas une sphère, non plus qu'un corps engendré par rotation autour de son axe. Sa forme n'a pas d'analogue géométrique et ne peut se voir que sur la nature même. Quand on ne peut se procurer des yeux humains assez frais, on peut se contenter de prendre un œil tel quel sur le cadavre, de le dépouiller jusqu'à la coque, d'y introduire avec précaution, par le nerf optique, une canule aboutée à un siphon de 4 décimètres de hauteur, que l'on remplit d'eau, et qui donne à l'œil son expansion physiologique. Il est inutile d'employer une plus forte pression, de peur de déranger les rapports des membranes.

Sur un œil ainsi préparé, on peut remarquer les points suivants :

1° Le nerf optique n'entre pas par le pôle postérieur, mais à 3 ou 4 millimètres au-dessous, du côté du nez ;

2° La cornée est beaucoup plus convexe que la sclérotique, comme une calotte sphéroïdale d'un rayon bien plus petit;

3° La sclérotique n'est pas sphérique, mais elle se rapproche de l'ellipsoïde;

4° La sclérotique est aplatie dans son hémisphère antérieur par les quatre muscles droits.

A l'intérieur de l'œil, les parties ne sont pas non plus parfaitement symétriques. L'iris est ordinairement plus large à son côté temporal qu'à son côté nasal. Si l'on imagine des plans menés par celui de l'iris, par le plus grand cercle du cristallin, par les extrémités postérieures des procès ciliaires, et, enfin, par le bord antérieur de la rétine, ou *ora serrata* (fig. 1, *gg*), ces plans convergent un peu du côté du nez et un peu en bas chez la plupart des individus.

L'axe antéro-postérieur varie entre 23 et 26 millimètres. Le plus grand diamètre horizontal et le plus grand vertical varient encore plus : le premier, entre 22,8 et 26 millimètres ; le dernier, entre 21,5 et 25 millimètres. Dans le plus grand nombre de cas, le diamètre horizontal est le plus grand ; cependant, on cite des yeux où le vertical l'emportait de 1 millimètre. Le plus grand diamètre équatorial n'est ni vertical ni horizontal ; le plus ordinairement, il part du côté nasal supérieur pour aboutir au côté temporal inférieur.

DE LA SCLÉROTIQUE.

La sclérotique est la partie opaque de la coque oculaire. En avant, elle est limitée par la cornée, qu'elle enchâsse ; en arrière, une partie de sa substance se continue avec l'enveloppe fibreuse du nerf optique. Sa forme extérieure ne répond pas exactement à sa forme intérieure, sa membrane n'ayant pas partout la même épaisseur, ce qui est rendu sensible dans la figure 1.

La sclérotique ne s'amincit pas brusquement sous les insertions des muscles droits, mais, au contraire, insensiblement. Elle subit les mêmes modifications sous les tendons des muscles obliques, bien qu'elle s'amincisse moins que sous les muscles droits.

A l'entrée du nerf optique dans la sclérotique, le tissu cellulaire qui enveloppe les faisceaux du nerf s'unit au tissu de la sclérotique. Quand on enlève par macération les fibres du nerf optique, on obtient une lamelle mince percée d'un grand nombre de trous, et qui va se continuer avec la surface interne de la sclérotique. Cette lamelle est ce qu'on appelle la lame cribriforme de la sclérotique. Les petits trous de cette lame sont destinés à donner passage à chacun des faisceaux du nerf optique. Au milieu, on y distingue deux plus grands trous, l'un à côté de l'autre, qui sont destinés à l'artère et à la veine de la rétine.

La sclérotique est formée de tissu cellulaire épaissi. En l'examinant de dehors en dedans, on trouve que le tissu devient toujours plus dense et plus uniforme, que les fibres sont plus intimement unies, et qu'il est à peu près impossible de les désagréger.

Valentin a décrit le premier la structure fibrillaire de la sclérotique. D'après lui, des faisceaux fibreux partant du trou optique se dirigeraient en avant, en formant des sinuosités, tandis que d'autres faisceaux, partis du même point et suivant la même direction, se tisseraient avec les premiers pour faire un lacis compacte. Arrivés au pourtour de la cornée, des faisceaux entiers se termineraient par des anses qui embrasseraient les fibres cornéennes, terminées de même.

La différence de la partie extérieure et de la partie intérieure de la sclérotique est plus frappante chez le fœtus que chez l'adulte. A l'état fœtal, la lame interne est déjà brillante et compacte que le reste est encore mou et spongieux. Chez les oiseaux, la sclérotique se laisse séparer en deux lames distinctes; aussi se croyait-on autorisé à faire deux lames distinctes chez l'homme et les mammifères, lames qui n'ont pas de limites naturelles.

Sans rapporter au long les diverses opinions relatives à cette membrane depuis la plus haute antiquité jusqu'à nous, il faut avouer qu'il est difficile d'arriver à une vue nette des fibres scléroticales, de leur rapport avec la gaîne optique, et, par suite, avec les enveloppes encéphaliques, bien que l'on mette en usage les procédés indiqués par les auteurs, soit le durcissement avec l'acide pyroligneux, soit la dessiccation de la coque elle-même, que l'on examine ensuite par tranches sous le microscope. Quoi qu'il en soit, chacun pourra cependant reconnaître la direction des fibres feutrées dans toute la sclérotique : on y verra aussi que les aponévroses musculaires renforcent de leurs digitations le lacis si compacte de cette coque fibreuse.

Quant à la continuité des membranes, il est évident qu'il faut un peu de bonne volonté pour comprendre les auteurs qui ont voulu retrouver dans l'œil toutes les membranes de l'encéphale. Bien que l'on prétende, dans les manuels et en théorie, distinguer les deux membranes arachnoïde et pie-mère, c'est pousser l'analogie un peu loin que de voir une pie-mère dans la choroïde et une arachnoïde dans une membrane de la sclérotique, comme le voulait Arnold. Il serait donc à propos de bannir le nom d'arachnoïde de la sphère de l'œil et de le reléguer dans le cerveau.

Dans les yeux foncés surtout, on trouve à la face interne de la sclérotique, dans cette partie du tissu qui y est très compacte, des cellules pigmenteuses digitées, aplaties, allongées, avec des prolongements renflés ou rayonnés, et qui, quand elles y sont en quantité notable, donnent à la sclérotique un aspect brunâtre. Cette coloration foncée a donné lieu à la description d'une lame interne de la sclérotique sous le nom de *lamina fusca*, qui n'est qu'une dépendance de la choroïde.

Les vaisseaux peu nombreux de la sclérotique viennent des artères ciliaires et de différents petits rameaux détachés des vaisseaux des muscles pour former un maigre réseau capillaire à larges mailles.

Les réseaux lymphatiques prêtés à la sclérotique par Mascagni et Arnold ne se sont pas retrouvés avec des microscopes perfectionnés.

Les nerfs qui se ramifient dans la sclérotique n'ont pas encore été décrits avec exactitude. Si l'on veut tenir compte de toutes les difficultés qui accompagnent ces recherches, on ne sera cependant pas autorisé à les nier.

Note du Traducteur. — Assez récemment Bochdalek, de Prague, croit en avoir démontré. Ces nerfs se montreraient surtout à la paroi interne de la sclérotique où ils formeraient de petits plexus, qui s'enfonceraient aussi dans la substance de la membrane, et dont le mode de terminaison n'est pas encore bien déterminé.

Fig. 1.

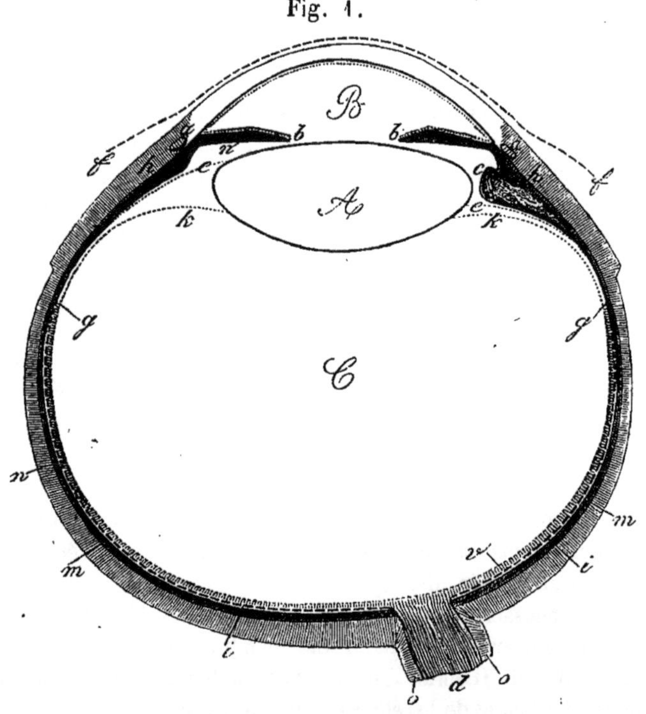

Coupe horizontale de l'œil, d'après Brücke. Elle est supposée faite de telle sorte, qu'elle passe par un procès ciliaire au côté nasal, et entre deux procès ciliaires, au côté temporal. La sclérotique est ombrée pour la distinguer d'avec la cornée. La choroïde *m* est indiquée par un trait large; la rétine *v*, par des traits parallèles; A, cristallin; B, humeur aqueuse; C, corps vitré; *a*, union de la sclérotique avec la cornée, et canal de Schlemm; *b*, *b*, extrémités de l'iris formant la pupille; *c*, procès ciliaires; *d*, nerf optique; *e*, *e*, zonule de Zinn, déprimée du côté nasal par un procès ciliaire, et allant, du côté temporal, jusqu'à la paroi antérieure de la capsule; *f*, *f*, conjonctive; *g*, *g*, bord dentelé de la rétine, *ora serrata;* *h*, *h*, muscle tenseur de la choroïde ou ligament ciliaire; *i*, *i*, couche des bâtonnets, ou membrane de Jacob ; *k*, *k*, hyaloïde ; *o*, *o*, gaîne du nerf optique ; *n*, *n*, couche pigmenteuse.

Des rapports externes de la sclérotique.

La sclérotique donne attache aux six muscles moteurs de l'œil. Les points d'insertion des quatre muscles droits, considérés par la face antérieure, correspondent aux quatre côtés d'un trapèze dont le côté nasal serait plus court que le côté temporal, et dans lequel la cornée se rapprocherait davantage du côté nasal. Vus de côté, ces muscles forment des courbes convexes en avant, concaves en arrière. Les deux muscles obliques prennent leur insertion sur l'hémisphère postérieur ; le grand oblique s'insère en arrière et en dehors du droit supérieur ; l'oblique inférieur, en arrière et en haut du droit externe.

La partie antérieure de la sclérotique, tout autour de la cornée, est tapissée par une membrane très vasculaire, la conjonctive bulbaire, qui est très susceptible de glisser et de se déplacer. Les vaisseaux sanguins de cette membrane viennent en très grande partie des artères palpébrales supérieures et inférieures. Les nerfs viennent de différents rameaux de la branche ophthalmique (cinquième paire), nommément du rameau lacrymal et du sous-trochléen.

La couche dans laquelle les vaisseaux et les nerfs se distribuent est composée de tissu cellulaire qui, du côté temporal et nasal, s'arrête au bord même de la cornée, et qui, en haut et en bas, s'avance sur le bord de la cornée par une petite couche mince et large de 1 à 1,5 millimètre. La lame la plus superficielle est formée par un épithélium stratifié qui va aussi s'étendre sur la cornée.

La conjonctive s'étend aux deux angles de l'œil, et forme, à l'angle interne, la caroncule lacrymale. En passant sur les paupières, elle forme des culs-de-sac et va se continuer jusqu'au bord libre des paupières. La conjonctive se distingue en conjonctive bulbaire et en conjonctive palpébrale.

DE LA CORNÉE.

La cornée forme la partie transparente de la coque de l'œil. Elle ressemble assez à un verre de montre bombé, d'un rayon beaucoup plus petit que celui de la sclérotique, sur laquelle elle s'applique. Les courbes, d'ailleurs variables, de sa surface ne sont pas exactement connues. Chez les adultes, elle est un peu plus mince au milieu qu'à la marge scléroticale; chez le fœtus, au contraire, et chez les nouveaux-nés, elle est très épaisse au centre et va s'amincissant vers la périphérie. Par derrière, son enchâssement sclérotical paraît circulaire ; mais par devant, on voit que son diamètre vertical est un peu plus court que l'horizontal, de sorte que sa forme se rapproche d'un ellipsoïde.

Ce qui peut encore donner des nuances à la forme normale de la cornée (sans parler des modifications pathologiques), c'est la disposition de la conjonctive qui empiète sur elle par en haut et par en bas, comme on peut s'en convaincre sur le cadavre des jeunes sujets, et comme on le voit chez les vieillards, dans l'arc sénile (*gerontoxon*), qui s'avance sur la cornée avec la substance scléroticale. On trouve aussi des yeux où la conjonctive entoure la cornée d'un renflement aplati, qu'Ammon a nommé *annulus conjunctivæ.*

La cornée comprend quatre couches, qui sont formées d'éléments histologiques différents :

1° L'épithélium, qui est la continuation de l'épithélium conjonctival, est, comme ce dernier, formé de couches de cellules stratifiées. C'est cet épithélium qui, après la mort, se laisse enlever par lambeaux et a donné lieu à la dénomination impropre de conjonctive cornéenne. Les cellules y sont régulièrement nucléolées, comme dans tous les épithéliums stratifiés. Dans les couches supérieures, elles sont aplaties, assez régulièrement hexagonales, à parois épaisses et juxtaposées. Les cellules sous-jacentes sont polyédriques, guère plus grandes que les noyaux, et enfin dans les plus profondes, on ne peut plus distinguer que les contours des noyaux. Le plus grand diamètre des cellules varie de $0^{m},03$ à $0^{m},06$; le plus petit de $0^{m},02$ à $0^{m},04$. Les noyaux ont de $0^{m},007$ à $0^{m},009$.

2° La couche propre ou fibreuse de la cornée est la plus épaisse de toutes, et atteint jusqu'à 1 millimètre vers la partie scléroticale. Au centre, elle est un peu plus mince. En se servant d'aiguilles à cataracte pour la dissection, on la désagrége en fibres aplaties qui ont, en moyenne, $0^{m},005$ de largeur, sur $0^{m},003$ d'épaisseur, et qui paraissent pouvoir se diviser encore, de manière qu'il est impossible d'assigner au juste le calibre des dernières fibrilles. Elles sont lisses et se trouvent régulièrement juxtaposées en petits faisceaux, qui se croisent en tout sens et forment un lacis compacte. Par ébullition, ce tissu ne donne pas de la gélatine comme le tissu cellulaire, mais bien de la chondrine.

Note du Traducteur.—Les faisceaux de la cornée offrent bien quelques noyaux allongés. Ils convergent de la périphérie vers le centre, et semblent s'accoler entre eux pour se disjoindre plusieurs fois dans leur trajet. De là une sorte de feutrage assez régulier qui laisse dans ses mailles allongées des espaces remplis d'un liquide pendant la vie. Pour s'en assurer, il suffit d'en soumettre au microscope une coupe, qui, comprimée, laisse échapper une certaine quantité de liquide albumineux. La compression cessant, la liqueur rentre dans les mailles du tissu. Dans l'un et l'autre cas, la membrane a perdu pour toujours sa transparence. Les fibres rubanées de la cornée sont disposées de façon que l'ensemble de la membrane forme comme un riche réseau lymphatique *sui generis*. On sait que dans l'eau la membrane se gonfle, se ramollit et conserve sa transparence jusqu'à un certain point; que, par la chaleur et les réactifs de l'albumine, elle se trouble; qu'en un mot, à l'état physiologique, une certaine quantité de liquide interstitiel paraît nécessaire à la pellucidité de cette membrane. Les espaces interstitiels ont été injectés par Bowman sur l'œil de bœuf, et rappellent les injections qui mettent en évidence des lymphatiques naturels et artificiels. Quand les chirurgiens ou les anatomistes parlent des lames superficielles et profondes de la cornée, il ne faut entendre que des couches lamelleuses que la maladie, le scalpel ou le kératotome produisent en désassociant ce qui d'ailleurs est intimement uni, et n'est jamais qu'un produit pathologique ou artificiel.

3° La lamelle vitreuse de la cornée, connue sous le nom de membrane de Descemet, ou de Demours, ou de l'humeur aqueuse, a une épaisseur d'environ $0^{m},007$ à $0^{m},015$. Elle est incolore, transparente et uniforme comme du verre; elle se déchire facilement, et ses lambeaux se roulent sur eux-mêmes comme du papier tenu longtemps roulé. La seule apparence de structure qu'on puisse y trouver, c'est qu'elle présente quelquefois une brisure striée et lamelleuse. Quant aux fibres qu'ont voulu y voir quelques auteurs, elles n'existent pas.

Cette membrane est intimement unie à la cornée qu'elle tapisse, en s'amincissant vers la périphérie et en se terminant brusquement en biseau à la sclérotique. Elle ne perd sa transparence ni par la coction ni par les réactifs.

Note du Traducteur. — Sa constitution anatomique indique que ce n'est pas dans la membrane de Descemet qu'il faut chercher le siége de l'affection connue sous le nom de *descemétite*, aussi peu que l'on trouvera la capsulite dans la membrane compacte et transparente du cristallin.

4° L'épithélium de la membrane vitreuse ou de la surface interne de la cornée est baigné par l'humeur aqueuse et tapisse toute la chambre antérieure, en passant sur l'iris jusqu'à la marge pupillaire. Il est formé d'une couche de cellules hexagonales stratifiées et délicates, dont les noyaux arrondis ont la même grandeur que ceux de l'épithélium surcornéen.

Dans la figure 1, la ligne brisée *ff* indique l'épithélium de la cornée, qui se continue sur la conjonctive. Vient ensuite l'espace circulaire entre les deux lignes qui représente la cornée. Celle-ci se distingue facilement de la sclérotique, qui est ombrée. La ligne plus noire, interne, représente la membrane de Descemet, suivie de son épithélium qui va jusqu'à la pupille par une ligne ponctuée (1).

(1) *Extrait d'une lettre du 2 avril 1852 de M. Albert de Graefe, de Berlin, à M. Desmarres.* — Bowman a prouvé que le tissu fibreux qui constitue la substance propre de la cornée ne se trouve pas immédiatement sous la lamelle épithéliale, mais qu'il en est séparé par une membrane fine et amorphe, qui ne se distingue de la membrane de Descemet ou de la capsule du cristallin que par son extrême délicatesse. Bowman lui donne le nom de *membrane élastique antérieure*, et lui attribue la faculté de retenir fermement les corps étrangers. Il prétend aussi que cette membrane devient le siége d'opacités et de dépôts calcaires.

L'existence de cette membrane a été confirmée par plusieurs observateurs anglais et allemands.

Bowman décrit encore dans la substance cornéenne des cavités tubuliformes qu'il prétend avoir injectées. Ce serait de l'arrangement de ces éléments que dépendrait, selon lui, la transparence de la cornée. Cet arrangement étant troublé

Des nerfs de la cornée.

Les nerfs de la cornée viennent des nerfs ciliaires, dont ils se détachent à la hauteur du muscle tenseur de la chroroïde pour se distribuer exclusivement à la substance ou couche fibreuse de la cornée.

Note du Traducteur. — Les nerfs de la cornée, d'abord vus par Schlemm, ont été constatés par Bochdalek, Valentin, Koelliker, etc. Ces petits ramuscules s'échappent de la substance scléroticale pour passer dans la cornée au nombre d'une douzaine, comme je les ai vus chez l'homme, avec une épaisseur de 0,012 à $0^{mm},02$, et dont les fibres primitives avaient $0^{mm},005$ en moyenne. Ce n'est qu'à environ 2 millimètres du bord que ces ramuscules commencent à envoyer leurs dernières fibres pour former un réseau nerveux délicat.

Des vaisseaux de la cornée.

A l'état fœtal, la cornée est pourvue d'un réseau vasculaire complet qui se trouve situé dans la couche la plus surperficielle de la substance cornéenne, immédiatement au-dessous de l'épithélium, et qui est alimenté par les vaisseaux de la conjonctive au pourtour de la cornée. A la naissance, les vaisseaux s'oblitèrent du centre à la périphérie, et, dans l'œil adulte et sain, ils n'empiètent plus que de 1 et demi à 2 millimètres. A l'état pathologique, le réseau capillaire peut se rétablir avec une grande rapidité.

Les vaisseaux de la cornée, chez le fœtus, ont été injectés pour la première fois par J. Müller. Beaucoup d'anatomistes ont pensé que ces vais-

par une cause quelconque, la cornée perdrait subitement sa transparence, pour la recouvrer lorsque l'obstacle perturbateur cesse. Suivant Bowman, ces cavités seraient aussi le point de départ des épanchements interlamellaires; et, en s'imbibant d'humeur aqueuse, elles entretiendraient la lubrifaction de la cornée. L'existence de ces cavités n'est pas encore suffisamment prouvée.

Quant à l'insertion de la membrane de Descemet, Bowman a prouvé qu'elle se perd à la circonférence de la sclérotique par plusieurs systèmes de fibres élastiques, dont l'un (*pillars of the iris*) traverse la cavité de la chambre antérieure d'avant en arrière, pour s'attacher à la surface antérieure de l'iris. Un autre système de ces fibres s'attache à la paroi postérieure du canal de Schlemm; un troisième se perd dans le ligament ciliaire. J'ai pu constater, grand nombre de fois, l'existence de ces systèmes de fibres, et j'en ai même vu un quatrième que Bowman décrit avec moins de précision, et qui est composé de fibres circulaires courant le long de la paroi postérieure du canal de Schlemm. Bowman fait dériver ces fibres circulaires aussi bien que les autres de la circonférence de la membrane de Descemet. Les recherches que j'ai faites me portent à croire qu'il faut les rapporter à l'iris. On peut les voir dans l'œil humain ou mieux encore dans l'œil de cochon qu'on ouvre par une section équatoriale. On tire avec une pince sur la choroïde de manière à la détacher avec le corps et le ligament ciliaires et l'iris de ses adhérences avec la cornée opaque et transparente. Le système des fibres circulaires reste ordinairement attaché à la paroi postérieure du canal de Schlemm, et l'on réussit à les détacher au moyen d'une pince fine.

seaux persistent toute la vie, mais que leur calibre s'est restreint au point de ne pouvoir plus livrer passage aux vésicules du sang, et de laisser circuler seulement la sérosité.

Mascagni, Fohman, Arnold ont voulu voir dans la cornée des lymphatiques qui n'existent pas.

Union de la cornée à la sclérotique.

La description de la cornée a fait voir que l'épithélium externe se continue sur la conjonctive, comme l'interne sur l'iris, et que la substance fibreuse et la lamelle vitreuse sont propres à la cornée. En conduisant une coupe dans la direction de l'axe optique, on met à découvert la limite de la sclérotique et de la cornée. Par une coupe horizontale, la ligne de démarcation se trouve courir parallèlement à l'axe optique (voyez fig. 1); par un plan vertical, la ligne indique un biseau qui s'incline sur l'axe optique. La rainure dont parlent les anatomistes paraît rare.

A la partie de la sclérotique qui avoisine le biseau interne de la cornée, se trouve un sinus circulaire (fig. 1, *a*), qui est rempli quelquefois de sang, nommément chez les pendus, et dans lequel on peut introduire une soie de porc. Ce sinus est connu sous le nom de *canal de Schlemm*; sur sa paroi interne s'attache le muscle tenseur de la choroïde.

Lauth et Arnold ont voulu prouver que ce canal avait été vu avant Schlemm, qui a su le premier en donner le siége et la nature, et le distinguer du prétendu canal de Fontana, qui n'existe pas, et du canal de Hovius qui est autre chose. Pour étudier le point de jonction de la cornée et de la sclérotique, on fend le globe oculaire dans la direction de l'axe optique; on ôte le cristallin, le corps vitré et la rétine, en conservant la choroïde. On introduit dans le canal de Schlemm une soie colorée, et on laisse sécher la préparation. Ensuite on fait de fines coupes à l'endroit à examiner, et on les ramollit dans l'eau salée pour les soumettre au microscope. On voit alors que le tissu de la cornée passe insensiblement dans celui de la sclérotique, comme si les faisceaux fibreux s'emboîtaient ou s'accolaient. Cette même préparation peut servir à reconnaître la membrane de Descemet, sa terminaison brusque au bord de la cornée et de l'iris, près de la paroi interne du canal de Schlemm, reconnaissable à la soie qu'on y a introduite.

DE L'UVÉE EN GÉNÉRAL, OU CHOROÏDE ET IRIS.

Cette membrane, qui se trouve immédiatement au-dessous de la sclérotique, comprend la choroïde avec le muscle tenseur, les procès ciliaires et l'iris. Sur le vivant, on ne peut en apercevoir que l'iris à travers la cornée.

Pour étudier la choroïde, on coupe la sclérotique dans le plan de son équateur en faisant d'abord une incision qui permette d'introduire des pinces et des ciseaux mousses. On ouvre à coups de ciseaux le plan de l'équateur sclérotical, en ayant soin de ne pas toucher la choroïde. On renverse, sous l'eau où l'on opère, les deux moitiés de la coque, et l'on voit se dessiner sur le fond noir de la choroïde les vaisseaux et les nerfs qui ont traversé la sclérotique.

Les nerfs se détachent comme des méridiens blanchâtres, se prolongeant jusqu'au muscle tenseur, qui limite en avant la choroïde, en formant une sorte d'anneau gris (fig. 1, *h*, *h*).

Pour détacher entièrement en avant la sclérotique et la cornée, il faut détruire l'adhérence du muscle tenseur et de l'iris. Si l'on procède de façon à ouvrir par derrière, avec la pointe du scalpel, tout le pourtour du canal de Schlemm, la paroi interne de ce canal reste adhérente au muscle tenseur avec quelques lambeaux de la membrane de Descemet, et l'on se réserve l'occasion d'examiner tous ces rapports au microscope. Veut-on mettre en évidence les procès ciliaires, on coupe la préparation par son plan équatorial, et l'on voit les plis ciliaires sans pigment se détacher du fond noirâtre et former autour du cristallin comme une couronne de rayons blanchâtres. Si l'on ne se servait que du scalpel, la tunique uvée pourrait passer pour une seule membrane; mais, eu égard aux différents éléments histologiques qui entrent dans sa structure, elle devient un tout composé de différents systèmes.

On peut y distinguer : 1° les vaisseaux, 2° les muscles, 3° les nerfs, 4° la couche propre, 5° la membrane interne et pigmenteuse. On va s'occuper de la description du système vasculaire qui est le plus important, et qui forme en quelque sorte la charpente du tout. Voyons donc d'abord les vaisseaux de la choroïde et des procès ciliaires, et ensuite ceux du diaphragme (1).

(1) *Extrait de la lettre citée de M. A. de Graefe à M. Desmarres.* — Quant à l'insertion de l'iris à la sclérotique, Arlt a fait voir que Brücke n'a pas été exact. Il a trouvé que l'iris ne s'insère pas à la limite de la cornée et de la sclérotique, mais plus en arrière, à l'arête de la surface interne du ligament ciliaire et des procès ciliaires, de manière que la surface interne du ligament fait partie de la chambre antérieure. Cette disposition anatomique explique pourquoi, dans l'opération de la pupille artificielle, on arrive facilement dans la chambre antérieure, quand même le couteau lancéolaire est entré à 1 ou 2 millimètres de la cornée par la sclérotique même. Autrefois on croyait que, dans ces cas, on entrait d'abord dans la chambre postérieure et qu'on ponctionnait l'iris d'arrière en avant jusqu'à la chambre antérieure. Mais il est très difficile de ponctionner l'iris d'arrière en avant, parce qu'il flotte et n'offre aucune résistance au couteau.

Par un grand nombre de dissections faites à Vienne, en commun avec M. Jaeger jeune, je me suis convaincu de l'exactitude des observations de Arlt. Seulement, en soumettant les préparations au microscope, nous avons trouvé que ce ne sont pas toutes les fibres de l'iris qui s'insèrent à l'arête du ligament et des procès ciliaires, mais qu'une partie se dirige en avant pour couvrir la sur-

Des vaisseaux de la tunique uvée.

A. *Système vasculaire de la choroïde et des procès ciliaires.*

a. Artères et capillaires.

Les sources artérielles du sang qui alimente la choroïde sont les artères ciliaires courtes postérieures, rameaux de l'artère ophthalmique au nombre de vingt environ de différentes grandeurs.

Quelques unes d'entre elles, rapprochées l'une de l'autre, font leur entrée dans l'œil par le pôle postérieur. C'est à cette distribution artérielle, comme l'ont souvent remarqué des anatomistes, qu'est due l'adhérence de la choroïde avec la sclérotique à l'endroit de la tache jaune de la rétine.

Les autres artères percent la sclérotique obliquement d'arrière en avant, autour du nerf optique et à différentes distances. Après être entrées dans la choroïde, elles courent en avant vers les procès ciliaires, en se bifurquant toujours.

Eu égard aux systèmes auxquels ils se distribuent, les divers rameaux dont elles se composent peuvent se diviser en rameaux externes, internes et antérieurs :

1° Les rameaux externes, après s'être divisés en ramuscules d'une certaine ténuité, sans cependant devenir capillaires, vont se jeter dans les *venæ vorticosæ*, dont il sera question plus bas.

2° Les rameaux internes se résolvent en un épais réseau de fins capillaires, qui, couché sous les artères, tapisse tout le fond de l'œil jusqu'à l'*ora serrata retinæ*, qui sera décrite plus loin (fig. 1, *g*, *g*).

3° Les rameaux antérieurs peuvent se reconnaître depuis la limite du réseau capillaire dont il vient d'être parlé.

Ils se trouvent pressés l'un à côté de l'autre, et, par de légères sinuosi-

face interne du ligament ciliaire, et pour se perdre dans le système de fibres circulaires qui couvre la paroi postérieure du canal de Schlemm.

Fig. 2.

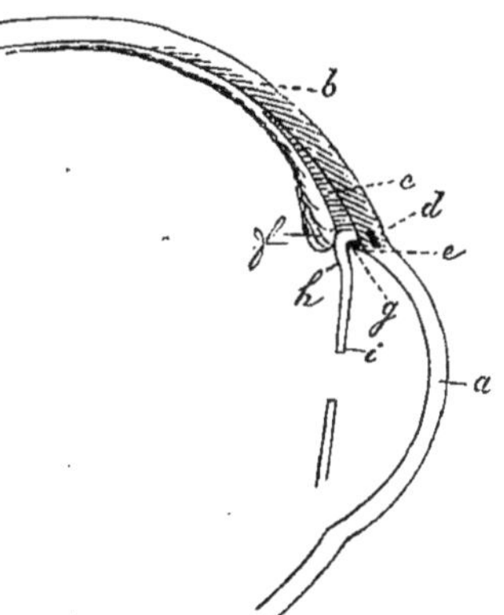

La figure schématique ci-jointe montre ces rapports. *a*, cornée ; *b*, sclérotique ; *c*, ligament ciliaire ; *d*, canal de Schlemm ; *e*, système de fibres circulaires couvrant la paroi postérieure du canal de Schlemm : *f*, procès ciliaires : *g*, fibres antérieures de l'iris, qui, ayant atteint l'angle du ligament et des procès ciliaires, s'incurvent pour tapisser la face interne du ligament ciliaire et s'insérer en *e*; *h*, fibres postérieures de l'iris s'insérant dans l'angle du ligament et des procès ciliaires; *i*, iris.

tés, ils arrivent aux racines des procès ciliaires par un chemin de 2 à 3 millimètres, en donnant en dehors de petits ramuscules pour la substance du muscle tenseur de la choroïde.

Arrivés à la base des procès ciliaires, ils s'y engagent et forment des réseaux capillaires, ou plutôt ils forment les procès ciliaires eux-mêmes, qui sont dus surtout à ces capillaires. La résolution des ramuscules artériels ne se fait pas complétement, car quelques uns rampent dans les plis des procès ciliaires et à leur base, et arrivent à l'iris sous forme d'artérioles ; d'autres s'anastomosent au nombre de deux ou trois, pour former un vaisseau plus grand qui suit tout le bord libre des procès ciliaires en conservant ses communications avec le réseau capillaire. Arrivé à l'extrémité antérieure de la base du procès, ce vaisseau se contourne et va se continuer dans l'iris.

b. Système veineux de la choroïde.

Le système veineux de la choroïde est superposé au système artériel et reçoit son sang de différentes sources :

1° Les rameaux externes des artères ciliaires postérieures, sans se résoudre en capillaires, se jettent directement dans les veines.

2° Les veines comprennent encore le réseau capillaire de la choroïde qui tapisse le fond de l'œil et recouvre les artères à l'intérieur.

3° Ce système veineux reçoit aussi les veinules qui reviennent de l'iris dans la direction antéro-postérieure. Ces veinules courent dans cette partie de la choroïde qui se trouve entre les procès ciliaires et le muscle tenseur, et reçoivent le sang qui revient de ces deux parties.

Une petite portion seulement du sang venu du réseau capillaire propre de la choroïde est éconduit par les veinules ciliaires postérieures, qui, en nombre indéterminé, s'échappent de la partie postérieure de la choroïde par la sclérotique, dans le voisinage du nerf optique. Pour le reste du sang provenant des autres sources mentionnées plus haut, il se rassemble dans les veines appelées *vasa vorticosa*, qui, le plus souvent, au nombre de six, quelquefois de cinq et même de quatre, se trouvent assez symétriquement disposés dans la région de l'équateur de l'œil et s'échappent par la sclérotique.

Les *vasa vorticosa* se forment de la manière suivante :

Les rameaux externes des artères ciliaires postérieures courtes, après s'être portés un peu en avant et s'être divisés plusieurs fois, perdent leurs propriétés et leur nom d'artères ; ils dévient sur les côtés, décrivent un arc dont la convexité regarde en avant, et s'anastomosent continuellement dans ce trajet. Il en résulte des vaisseaux moins nombreux et plus gros, de manière que la veine qui se porte d'avant en arrière à la sclérotique résume tous les affluents qui se portent dans son courant.

Les arcs vasculaires des *vortices* reçoivent dans leur trajet les troncs veineux qui viennent du réseau capillaire de la choroïde, et les arcs antérieurs reçoivent de plus les troncs veineux avec leurs affluents, qui reviennent de l'iris.

C'est ainsi que se forment sur la choroïde ces élégantes figures vasculaires que l'on peut voir même sans injection, et qui ont reçu leur nom de leur analogie avec une fontaine jaillissante qui verse son eau de tous côtés.

B. *Système vasculaire de l'iris.*

a. Artères et capillaires.

On a vu précédemment que les dernières ramifications des artères ciliaires postérieures passent dans l'iris, quand elles ne se résolvent pas en capillaires dans les procès ciliaires. L'iris a encore deux autres sources de sang artériel : ce sont les artères ciliaires postérieures longues et les artères ciliaires antérieures. Les artères ciliaires longues sont deux rameaux de l'ophthalmique, qui percent la sclérotique à sa partie postérieure, en avant des artères ciliaires courtes ; elles se dirigent en avant, l'une, externe, au côté temporal ; l'autre, interne, au côté nasal, entre la sclérotique et la choroïde, pour arriver au muscle tenseur, où elles se divisent en deux ramuscules principaux qui courent en sens opposé et forment, par de nombreuses anastomoses, un cercle de vaisseaux artériels, le grand cercle artériel de l'iris, qui a été aussi appelé le cercle artériel du ligament ciliaire, parce qu'on désignait le muscle tenseur de la choroïde sous le nom de ligament ciliaire. Ces ramuscules traversent le muscle tenseur et lui donnent des vaisseaux.

Les autres sources artérielles de l'iris sont les artères ciliaires antérieures ; ce sont de petits rameaux qui viennent, d'une part, des artères musculaires de l'œil, d'autre part de l'artère lacrymale et de l'artère sus-orbitaire. Elles pénètrent sous la sclérotique, au pourtour de la cornée, pour atteindre ensuite le muscle tenseur, auquel elles fournissent du sang ; elles entrent en partie dans le grand cercle artériel de l'iris ; une autre partie le dépasse, entre dans l'iris et va en serpentant jusqu'à la marge pupillaire. L'iris a encore d'autres rameaux qui proviennent du grand cercle artériel et des procès ciliaires. Dans leur trajet, ces artérioles se résolvent tantôt en véritables capillaires, tantôt en artérioles minuscules qui se convertissent en veines à la marge pupillaire, sans avoir passé par la transformation capillaire proprement dite. Avant d'atteindre la marge pupillaire, ces artérioles s'anastomosent de nouveau, et forment un anneau artériel irrégulier que l'on appelle petit cercle artériel de l'iris.

b. Veines de l'iris.

Les veines de l'iris courent, en général, du centre à la périphérie par de nombreuses anastomoses, et ont trois confluents différents. Le premier comprend surtout les veines internes, qui, comme on l'a vu plus haut, vont se jeter dans le système des *vasa vorticosa*. Les veines du second courant se rassemblent en formant les deux veines ciliaires longues postérieures, qui sont un peu plus minces que les artères du même nom qu'elles accompagnent. Les veines du troisième confluent débouchent dans le canal de Schlemm, d'où, traversant la sclérotique sous le nom de veines ciliaires antérieures, elles se réunissent en troncs plus forts pour aller confluer avec les veines des muscles droits à la surface de la sclérotique.

Il n'est pas facile de poursuivre les veines de l'iris jusque dans le canal de Schlemm ou de les injecter par ce canal. Si Brücke n'a pu les mettre en évidence, Arnold et Retzius les ont décrites. Pour les vaisseaux, au contraire, décrits sous le nom de veines ciliaires antérieures, Brücke a pu, par le canal de Schlemm, les injecter au mercure, après avoir préalablement injecté les artères en rouge. Ces mêmes veines ont été injectées aussi par Arnold et Huschke. Quand on les a vues une fois injectées, il est possible de les distinguer sur le vivant, surtout chez les vieillards, quand elles sont turgescentes et qu'elles marquent évidemment les points par où elles émergent de la sclérotique.

Huschke décrit encore d'autres veinules qui se porteraient du canal de Schlemm vers la cornée en s'y ramifiant. Sont-ce ces petites veinules ramifiées qui bordent le pourtour de la cornée et se jettent dans les veines ciliaires antérieures au moment où elles émergent de la sclérotique?

Après avoir décrit complétement les vaisseaux de l'uvée (choroïde, procès ciliaires et iris), on peut en présenter un résumé synoptique dans le tableau suivant :

Sources artérielles.	Artères ciliaires postérieures courtes.	Art. ciliaires post. long. Art. ciliaires antér.
Ramifications.	1° Réseau capillaire de la choroïde. 2° Communications directes des artères avec les *vasa vorticosa*. 3° Réseau vasculaire des procès ciliaires.	1° Vaisseaux capillaires du muscle tenseur de la choroïde. 2° Réseau vasculaire de l'iris.
Confluents veineux.	Veinules ciliaires postérieures courtes et *vasa vorticosa*.	Veines cil. post. longues. Veines ciliaires antérieures.

Des muscles de l'uvée (choroïde et iris).

L'uvée a trois muscles dont l'un appartient à la choroïde, c'est le *tenseur*; les deux autres à l'iris, c'est le *dilatateur* et le *constricteur*. Les fibres primitives de ces trois muscles ont la nature et les caractères essentiels des muscles organiques, tels qu'on les trouve, par exemple, dans le canal intestinal (fig. 3). Leur largeur est de $0^{mm},007$ à $0^{mm},008$; leurs noyaux mesurent en moyenne $0^{mm},01$ de long sur $0^{mm},004$ de large. Après la mort, ils s'altèrent vite, deviennent cassants et se désagrégent. Chacun des fragments porte un ou plusieurs noyaux, comme on le remarque aussi dans le canal intestinal.

Fig. 3.

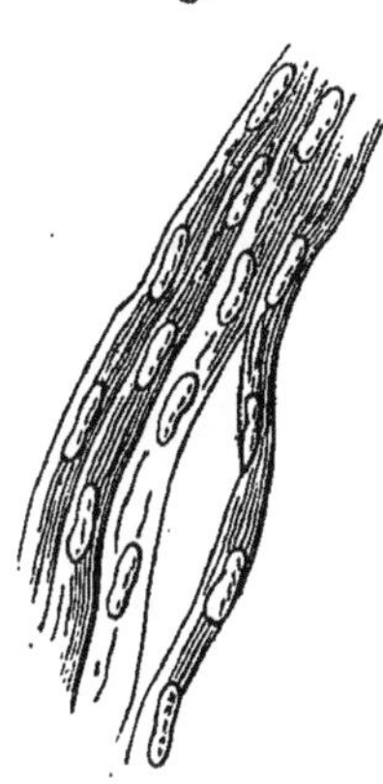

1° Le *muscle tenseur de la choroïde* est le plus considérable des trois. En enlevant la sclérotique, on le voit apparaître comme un anneau grisâtre sur la partie antérieure de la choroïde, où il constitue une zone qui s'étend jusqu'aux racines des procès ciliaires (fig. 1, *h*, *h*). Ses fibres sont dirigées d'avant en arrière et rapprochées les unes des autres en convergeant un peu. Il s'attache à la paroi interne du canal de Schlemm (*a*), à laquelle il adhère souvent si fort qu'elle reste attachée au muscle quand on enlève la sclérotique.

Ce muscle sert à tendre la choroïde et la rétine autour du corps vitré, en rapetissant l'espace fermé compris entre le muscle lui-même, la cornée et la choroïde ; en même temps, il soulève aussi un peu en avant la zonule de Zinn, accolée aux procès ciliaires, et en diminue la tension dans la partie qui se trouve entre la lentille et les procès ciliaires. Il est difficile de déterminer s'il en résulte un mouvement de propulsion pour l'appareil cristallinien, car on ne sait pas jusqu'à quel point l'humeur aqueuse le permettrait.

Le muscle de la choroïde a été aussi appelé ligament ciliaire, commissure de la choroïde, plexus ciliaire, ganglion ciliaire, etc., selon les idées physiologiques et histologiques que l'on en a eues. L'anatomie actuelle peut se passer de cette synonymie surchargée, aussi bien que des noms confus de cercle ciliaire, anneau de la choroïde, *annulus ciliaris* ou *orbiculus ciliaris*.

On pourrait demander encore pourquoi ce muscle n'est pas comparé au muscle de Crampton, que l'on rencontre chez les oiseaux, et qui a été tout simplement désigné par quelques anatomistes sous le nom de ligament ciliaire. Il est vrai que le tenseur de la choroïde, chez l'homme, est situé près du bord de la cornée et lié à la membrane de Descemet, comme le muscle de Crampton chez les oiseaux, tandis que le muscle tenseur, chez ces derniers, prend attache sur l'anneau osseux. Le muscle de Crampton n'a aucun rapport avec la choroïde et ne joue qu'entre l'anneau osseux et la lame interne de la cornée, ce qui fait qu'il ne peut pas être identifié avec le tenseur de la choroïde de l'homme. L'anatomie comparée démontre, d'ailleurs, que le tenseur de la choroïde des oiseaux et le tenseur de la choroïde de l'homme sont des muscles analogues qui ne doivent leur différente position qu'à la différence de forme des yeux. Chez les lézards et les tortues, le muscle de Crampton manque, mais le tenseur de la choroïde se comporte comme chez les oiseaux et tient à l'anneau osseux. Chez les crocodiles, qui n'ont pas d'anneau osseux, il s'attache au bord antérieur de la sclérotique, à peu de distance de la cornée, affectant ainsi la position qu'il prend chez les ruminants et les solipèdes qui forment le passage à l'homme, chez lequel il s'insère au bord de la cornée. Pour le moment, resterait encore indécise la question de savoir si le muscle tenseur de la choroïde, chez l'homme, exerce une action quelconque sur la cornée.

2° Le *constricteur*, ou sphincter de la pupille, entoure l'ouverture du diaphragme en forme d'anneau d'environ 1 millimètre de largeur. Il se trouve placé dans la membrane de telle sorte qu'il forme la couche moyenne, les principaux vaisseaux et nerfs qui se rendent à la marge pupillaire le couvrant par devant, tandis que, par derrière, il est revêtu d'une couche de pigment. Ses fibres sont disposées en anneaux concentriques qui expliquent par leur contraction le resserrement de la pupille.

3° Le *dilatateur* de la pupille commence à la face interne de la membrane de Descemet, au bord de la cornée. Ses fibres laissent passer les grands vaisseaux et les nerfs de l'iris, dont ils sont recouverts jusqu'au moment où ils se perdent dans le sphincter de la pupille. Son nom et sa disposition indiquent assez sa fonction.

Le constricteur de la pupille est surtout propre à convaincre de l'existence des fibres musculaires dans l'iris. En effet, que l'on prenne un iris bleu, que l'on en ôte le pigment uvéen, et qu'avec une aiguille ou la pointe d'un couteau on le coupe, l'étende et le divise en un point de sa circonférence, on verra alors ses fibres, sous le microscope, aussi belles et aussi distinctes que celles du muscle tenseur de la choroïde.

On ne peut plus tenir compte des disputes des anciens anatomistes, qui, privés d'instruments optiques suffisants, ne pouvaient s'entendre sur l'existence et sur la nature de ces muscles.

Des nerfs ciliaires.

Les nerfs de l'uvée, qu'on appelle improprement nerfs ciliaires, transpercent la sclérotique dans sa partie postérieure au nombre de quatorze rameaux, rarement moins, souvent plus, et se portent en avant en restant quelquefois cachés dans la coque oculaire l'espace de 3 à 4 millimètres.

Le plus grand nombre de ces rameaux vient du ganglion ophthalmique ou ciliaire. Un de ces rameaux cependant, qui entre ordinairement dans la sclérotique derrière le tendon du muscle pathétique, vient du rameau naso-ciliaire de la branche ophthalmique du trijumeau. Un second rameau qui vient également du nerf naso-ciliaire et qui pénètre dans la sclérotique, au-dessous du précédent, se conjugue ordinairement avec un rameau venu du ganglion ophthalmique. Ces deux rameaux venus du naso-ciliaire sont connus, à cause de leur long trajet, sous le nom de *nerfs ciliaires longs*, tandis que les autres, venant du ganglion ophthalmique, sont appelés *ciliaires courts*. Les rameaux, ayant traversé la sclérotique, se placent sous la couche la plus superficielle et la plus lâche de la choroïde, dont ils couvrent les vaisseaux, se portent en avant et se trouvent plus intimement unis au tissu de la choroïde, jusqu'à ce qu'ils se bifurquent pour se ramifier dans le muscle tenseur où une partie de leurs fibres s'arrête. Une autre petite partie s'avance au bord de la sclérotique pour se rendre à la cornée. La troisième et la plus grande partie se rend dans l'iris, en entrant avec les vaisseaux entre les faisceaux du dilatateur pupillaire; des fibres sont destinées à ce muscle; les autres filets nerveux, placés sur la face antérieure de l'iris, vont jusqu'au petit cercle artériel, où ils font des anses et se distribuent au muscle sphincter pupillaire.

Les nerfs ciliaires ont été décrits par Casserius sous le nom de *nervuli tactorii* de l'œil. Il est douteux que des filets ciliaires se distribuent aux procès ciliaires, à la choroïde et à la rétine, comme l'ont prétendu quelques anatomistes. Quant à la rétine en particulier, il est à peu près démontré qu'elle ne reçoit pas d'autres rameaux ciliaires que celui qui accompagne l'artère centrale.

Du stroma de l'uvée (choroïde et iris).

Le stroma de l'uvée est ce tissu qui sert de trame au système vasculaire, de gaîne et d'enveloppe aux muscles et aux nerfs de la choroïde et de l'iris. Il est composé d'éléments histologiques différents du tissu cellulaire ordinaire qui sert en général de stroma à la plupart des autres organes. A la naissance, ces éléments sont assez uniformes et composés de noyaux ronds ou elliptiques qu'on dirait creux et munis d'une membrane cellulaire étroite.

La membrane de ces cellules est étirée dans deux ou plusieurs directions différentes en des filaments ou plutôt en des tubes très fins, tantôt droits, tantôt sinueux. Les filaments partis de diverses cellules s'aboutent de façon qu'en faisant abstraction de l'histogénèse, on pourrait considérer le tout comme une trame de filaments ou de tubes déliés, parsemée de quelques noyaux. Aussitôt après la naissance, il se fait un changement essentiel dans la vie du stroma. Les prolongements partis des membranes des cellules ne prennent plus partout un aspect filiforme; mais ils se remplissent d'un liquide avec un pigment brun confusément globulineux, qui se dépose de préférence autour des noyaux et les distend. Dans quelques cellules, cet état reste le même, tandis que pour d'autres, les prolongements cellulaires remplis de pigment vont s'accoler aux prolongements voisins, et former ainsi de véritables réseaux pigmenteux avec des mailles plus ou moins irrégulières et serrées, à peu près comme de certaines dentelles ouvragées. (Voy. fig. 6.)

Dans les yeux bleus, la couche pigmenteuse est bornée à la choroïde;

dans les bruns elle s'étend à tout le stroma du muscle tenseur et de l'iris. Les diverses nuances de l'iris dépendent de la plus ou moins grande quantité et de la distribution plus ou moins uniforme de ce pigment brun.

En poursuivant le stroma d'arrière en avant, on trouve qu'il est en premier lieu destiné à unir fermement entre elles les artères et les veines de la choroïde, et en outre à entourer d'un tissu lâche les artères et les veines postérieures longues, de même que les nerfs qui courent entre la sclérotique et la choroïde.

A l'origine du muscle tenseur, il se dédouble en deux parties dont l'interne, accompagnant les grands vaisseaux, va former une couche dans l'iris, tandis que l'externe, en forme de toile fibreuse ou fascia, s'étend au delà du muscle tenseur. Au côté antérieur du muscle, ce fascia reçoit de nouveau une portion des éléments de la partie interne et se convertit avec eux en un réseau solide de fibres rameuses sans noyaux et de forme spéciale (fig. 4).

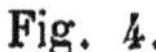
Fig. 4.

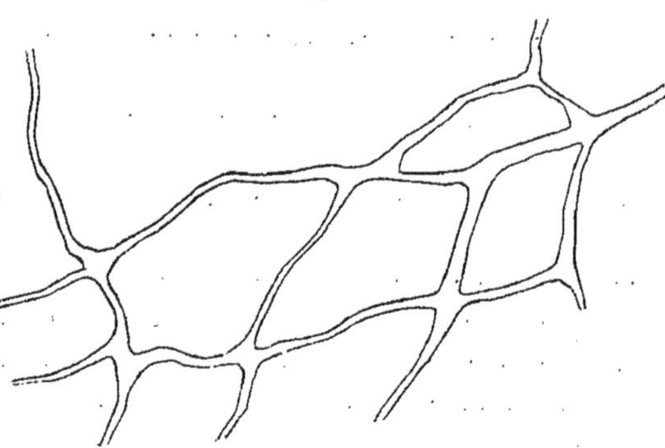

Ce réseau s'attache à la paroi interne du canal de Schlemm comme un court tendon annulaire du muscle tenseur, et va contourner le bord libre de la membrane de Descemet à laquelle il adhère.

C'est à la partie antérieure de ce réseau fibreux que s'attachent les fibres du dilatateur de la pupille.

La couche la plus superficielle du stroma de la choroïde est plus adhérente à la sclérotique qu'à la choroïde dans la partie postérieure du globe. A l'endroit où les nerfs ciliaires sortent de la sclérotique, elle est traversée d'arrière en avant par ces nerfs dont on peut la séparer avec la sclérotique; mais en avant du bord dentelé de la rétine, elle n'est plus adhérente à la sclérotique et se soude plus intimement à la choroïde.

Note du Traducteur. — Quant à la consistance et à l'adhérence de cette couche, il y a de grandes différences individuelles.

Canal de Fontana, cercle veineux de Hovius, canal de Schlemm.

Le *canal de Fontana*, qui n'existe pas chez l'homme, est cependant décrit dans l'anatomie humaine et devient une source de confusion.

Chez le bœuf, le muscle peu développé de la choroïde s'attache à la sclérotique, à une assez grande distance de la marge cornéenne. Il en résulte un espace fermé par un mince feuillet choroïdien, et dans lequel on peut introduire une sonde. Si l'on vient à séparer, sans autres précautions, la sclérotique et la choroïde, le canal apparaît comme une rainure, parce que sa paroi se déchire, paroi formée par le feuillet choroïdien qui est soudé à la sclérotique. Ce n'est pas un vaisseau sanguin, ce n'est pas non plus le cercle veineux de Hovius, chez le bœuf, ni le canal de Schlemm, que l'on confond si souvent avec lui, et qui sont des choses si différentes.

Le canal ou *cercle veineux de Hovius* ne se trouve pas compris dans le canal de Fontana, comme l'ont pensé quelques anatomistes, mais il est situé en arrière, et en est séparé par le muscle tenseur de la choroïde, comme Hovius le décrit lui-même (Lugd. Bat., 1716 et 1740). Ce canal ne se trouve pas seulement chez le bœuf; Zinn le décrit chez le mouton, et Ruysch l'avait vu dans l'œil de la baleine. D'autres auteurs l'ont injecté sur l'œil du cheval.

Le cercle veineux de Hovius et le canal de Schlemm n'ont à leur tour rien de commun.

Le *canal de Schlemm* est un véritable sinus circulaire parfaitement régulier.

En supposant avec Arnold qu'il reçoive des veines de l'iris, il appartiendrait à la circulation iridienne; mais, d'un autre côté, les injections d'Arnold, de Huschke, de Brücke, démontreraient qu'il appartient incontestablement au système des veines ciliaires antérieures. Pour le cercle veineux de Hovius, il appartient évidemment au système des *vasa vorticosa*, et n'est pas un sinus, mais un simple cercle d'anastomoses formé par les rameaux confluents et réunis des *vasa vorticosa*.

Lamina fusca.

La couche du stroma choroïdien, qui est adhérente à la sclérotique et dont il a été question, se trouve décrite à part de diverses manières et a amené une assez grande confusion. Sans parler de ses autres dénominations, c'est elle que l'on a désignée aussi sous le nom de *lamina fusca*. Si l'on tenait à conserver ce nom inutile de *lamina fusca*, on ferait bien de l'appliquer à une partie qui ne se rencontre pas dans tous les yeux, mais cependant dans un très grand nombre. Quand on enlève de la surface interne de la sclérotique, surtout chez les hommes bruns, tout le tissu de la choroïde, et que, sous l'eau on lave soigneusement la concavité de la sclérotique, il y reste cependant une couche brunâtre, qui ne se laisse pas enlever. Cette coloration est due à la présence de cellules pigmenteuses digitées, irrégulières, munies de prolongements (fig. 7), et qui sont incrustées dans la couche superficielle du tissu de la sclérotique dont elles font partie intégrante.

Cette formation pigmenteuse ressemble singulièrement à celle du stroma de la choroïde, de sorte que l'on croit voir une transition des éléments histologiques de la sclérotique, qui sont formés de tissu cellulaire ordinaire, et qui passent dans le tissu propre du stroma choroïdien.

De la couche pigmenteuse de la choroïde et de l'iris.

On a vu plus haut que le stroma de la choroïde forme une trame assez consistante pour porter les artères et les veines. Mais le réseau capillaire choroïdien forme une couche interne moins résistante et plus lâche. Les mailles de ce réseau sont, à l'intérieur, recouvertes d'une couche très mince de matière amorphe, qui est d'abord très molle après la mort, et qui plus tard gagne en consistance et prend une forme membraneuse où se trouvent quelques noyaux clair-semés. Sur la face interne de cette membrane se trouve une couche simple de cellules nucléolées, hexagonales, remplies de pigment bien granuleux, au point que l'on n'aperçoit leur noyau que comme une tache translucide (fig. 5). C'est ce qui constitue la membrane pigmentaire, *stratum pigmenti* ou *pigmentum nigrum*.

Arrivée à la hauteur de l'*ora serrata retinæ* (fig. 1, *g*, *g*), là où s'arrête aussi le réseau capillaire de la choroïde, cette couche s'épaissit pour revêtir le reste de la choroïde et de l'iris.

Sur les procès ciliaires des adultes, elle s'amincit et disparaît même sur la crête; chez les enfants nouveau-nés, au contraire, elle recouvre uniformément l'ensemble des procès ciliaires. Pour se représenter le mécanisme de ce changement d'état, on peut s'imaginer que les procès ciliaires, encore très petits chez le fœtus, se développent plus que leur couche pigmenteuse, et que les appendices ou franges, comme la partie proéminente, s'allongent et amincissent de plus en plus cette couche pigmenteuse.

De la choroïde et des procès ciliaires, la couche pigmenteuse va s'étendre sur la face postérieure de l'iris, où elle atteint sa plus grande épaisseur (environ $0^{mm},02$), et où elle borde la marge pupillaire en se terminant brusquement.

Cette membrane est représentée figure 1, *n*, *n*.

Chez l'enfant nouveau-né, la couche pigmentaire revêt déjà toute l'uvée, mais le stroma de l'iris n'a pas encore de cellules digitées pigmenteuses; c'est pourquoi, comme l'avait déjà remarqué Aristote, tous les enfants naissent avec des yeux bleus. Si plus tard il ne se développe point de pigment dans le stroma iridien, les yeux restent bleus, ou ne deviennent plus clairs qu'à mesure que les tissus perdent de leur délicatesse et de leur transparence. Le pigment reste-t-il restreint et clair-semé, les yeux deviennent gris clair ou gris foncé; est-il plus abondant, l'iris passe par des teintes diverses jusqu'au brun foncé.

On trouve souvent des yeux où le pigment est surtout abondant à la marge pupillaire, tandis que le reste de l'iris en est assez pauvre. Les iris tachés, rouillés, ne sont pas rares.

Chez les vrais albinos, le pigment ne manque pas seulement dans le stroma de l'uvée, mais encore dans la couche pigmenteuse proprement dite, bien que les cellules destinées au pigment y soient d'ailleurs normalement développées. Aussi l'iris paraît-il rouge, et leur pupille a la couleur du sang.

Note du Traducteur. — Il est curieux de remarquer au bord pupillaire le liséré rouge que forment les anses vasculaires qui disparaissent dans les yeux ordinaires sous le pigment uvéen. Chez les albinos et les lapins, il semble que des nuances rouges du fond de l'œil tiennent à l'afflux sanguin et soient isochrones avec les pulsations.

Il est bon de se faire une idée nette de la couche pigmentaire et du pigment propre du tissu de la choroïde et de l'ris. Les cellules hexagonales de la couche pigmentaire qui repose sur la partie externe de la rétine forment une toile régulière, que l'on peut isoler en partie et qui a été désignée sous le nom de membrane de Ruysch. Ces cellules sont représentées dans la figure ci-contre (fig. 5) où l'on reconnaît les noyaux translucides.

Fig. 5.

Ces cellules ne tapissent pas entièrement la choroïde chez les nouveaux-nés; elles ne sont pas encore pigmenteuses, si ce n'est au voisinage du bord dentelé de la rétine, sous les procès ciliaires et derrière l'iris.

Chez les vieillards, elles perdent leur pigment au fond de l'œil, ne le conservant que dans la partie antérieure, au point que cette couche redevient chez le vieillard à peu près ce qu'elle était chez l'enfant, si l'on ne considère que la distribution et la quantité de pigment.

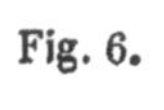

Fig. 6.

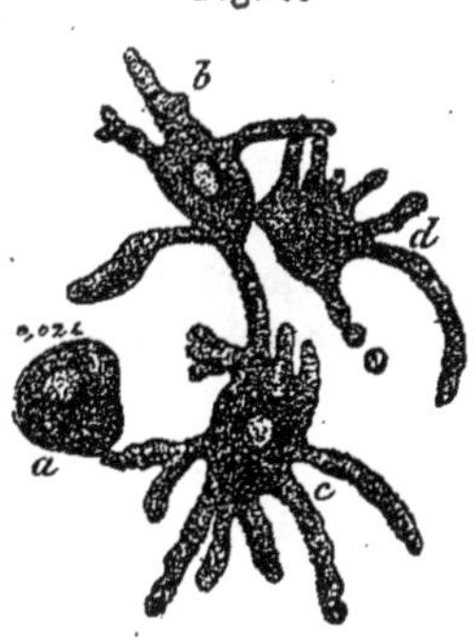

Les cellules du tissu propre de la choroïde et de l'iris sont bien différentes et se reconnaissent à première vue sur un lambeau de ces membranes où elles occupent plusieurs plans. Elles sont de forme bizarre, quoique dérivées aussi de cellules.

Les taches de rouille de l'iris ne sont autre chose qu'un amas de ces cellules digitées et irrégulières où l'on reconnaît encore le noyau.

La figure 6 ci-jointe, prise sur une tache de l'iris, pourra aussi servir à représenter la bizarrerie des cellules digitées de la choroïde. *a*, cellule de 0,024 millimètre qui donne *b*; *c*, cellules digitées, unies entre elles; *d*, cellule très pigmenteuse où le noyau est éclipsé.

Généralement les cellules digitées de la choroïde ne sont pas aussi foncées; elles sont brunes et moins granuleuses, en réseau très élégant.

La couche pigmenteuse interne de la choroïde, qui se détache facilement quelque temps après la mort, a été l'occasion de beaucoup de confusion. Ordinairement on la désigne, avec la couche des vaisseaux capillaires, sous le nom de *membrane de Ruysch*, que l'on cherche à distinguer de la choroïde propre ou tunique vasculaire de Haller.

Le nom de *tapis*, que, d'après Descemet, Parasini employa le premier dans la description de l'œil d'une lionne, s'emploie aussi quelquefois, dans l'anatomie humaine, pour désigner la couche interne de la choroïde avec ou sans la couche capillaire, et même pour désigner cette dernière seulement. Cela vient de ce qu'on a regardé pendant longtemps le tapis comme une simple tache privée de pigment sur une certaine couche de la choroïde commune à tous les animaux, et l'on a voulu trouver son analogue chez l'homme. Ce tapis, qui n'a pas son analogue chez l'homme, ne se rencontre que chez certains animaux, et est composé de fibres particulières entièrement différentes des éléments du stroma de la choroïde chez les éléphants, les solipèdes, les ruminants, les cétacés et quelques marsupiaux. Il est composé de cellules particulières chez les carnivores et certains poissons. Cette couche du tapis se trouve toujours entre la couche capillaire et celle des artères, dont les rameaux la traversent avec les plus petites veines, pour se rendre au réseau capillaire. La couche pigmenteuse interne de la choroïde, qui passe sur le tapis, est dénuée de pigment, mais non des cellules qui le renferment partout ailleurs.

Entre la choroïde et la rétine, il se rassemble un peu de liquide quelque temps après la mort; c'est ce que Verle appelait *humor aqueus posterior*, en ajoutant: « *Sive fiat ex natura, sive imputandum sit corruptioni, non est meum hìc definire.* »

Maintenant ce liquide est encore mentionné quelquefois dans les livres sous le nom de *liqueur de Jacobson.*

C'est surtout sur un bel iris bleu que l'on peut reconnaître ses différentes parties sur le vivant. A sa périphérie on remarque d'abord un anneau étroit uniformément coloré en bleu foncé. C'est la partie de l'iris où les muscles du dilatateur de la pupille forment encore un plan antérieur aux vaisseaux et aux nerfs. A la partie moyenne, ces derniers se dessinent sous forme rayonnée, et gagnent la marge pupillaire, en formant distinctement diverses figures striées. A quelque distance de la pupille, ils forment un anneau irrégulier qui est plus clair que le reste de l'iris. Cet anneau renferme le petit cercle artériel de l'iris et les anses des nerfs destinés au sphincter de la pupille. A l'intérieur de cet anneau, immédiatement autour de la marge pupillaire, se montre un espace circulaire qui se dessine par sa couleur pâle tirant sur le gris lilas : c'est le sphincter de la pupille, qui ne forme jamais de plis rayonnés, même quand la pupille est très contractée.

Après l'étude complète de la choroïde et de l'iris, il est curieux d'aborder une synonymie confuse qui est partie des procès ciliaires pour s'étendre aux parties voisines.

Les procès ciliaires étaient déjà connus avant Galien, et avaient pris leur nom de leur ressemblance éloignée avec les cils.

Vésale les plaçait dans le plan équatorial de l'œil, les faisant sortir de la choroïde et se rendre vers le centre du globe pour se fixer au cristallin. C'était la *tunica ciliaris* ou *septum ciliare*. Le nom de *septum ciliare* n'a pas eu grande vogue, bien qu'il se trouve dans les ouvrages de Highmore. Le nom de *tunica ciliaris* s'est conservé jusqu'à nos jours, et a servi non pas à désigner ce que voulait Vésale, mais ordinairement cette partie de la choroïde qui est entre le bord dentelé de la rétine et l'iris.

On a supposé les procès ciliaires être les plis de la partie antérieure de la choroïde, et on les a nommés dès lors *plicæ ciliares ;* aussi voulait-on distinguer à la *tunica ciliaris* la partie antérieure plissée et la partie postérieure non plissée. On pourrait encore, aujourd'hui, conserver le nom de *plis ciliaires*, en ne voyant dans les procès que des plis de la choroïde interne dans lesquels sont logés les réseaux vasculaires ; ce qui serait à peu près aussi ingénieux que de professer que le pavillon de l'oreille est un pli particulier de la peau dans lequel est logé un cartilage.

Quelques anatomistes appellent *plis ciliaires* de petits renflements entre les procès mêmes. Ces plis sont ramifiés chez l'homme et produits par les vaisseaux qui passent dans les intervalles ciliaires ; chez le bœuf, il existe de véritables petits procès non ramifiés, intercalés entre les grands.

On avait, par erreur, fait adhérer les procès ciliaires au cristallin, auquel ils devaient servir de lien suspenseur : de là le nom de *ligament ciliaire*, depuis Fallope jusqu'à Haller.

Plus tard, le nom de *ligament ciliaire* servit à désigner toute autre chose, c'est-à-dire l'insertion du muscle tenseur entre la sclérotique et la cornée, le *ligamentum sclerotico-choroidale* d'Ammon, ou le muscle tenseur lui-même. Cette dénomination est très usuelle encore aujourd'hui.

Les manuels d'anatomie emploient souvent aussi les noms de *circulus*, *orbiculus* et *annulus ciliaris* pour désigner indifféremment tantôt tous les procès ciliaires, tantôt le muscle tenseur de la choroïde.

Au commencement du XVIIe siècle, Kepler chercha à démontrer la nature musculeuse des procès ciliaires, qui devaient, selon lui, servir à l'accommodation des distances, opinion accréditée malgré les recherches de Hovius qui mettaient en évidence la nature vasculaire de ces procès. Les démonstrations de Zinn furent enfin péremptoires.

Sans mentionner d'autres noms donnés depuis Lieutaud jusqu'à Dugès, il reste encore le nom de *corps ciliaire* d'après Fallope, nom qui a servi à désigner tantôt la totalité des procès ciliaires, tantôt la partie antérieure de la choroïde avec le muscle tenseur, tantôt les trois choses ensemble.

L'ensemble des procès ciliaires s'appelle aussi *couronne ciliaire ;* mais, dans ces derniers temps, ce nom s'est appliqué surtout à la couche interne de la choroïde, qui, sous forme d'anneau festonné, reste adhérent à la zonule de Zinn, et qui est la *zonula nigra* de quelques anatomistes. La couronne ciliaire a désigné aussi quelquefois la zonule de Zinn elle-même.

Le système des procès ciliaires a fait créer les noms impropres d'*artères*, *veines* et *nerfs ciliaires*, pour les vaisseaux et nerfs de la choroïde et de l'iris, noms qui ne continuent à figurer que par droit d'aînesse.

DE LA RÉTINE.

Généralités.

Pour mettre la rétine à nu, il suffit d'enlever sous l'eau la sclérotique, de déchirer avec deux pinces la choroïde dans le plan de son équateur, d'en renverser une partie en avant vers la cornée, l'autre partie en arrière jusqu'au nerf optique. La rétine commence à l'entrée du nerf optique dont elle est l'épanouissement. Elle est couchée immédiatement sur la surface du corps vitré, et a en moyenne une épaisseur de 0,08 millimètre.

Pendant la vie elle est transparente comme du verre, et ce n'est qu'après la mort qu'elle prend une couleur blanc sale. Elle se termine en avant, du côté nasal, à une distance d'environ 6 millimètres; du côté temporal, à une distance d'environ 7 millimètres de l'iris. Elle offre comme un bord dentelé (*ora serrata retinæ*) dont les découpures correspondent aux plis ciliaires, et dont les dentelures correspondent aux espaces rentrants des procès ciliaires.

Elle est formée de deux parties essentiellement différentes, à savoir, de l'appareil impressionnable à la lumière, ou tunique nerveuse, et de l'appareil catoptrique de l'œil, ou couche des bâtonnets (*stratum bacillosum*). La tunique nerveuse est immédiatement portée sur le corps vitré; la couche des bâtonnets (*fig.* I, *i*, *i*) repose sur la première dans toute son étendue, et est immédiatement recouverte par la choroïde.

Pour démontrer que, pendant la vie, la rétine n'est pas trouble et opaline, mais parfaitement transparente, il n'y a qu'à prendre tout chaud un œil de chien ou de chat, et à le mettre sous l'eau, la pupille dirigée vers la lumière. On voit, par le trou de la pupille, toutes les particularités du fond miroitant de l'œil, comme s'il était à découvert.

Si la rétine, quelque fraîche qu'elle soit, paraît d'un blanc louche, dès qu'elle est séparée de la choroïde, cela vient de ce que les parois des corps bacillaires réfléchissent irrégulièrement la lumière, ce qui n'est pas plus merveilleux que de voir l'écume d'un liquide limpide prendre une couleur blanchâtre et opaque. Quelque temps après la mort, les autres éléments de la rétine se troublent aussi.

Note du Traducteur. — L'ophthalmoscopie sur les yeux ordinaires et les yeux d'albinos ne laisse aucun doute sur la transparence de la rétine. Un œil, tout frais coupé par son équateur, ne présente aucun trouble, et ce n'est que l'injection sanguine de l'artère centrale qui trahit la présence de la membrane rétinienne. Les lésions traumatiques et différents états pathologiques trahissent sur le vivant des troubles sensibles de la rétine.

De la tunique nerveuse.

La tunique nerveuse est, si l'on peut s'exprimer ainsi, une partie du cerveau située dans le globe oculaire, et le nerf optique est un faisceau de fibres cérébrales qui unit le cerveau de l'œil avec le cerveau de la boîte crânienne.

Après que ce cordon nerveux a perforé la sclérotique et la choroïde, ses fibres s'épanouissent dans toutes les directions, se prolongent jusqu'au bord dentelé de la rétine, formant la couche la plus intime de la membrane nerveuse, appliquée immédiatement sur le corps vitré. Les fibres, à mesure qu'elles avancent, s'étalent sur une surface convexe plus grande; il s'ensuit que la couche qu'ils forment est plus épaisse au pourtour du nerf optique et va peu à peu s'amincissant jusqu'au bord dentelé.

Sur la partie externe de cette couche fibreuse, se trouve une couche de cellules ganglionnaires ou nerveuses qui sont enchâssées dans un stroma de fibrilles délicates, semblables au tissu cellulaire que l'on trouve dans le trajet des faisceaux nerveux. Elles ont un diamètre de 0,01 à 0,02 millimètre, sont sphériques, et, à l'état frais, uniformément transparentes, comme des gouttelettes d'huile; bientôt un petit noyau se montre dans leur intérieur, ou, quelquefois, à la place de ce noyau, de petits granules agglomérés. Il est rare de trouver, dans une cellule, deux cellules endogènes.

La couche extérieure de la membrane nerveuse est la couche granulée ou nucléenne, épaisse de 0,025 millimètre; elle est composée d'éléments plus ou moins arrondis, du diamètre de 0,006 à 0,08 millimètre, au milieu desquels on voit ordinairement un point noir. Dans la région du pôle postérieur de l'œil, ces corps sont d'un beau jaune sur une étendue de quelques millimètres carrés. Cette couleur se voit aussi bien en dedans, à travers les autres couches de la membrane nerveuse, qu'en dehors, à travers la couche des bâtonnets. C'est cette tache que l'on a appelée *macula flava* ou *lutea retinæ*. Elle ne se trouve pas chez l'enfant nouveau-né, elle ne se développe qu'après la naissance, comme le pigment dans le stroma de la choroïde.

En dedans, la tunique nerveuse est tapissée d'une membrane cristalline sur laquelle l'acide acétique trahit les contours de cellules polygonales. Elle se continue au delà du bord dentelé, revêt les procès ciliaires et la face postérieure de l'iris. Pacini lui a donné le nom de *membrana limitans*. Henle avait proposé de la nommer membrane limpide de la rétine.

A la face postérieure de l'iris, la membrane limitante repose immédiatement sur le pigment; mais elle est séparée de la choroïde et des procès ciliaires par une couche de cellules arrondies d'environ 0,01 millimètre, et dans lesquelles on trouve une ou plusieurs granulations. C'est cette couche celluleuse qui a été regardée par quelques anatomistes comme une continuation de la rétine.

Elle a été appelée *pars ciliaris retinæ* (*flocculi, processus ciliares retinæ*), et controversée, comme on peut le voir dans Huschke.

Note du Traducteur. — C'est cette couche nucléolaire qu'on retrouve dans la zonule de Zinn, où elle se convertit en muscles organiques et contractiles, comme on le verra à l'article ZONULA.

Les opinions des anciens anatomistes sur la structure de la rétine sont comme non avenues, et il était réservé aux instruments modernes d'y pénétrer plus profondément.

Sans parler de tant de travaux faits depuis les recherches d'Ehrenberg sur les parties élémentaires du système nerveux, Valentin a décrit et figuré fidèlement les éléments morphologiques de la rétine ; mais l'ordre qu'il assigne aux diverses couches doit être pris en sens inverse, puisqu'il place immédiatement sous la membrane de Jacob la couche des fibres nerveuses, qui repose, au contraire, immédiatement sur le corps vitré. Valentin avait ainsi placé ses couches de dedans en dehors :

1° La couche granuleuse ;
2° La couche ganglionnaire (cellules encéphaliques) ;
3° Les fibres optiques ;
4° La couche bacillaire (membrane de Jacob).

Pacini, venu l'un des derniers, a décrit les couches suivantes de l'intérieur à l'extérieur :

1° La membrane limitante (membrane limpide de la rétine, selon Henle);
2° L'épanouissement des fibres optiques ;
3° Les cellules nerveuses (corpuscules ganglionnaires de Valentin);
4° La couche des fibres nerveuses grises ;
5° La couche nucléolée ;
6° La couche bacillaire.

La couche des fibres nerveuses grises est fort douteuse. Ces fibres devraient être chacune en liaison avec une cellule nerveuse, ce qui ressemble assez à une vue théorique qui voudrait faire sortir les fibres nerveuses de corpuscules ganglionnaires. Le tissu fibrilleux qui relie les cellules nerveuses et qui est comme un stroma de tissu cellulaire délicat, n'a-t-il pas donné lieu à la création de la couche des fibres nerveuses grises ?

Brücke indique ainsi la manière de procéder à l'étude de la rétine :

Sur un œil tout frais de lapin, on coupe un morceau de la rétine avec la partie de la choroïde correspondante ; on le plie de telle sorte que le côté regardant le corps vitré forme le bord libre et observable, et que les faisceaux optiques, déjà perceptibles à l'œil nu, y aient une direction oblique. Soumis au microscope, ce bord libre offrira d'abord la membrane limitante, et, au-dessous, les fibres optiques bien distinctes. Au-dessous de ces fibres, on voit les cellules nerveuses sous la forme de sphérules limpides, faiblement ombrées sur les bords. Au-dessous de ces sphérules, on voit une ligne gris pâle qui les couvre en partie : c'est le tissu fibrilleux, qui leur sert de stroma. On peut reconnaître aussi les noyaux et la couche bacillaire ; mais pour mieux reconnaître encore la position de ces parties, on sépare un morceau de rétine d'avec la choroïde et on le place sur le porte-objet, la face qui regarde le corps vitré dirigée en bas. Avec un couteau convexe, on fait un coupe bien nette, et avec une aiguille on étire soigneusement les membranes à droite et à gauche. On réussit assez ordinairement à ranger obliquement les couches qui se trouvaient perpendiculaires et à pouvoir reconnaître chacune d'elles au microscope.

Pour observer les éléments isolés, on enlève avec l'aiguille une parcelle de ces coupes obliques, et l'on distingue les cellules nerveuses et leur stroma fibrilleux. Ce n'est qu'en dernier lieu que l'on peut ajouter de l'eau pour mettre en évidence les noyaux des cellules nerveuses.

Quand on sait bien manipuler la rétine du lapin, on se reconnaît assez bien dans celle de l'homme, pourvu qu'elle soit assez fraîche. C'est temps perdu que de faire des recherches sur des yeux trop avancés.

Brücke est resté dans le doute sur le mode de terminaison des fibres optiques.

Bidder, Krause, Pacini, etc., y ont vu des anses qui ne sont pas admises par Hannover.

Pacini se trompe en plaçant la coloration de la *macula flava* dans sa couche des fibres nerveuses grises. S'il est de règle que les enfants naissent sans tache jaune, des auteurs croient l'avoir observée chez le fœtus de quatre à huit mois.

Sur le cadavre, la tache jaune est occupée par un pli qui se dirige vers le trou optique, et que l'on a nommé *plica centralis seu transversa*. Rien ne nous autorise à l'admettre sur le vivant. Rosas, Dalrymple, etc. ne l'ont pas trouvé dans des yeux frais. Dans les yeux des grands animaux, il se forme plusieurs plis qui ne se comportent pas aussi régulièrement que le précédent.

On est tout aussi peu fondé à admettre sur le vivant un petit trou (*foramen centrale*) que l'on trouve quelquefois au milieu de la tache jaune, et qui, manquant sur les yeux frais préparés avec soin, a l'air de se faire mécaniquement.

La proéminence qui se remarque à l'entrée du nerf optique dans la rétine (*papilla nervi optici*) ne paraît due qu'à une force mécanique et à l'affaissement des parties.

Des vaisseaux de la rétine.

La rétine a son système vasculaire particulier, qui s'étend entre la membrane limitante et les fibres nerveuses. Il comprend les troncs de l'artère et de la veine centrales de la rétine, leurs rameaux et leur réseau capillaire à mailles assez serrées. L'artère et la veine passent par l'axe du nerf optique, et donnent de tous côtés des ramifications où le vaisseau artériel a sa veine satellite.

Zinn a dit :

« Interdum tamen unum alterumve ramulum (arteriæ centralis) ad exte-
» riorem faciem retinæ, perforata medulla, emergentem vidi, qui brevi
» ad interiorem faciem iterum rediit. »

Brücke confirme cette donnée, ayant vu clairement un rameau artériel courir derrière la couche des fibres optiques.

L'observation de Pacini est douteuse, qui veut voir les vaisseaux sur le côté interne de la membrane limitante, du côté du corps vitré.

Le *porus opticus* des anciens anatomistes n'est rien autre chose que l'artère centrale vide.

Hyrtl a observé chez l'homme un cercle veineux incomplet autour du bord dentelé, comme on le voit très souvent sur l'œil de bœuf, même sans injection.

Chez le fœtus, l'artère centrale donne un rameau qui se distribue dans le corps vitré. Quand ces vaisseaux s'oblitèrent, il en reste un, cependant, qui traverse le corps vitré d'arrière en avant et va se ramifier sur la paroi postérieure de la capsule cristallinienne. Cette artère a été décrite sous le nom de *arteria hyaloidea*, *arteria corporis vitrei*, *arteria capsularis*, etc. L'espace qu'elle parcourt dans le corps vitré est connu sous le nom de canal hyaloïdien de Cloquet. Les tentatives d'injection de cette artère restent infructueuses entre des mains très habiles. Langenbeck veut avoir vu la veine satellite de l'artère capsulaire.

De la couche des bâtonnets, ou membrane de Jacob.

La membrane de Jacob est formée par une couche d'une sorte de pieux longs de 0,027 à 0,030 millimètre et doués d'une grande réfringence, si on les compare à la plupart des autres éléments organiques. Ils sont debout et serrés les uns contre les autres sur la surface de la rétine, dont ils touchent la couche nucléolée avec leur extrémité obtuse, tandis que, par leur autre extrémité un peu conique, ils s'emboîtent dans les impressions qu'ils font sur la face interne des cellules pigmenteuses hexagonales de la choroïde. Quand ils sont dérangés de leurs rapports naturels, ils tombent en pièces ou se contournent en arcs de cercle. Au milieu de ces bâtonnets, il s'en trouve, à des espaces égaux, qui sont plus gros que les autres, et qui ne se contournent jamais sur eux-mêmes, mais qui, au contraire, après la mort, s'affaissent sur eux-mêmes, gagnent en largeur ce qu'ils perdent en longueur et prennent la forme d'une poire, comme si, pendant la vie, ils ne conservaient leur forme qu'en étant serrés les unes contre les autres. Pour les distinguer des bâtonnets ordinaires, *bacilli*, on les a appelés *coni*.

Chez les poissons, ils sont coniques à leurs deux extrémités (*coni gemini*), figure qu'ils n'affectent pas chez l'homme et les mammifères.

La figure 7 montre un plan de bâtonnets avec les pieux (*coni*) en quinconce.

Fig. 7.

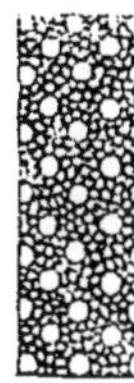

Fig. 8.

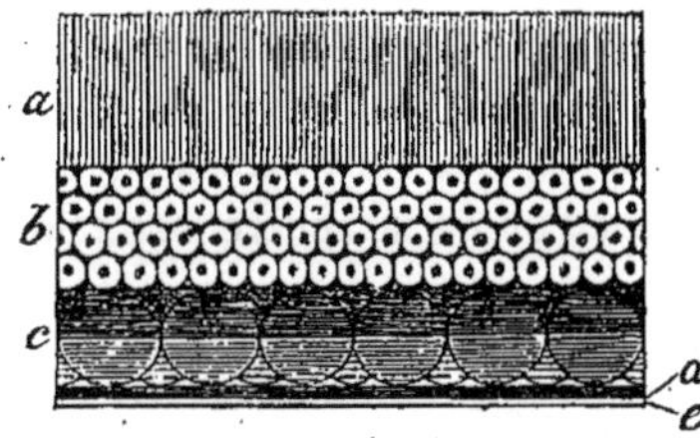

La figure 8 montre, en profil, une coupe de toute la rétine. *a*, bâtonnets ; *b*, couche nucléolée ; *c*, cellules ganglionnaires ; *d*, coupe des fibres nerveuses ; *e*, membrane limitante.

La couche des corps bacillaires est ordinairement nommée, d'après Bidder (1839), la membrane de Jacob. Hannover (1844), à qui l'on doit d'excellentes recherches sur cette couche, s'élève avec raison contre la nomenclature, parce que la membrane de Jacob s'entend souvent pour la couche pigmentaire de la choroïde, et même aussi pour la partie ciliaire de la rétine.

En décrivant sa membrane, sur les éléments de laquelle il ne nous a rien appris et ne pouvait rien nous apprendre, eu égard à son temps et à son mode de préparation, Arthur Jacob paraît avoir eu affaire à la couche des corps bacillaires avec ou sans le pigment choroïdien, car il la représente incolore (1822), tandis qu'il dit ailleurs (1819), qu'elle est, chez les vieillards, presque aussi foncée que la choroïde.

Mais on ne voit pas trop pourquoi Hannover veut faire de la couche bacillaire la rétine proprement dite, et de la tunique nerveuse la substance cérébrale de la rétine. Depuis Hérophile jusqu'à nous, la rétine a compris ces différentes couches, qui se présentent comme un tout au scalpel de l'anatomiste.

DU CRISTALLIN ET DE SA CAPSULE.

Le cristallin présente avec sa capsule un corps biconvexe, dont l'axe se confond avec l'axe optique. Dans la jeunesse il est incolore, chez les vieillards il a une teinte jaune vineuse ou ambrée. Sa plus grande circonférence, chez l'adulte, a un rayon de 4,5 à 4,8 millimètres. Sa plus grande épaisseur, prise dans le sens de son axe, est variable selon les individus, et oscille entre 4,1 et 5,3 millimètres. La face antérieure, moins convexe, se rapproche d'une ligne elliptique, la postérieure d'une ligne parabolique.

De la structure du cristallin.

La lentille est formée de bandelettes limpides hexagonales, aplaties, de 0,006-0,011 millimètre de largeur, sur 0,002-0,003 millimètre d'épaisseur. Ces bandelettes, à la périphérie, sont rangées en couches parallèles ; et, plus on approche du centre, plus les couches parallèles se rapprochent de la forme sphérique. Les emboîtements sont tels, qu'une surface que l'on s'imagine menée par leurs plus grands cercles serait concave en avant et convexe en arrière.

La figure 9 ci-contre montre en *ab*, une surface menée par les plus grands cercles de ses emboîtements, depuis la couche corticale jusqu'au centre du noyau ou de la sphère centrale. Les bandelettes des différentes

Fig. 9. Fig. 10.

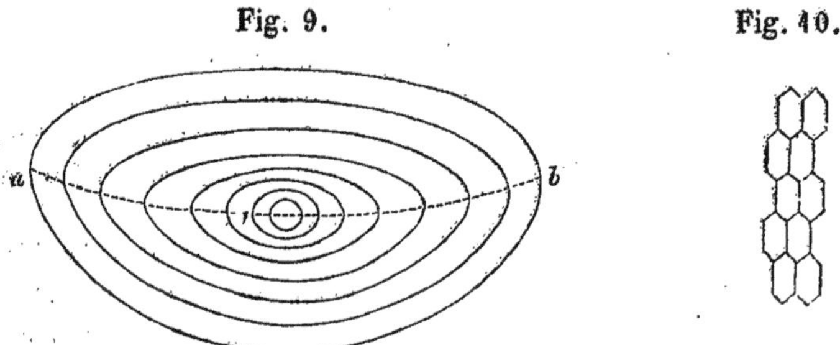

couches sont alternativement superposées, comme le montre la coupe ci-jointe (fig. 10). Les bandelettes les plus larges se trouvent dans les couches corticales, les plus étroites, dans les couches profondes, dans ce qu'on appelle le noyau.

Dans toutes les couches, le plus grand diamètre de la coupe hexagonale serait tangent au plan que l'on s'imaginerait mené à la surface de la couche, le petit diamètre y serait perpendiculaire.

Les bandelettes présentent souvent des bords dentelés : il n'est pas constaté qu'ils soient tels pendant la vie.

Quelques anatomistes et physiciens ont fait l'hypothèse gratuite que les bandelettes sont contractiles et musculeuses.

Le trajet que parcourent les bandelettes dans chaque couche en particulier est très compliqué et sujet à de nombreuses variétés. Il n'est pas nécessairement identique dans les deux cristallins du même individu, pas même sur la convexité antérieure ou postérieure d'une même lentille, au moins pour ce qui est des couches superficielles.

Toutes les bandelettes d'une même couche passent au bord du cristallin par le grand cercle, de manière à le couper perpendiculairement. Mais sur les convexités antérieures et postérieures, elles se réunissent en des systèmes de courbes en ogives dont tous les sommets sont dirigés vers chacun de leurs pôles respectifs. Si l'on s'imagine toutes les ogives formées par ces courbes réunies à un pôle, on aura, pour chacune des surfaces, une étoile composée de trois rayons plus tranchés, qui intercaleront trois autres rayons, et ordinairement, chez l'adulte encore, le double de ces rayons.

La figure 11 ci-jointe fera mieux comprendre cette disposition. Elle présente une coupe menée perpendiculairement à l'axe du cristallin dont elle présente une moitié de face. Ces systèmes de courbes en ogives ont été appelés *vortices lentis*.

Fig. 11.

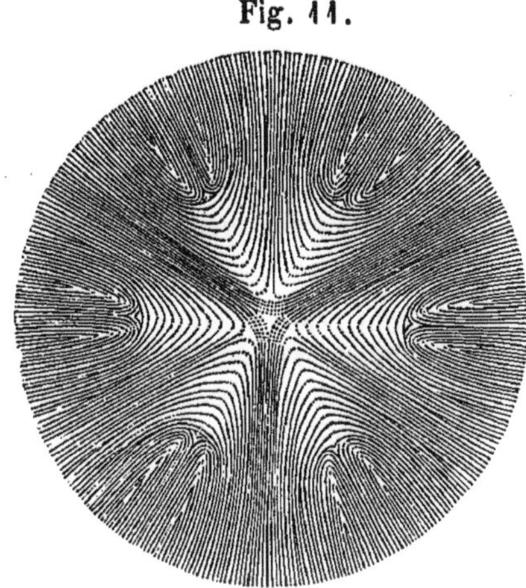

Dans les couches centrales l'étoile se simplifie, et, là où l'on peut encore suivre la direction des bandelettes, on ne voit plus que les trois branches partir du pôle sous un angle de 120 degrés, et se croiser avec celles du côté opposé sous un angle de 60 degrés. Il résulterait de cette disposition que les rayons d'une surface correspondraient aux angles inter-radiaux de l'autre surface.

A la surface de la lentille, immédiatement sous la capsule, on trouve une couche de cellules encore libres, rondes, nucléolées, très transparentes, de diverses grandeurs, dont le diamètre varie jusqu'à 0,027 millimètre. Ce sont les éléments plastiques pour les futures bandelettes cristalliniennes, qui, en se déposant sur les anciennes, opèrent la croissance de la lentille.

Cette couche, qui s'écoule à la rupture de la capsule, s'appelle *humeur de Morgagni*. Ces cellules ne sont pas exclusivement limitées à la couche superficielle. Les sommets des couches ogivaires, *vortices*, n'ont pas des couches de bandelettes parfaites, surtout vers les pôles, et les vides qu'ils laissent entre eux sont remplis par des cellules polygonales accolées les unes aux autres. Si l'on vient, en effet, à examiner une lentille fraîche avec sa capsule à un grossissement de vingt diamètres, on voit très clairement l'étoile décrite plus haut et les sommets ogivaires formant toujours des espaces celluleux. Puisque le cristallin augmente par le dépôt de nouvelles couches, il est clair que, chez les enfants nouveau-nés, les étoiles se présenteront plus simples que chez les adultes. Chez l'enfant, on ne trouve souvent sur la face antérieure que les trois rayons primitifs ; sur la face postérieure, d'autres branches stellaires commencent aussi à se dessiner, et forment une figure plus compliquée et plus irrégulière.

De la capsule cristallinienne.

La capsule, dont la forme extérieure a été décrite plus haut, est entièrement remplie par la lentille et l'humeur de Morgagni. Elle est cristalline, sans structure, et partage toutes les propriétés de la membrane de Descemet. Sa paroi antérieure est épaisse de 0,008 à 0,019 millimètre, recouverte d'un épithélium, comme la membrane de Descemet, et baignée aussi comme elle par l'humeur aqueuse. Sa paroi postérieure est épaisse de 0,005 à 0,012 de millimètre, et forme corps avec la membrane hyaloïde, comme on le verra plus bas.

On pourrait croire que l'épithélium de la chambre postérieure se continue dans la chambre antérieure, sans solution de continuité, et forme ainsi un sac de l'humeur aqueuse. Il n'en est rien cependant; car l'épithélium de la cristalloïde ne se continue pas sur la face postérieure de l'iris. On trouve même l'épithélium de la capsule antérieure sur des yeux de fœtus qui sont encore pourvus de la membrane pupillaire.

Note de M. Ch. Robin. — Le cristallin renferme deux espèces de fibres ou bandelettes. La première espèce comprend celles que décrit Brucke ci-contre, page 31, dites aussi fibres dentelées, à cause de cette disposition que présentent leurs bords. La deuxième espèce n'est pas communément décrite. Elle a été découverte par le docteur Samuel Bigelow, à Paris, en 1849. Il a présenté les dessins à la Société de biologie, mais n'a pas publié leur description. Les *fibres nucléées* ne sont point mélangées aux autres; elles forment, à la surface de la lentille une couche de 3 dixièmes de millimètre environ, tant à la face postérieure qu'à la face antérieure du cristallin. Cette couche offre la même épaisseur relative chez l'embryon à tous les âges. Ces fibres composent la portion superficielle la plus molle de cet organe. Elles sont disposées parallèlement les unes aux autres, offrent la même direction que les *fibres dentelées*, et sont juxtaposées sans qu'il y ait entre elles aucune substance. Elles sont aplaties; leur longueur ne peut être déterminée; leurs bords sont parallèles dans toute l'étendue des fibres aussi loin qu'on peut les suivre. Leur largeur est de 7 à 9 millièmes de millimètre; leur épaisseur est moitié moindre; leurs faces et leurs bords sont lisses, sans saillies ni dentelures. Elles sont pâles, transparentes, mais moins que les fibres dentelées; elles offrent même une légère teinte grisâtre due aux granulations qu'elles contiennent dans leur épaisseur. Les alcalis les pâlissent beaucoup; tous les autres réactifs les rendent granuleuses, plus opaques par lumière transmise, blanches opaques si on les examine à l'aide de la lumière réfléchie. Ces éléments anatomiques sont composés d'une substance finement granuleuse, offrant de distance en distance des noyaux. Ceux-ci sont un peu aplatis et de deux formes un peu différentes. Les uns sont sphériques, ayant pour largeur celle de la fibre, ou à peu de chose près; les autres sont ovoïdes; ils offrent la même largeur, mais sont plus longs d'un quart environ. Ces deux variétés de noyaux se rencontrent, du reste, dans une même fibre, sans offrir rien de régulier dans leur distribution, ou bien on trouve quelques fibres offrant toutes des noyaux sphériques, et d'autres toutes des noyaux ovoïdes. Ils sont écartés les uns des autres de plusieurs centièmes de millimètre. Leur contour est régulier; ils sont finement granuleux, généralement sans nucléole. Ce sont les fines granulations contenues dans l'épaisseur de la substance de chaque fibre qui leur donnent leur aspect grisâtre. Il est à noter qu'en diverses circonstances ces éléments semblent être creux, en sorte que ce seraient des tubes et non des fibres. Ce sont elles qui forment la plus grande partie de la couche molle pultacée que présente la surface du cristallin cataracté; elles deviennent plus minces, de largeur moins uniforme, moins régulièrement granuleuses, de teinte un peu jaunâtre; leurs noyaux disparaissent complétement. Elles se détachent en faisceaux, dans lesquels les fibres conservent une grande longueur et ne se brisent pas en courts fragments comme le font les *fibres dentelées*. Il importe de savoir qu'il entre normalement de la cholestérine en assez grande proportion dans la composition des substances des fibres du cristallin, soit à noyaux, soit dentelées. Aussi, on en trouve des cristaux isolés ou accumulés dans presque tous les cristallins cataractés enlevés par extraction. Ce sont ces cristaux qui, en sortant de la capsule du cristallin et tombant dans le corps vitré ou dans la chambre antérieure de l'œil, constituent les paillettes micacées qui caractérisent le synchysis étincelant. Toutes les fois qu'on trouve des cristaux de cholestérine dans le cristallin, et même dans certains cas où ceux-ci manquent, on rencontre aussi des gouttes d'une substance demi-liquide visqueuse ; elles ressemblent beaucoup à celles du contenu des tubes nerveux par leurs contours sinueux et la manière dont les gouttes les plus grandes en englobent une ou plusieurs plus petites, ce qui leur donne un aspect tout particulier.

Fig. 12 (1).

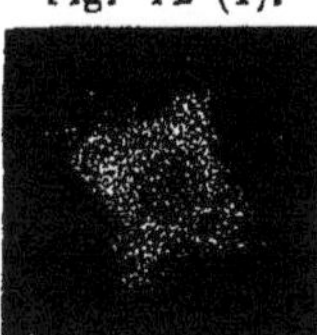

De la capsule du cristallin et de son épithélium. — La capsule du cristallin offre deux moitiés semblables par la parfaite homogénéité, la transparence de la substance qui la composent. Cette substance offre une certaine résistance, et lorsqu'on la brise, les bords de la déchirure sont remarquables par leur netteté et la régularité des angles qu'ils limitent (voy. fig. 12).

Elles sont remarquables également par la netteté des plis qu'elles présentent lorsqu'elles ont été froissées sous le microscope. Ces deux moitiés diffèrent l'une de l'autre en ce que l'antérieure est du double plus épaisse que la postérieure. Celle-ci a 15 millièmes de millimètre environ ; l'antérieure a 30 à 35 millièmes de millimètre d'épaisseur. Le changement d'épaisseur a lieu assez brusquement au niveau de la circonférence du cristallin. Sur les embryons et sur les jeunes sujets, tant que la moitié postérieure de la capsule est encore vasculaire, examinée au microscope, elle diffère remarquablement de la moitié antérieure ; elle montre, en effet, des capillaires qui s'avancent exactement jusqu'à la limite de jonction des deux moitiés, où ils se terminent par une anse de retour très régulière. Ces capillaires sont larges de 20 à 50 millièmes de millimètre. Ils appartiennent tous aux capillaires de la première variété, c'est-à-dire formés d'une seule tunique, hyaline transparente, parsemée de noyaux longitudinaux. Ces noyaux sont ici très nombreux et allongés. Les trois quarts de la circonférence de chaque capillaire font saillie du côté du corps vitré, et l'autre quart tout au plus empiète sur la substance de la capsule ; en sorte que le réseau est superficiel, rampe à la surface de la capsule plutôt qu'il n'appartient à la substance. On sait qu'il en est de même du mince réseau de capillaires qui, pendant un certain temps de la vie intra-utérine, rampe à la surface de la cornée (voyez ci-devant page 9), au-dessous de son épithélium, mais sans appartenir au tissu cornéen proprement dit; seulement, dans le cas de la capsule du cristallin, l'artère hyaloïdienne venant s'épanouir au centre de la capsule, le réseau disparaît de la circonférence au centre. Dans la cornée (fig. 13, B), au contraire, le réseau étant formé aux dépens des vaisseaux de la conjonctive (A), se résorbe

(1) Cette figure et les figures 13 et 14 sont tirées du Mémoire de M. Broca sur la *cataracte capsulaire*, publié dans les *Bulletins de la Société anatomique*, 1853, t. XXVIII, p. 423, et dans les *Arch. d'ophthalmologie*, 1854, t. II, p. 184.

u centre à la circonférence, comme dans le cas de la membrane pupillaire, our s'arrêter à la circonférence de la cornée en se terminant par des anses C, C) qui empiètent de 1 millimètre environ sur celle-ci. La moitié antérieure e la capsule est tapissée par une rangée unique d'épithélium pavimenteux à

Fig. 13.

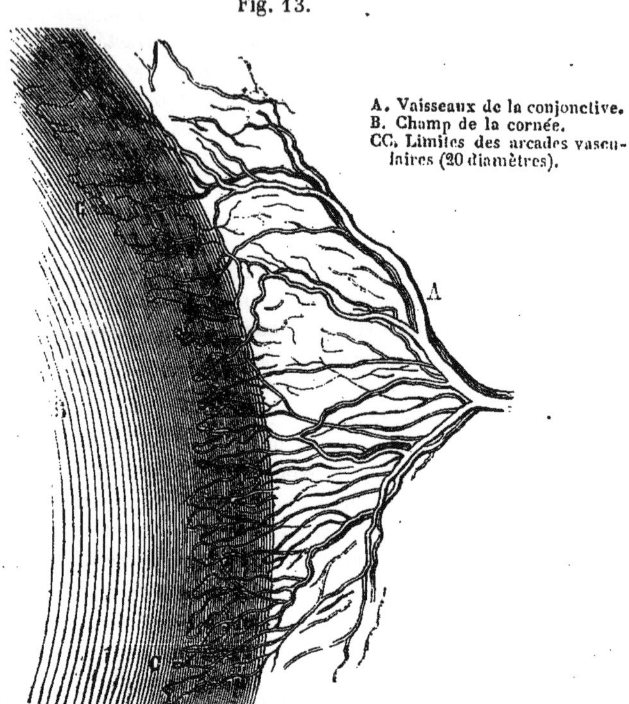

A. Vaisseaux de la conjonctive.
B. Champ de la cornée.
CC. Limites des arcades vasculaires (20 diamètres).

lules régulières finement granuleuses et à noyaux sphériques rarement pour-s de nucléole, mais pouvant devenir ovoïdes dans quelques conditions. C'est c raison que M. de Graefe insiste sur la présence de cette couche de cellules la face interne ou cristallinienne de la moitié antérieure de la capsule, et non sa moitié externe ou irienne. ce que pourtant quelques anatomistes admet-t à tort. Mais il est impossible, d'autre part, de méconnaître la nature épi-liale de ces cellules. Non-seulement elles en ont la forme, mais encore elles offrent les modes particuliers d'altération sénile, tels que le passage à l'état de lules vésiculiformes, sphériques, ou un peu polyédriques par pression réci-que, entièrement claires, limpides, sans granulations moléculaires, possédant ore généralement leur noyau, mais pouvant l'avoir perdu. C'est surtout à cet t que ces cellules ont été prises pour cellules propres à l'humeur de Morga-; elles offrent aussi les modes d'altérations pathologiques que présentent les ules épithéliales des autres parties. C'est à tort qu'on a admis qu'elles se sformaient en fibres ou tubes du cristallin. C'est surtout la moitié antérieure à capsule qui est le siége de l'altération qui caractérise la *cataracte capsulaire.* te altération est caractérisée par le dépôt de granulations jaunâtres, soit iso-, soit plus souvent en amas (fig. 14, *a*, *b*); elles sont déposées à la surface antérieure ou irienne, dépourvue d'épithélium, et font saillie du côté de l'humeur aqueuse.

Fig. 14.

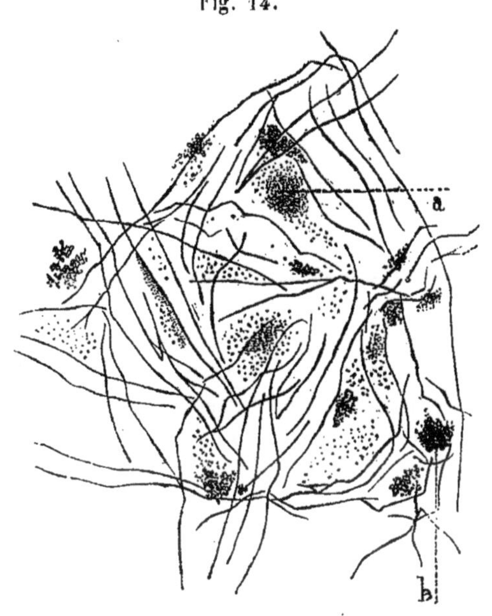

Le premier cas où ce fait a été constaté a été observé par M. Desmarres et moi, le 22 juillet 1853. Les granulations étaient de nature graisseuse; il en était de même, selon toutes apparences, dans les cas analogues recueillis récemment par M. Broca, au travail duquel les figures contenues dans cette note sont empruntées. Depuis lors, j'ai vérifié une fois le même fait; mais, en outre, j'ai observé deux autres capsules qui m'ont été remises par M. Sichel, sur lesquelles les granulations étaient formées de phosphate de chaux et déposées aussi à la surface même de la capsule. En outre, dans l'un de ces cas, la moitié postérieure de la capsule était affectée comme la moitié antérieure, bien qu'à un moindre degré. Les granulations étaient partie graisseuses, partie phosphatiques, déposées à la surface hyaloïdienne de cette partie, et isolées ou groupées comme dans la figure 14. Seulement, toutes ces granulations étaient très fines ($0^{mm},001$ à $0^{mm},002$), tandis que sur la face antérieure, dans les deux cas observés, les grains phosphatiques étaient arrondis et larges de 5 à 25 millièmes de millimètre. Ils étaient accompagnés de quelques cristaux de phosphate de chaux, de petit volume, mais réguliers (1).

(1) *Extrait de la lettre citée de M. le docteur Graefe à M. Desmarres.* — Quant à l'humeur de Morgagni, de nombreuses recherches, non publiées encore, m'ont appris qu'il n'y en a pas pendant la vie, mais que c'est un produit après la mort. Il se forme par endosmose, vu la différence de densité entre le cristallin, le corps vitré et l'humeur aqueuse. Sur l'œil vivant, il n'existe à la face interne de la capsule qu'une couche de cellules, qui la tapisse comme un épithélium; mais ces cellules n'ont nullement la signification physiologique d'un

DU CORPS VITRÉ.

Le corps vitré remplit l'intérieur du globe, entre la lentille et la rétine. En arrière, il se moule sur la surface concave de la rétine ; en avant, il est un peu déprimé par la choroïde et les procès ciliaires.

A sa face antérieure et sur l'axe optique, il subit une dépression qui correspond à la surface convexe postérieure du cristallin, et qui constitue ce qu'on a appelé la *fossette hyaloïde*, *lenticulaire* ou *naviculaire*. La membrane qui l'enveloppe s'appelle *hyaloïde*. Elle est très mince, et paraît dénuée de structure ; cependant, à l'aide d'un éclairage bien ménagé, on y reconnaît les légers contours de cellules hexagonales, semblables à celles des épithéliums stratifiés, et qui, par leur fusion, semblent lui donner naissance. Elle est libre de toute adhérence avec la rétine, jusqu'à l'*ora serrata*. A l'entrée du nerf optique, le corps vitré est intimement uni à la rétine : chez le fœtus, à cause du rameau de l'artère centrale, qui le traverse pour se rendre à la capsule du cristallin ; chez l'adulte, à cause des restes oblitérés de cet état fœtal.

A la hauteur du bord dentelé de la rétine, la hyaloïde s'épaissit, et se confond avec la membrane limitante ; la nouvelle membrane, formée de la jonction des deux autres, s'étend du côté de la base des procès ciliaires. Cependant, avant de les atteindre, elle se partage de nouveau en deux lamelles, dont l'antérieure, plus épaisse, forme la zonule de Zinn, dont il sera parlé plus bas. La postérieure, plus mince, conserve le nom de *hyaloïde*. Cette dernière est encore plus délicate et plus ténue que la partie de la même membrane qui recouvre le corps vitré du fond du globe. Elle s'avance libre derrière les procès ciliaires, s'étend dans la fossette naviculaire, et se confond avec la partie postérieure de la capsule du cristallin, au point qu'elle ne peut plus en être séparée, et que la paroi capsulaire ne peut sans déchirure se détacher du corps vitré. La membrane hyaloïde envoie dans la masse du corps vitré une grande quantité de pellicules qui passeraient toutes par le canal hyaloïdien et formeraient autant de segments. Ces membranules sont excessivement minces et peu réfringentes, de ma-

épithélium ; ce sont, au contraire, les cellules qui servent au développement des tubes du cristallin. C'est par une erreur de dissection que quelques auteurs (comme Pappenheim) ont placé cette couche de cellules sur la face externe de la capsule. Entre cette couche de cellules et la substance corticale du cristallin, il n'y a aucun interstice ou cavité remplie de liquide, il y a contiguïté absolue. Si, après la mort, le cristallin s'imbibe de fluide, les cellules se détachent de la capsule, s'arrondissent par endosmose, se trouvent suspendues dans le liquide d'imbibition, et ont été prises pour les cellules flottant dans l'humeur de Morgagni.

Cette couche de cellules, pour laquelle je proposerais le nom de cellules intra-capsulaires, est très importante pour la pathologie, parce qu'elle est surtout le siége des opacités dites capsulaires.

nière qu'on ne peut, à l'état naturel, les poursuivre ni à l'œil nu, ni avec les instruments.

Note de M. Ch. Robin. — Le corps hyaloïde ou corps vitré (fig. 15, — 21) n'est point un *tissu cellulaire*, ni *aréolaire*. ni *formé de couches concentriques*, ni disposé *à la manière des petits segments d'une orange*. Il n'a également aucune membrane d'enveloppe propre; la *membrane hyaloïde* n'existe pas, c'est une entité anatomique, ainsi que sa réflexion sur l'artère hyaloïde du fœtus. Le *canal de Petit* (18) est produit artificiellement par décollement du corps vitré.

Fig. 15 (1).

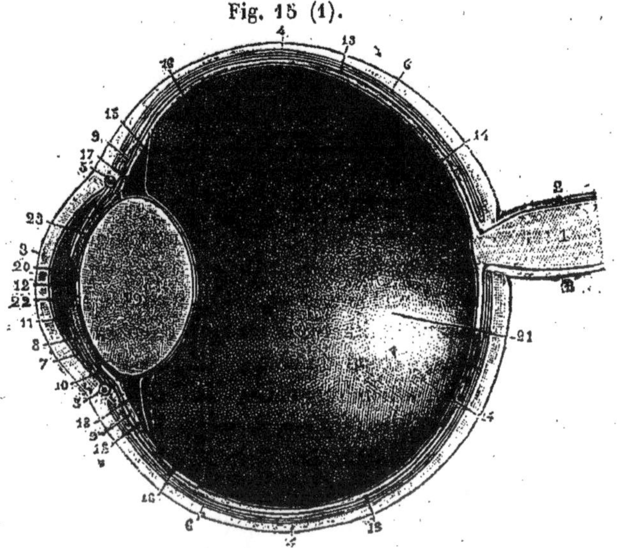

Coupe antéro-postérieure du globe oculaire.

Le *corps vitré* ou *hyaloïde* est une humeur particulière, composée principalement par une substance organique spéciale qui n'a pas plus de structure que le *blanc d'œuf*, auquel on peut comparer cette humeur. Elle est coagulable par certains réactifs. Ce sont surtout les sels de fer, de plomb et l'acide chromique qui produisent cet effet. Après la coagulation, il est possible de la diviser artificiellement en couches, en segments, etc. ; elle devient striée, comme les substances organiques coagulées; ce sont ces stries qui ont été décrites et figurées comme des cellules. La connaissance des substances organiques pouvait seule faire interpréter convenablement ces faits, qui, mal décrits, ont fort inutilement fait considérer la structure de l'œil plus compliquée qu'elle n'est réellement. Cette *humeur vitrée* ou *hyaloïde* est plus ou moins consistante, suivant les espèces animales, et peut devenir tout à fait fluide dans certaines affections de l'œil. Elle est immédiatement en contact avec la rétine (13-13), avec sa couche antérieure amorphe (14-14) en particulier, avec la moitié postérieure du cristallin (19) et les procès ciliaires (10 et 15). L'*artère hyaloïde* la traverse pour arriver au cristallin sans en être séparée par rien. Dans la figure 15, 1 est le nerf optique; 2, la gaîne; 3, la

(1) Figure empruntée au *Nouveau traité élémentaire d'anatomie descriptive*, par M. Jamain.

cornée; 4-4, la sclérotique; 5-5, le canal de Fontana ou de Schlemm; 6-6, la choroïde; 7-8, la membrane de l'humeur aqueuse ou de Descemet; 9-9, le corps ou cercle ciliaire; 11, l'iris; 12, la pupille; 16-17, la zone de Zinn; 20, la capsule du cristallin; 22, la chambre antérieure; 23, la chambre postérieure.

DE LA ZONULE DE ZINN.

La zonule de Zinn paraît dénuée de structure, de même que la membrane hyaloïde dont elle est un prolongement. Comme on l'a vu plus haut, la membrane hyaloïde s'épaissit à la hauteur de l'*ora serrata*, et un de ses feuillets va former la zonule. Celle-ci est plissée dès son origine. Ses plis, qui ont une direction antéro-postérieure, sont d'abord peu prononcés ; mais ils se creusent à mesure qu'ils avancent vers la crête libre des procès ciliaires qui y plongent. Tant que la zonule envagine les franges ciliaires, elle reste soudée à la membrane limitante ; mais à la hauteur du bord des procès ciliaires qui regarde la lentille, les deux membranes se séparent ; la zonule envoie ses plis jusqu'au pourtour de la capsule cristallinienne, la membrane limitante suit de son côté la courbe antérieure des procès ciliaires, et arrive sur la face postérieure de l'iris, où l'on peut la poursuivre jusqu'à la marge pupillaire.

La figure 16 ci-jointe peut servir à élucider le mode d'insertion de la zonule et de la hyaloïde à la capsule cristallinienne. Elle montre un quart de la lentille coupée par le plan *ab*. Le trait *cd* indique la projection du cercle dans lequel la hyaloïde se confond avec la paroi postérieure de la capsule. La ligne en zigzag ou gaufrée indique l'insertion de la zonule.

Fig. 16.

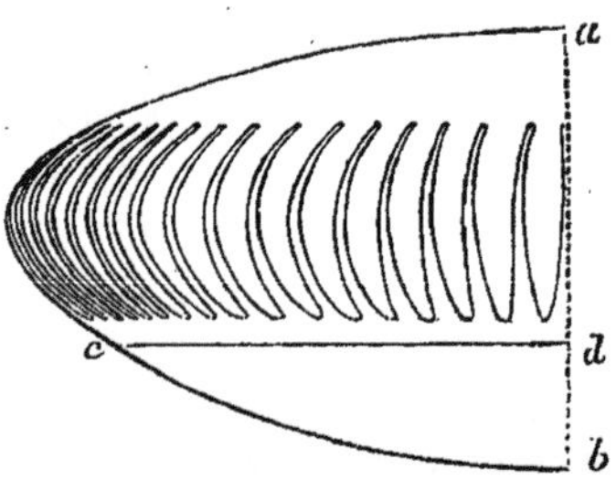

La forte adhérence de la membrane limitante avec la zonule et la subtilité de leurs tissus font qu'il est impossible de préparer isolément la zonule dans toute son étendue. Quand on sépare de la zonule la partie antérieure de la choroïde avec les procès ciliaires, la membrane limitante se déchire toujours au bord antérieur des procès, et reste ainsi adhérente à la zonule dans toute l'étendue dont elle recouvrait les franges ciliaires. Sur la partie soudée de la membrane limitante, on voit adhérer de nombreuses fibres qui viennent de celles dans lesquelles sont logées les cellules ganglionnaires de la rétine. Ces fibres se pressent dans les plis saillants de l'*ora serrata*, courent en avant entre les procès ciliaires, et forment cette partie que l'on a considérée comme la continuation antérieure de la rétine. Sur la membrane limitante encore adhérente à la zonule, on trouve en outre la couche celluleuse (la partie ciliaire de la rétine), qui est placée entre elle et le pigment, et ordinairement aussi la plus grande partie des cellules pigmenteuses.

Bien que l'on puisse enlever avec un pinceau les éléments celluleux adhérents à la zonule, la membrane limitante y reste cependant attachée par les fibres mentionnées plus haut. Or, le seul endroit qui se prête à l'examen microscopique de la zonule isolée, est cette petite portion entre les procès ciliaires et le cristallin où elle est entièrement séparée de la membrane limitante.

Quand on fait un petit trou à la zonule pour l'insuffler avec un tube, elle se gonfle et se sépare de la hyaloïde dans une certaine largeur; il se forme alors tout autour du cristallin un bourrelet rempli d'air. Comme la zonule est plus fixe et plus étendue dans les espaces compris entre les plis, flasque et expansible dans les plis mêmes d'où les procès ciliaires ont été arrachés, il en résulte qu'en l'insufflant, il se forme autour du cristallin un bourrelet gaufré ou festonné, que Petit le premier a bien vu et décrit sous le nom de *canal godronné*, et que depuis on a appelé *canal de Petit*. Tant que les procès ciliaires pendent encore dans les plis de la zonule, l'espace du canal est très petit et rempli d'une certaine quantité de liquide.

Le canal de Petit ne communique nulle part avec la chambre postérieure. On peut s'en assurer par l'insufflation et par l'injection au mercure. Les orifices que l'on peut y voir ne sont que des déchirures.

Zinn décrivit le premier la zonule sous le nom de *membrana coronæ ciliaris*, comme une membrane particulière venant de la hyaloïde pour se souder à la paroi antérieure de la capsule. Mais il n'avait pas vu que les plis de la zonule s'étendent jusqu'au bord du cristallin et s'insèrent aussi bien à la paroi postérieure qu'à la paroi antérieure de la capsule. Ce mode d'insertion est bien visible quand on ôte toutes les parties de l'œil, ne laissant que le corps vitré, la zonule et le cristallin, et qu'on met la préparation sur un fond noir, la lentille en bas. On le voit aussi en injectant le canal.

L'*orbiculus capsulo-ciliaris* dont parle d'Ammon comme d'un système de filaments entre les procès ciliaires et la paroi antérieure de la capsule, n'est autre chose que la partie libre de la zonule avec ses plis vue par devant.

On appelle *zonula nigra* la partie sur laquelle le pigment reste adhérent quand on enlève les procès ciliaires.

La zonule a été aussi appelée quelquefois *zonula ciliaris*, *pars ciliaris hyaloideæ*, *processus ciliares hyaloideæ*, et *ligamentum suspensorium lentis*.

On ne peut pas préparer entièrement dans leur continuité la membrane limitante de la rétine et cette membrane limpide qui tapisse la face postérieure de l'iris et le bord des procès ciliaires du côté du cristallin. On ne connaît pas non plus leur histogénèse. Il en résulte que la preuve évidente n'est pas là pour démontrer que ces deux membranes n'en font qu'une. A défaut de preuves directes, leurs rapports ont assez de vraisemblance pour que l'on soit autorisé à les présenter comme tels.

Brücke n'a jamais pu voir les fibres de la zonule dans les préparations fraîches, et croit que l'on a pris pour des fibres les plis nombreux accidentels qui ne manquent pas de se faire dans une membrane aussi mince.

Note du Traducteur. — La zonule de Zinn est encore considérée comme un dédoublement et un prolongement de la hyaloïde, ce qui est physiquement impossible. On dit que la hyaloïde s'épaissit à la hauteur du bord dentelé de la rétine, pour expliquer la force de la zonule. Elle est intimement unie à la membrane limitante, et dans ses plis on a vu des fibres provenant du réseau fibrillaire de la rétine. On veut refuser à la zonule une structure particulière et regarder comme des plis les stries qui s'y montrent. Elle ne devrait s'insérer qu'au pourtour de la capsule.

La zonule n'est pas un dédoublement prolongé de la hyaloïde, car cette dernière ne pourrait pas donner la moitié de son épaisseur et présenter cependant son épaisseur totale dans la fossette naviculaire, où l'on peut très bien la séparer de la paroi postérieure de la capsule, quoi qu'en disent les auteurs. La hyaloïde n'a qu'une structure très délicatement striée avec quelques noyaux en quinconce touchant à la paroi intérieure de la rétine, tandis que la zonule a une texture rubanée plus forte et plus complexe, comme on le verra plus bas. La zonule est en quelque sorte un tendon complexe, rubané, élastique, composé surtout du prolongement de la rétine.

Le mot *tendon* n'est pas seulement une figure, car on verra aussi des muscles venir s'y insérer. Le réseau fibrillaire de la rétine allonge ses fibres en avant au delà du bord dentelé, et il est remarquable de voir les noyaux interstitiels surmonter des fibres semblables aux muscles organiques. A mesure qu'on avance sur la zonule, on voit aussi la couche des noyaux de la rétine (formation nucléolaire de Pacini) se mouler sur les gaufrures des procès ciliaires, et former de véritables muscles organiques qui s'unissent par des fibrilles à la zonule, qui en prend plus de force et d'épaisseur. La zonule présente donc, en commençant par l'extérieur, quelques cellules de la couche pigmenteuse qui ne lui appartiennent pas, la couche des noyaux rétiniens qui s'allongent et s'arrangent en fibres musculaires organiques, la couche rubanée qui vient du réseau rétinien et qui se renforce dans son trajet vers le cristallin, et enfin la membrane limitante dont on ne voit que des lambeaux.

La zonule proprement dite serait donc cette toile plissée, uniforme au premier coup d'œil, et composée de fibrilles excessivement déliées qui se réunissent en fibres rubanées et enfin en une toile d'apparence homogène.

La zonule, à laquelle les auteurs refusent toute structure, en offre constamment une, que l'on peut déjà apercevoir sur le frais et mettre plus en évidence au moyen des réactifs. On peut se servir de l'acide acétique ou de l'azotique, d'une solution de tannin et de sulfate d'alumine, etc.

On voit alors distinctement que la zonule est composée de fibres rubanées de $0^{m},002$-5 qui partent de la partie antérieure de la rétine pour aller jusque dans la capsule du cristallin. Il se fait très souvent que les rubans zonuliens se divisent encore en plusieurs fibrilles homogènes. Ces rubans sont transversalement striés, et ces stries peuvent servir à les poursuivre très loin d'une part dans le tissu de la rétine, de l'autre dans les parois de la capsule cristallinienne. Ces stries sont trop constantes et trop régulières pour être regardées comme un produit de la réaction, qui ne fait que rendre plus nette la structure que l'on aperçoit déjà sur le frais.

Les fibrilles qui se remarquent sur son trajet tiennent aux muscles organiques formés par la couche des noyaux ou formation nucléolaire de la rétine. Enfin d'autres fibrilles, émanées de la rétine même, conservent leur aspect fibrilleux sur une grande étendue. La hyaloïde et les couches plus profondes du corps vitré se fixent aussi au commencement de la zonule par des fibrilles très déliées. C'est donc un assemblage de fibrilles et de fibres rubanées qui forme cette toile gaufrée couvrant le canal de Petit.

Dans ce canal, sur la membrane hyaloïde, se trouve un réseau lymphatique que l'on voit se continuer dans le corps vitré.

Le mode d'insertion de la zonule à la capsule du cristallin est resté assez vague. Les fibrilles terminales de la zonule entrent dans la substance de la capsule antérieure et postérieure où l'on peut les poursuivre jusqu'à 2 millimètres chez le bœuf, et où elles semblent se terminer en pinceaux, conservant très loin leur aspect strié.

Il peut se faire que, sur d'heureuses préparations, on ait sous les yeux les stries de la zonule et celles de la capsule, qui offrent alors l'apparence d'un tissu où l'on voit la chaîne et la trame.

La zonule est douée d'une grande résistance et d'une élasticité égale. Comme elle est adhérente à la partie interne du muscle tenseur de la choroïde, on est conduit à voir dans cet appareil le siége d'une contractilité qui ne peut être étrangère à la vision. Il en résulte aussi que, dans l'abaissement en masse, il faut singulièrement tirailler la zonule supérieure et conséquemment les procès ciliaires et la rétine avant d'arriver à rompre la capsule postérieure et inférieure par où doit passer la cataracte, quand on n'a pas au préalable, par un coup du tranchant de l'aiguille, préparé une issue et un lit au cristallin qu'on va abaisser.

Par la sclérotique, quand on veut arriver dans la chambre postérieure, comme cela se pratique dans les opérations à l'aiguille, on traverse la sclérotique, la choroïde, la rétine ou plus ordinairement son prolongement, la zonule de Zinn. Pour déplacer le cristallin, il faut donc rompre la capsule postérieure et la hyaloïde, au moyen du cristallin comprimé ou directement avec l'aiguille. Il est bon de remarquer que la partie périphérique de la capsule doublée par les fibres de la zonule ne cédera pas aussi vite que la partie centrale ou inférieure.

La zonule joue aussi son rôle dans l'extraction. La capsule antérieure ouverte et le cristallin sorti, le corps vitré se porte en avant et bombe la dépression naviculaire. Cette dépression, qui devient convexe, est formée par la capsule postérieure doublée de la hyaloïde, et le tout est retenu par la zonule, dont l'élasticité ne semble pas douteuse (1).

On peut suivre les fibres rubanées de la zonule dans les parois antérieure et postérieure de la capsule, les étudier où elles sont isolées sur le canal de Petit, les retrouver où elles sont adhérentes aux procès ciliaires et les poursuivre enfin au delà du bord dentelé de la rétine.

La figure 17 ci-contre sert à en représenter les principales dispositions.

(1) *Extrait de la lettre citée de M. le docteur A. de Graefe, de Berlin, à M. Desmarres.* — Le docteur Hasner, de Prague, a prouvé qu'il n'y a pas union complète entre la capsule postérieure et la fossette hyaloïdienne, comme on l'avait cru jusqu'ici, mais qu'il n'y a qu'une adhérence annulaire entre ces deux membranes près de la périphérie de la capsule, tandis que toutes les autres parties des deux membranes sont isolées et sans attaches entre elles. C'est ainsi que s'explique l'extraction de la cataracte avec sa capsule, sans procidence du corps vitré.

Fig. 17.

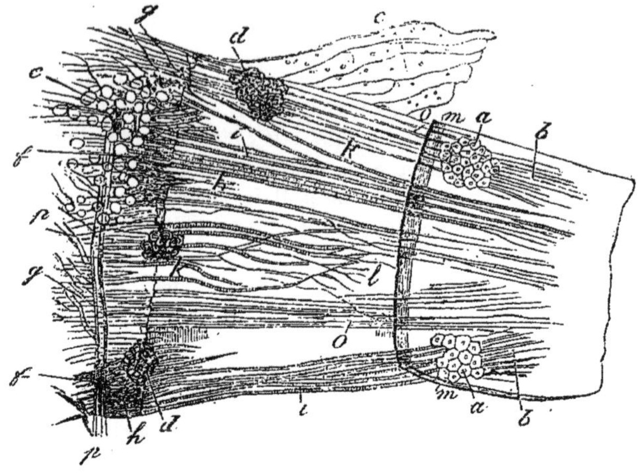

mm représente la capsule où l'on voit les fibres de la zonule se perdre en pinceaux *b b*; *a a*, épithélium de la capsule; *e*, *f*, *g*, éléments de la rétine; *e*, vésicules ganglionnaires; *f*, couche des noyaux qui n'est pas dessinée partout; *g g*, fibrilles de la substance rétinienne; *p p*, vaisseaux sanguins. La couche des noyaux *f f* s'allonge en muscles organiques *h h*. La zonule ne présente souvent, quand elle n'est pas désagrégée, que l'apparence d'une toile *o o* plissée. Mais quand elle est décomposée en rubans *k k*, on voit les stries qui offrent aussi des faisceaux entiers *i*. Les fibres rubanées *k* peuvent se désagréger en fibrilles *l*. Le pigment *d d* reste le plus souvent adhérent à la zonule sur une étendue qui masque l'étude de la pièce. La hyaloïde *c*, intimement liée au bord dentelé, se voit quelquefois par lambeaux.

DE L'HUMEUR AQUEUSE.

L'humeur aqueuse est un liquide dont la réfringence diffère peu de celle de l'eau. L'anatomie ne s'occupe pas du liquide lui-même, mais seulement de l'espace qui le renferme. Cet espace est clos de toutes parts, en avant par la cornée, en arrière par le cristallin, la zonule et la partie ciliaire de l'uvée, qui d'un côté tient à la cornée, de l'autre à la zonule.

Le diaphragme iridien le partage en deux chambres dont l'une antérieure, plus grande, l'autre postérieure, plus petite, et qui communiquent entre elles par l'ouverture de la pupille.

Ce n'est que quand la pupille est dilatée qu'il existe une libre communication entre les deux chambres. Quand elle est contractée, la marge pupillaire appuie immédiatement sur la paroi antérieure de la capsule et sépare ainsi les deux chambres.

Note du Traducteur. — L'humeur aqueuse se répare très vite quand elle s'est écoulée. Elle a des propriétés dissolvantes bien connues des praticiens. Le pus, le sang, le cristallin, la fibro-albumine s'y résorbent promptement. La cholestérine s'y dissout d'autant mieux que l'humeur est plus souvent renouvelée. Les cristaux de cette substance commencent par y perdre leurs angles, comme on peut le constater par la ponction de la cornée, quand le liquide est comme saturé de cholestérine.

Si l'on remarque chez quelques sujets que l'iris touche immédiatement la capsule, et est même poussé en avant, il n'en est pas moins observé aussi que les synéchies postérieures, par exemple, ont une direction quelquefois oblique ou horizontale, ce qui ne prouverait pas le contact immédiat de l'iris avec la capsule. Les différences morbides ou individuelles peuvent assez s'expliquer par la contractilité de la zonule, qui, d'après ses rapports et caractères anatomiques, paraît avoir l'office de déplacer ou d'accommoder le cristallin.

DES ANNEXES DE L'ŒIL (1).

DES PAUPIÈRES.

L'organe propre de la vision, le globe de l'œil, est protégé et aidé dans ses fonctions par des appareils annexes qui ne sont pas seulement un objet de pure description anatomique, mais aussi de pratique chirurgicale.

Ces appareils sont les paupières et les sourcils, l'appareil lacrymal, l'appareil musculaire, et enfin l'orbite.

Les paupières sont ces deux voiles mobiles qui, en passant devant le globe, y entretiennent l'humidité nécessaire à sa vie et à sa transparence, le préservent de la lumière trop intense, éloignent les corpuscules étrangers, ou le défendent contre les contacts malfaisants.

Les deux paupières, en se touchant, forment la fissure palpébrale, et, à leurs extrémités, les commissures ou angles (Canthi) dont l'un plus aigu, l'angle externe, et l'autre plus échancré, l'angle interne.

L'ouverture palpébrale, en raison de la position du globe, de la nature des téguments, de la charpente orbitaire, etc., est sujette à des nuances infinies, connues des artistes, des poëtes et des chirurgiens. Le bord libre de la paupière supérieure est un peu convexe; le bord de l'inférieure, un peu concave : ces bords sont fermes et épais. La partie externe est garnie des cils; la partie interne, moins saillante, présente les nombreuses ouvertures des glandes tarsiennes ou de Meibomius.

La charpente des paupières est formée d'un pseudo-cartilage appelé tarse, qui leur donne la consistance, et se moule sur la convexité du bulbe. Le cartilage de la paupière supérieure, épais d'environ un millimètre, est plus large vers sa partie moyenne et va décroissant à ses extrémités.

L'inférieur est plus étroit, plus mince, plus mou, plus fibreux.

Le tarse n'est pas un véritable cartilage, comme on l'entend pour les épiphyses des os. Ce n'est pas non plus un cartilage fibreux, comme le thyroïdien ou la conque de l'oreille. Comme les cartilages interarticulaires, le tarse est surtout formé de tissu cellulaire serré et parallèle comme le tissu fibreux. Entre les faisceaux fibreux se trouvent semées des cellules cartilagineuses.

(1) M. le docteur Gros est l'auteur de tout ce chapitre et de ses divisions.

Le tarse tiendrait donc le milieu entre les tissus cartilagineux et les tissus cellulaires, et même il faudrait le rayer des cartilages, si l'on ne considérait que sa nature chimique, car il se convertit en gélatine et non en chondrine.

Le tarse de la paupière inférieure, avons-nous dit, est plus mou, renferme moins de corpuscules cartilagineux et est moins nettement séparé du tissu cellulaire voisin.

Le tissu cellulaire condensé qui forme le tarse envoie des prolongements qui vont s'insérer en haut et en bas, à la marge orbitaire (ligament du tarse supérieur et inférieur), et, sur les côtés, il constitue le ligament interne qui, passant sur le sac lacrymal, va s'insérer sur la crête antérieure de l'apophyse montante du maxillaire, et le ligament externe plus faible, plus large, et plus diffus qui va s'insérer à la partie orbitaire de l'apophyse du zygomatique.

Sur la partie antérieure et convexe du tarse passe le muscle sphincter ou orbiculaire des paupières, dont les fibres elliptiques couvrent la marge orbitaire et se contournent bien au delà sur le front et la joue.

Le muscle est animé par des rameaux de la septième paire, et est l'antagoniste du muscle élévateur. Il est séparé du tarse par une faible couche de tissu cellulaire, et, en avant, séparé aussi de la peau extérieure par une autre couche de même tissu, dans lequel on ne rencontre jamais une cellule de graisse. Cette peau mince se continue jusqu'aux cils, qui sont implantés entre le tarse et les fibres profondes du muscle orbiculaire.

Ces cils ont des follicules de 3 millimètres environ, dans lesquels viennent s'ouvrir de petites glandes sébacées, qui entourent les follicules pileux. La tumescence de ces glandes constitue un état pathologique qui se traduit par un gonflement du bord palpébral, et cet état se confond ordinairement avec les autres variétés de la blépharite.

La peau des paupières, très fine et plissée, se laisse facilement déplacer et soulever. Elle est sujette aux infiltrations séreuses, comme on le voit dans l'érisypèle ou dans l'hydropisie ou les lésions du globe; elle est quelquefois trop longue et gêne l'action complète du muscle élévateur et la direction normale des cils, ce qui nécessite une excision ovalaire ou un autre procédé pour corriger la longueur de ce tégument.

Chez certaines personnes, et surtout chez les vieillards, la peau de la paupière inférieure est infiltrée au point de former une poche pendante et plus ou moins colorée.

Artères et nerfs palpébraux.

Les paupières reçoivent leur sang de l'artère ophthalmique, qui donne à l'angle interne, sous la poulie, le tronc commun de l'artère palpébrale interne. Cette dernière donne des ramuscules au sac lacrymal, à la caroncule et à la conjonctive, se ramifie pour les deux paupières et glisse entre le tarse et le muscle orbiculaire, pour aller s'anastomoser avec les artères palpébrales externes venant de l'artère lacrymale. Les rameaux palpébraux de la carotide interne s'anastomosent aussi avec les rameaux éloignés de la carotide externe. Les artères palpébrales forment donc une arcade à environ 2 millimètres du bord tarsien, arcade qui nourrit les paupières, et qui ne requiert jamais la ligature dans les opérations chirurgicales.

Les paupières reçoivent leurs nerfs sensitifs du rameau ophthalmique et du sous-orbitaire.

Le rameau lacrymal donne des filets à la partie externe de la paupière.

Le frontal, par ses rameaux sus-trochléateur et sus-orbitaire, donne surtout les nerfs de la paupière supérieure qui reçoit encore des rameaux du naso-ciliaire par le nerf sous-trochléateur, lequel se distribue aussi au sac lacrymal, à la caroncule et à la conjonctive.

La paupière inférieure reçoit ses nerfs sensitifs du sous-orbitaire.

Le muscle orbiculaire est animé par des rameaux du facial.

Glandes tarsiennes ou de Meibomius.

Le tarse se distingue encore des autres cartilages en ce qu'il renferme, non à sa partie postérieure et concave, comme on le dit souvent, mais dans sa substance même, des glandes particulières qui représentent le plus haut développement des glandes sébacées : ce sont les glandes de Meibomius (1666), ou glandes tarsiennes.

Elles s'étendent sur toute la longueur du tarse, serrées les unes à côté des autres, au nombre de 30-40 pour la paupière supérieure et de 20-30 pour l'inférieure. Sur le vivant, on les voit, à travers la conjonctive, plus longues au milieu de la paupière, et finissant vers les points lacrymaux.

Les glandes tarsiennes sont formées d'utricules ronds, homogènes, qui ont en moyenne un diamètre de $0^{mm},1$, et qui s'abouchent au conduit vecteur qui parcourt toute la longueur de la glande. Ces utricules renferment des cellules, des noyaux, de petits granules et des gouttelettes graisseuses. A la partie interne du bord palpébral, la glande s'ouvre par un conduit assez large, très reconnaissable à l'œil nu ; il se fait assez souvent que deux glandes confluent vers un orifice commun, ce qui n'a lieu qu'au milieu et jamais aux extrémités du tarse. La paroi extérieure des glandes, ou plutôt de leurs utricules, est entourée d'un élégant réseau capillaire.

Pour pénétrer dans la structure des glandes tarsiennes, il est nécessaire d'en traiter une coupe par la potasse caustique, qui met en évidence les derniers utricules glandulaires ; autrement, les éléments glanduleux apparaissent comme une masse noire, granuleuse et informe.

Quand on vient à presser entre les ongles le tarse supérieur surtout, on en fait sortir le contenu sous forme de vermicules sébacés. La température du corps vivant rend cette sécrétion plus fluide, sécrétion destinée à tenir graissés les bords palpébraux, à favoriser l'écoulement des liquides et à empêcher le débordement des larmes. C'est cette sécrétion qui, réunie à la sécrétion muqueuse de la conjonctive, va se concréter pendant la nuit à l'angle interne de l'œil ; c'est encore elle qui, réunie aux sécrétions muqueuses exagérées, au détritus épithélial et au produit des follicules pileux, forme les croûtes dans la blépharite.

Conjonctive.

On a l'habitude de professer que les téguments extérieurs, en tournant le bord palpébral pour se réfléchir sous les paupières, forment la conjonctive. Que cette membrane soit ou non la continuation de l'enveloppe externe, la conjonctive revêt le bord interne des paupières jusqu'à ce que, ayant formé un cul-de-sac inférieur et supérieur, elle aille tapisser le globe oculaire.

Elle est intimement unie au tarse et devient plus libre à mesure qu'elle avance vers sa duplicature ; elle n'est que faiblement adhérente au globe, très intimement unie au pourtour de la cornée, sur laquelle elle n'envoie que sa lame épithéliale.

On distingue ordinairement la conjonctive palpébrale et la conjonctive oculaire ; cette distinction semble justifiée, non seulement par les dispositions anatomiques, mais encore par les éléments histologiques. En effet, sur sa partie palpébrale, la conjonctive porte tous les caractères essentiels des muqueuses, caractères qu'elle perd dans sa partie bulbaire.

La conjonctive palpébrale est assez intimement unie au cartilage sous-jacent par un mince tissu cellulaire, tandis que la conjonctive oculaire a un tissu cellulaire lâche à larges mailles qui devient plus mince et plus adhérent au pourtour de la cornée. C'est ce qui se voit très bien dans le chémosis et les infiltrations sanguines.

La conjonctive, comme toutes les muqueuses, est composée d'une couche de tissu cellulaire membraneux, suivie d'une membrane homogène et recouverte d'un épithélium.

Dans la conjonctive palpébrale, ces trois couches sont assez faciles à démontrer, tandis que, dans la conjonctive bulbaire, la membrane homogène et le tissu cellulaire lamelleux disparaissent pour céder la place au tissu cellulaire interstitiel.

En traitant la conjonctive par l'acide acétique, on voit au-dessous de la membrane homogène un réseau de fibres élastiques, surtout sur la conjonctive bulbaire, ce qui rappelle la structure intime des membranes séreuses.

La conjonctive, à son bord palpébral, porte un épithélium stratifié qu'on regarde comme une continuation de l'épiderme ; mais cet épithélium est remplacé, vers le cul-de-sac, par un épithélium vibratile. Par des transitions de forme, il se convertit de nouveau, sur le globe oculaire, en un épithélium pavimenteux qui passe seul sur la face de la cornée.

Les glandes mucipares de la conjonctive, simples et composées, ne sont pas nombreuses et se trouvent, sur la conjonctive palpébrale surtout, au fond du cul-de-sac.

Comme les autres muqueuses, la conjonctive a aussi ses papilles, qu appartiennent à la partie palpébrale et forment de petites proéminences d'environ 0,13 millimètre.

On pourrait distinguer de ces papilles le corps papillaire des ophthalmologistes, qui donne naissance aux granulations. Ces dernières n'ont rien de commun avec les papilles : elles ne sont que des exsudations qui s'organisent rapidement en noyaux d'abord, puis en tissu cellulaire, et qui ont leurs vaisseaux propres de formation morbide ; ce sont autant de chalazions en miniature et d'une organisation plus élevée.

La conjonctive palpébrale est plus vascularisée que la conjonctive bulbaire, comme on le voit par les injections et les ophthalmies.

Les capillaires y forment des réseaux et des anses autour des papilles. Les réseaux ont des mailles plus grandes et de plus gros vaisseaux sur le bulbe, où ils affectent la forme spirienne, que l'on reconnaît sur l'œil sain et hypérémique.

La conjonctive est richement pourvue de nerfs provenant du rameau ophthalmique de la cinquième paire et qui en motivent la sensibilité, surtout dans la partie palpébrale.

Des faisceaux nerveux de huit à dix fibres se ramifient dans les couches superficielles de la couche celluleuse ; les fibres se divisent et s'anastomosent de nouveau en faisant des réseaux élégants. Les fibres primitives mêmes se dichotomisent encore dans la conjonctive, et personne, jusqu'à présent, n'y a constaté des anses terminales.

A l'angle interne de l'œil, la conjonctive fait un pli vertical, concave en dedans, le pli ou la membrane semi-lunaire, qui est un rudiment de la membrane nictitante ou clignotante de divers animaux.

Sur sa face antérieure, à l'angle même de la commissure, s'élève la caroncule lacrymale, qui est composée d'un paquet de glandes renfermées dans un tissu cellulaire riche en vaisseaux et arrondi par un peu de graisse.

Bien qu'elles aient la structure des glandes mucipares composées, elles se rapprochent de celles de Meibomius par leur produit ; elles ne s'ouvrent pas directement à l'extérieur, mais bien dans les follicules de petits poils pâles que l'on voit quelquefois sur la caroncule.

DES MUSCLES DE L'ŒIL.

L'appareil moteur de l'œil se compose de sept muscles, dont six pour le globe lui-même et un pour la paupière supérieure.

La meilleure manière d'étudier les muscles orbitaires, c'est d'enlever la partie du frontal qui forme la voûte orbitaire. Immédiatement au-dessous du périoste, on trouve le *muscle élévateur* de la paupière supérieure qui part de la partie supérieure de la gaîne du nerf optique, immédiatement au-devant du trou optique, pour se rendre hors de l'orbite et aller s'insérer au bord antérieur et cartilagineux de la paupière par un tendon épanoui en plusieurs feuillets. Son insertion se trouve donc entre le tarse et les fibres tarsiennes du muscle orbiculaire.

Fig. 18 (1).

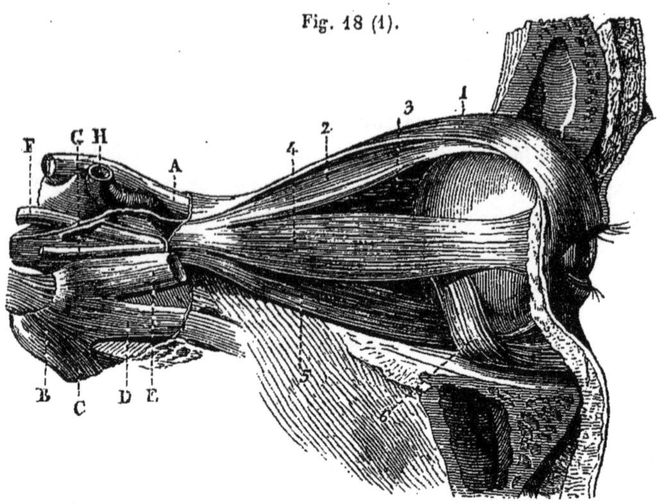

Muscles de l'orbite.

1. Élévateur propre de la paupière supérieure. — 2. Droit supérieur. — 3. Droit interne. — 4. Droit externe. — 5. Droit inférieur. — 6. Petit oblique ou oblique externe. — A. Nerf optique. — B. Ganglion de Gasser. — C. Nerf maxillaire inférieur. — D. Nerf maxillaire supérieur. — E. Branche ophthalmique de Willis. — F. Nerf moteur oculaire commun. — G. Nerf pathétique. — H. Artère carotide.

Après avoir coupé le muscle élévateur et dégagé la partie postérieure du bulbe du coussinet graisseux, qui, avec les vaisseaux, les nerfs et le tissu cellulaire, remplit le sommet de la pyramide orbitaire, on découvre successivement cinq muscles qui s'insèrent au sommet de la pyramide, autour de la gaîne du nerf optique, et vont se porter en avant. Quatre de ces muscles ont une direction qui se moule en avant sur la sphéricité du globe, et vont s'attacher, par des tendons aplatis, sur les quatre points cardinaux de l'œil. Le plus fort de ces muscles est le droit externe. Leur trajet régulier les a fait appeler collectivement *muscles droits*, et leur position, *muscle droit supérieur*, *inférieur*, *externe* et *interne*. Leur insertion aponévrotique se fait sur la sclérotique par des digitations et des feuillets plus ou moins réguliers, à environ 4-5 millimètres de la cornée. Ils ont attiré, de nos jours, l'attention spéciale des chirurgiens, qui les attaquent dans le strabisme.

Le cinquième muscle, voisin de ses congénères à son origine, suit une direction différente : il glisse le long de la paroi interne et supérieure de l'orbite, et se convertit en un petit tendon qui va passer dans une poulie semi-cartilagineuse fixée au tubercule trochléen. De là ce muscle digastrique se réfléchit à angle presque droit et se dirige du côté du bulbe ; il

(1) Les figures 18 et 19 sont empruntées au *Nouveau traité élémentaire d'anatomie descriptive et de préparations anatomiques*, de M. le docteur Jamain, 1853, 1 vol. gr. in-18, avec 150 fig.

passe sous le droit supérieur, et va s'insérer en arrière et en bas. Sa direction et sa longueur lui ont valu le nom de *muscle grand oblique ;* ses rapports avec la poulie (*trochlea*), le nom de *trochléateur ;* son prétendu rôle physiologique, le nom de *pathétique.*

Le dernier muscle de l'œil ne vient pas du fond de l'orbite comme les utres ; mais il s'insère au contraire sur la suture du maxillaire avec le malaire, en dehors du canal nasal ; il passe sous le tendon du droit inférieur, pour aller s'enrouler à la partie postérieure de la sclérotique, où il s'insère entre le nerf optique et le tendon du droit externe.

Cet appareil musculaire, qui imprime à l'œil des mouvements si divers, agit surtout sur trois axes perpendiculaires l'un à l'autre : l'axe horizontal, le perpendiculaire et l'antéro-postérieur.

Il est assez douteux que la contraction musculaire puisse enfoncer l'œil dans l'orbite ; car le bulbe, reposant sur des coussinets cellulo-graisseux et pivotant sur un centre idéal à peu près fixe, ne paraît pas susceptible de mouvement de translation. Ce centre idéal se trouverait à 5 ou 6 millimètres de la plus grande courbure de la cornée.

Ce n'est que sous une influence pathologique ou mécanique que l'action musculaire change et peut dévier et déplacer la coque oculaire, comme cela se passe aussi quand, dans l'extraction, par exemple, on a ouvert la cornée et dérangé les rapports d'équilibre entre les membranes, les liquides et la force musculaire. A l'état physiologique, le globe n'occupe pas le milieu de l'ouverture orbitaire ; mais il est plus voisin de la paroi nasale que de la paroi temporale. Aussi le muscle droit interne est-il plus court et moins volumineux que le muscle droit externe. Si le globe n'a pas de mouvement de translation notable, il est susceptible d'affecter des rapports, selon les races, les individus et l'état de santé ou de maladie. Les yeux de certaines races sont obliques et bridés. Les yeux sont plus ou moins enfoncés dans l'orbite, comme on dit. Les maladies de langueur, quelques jours de souffrance même, font diminuer sensiblement la quantité de graisse de l'orbite, et excavent ou cerclent les yeux, comme chacun le sait.

Parmi les feuillets aponévrotiques de l'œil, il en est un dont on fait ordinairement une mention particulière : c'est la tunique vaginale du bulbe ou aponévrose de Tenon. C'est une membrane fibreuse qui semble se réfléchir derrière le globe en se creusant en une sorte de capsule où le globe trouverait un point d'appui assez résistant et rempli par le tissu cellulo-graisseux compris dans la partie postérieure de cette aponévrose.

Les muscles oculaires la transpercent pour aller prendre attache sur la sclérotique. Les lames aponévrotiques et pseudo-synoviales des muscles se combinent avec cette tunique, au point que c'est le scalpel qui tranche la question et donne à chacun des organes ce qui lui revient. La tunique vaginale enveloppe aussi le nerf optique à son entrée dans l'orbite, et le retrouve encore une fois, quand elle s'est invaginée en avant pour recevoir le globe et livrer passage aux organes qui s'y rendent. Il n'est pas invraisemblable que cette membrane, déjà mentionnée par Galien, ait servi à établir la prétendue relation directe que les anciens voulaient établir entre la conjonctive et les enveloppes du cerveau.

Nerfs moteurs.

L'œil et ses annexes sont riches en nerfs provenant de différentes sources, et qui offrent un intérêt pratique. La physiologie a pu, jusqu'à un certain point, les distinguer en nerfs de sensibilité et de mouvement. Les nerfs sensitifs des rameaux de la cinquième paire ont déjà été mentionnés dans les diverses parties de l'œil et de ses annexes. Il ne resterait plus qu'à mentionner les nerfs destinés à l'appareil musculaire.

Les muscles de l'œil reçoivent les rameaux des troisième, quatrième et sixième paires crâniennes. La quatrième paire, ou pathétique, se rend au muscle trochléateur ou pathétique; la sixième paire au muscle droit externe, ou abducteur. La troisième paire anime les cinq autres muscles.

Les paralysies les plus fréquentes s'observent sur la troisième et la sixième paire. La paralysie de l'oculo-moteur commun rend cinq muscles inertes. L'œil est dirigé en dehors par le muscle droit externe; il y a strabisme divergent. Le muscle élévateur de la paupière étant aussi paralysé, il y a ptosis ou abaissement de la paupière supérieure, qui est tenue fermée par l'action de l'orbiculaire animé par un rameau de la septième paire ou facial. La paralysie de la sixième paire fait que l'œil est entraîné en dedans par l'antagoniste du muscle droit externe.

La paralysie du facial fait que la paupière reste entr'ouverte, l'orbiculaire ne pouvant soutenir l'antagonisme du muscle élévateur.

Le nerf oculo-moteur commun exerce, comme on l'a déjà vu ailleurs, une action spéciale sur l'iris, par le rameau moteur qu'il donne au ganglion ciliaire. La contraction des muscles internes et supérieurs, quand les deux yeux regardent en dedans et en haut, produit une contraction de la pupille, comme dans les convulsions ou l'agonie, pendant lesquelles il y a contraction notable des muscles dépendant de la troisième paire.

Vaisseaux de l'œil et de ses annexes.

La circulation artérielle et veineuse du globe lui-même a été décrite en son lieu. Les artères des paupières ont été mentionnées aussi avec celles des annexes. Il ne reste plus que la circulation musculaire et péri-orbitaire.

Le grand tronc artériel destiné à l'œil et à ses annexes est l'artère ophthalmique, qui se détache de la carotide interne pour entrer dans l'orbite avec le nerf optique, qu'elle contourne en donnant grand nombre de rameaux. Ses branches terminales et anastomotiques sont l'artère frontale et la dorsale du nez. De ses nombreux rameaux, les uns se distribuent à l'œil même ou à ses annexes; les autres vont s'anastomoser avec des rameaux de la carotide externe.

L'artère centrale de la rétine est la plus isolée de toutes.

L'artère lacrymale, qui suit la paroi extérieure de l'orbite, donne une ou deux ciliaires postérieures, envoie des rameaux perforants qui vont s'anastomoser avec l'artère transverse et la profonde antérieure, se distribue aux glandes lacrymales, et va enfin former la portion externe de l'arcade palpébrale.

Les rameaux musculaires se prolongent au delà de l'insertion des muscles et vont se perdre dans la conjonctive bulbaire.

Les artères ciliaires postérieures, longues et courtes, ont été mentionnées. Les ciliaires antérieures dérivent des rameaux musculaires.

L'artère sus-orbitaire passe sur le muscle élévateur, et se rend au front par le trou sus-orbitaire.

L'artère palpébrale interne, qui passe sous la poulie, a déjà été décrite dans les arcades palpébrales.

Les artérioles du front, de l'angle interne, des paupières, de l'angle externe, s'anastomosent avec les artérioles des faciales.

Quant aux veines, qui offrent de si nombreuses variétés, il n'y a guère à mentionner que la veine ophthalmique, dont les rameaux correspondent assez bien aux artères. On la fait commencer à l'angle interne de l'œil où elle communique avec la veine faciale, et s'enfonce dans l'orbite à sa partie interne ; elle ne passe pas par le trou optique, mais par la fissure supérieure, pour aller confluer dans le sinus caverneux.

Les veines affluentes de l'ophthalmique sont :

La frontale, qui se rend aussi souvent dans la faciale;

La veine du sac lacrymal ;

Les veines des muscles de l'œil ;

Les veines ciliaires, qui ont déjà été décrites dans la circulation du bulbe ;

La veine de la glande lacrymale ;

La veine centrale de la rétine ;

La veine ophthalmique inférieure, qui se forme par quelques rameaux inférieurs des muscles de l'œil, les veines ciliaires et un rameau anastomotique avec la veine sous-orbitaire; elle se verse dans la veine ophthalmique supérieure ou se rend elle-même jusqu'au sinus caverneux.

DE L'APPAREIL LACRYMAL.

A l'état physiologique, les yeux sont constamment lubrifiés par une certaine quantité de liquide que les paupières promènent en tous sens et servent enfin à éconduire. Ce liquide est fourni par les glandes lacrymales. Ce n'est pas ici le lieu d'examiner si, comme le prétendent quelques auteurs, les glandes n'entrent que pour un quart ou un huitième dans la sécrétion aqueuse, qui serait, en plus grande partie, fournie par une transsudation palpébrale et bulbaire.

Chaque œil a deux glandes : l'une, de la grandeur d'une fève, est située dans la fossette lacrymale; l'autre, plus petite et plus épatée, se trouve immédiatement sur la paupière supérieure et est séparée de la première par une lame fibreuse. Elles se moulent sur les organes voisins. La première est convexe du côté de l'orbite et concave en dessous, et située assez profondément pour que, après l'ablation de la paupière, on n'en découvre que le bord antérieur.

Le nerf lacrymal, rameau de la branche ophthalmique qui suit le muscle droit externe pour aller s'anastomoser avec le filet ou les filets malaires, se distribue à la glande lacrymale, à une partie de la conjonctive et de la peau de l'angle externe.

Les glandes lacrymales ont une certaine analogie avec les glandes salivaires ; elles sont composées de lobules unis entre eux par un tissu cellulaire nucléolé. Les derniers éléments en sont des utricules glandulaires qui versent leur produit dans des conduits ramifiés où confluent les lobules voisins. Ces conduits, au nombre de six à dix, vont s'ouvrir à la partie externe et antérieure du cul-de-sac de la paupière supérieure, et versent leur liquide à la faveur des mouvements palpébraux. Le plus inférieur de ces conduits s'ouvre au-dessous de la commissure externe et irrigue surtout la paupière inférieure.

Les conduits excréteurs sont formés d'une membrane homogène appuyée sur du tissu cellulaire et garnie intérieurement d'un épithélium cylindrique. Ils n'ont pas de muscles organiques.

Le liquide répandu à la surface du bulbe s'évapore en partie ou est ramassé par le bord tarsien des paupières qui, en se fermant, le poussent devant elles jusqu'à l'occlusion complète.

Les deux paupières, en venant en contact, laissent entre elles un espace plus grand du côté du bulbe que du côté des cils. Il en résulte une sorte de canal. Le bord des paupières est enduit d'un produit graisseux qui empêche le débordement des larmes.

L'occlusion des paupières n'a pas lieu sur toute la ligne au même moment ; elles commencent à se toucher par l'angle externe et vont successivement se rapprochant très vite, il est vrai, jusqu'à l'angle interne.

Fig. 19.

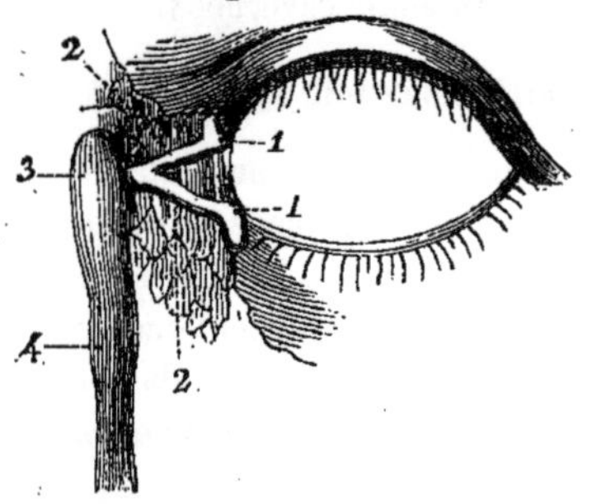

Voies lacrymales.

1,1. Points lacrymaux. — 2,2. Conduits lacrymaux. — 3. Sac lacrymal. — 4. Canal nasal.

Ce mécanisme chasse en avant le liquide superflu qui va s'accumuler vers l'angle interne formé par la membrane semi-lunaire et la caroncule, et où se trouvent les points lacrymaux qui vont leur servir de déchargeoir.

Les points lacrymaux sont les ouvertures des conduits qui absorbent les larmes. Chaque paupière en a un à sa partie interne à l'extrémité du tarse. Ces petites ouvertures, du diamètre d'une épingle, offrent des différences individuelles notables remarquées par tous les chirurgiens.

Les points lacrymaux sont normalement dirigés du côté du globe, pour absorber plus facilement les liquides. Ils sont contractiles, ce que l'on remarque très bien dans les injections ou le cathétérisme; et leur contractilité est due à une sorte de petit sphincter. Ils peuvent s'aplatir, devenir inertes, se renverser, s'évaser et donner lieu à des désordres dans l'absorption des larmes. Ils se continuent vers le canal nasal par deux canaux membraneux où l'on trouve une couche externe de fibres circulaires et une couche interne de fibres longitudinales recouvertes par une muqueuse qui est garnie d'un simple épithélium en pavé.

Ces canalicules ont d'abord le diamètre des points lacrymaux; mais bientôt ils ont un diverticule assez considérable, et ils s'élargissent en prenant une forme arquée jusqu'à leur embouchure dans le sac, où ils se jettent au-dessous du tendon palpébral, par un confluent commun ou des orifices séparés. Le liquide de larmes est complexe, et entraîne avec lui le détritus de la conjonctive et la sécrétion des glandes.

Le sac lacrymal se trouve dans la rainure osseuse formée par l'os unguis et l'apophyse montante du maxillaire supérieur.

Il est coupé perpendiculairement par le ligament palpébral interne qui sert toujours de point de repère dans les opérations du sac. Le sac lacrymal forme au-dessus de ce tendon un cul-de-sac arrondi de 3 à 4 millimètres, disposition que doit connaître le chirurgien pour juger les tumeurs au-dessus du tendon ou pour cautériser entièrement le sac.

La charpente du sac est constituée en avant par une lame fibreuse qui se continue dans l'orbite. Par en bas, le sac se continue dans le conduit nasal, ordinairement un peu plus étroit que le sac lui-même, pour aller s'ouvrir dans la partie moyenne latérale du troisième cornet nasal, où le sac forme une valvule, composée d'un pli de la muqueuse nasale, qui y décrit plus d'un demi-cercle.

Le sac lacrymal et le canal nasal sont garnis d'un épithélium vibratile. La muqueuse en est assez lâche et sujette à une hypertrophie qui empêche le libre cours des larmes. Cette muqueuse forme encore des replis qui paraissent sujets à de nombreuses différences individuelles. On en voit ordinairement un qui se trouve au confluent des conduits lacrymaux. Un autre se trouve à l'ouverture du canal nasal; et dans le canal lui-même on en voit jusqu'à trois. Le sac lacrymal a un muscle particulier, le muscle de Horner, que l'on dirait une réflexion du muscle orbitaire. Il s'insère sur la crête du canal, s'étend en avant sur le sac et se partage en deux faisceaux qui longent les conduits lacrymaux, et auxquels on attribue une certaine action sur le petit appareil hydraulique lacrymal.

TRAITÉ
THÉORIQUE ET PRATIQUE
DES
MALADIES DES YEUX.

EXAMEN DES YEUX, OU OPHTHALMOSCOPIE.

La recherche des maladies de l'œil exige de la part du praticien l'attention la plus grande, aidée de quelques moyens particuliers d'investigation. La plupart du temps on examine l'œil et ses annexes sans aucune méthode ; c'est là, nous n'en doutons pas, une cause fréquente d'erreurs contre laquelle on ne saurait trop se prémunir.

Nécessité d'examiner le malade à distance.

L'examen de l'œil doit se faire d'abord de loin. Certains strabismes ne se révèlent qu'à distance et disparaissent de près ; et il y a d'autres maladies qui impriment un cachet particulier, non seulement à l'œil, mais même à la démarche, à la physionomie générale du malade : la cataracte, l'amaurose, l'ophthalmie, la paralysie des muscles de l'œil, sont dans ce cas. Ainsi le *cataracté* incline la tête sur la poitrine, porte un chapeau à larges bords ou une visière, tourne invariablement le dos à la lumière aussitôt qu'il s'en approche un peu, fronce énergiquement les sourcils, et vit ordinairement dans une chambre obscure. Lorsque l'opacité des cristallins n'est complète que depuis peu de temps, il traîne les pieds avec précaution à terre, à la manière d'un homme enfermé la nuit dans une chambre inconnue ; mais lorsqu'elle est ancienne, il lève les jambes alternativement, par un grand mouvement de flexion de la cuisse, comme le font les amaurotiques. Si l'on enlève brusquement son chapeau, l'aveugle accuse une grande gêne occasionnée par la lumière, ferme convulsivement les yeux, et se fait un abat-jour de ses deux mains. Quand l'une des cataractes est encore incomplète, le malade a soin que le côté correspondant de son corps soit tourné vers le mur, s'il marche dans la rue... En somme, par instinct ou par calcul, il évite la lumière intense par tous les moyens possibles, et recherche une demi-obscurité. On ne le conduit qu'avec une grande difficulté ; il se fait en quelque sorte traîner, offrant toujours une grande résistance à se laisser diriger ; il est maladroit à éviter les obstacles qu'il rencontre.

L'*amaurotique* offre un ensemble de symptômes tout différent. Il lève les yeux vers le ciel, et renverse la tête en arrière ; ses sourcils sont hauts, comme dans les passions gaies ; il tient son corps droit, tout d'une pièce, et légèrement penché en arrière ; ses bras, tendus en avant, n'offrent pas cette roideur particulière que présentent ceux du cataracté. Il y a plus d'intelligence chez l'amaurotique pour éviter les obstacles, et jamais dans sa marche, qui est sautillante, il n'applique franchement le talon le premier sur la terre, mais bien toute la face plantaire, ou même les orteils. A chaque pas, la cuisse fléchit fortement, le pied reste tendu sur la jambe ; il marche souvent tête nue : on dirait enfin qu'il cherche à saisir un dernier rayon de lumière. On le conduit avec une si grande facilité qu'il suffit qu'il tienne le vêtement ou le bout du doigt de celui qui le dirige pour éviter tous les obstacles. Bon nombre d'amaurotiques sont atteints de paralysie partielle des membres.

L'*ophthalmie* aiguë donne un tout autre aspect aux malades. Lorsque les deux yeux sont enflammés à la fois, les patients les recouvrent d'un linge, contre lequel ils tiennent les mains posées à plat ; leur tête est penchée sur la poitrine. A leur marche, on reconnaît la vive souffrance d'un organe : ils traînent les pieds et marchent avec précaution, en s'appuyant de tout leur poids sur leurs jambes ; quelquefois, ils poussent des cris ou des soupirs profonds. Lorsqu'un seul œil est affecté, la tête est inclinée fortement du côté malade, et l'organe tenu caché en entier sous la main.

Ces caractères ne sont pas évidemment suffisants pour distinguer l'ophthalmie, la cataracte et l'amaurose ; mais ils servent à avertir le praticien que l'examen du malade à distance peut être d'une certaine utilité pour le diagnostic.

Les *paralysies des muscles* de l'œil peuvent encore être reconnues de loin, surtout quand elles sont complètes. Ainsi, dans la paralysie de la troisième paire de l'œil droit, la paupière supérieure sera complétement abaissée et immobile. Dans la même affection bornée aux muscles de l'œil, la paupière supérieure conservera ses mouvements ; mais l'œil sera complétement entraîné en dehors, et le malade, pour éviter la diplopie, s'avancera vers le médecin la tête tournée vers la gauche, les yeux fortement dirigés à droite, et le côté droit du corps en avant. Dans la paralysie de la sixième paire du même côté, l'œil étant entraîné en dedans, le malade tournera la tête à droite et les yeux à gauche; il présentera le côté gauche du corps en avant, etc. Dans la paralysie de la quatrième paire, le malade s'avancera de face, la tête plus ou moins inclinée sur l'épaule, etc.

Examen du malade à distance rapprochée.

Quelques précautions sont nécessaires pour examiner le malade de près. Le chirurgien sera un peu plus élevé que le malade, comme cela est recommandé pour l'opération de la cataracte; tous deux, de préférence, se tiendront debout, dans l'angle d'une fenêtre sans rideaux; la lumière sera franche, aussi pure que possible; on évitera de se placer au soleil, dans le double but de ne point faire souffrir le malade et de se garantir de quelques erreurs qu'une lumière trop intense pourrait faire naître. Autant que possible, on fera passer la lumière obliquement par-dessus le nez du malade pendant qu'on examinera l'un des yeux.

Lorsqu'il s'agira de rechercher certaines opacités des milieux réfringents, nous verrons plus tard qu'il y aura avantage à s'éloigner de la fenêtre et à placer l'œil dans un demi-jour. Quelle que soit la membrane malade, dès lors qu'elle dépend du globe, le médecin, après avoir apprécié l'état des annexes de l'œil, *appliquera chacune de ses mains à plat sur les tempes du patient, tiendra les deux paupières supérieures abaissées sous chacun de ses pouces, et maintiendra dans l'obscurité l'œil qui ne fera point l'objet de ses recherches.* De temps en temps, il abaissera la paupière supérieure au-devant du globe, qu'il examinera, pour éviter de fatiguer le patient; autrement il courrait risque de commettre des erreurs en changeant l'état de la vascularisation de l'organe.

Lorsque le malade est atteint d'une photophobie très aiguë, l'examen doit être très rapide; il faut d'un seul coup d'œil embrasser l'ensemble de l'organe, et reconnaître immédiatement l'état de la membrane frappée d'inflammation; autrement il serait impossible de poursuivre les recherches nécessaires au diagnostic.

Chez les enfants, et même quelquefois chez les adultes, il n'est pas toujours possible d'écarter les paupières avec les doigts ; il est indispensable alors de se servir d'élévateurs pour éloigner l'un de l'autre ces voiles mobiles. De préférence je me sers d'élévateurs pleins dont j'ai donné le modèle à MM. Charrière et Luër.

Un excellent moyen de découvrir l'œil, c'est d'inviter le malade à regarder sa main, qu'on place dans la position convenable pendant que l'on soulève doucement la paupière.

Les instruments d'optique sont assez souvent indispensables pour l'examen de l'œil ; une loupe est nécessaire pour constater des lésions très fines dans la cornée, l'iris ou sur la capsule. L'habitude ne supplée jamais, dans les cas difficiles, aux verres grossissants, que je ne croyais autrefois d'une véritable utilité que pour un observateur presbyte.

Mais pour reconnaître avec précision les maladies du corps vitré, celles de la rétine, et même quelques cataractes commençantes, la loupe est insuffisante, et il faut recourir à la lumière artificielle concentrée dans le fond de l'œil.

Divers appareils préférables à celui de M. Carron (voy. Carron, t. I, p. 191) ont été inventés dans ce but ; ce sont ceux de MM. Helmholtz, Follin et Nachet, Ruete, Jaeger fils, Coccius. Celui connu à Paris sous le nom de M. le docteur Anagnostakis, professeur d'ophthalmologie à Athènes, imaginé avant lui par M. Graefe, de Berlin, mérite une description particulière.

Il a quelque ressemblance avec celui de M. Ruete et consiste en un petit miroir concave, rond, d'un diamètre de 5 centimètres, d'une distance focale de 12 centimètres, et dont la surface étamée est recouverte par une plaque de cuivre noirci. Pour s'en servir, on fait asseoir dans une pièce obscure le malade près d'une table sur laquelle est disposée une lampe. L'observateur, placé devant lui, saisit l'instrument par son manche et applique la surface postérieure du miroir contre son œil, de manière que son regard, traversant le trou dont il est percé à son centre, aille plonger dans la pupille de l'œil à examiner, et sur laquelle viennent converger les rayons de la lampe réfléchis par la surface concave.

Si l'on a soin de dilater la pupille avec la belladone et d'appliquer un verre convexe n° 2 ou 2 1/2 devant l'œil, on voit aisément les vaisseaux de la rétine, la papille du nerf optique et toutes les lésions que ces parties peuvent présenter. Avec le miroir concave seul, on peut reconnaître toutes les modifications organiques siégeant dans les milieux réfringents, particulièrement celles du corps vitré, jusque-là impossibles à constater, et des cataractes commençantes et échappant à tout autre moyen d'exploration.

J'ai modifié cet instrument de la manière suivante pour des motifs que j'exposerai plus loin : le miroir concave est double; d'un côté sa distance focale est de 12 centimètres et de l'autre de 9 seulement; l'ouverture centrale est remplacée par une ouverture plus petite placée pour chaque miroir tout près de la circonférence, afin de ne pas déformer l'image de la lumière, et l'instrument, beaucoup plus petit, est renfermé avec un verre convexe dans une monture d'écaille qui le rend très portatif.

Lorsque nous nous occuperons des maladies profondes de l'œil, nous reviendrons sur cet instrument en en donnant le dessin (voy. *Examen de la rétine*) (1).

Nous étudierons l'expérience des trois images de la lumière, imaginée par Purkinje, à l'article CATARACTE PIGMENTEUSE.

Le *toucher* est souvent d'une grande utilité pour établir le diagnostic; il sert à distinguer la forme des parties que la vue ne peut atteindre, et certaines tumeurs de l'orbite, aussi bien que les corps étrangers implantés dans cette cavité ou sur un point quelconque des paupières; et quelques tumeurs inflammatoires circonscrites des paupières, s'accompagnant d'un œdème considérable de la conjonctive, ne peuvent être reconnues que de cette manière. Le toucher sert encore à constater le degré de chaleur, de sensibilité, de résistance des parties, etc.

Examen des enfants.

Le praticien le plus exercé éprouve souvent un embarras réel lorsqu'il s'agit des enfants. Un petit nombre se laissent examiner avec facilité; la plupart jettent des cris, détournent la tête, et offrent une résistance désespérée si l'on porte la main sur leurs paupières. On est assez heureux quelquefois pour établir un diagnostic complet en fixant leur attention par des joujoux ou en leur racontant quelque histoire; mais le plus souvent il faut en arriver à les examiner en employant la force. Dès lors qu'on a pris ce parti, rien n'est plus simple : l'enfant est couché en travers sur les cuisses d'une personne assise; ses jambes pendent d'un côté, et de l'autre sa tête repose entre les genoux du chirurgien. Celui-ci place ses pieds sur les bâtons de la chaise de la personne qui tient l'enfant, et a eu soin d'étendre une serviette sur ses genoux,

(1) Avant d'abandonner ici la question des ophthalmoscopes, je crois devoir dire que ce n'est pas M. Anagnostakis qui le premier a appliqué le miroir concave à l'examen des milieux de l'œil. Je tiens de M. le docteur Bader que des miroirs pareils étaient déjà employés à Berlin à l'époque où M. Anagnostakis y suivait les cours de M. Graefe, et je ne sais à quel motif attribuer le silence qu'il a gardé à ce sujet dans sa brochure.

afin que la tête reçoive un point d'appui. L'examen des yeux est fait ensuite avec facilité; on écarte au besoin les paupières avec des élévateurs de grandeur convenable. Si le chirurgien veut examiner les yeux de plus près, il confie l'enfant à deux personnes qui le maintiendront de la manière indiquée, tandis que, placé à genoux, il écartera les paupières avec les doigts, ou à l'aide d'élévateurs.

Examen des annexes de l'œil.

Sourcils. — Pâles et faibles chez l'enfant, ces poils se développent et se colorent chez l'adulte; ils s'étiolent et tombent chez le vieillard. Ils abritent l'œil contre l'intensité de la lumière, et arrêtent la sueur, la poussière et les corps étrangers; chez quelques adultes, ils se développent d'une façon démesurée, surtout du côté du nez, et impriment ainsi à la physionomie un remarquable caractère de dureté. On les voit souvent blanchir, s'étioler, et disparaître chez le vieillard; ce qui est en harmonie avec le besoin de vive lumière qu'éprouve l'œil devenu presbyte.

La chute prématurée des poils du sourcil donne lieu quelquefois à un trouble de la vue qui peut dégénérer en une amblyopie; il en est de même de leur canitie. Ces circonstances ne doivent pas être oubliées dans l'examen de l'œil.

Les sourcils seront examinés sous un autre rapport; ils peuvent être le siége de tumeurs, d'éruptions diverses, recéler des insectes ou des corps étrangers, masquer des cicatrices, etc.

On sait que des blessures faites à cette partie ont été accompagnées de cécité instantanée ou progressive, et qu'assez souvent il y en a eu de mortelles; ce qui s'explique par la lésion des nerfs sus-orbitaires et par le voisinage du cerveau. On s'assurera en conséquence de l'intégrité de ces nerfs par le toucher; on reconnaîtra s'ils ne seraient pas le siége de douleurs sourdes, ou s'ils ne se trouveraient point comprimés par quelques tumeurs, etc. On a été obligé quelquefois de rouvrir une cicatrice pour diviser complétement un nerf blessé qui donnait lieu à des accidents graves. Sous ce rapport, on doit tenir compte d'une plaie plus ou moins ancienne.

Orbites. — Ils peuvent être le siége de tumeurs qui, situées vers le sommet de la cavité, chassent l'œil en avant et provoquent l'exophthalmos, tandis que, placées à sa base, elles compriment le bulbe, gênent ses mouvements, et occasionnent, dans le commencement, de la diplopie, et, plus tard, des accidents très graves. Lorsqu'elles sont peu volumineuses, ces tumeurs sont très difficiles à reconnaître; elles sont de diverse nature : elles peuvent être fibreuses, cancéreuses, hydatiques, graisseuses, osseuses, phlegmoneuses ou anévrismatiques, etc. Dans ce dernier cas, l'auscultation donnera beaucoup de certitude au diagnostic. On devra se livrer aux recherches les plus minutieuses pour s'assurer de la nature de l'affection et de son siége. Le mal ne réside pas toujours dans l'orbite ; cette cavité peut être diminuée par une compression dont la cause existera tantôt dans les fosses nasales, dans le sinus frontal ou dans le sinus maxillaire ; tantôt dans le sinus sphénoïdal ou dans la cavité même du crâne. Le toucher servira à faire reconnaître la déformation des bords de l'orbite, qu'elle soit produite par une perte de substance, comme la carie, les plaies, la nécrose, ou par les contusions, les fractures directes, ou par contre-coup. Les plaies de l'orbite par instruments piquants seront l'objet d'une attention spéciale à cause de leur excessive gravité. Il sera utile, dans quelques cas, de substituer au toucher l'application d'un stylet ou d'une sonde mousse sur les parties malades ; on découvre ainsi des lésions que les doigts seuls ne pourraient faire reconnaître. On apportera encore une attention spéciale à la forme des parties après les blessures de l'orbite ou du voisinage, et à la durée de la maladie en ce qui touche la présence de corps étrangers restés dans cette cavité ou y pénétrant à travers ses parois. Des balles, des pierres, des morceaux de bois, des bouts de parapluies ferrés, des débris de lames, d'épées, de couteaux, de fourchettes, etc., y sont demeurés souvent ignorés. Le toucher avec les doigts ou avec le stylet, que l'on devra courber quelquefois de différentes manières, sera encore ici de première nécessité.

Paupières. — Ces voiles mobiles sont tendus, fermes et d'un blanc rosé chez l'enfant ; chez le vieillard, ils sont plissés, flasques et d'une couleur plus ou moins terne : il est bon de tenir compte de ces différences dans leur examen au point de vue chirurgical.

A. La *forme générale* des paupières sera étudiée ; on en notera l'ampleur ou l'étroitesse ; on tiendra compte surtout de leur épaisseur. Chez tel individu, par exemple, l'hypertrophie de la paupière supérieure fera reconnaître tout d'abord, surtout si elle siége vers le bord libre, une inflammation des glandes de Meibomius, liée à un épaississement de tous les tissus de l'organe ; chez tel autre, l'épaississement, réparti d'une manière égale sur toute la paupière, fera soupçonner la présence de granulations palpébrales plus ou moins volumineuses. Dans l'un comme dans l'autre cas, l'ouverture des paupières, dans le sens vertical, sera diminuée, et la peau qui les recouvre sera d'une couleur rouge sombre, d'intensité variable.

B. Le *gonflement* et la *rougeur* des paupières se rattachent fréquemment à une inflammation siégeant dans l'une des membranes du globe. Il n'y a point d'ophthalmie interne ou externe, présentant un certain degré d'acuité, qui soit exempte de gonflement palpébral accompagné de rougeur. Il est évident que dans ces cas la cause du mal siége ailleurs, et qu'elle doit être recherchée dans le globe, dans l'orbite ou dans l'une des annexes de l'œil. De même que tous les tissus, les paupières sont sujettes aux inflammations, et présentent des abcès étendus ou limités ; dans ce dernier cas, on pourrait s'en laisser imposer par une infiltration œdémateuse s'étendant au loin ; mais le toucher fera reconnaître le point enflammé et lèvera tous les doutes. Le toucher servira encore à établir un diagnostic différentiel entre l'inflammation, l'œdème et l'emphysème des paupières. Le gonflement et la rougeur sont fréquemment produits par l'érysipèle, les coups, les blessures, les ecchymoses traumatiques ou spontanées, les éruptions de toutes sortes, etc.

C. Les *tumeurs* des paupières sont très fréquentes, et, en général, la présence en est facile à constater. Pour quelques unes, la vue est plus utile que le toucher : il s'agit ici de très petites tumeurs mobiles, aplaties et en forme d'amande, que la pression ferait glisser sans aucune difficulté entre le globe et l'orbite. En soulevant doucement la paupière, on les voit ordinairement faire une saillie légère sous la conjonctive palpébro-bulbaire. Quant aux autres tumeurs palpébrales, il ne doit point en être question ici, sinon pour dire que telle tumeur, qui en apparence est très saillante sous la peau, l'est en réalité bien davantage du côté de la muqueuse, et que c'est là qu'il convient d'en constater le volume et la nature.

D. Les *mouvements* des paupières présentent des différences pathologiques très nombreuses. En première ligne, notons les causes mécaniques qui doivent empêcher ces mouvements : là nous trouverons les brides, les cicatrices de toutes sortes, les tumeurs siégeant dans les paupières ou dans le voisinage, etc. Rappelons ensuite que toutes les inflammations, qu'elles siégent dans les paupières mêmes, dans le globe ou dans un point rapproché, réagiront sur elles et en gêneront les mouvements. C'est surtout à la paupière supérieure que ces modifications s'appliquent. Souvent elle sera abaissée à divers degrés, et aura perdu ses mouvements. Cet état est-il congénital et dû à l'absence du muscle élévateur? Doit-on le rattacher à une plaie, à l'hypertrophie des tissus, ou à une paralysie de la troisième paire de nerfs? La paupière inférieure est-elle seule relâchée? Demeure-t-elle éloignée de la supérieure pendant le sommeil, ou lorsque l'on ordonne au malade de fermer l'œil? Ses tissus sont-ils sains ou hypertrophiés? La peau est-elle modifiée dans son organisation, la septième paire est-elle paralysée? Voilà les questions qu'on a à se poser. Les paupières sont-elles au contraire agitées de tremblements particuliers, de clignotements, on recherchera si cet état se lie à une habitude vicieuse ou à quelque lésion nerveuse, ou à la présence de granulations très fines. Les paupières enfin sont-elles atteintes de mouvements convulsifs, de contractions et de relâchements brusques et alternatifs, on devra noter si rien dans leur état n'explique ce phénomène, et rechercher si un corps étranger ne serait point implanté dans la muqueuse, à moins qu'on ne constate que le fait observé se rattache à quelque lésion particulière de l'encéphale. Est-il nécessaire d'ajouter que dans toutes les inflammations de l'œil avec photophobie, les paupières se rapprocheront instinctivement, pour protéger la rétine et la garantir du contact de la lumière?

E. Les *bords libres des paupières* présentent trois choses principales à considérer :

1° La ligne des cils, placée sur l'arête externe du tarse ;

2° Une surface plane, qui sépare cette rangée de poils de l'arête postérieure ;

3° Près de celle-ci, les orifices des glandes de Meibomius.

1° Les *cils* peuvent manquer par suite de maladie de leurs bulbes, qui sont souvent le siége d'ulcérations, de trajets fistuleux, communiquant avec les conduits des glandes de Meibomius. La peau du bord libre est alors vascularisée, le tarse hypertrophié. Des croûtes, de petits ulcères, des insectes, peuvent encore se trouver à la base des cils, et y causer des accidents, et entre autres, l'inflammation des bulbes mêmes.

Souvent les cils sont déviés, quoique implantés d'une manière normale ; ils sont encore implantés vicieusement, ce qui constitue deux variétés importantes du trichiasis. Reconnaître la présence de ces poils n'est pas toujours chose facile, parce qu'ils sont souvent enveloppés dans du mucus qui les cache complétement ; très souvent ils sont incolores, faibles, et échappent facilement à la vue. On doit alors faire laver l'œil avec soin, appuyer doucement sur la peau de la paupière pour la faire basculer un peu, et dégager ainsi les poils qui pourraient être collés le long du bord palpébral. On suivra avec soin le bord libre des paupières, pour s'assurer s'il n'existe point, indépendamment des cils déviés, quelques poils implantés vicieusement. On en trouve quelquefois jusque derrière le tarse. Pour apercevoir facilement ces cils à la paupière supérieure, on fera regarder le malade en haut, à droite et à gauche, de manière à promener la cornée sur le bord de la paupière. Les cils, se détachant alors en blanc sur l'iris, se voient très facilement. On emploie le même moyen pour la paupière inférieure. L'angle interne de l'œil mérite sous ce rapport un examen spécial, la caroncule lacrymale étant fréquemment recouverte de poils très pâles et très fins, qui occasionnent de très graves accidents.

Quelquefois les cils, surtout ceux de la paupière supérieure, donnent au malade, à cause de leur longueur, la sensation de mouches volantes. On éloignera toute cause d'erreur en écartant les paupières avec les doigts, et en les laissant reprendre leurs mouvements à plusieurs reprises pendant que le patient regarde un objet très éclairé : par exemple, un mur blanc.

2° La *surface plane* qui sépare les deux arêtes offre des échancrures, des modifications diverses de forme, que nous nous bornons à indiquer.

3° Les *orifices des glandes de Meibomius* sont agrandis ou diminués, la sécrétion de ces glandes augmentée ou interrompue. On s'en assure aisément, en augmentant par une pression convenable la courbure naturelle du tarse. Orifices, conduits, glandes, tout cela peut être détruit par une multitude d'affections.

Le *bord libre* est souvent le siége de phlyctènes, de verrues, de tumeurs inflammatoires ou de mauvaise nature, de calculs, d'ulcérations diverses, quelquefois syphilitiques. Il est fréquemment induré, calleux, renversé en dedans ou en dehors, en totalité ou en partie (entropion, ectropion) ; dans ce dernier cas, si l'on ordonne au malade de serrer fortement les paupières, l'affection se dessine davantage. J'oubliais de dire que des poux et d'autres parasites occasionnent de très vives démangeaisons aux bords libres des paupières, et que le médecin doit les examiner avec attention.

Tarses. — Sont-ils hypertrophiés, ulcérés, roulés sur eux-mêmes en dehors ou en dedans, partiellement ou totalement? Quelle est la cause de ces désordres? Contiennent-ils quelques tumeurs? Leur hypertrophie se rattache-t-elle à une blépharite glanduleuse chronique, à une conjonctive granuleuse? Leur déformation tient-elle à la présence d'une tumeur, à une perte de substance? Voilà sur quoi doit porter l'examen du praticien.

Membrane semi-lunaire, caroncule. — La membrane semi-lunaire et la caroncule sont-elles enflammées, hypertrophiées, on devra rechercher si elles présentent des ulcérations, des poils ou des corps étrangers. On a trouvé souvent des débris d'insectes parasites, des concrétions pierreuses dans les replis de la membrane semi-lunaire. Il faut, dans ce cas, la déplisser avec un stylet mousse, pour mettre à découvert le petit cul-de-sac qui existe entre cette membrane et le globe. La caroncule est très colorée chez les individus sanguins et pléthoriques ; elle est au contraire fort pâle chez les individus anémiques. Si elle a pris un grand volume, on recherchera si l'on a affaire à l'encanthis simplement inflammatoire, ou si des hydatides, des productions fongueuses, cancéreuses, mélaniques et autres, n'auraient point envahi cet organe.

Appareil lacrymal.— Le globe est-il sec ou humide, paraît-il constamment baigné de larmes? Cette simple remarque suffit le plus souvent pour mettre sur la trace des lésions qui peuvent exister.

Points et conduits lacrymaux. — Ils manquent quelquefois ; très souvent ils sont déviés en dehors et ne touchent plus immédiatement le globe, surtout lorsque le malade regarde en haut (je parle ici du point inférieur ; il en sera de même pour le supérieur, si le malade regarde en bas). Dans quelques cas, la paupière tout entière s'éloigne du globe à une étendue à peine visible ; très fréquemment le point lacrymal seul a perdu ses rapports avec le bulbe. On devra rechercher si la cause n'existerait point dans une inflammation légère et chronique de la peau, comme cela a lieu dans la blépharite glandulaire. Lorsque cet état de choses existe, les larmes s'accumulent entre la paupière et l'œil, qui est plus brillant que de coutume, et s'écoulent incessamment sur les joues. Les points lacrymaux peuvent être déchirés, ulcérés ; je les ai vus d'un diamètre plus petit qu'à l'état normal, et dans quelques cas, d'un diamètre cinq ou six fois plus grand ; il y avait alors maladie du sac.

Les conduits lacrymaux sont quelquefois obstrués par du mucus, et alors considérablement agrandis. Dans un cas, j'en ai extrait une concrétion pierreuse (voyez mon Mémoire sur les dacryolithes, *Annales d'oculist.*, t. VII-VIII). Plusieurs autres fois, j'y ai trouvé un polype. Assez rarement je les ai vus traversés par des poils. Quelquefois ils communiquent ensemble et ne communiquent plus avec le sac, qui se trouve alors rempli de granulations, ou oblitéré de toute autre manière ; l'injection avec la seringue d'Anel est souvent nécessaire pour s'assurer de ces divers états.

Sac lacrymal. — Très souvent les maladies du sac ne sont point apparentes, et l'injection seule des conduits peut les faire reconnaître. Cependant si la dépression naturelle qu'on voit au-dessous du tendon de l'orbiculaire est remplacée par une saillie, qui souvent très faible peut devenir quelquefois très forte, il sera facile de constater un commencement de distension de cet organe, c'est-à-dire une tumeur lacrymale. Dans tous les cas, que cette distension existe ou non, si le malade se plaint d'un larmoiement, on exercera avec l'index une pression légère et ménagée sur la région du sac lacrymal, et l'on fera souvent refluer ainsi les liquides qu'il contient par les conduits ou par le nez, selon que la communication avec les narines existera encore, ou sera complétement interceptée. Le cathétérisme du canal par les narines avec les sondes pleines de Gensoul pourra être utile au diagnostic, si, en se formant ou s'introduisant dans cet endroit, des concrétions pierreuses (rhinolithes) ou des corps étrangers sont devenus la cause principale du larmoiement ; on essaiera encore dans quelques cas d'injections avec les sondes creuses, pour s'assurer si le sac est libre dans sa partie inférieure.

Il y aura à noter en même temps l'état de la narine du côté malade : très souvent c'est là qu'on trouve le point de départ de la maladie du sac. La boursouflure de la muqueuse nasale, un polype, des granulations, des croûtes sans cesse renaissantes : voilà quelles peuvent être les causes occasionnelles de l'obstruction. D'autres fois, la muqueuse sera pâle, parfaitement saine, mais le cornet inférieur sera dévié, etc.

Les fractures des os du nez, la présence de corps étrangers, les tumeurs de toute sorte, osseuses et autres, pourront concourir au développement de cette maladie.

La fistule sera notée. Le plus souvent rien n'est plus facile à reconnaître que cette lésion : cependant le chirurgien le plus attentif et le plus exercé peut méconnaître une fistule devenue capillaire, parce qu'elle se cache dans l'un des petits plis de la peau qu'on remarque au-dessous du tendon de l'orbiculaire.

Glande lacrymale.—Il faut constater par la vue et le toucher si elle dépasse le bord externe de l'orbite. Son hypertrophie coïncidant souvent avec une surabondance de larmes, on l'a trouvée cancéreuse, squirrheuse ; dans quelques cas elle contenait des hydatides.

Examen du globe.

Globe en général.—Son volume est-il trop grand ou trop petit? ses rapports avec les parties voisines sont-ils normaux? Si l'on compare les yeux l'un avec l'autre, l'un est-il plus saillant, plus volumineux que l'autre? Cette anomalie est-elle congéniale ou acquise? Dans ce dernier cas est-elle produite par une tumeur de l'orbite? de quelle nature est cette tumeur? Existe-t-il une hydrophthalmie, une ophthalmite? Si l'œil est simplement proéminent, cela tient-il à une conformation vicieuse de l'orbite? Au contraire, l'œil est-il plus petit? Il faut noter encore si cet état est congénial (*microphthalmos*), ou acquis, comme cela arrive pour l'atrophie ; il faut rechercher si la tension des bulbes est normale, en les refoulant doucement en arrière au moyen de la pulpe des pouces, et voir si la diminution dans la résistance tient à un commencement d'atrophie, ou à une fistule de la cornée, ou à un ramollissement de la sclérotique.

Mouvements. — On s'assurera si les mouvements des globes, étudiés ensemble, se font de telle sorte que les axes optiques convergent dans toutes les directions. Si la convergence n'est point parfaite, on examinera si c'est à un strabisme simple ou à un strabisme compliqué qu'on a affaire ; si ce ne serait point une paralysie musculaire ; si une tumeur ne comprime pas l'un des globes, etc., etc... Dans tous les cas, et lorsque la divergence axuelle sera constatée, on cachera un œil pour rechercher l'étendue et la direction des mouvements possibles ou impossibles du côté opposé ; on devra savoir si le strabisme, surtout chez les enfants, n'a pas été précédé d'affections du cerveau ; s'il coïncide avec une dentition difficile, s'il se rattache à la présence de vers dans les intestins, s'il est intermittent, etc. Dans tous les cas encore, on examinera le malade de loin avant de le voir de près, le strabisme, ainsi que nous l'avons dit au commencement de cet article, ne pouvant être souvent reconnu qu'à distance.

S'il s'agit d'un enfant atteint de strabisme, il sera bon de ne pas trop s'approcher tout d'abord, mais d'attirer son attention en éveillant sa curiosité, en lui montrant quelque joujou, ou, ce qui est préférable, de l'examiner sans paraître s'occuper de lui. On évitera surtout de le toucher, dans la crainte de l'effrayer et de le faire pleurer, parce qu'alors l'examen deviendrait impossible.

M. Piorry (1) insiste beaucoup sur l'étude des mouvements de l'œil. « Ils sont, dit ce professeur, tout à fait dignes de fixer l'at- » tention de l'explorateur. On sait combien ils sont compliqués, » et que les six muscles qui les produisent combinent ou isolent » leur action de façon très variée pour porter le globe oculaire » dans toutes les directions dont il est susceptible. Or, il est sou- » vent très difficile de rapporter à tel muscle de l'œil ou à son » antagoniste la déviation observée dans l'organe visuel qui cause » le strabisme. Voilà la cause de cette difficulté : c'est que, si l'un » des muscles de l'œil vient à être anervié (paralysé), évidem- » ment le globe oculaire sera porté en sens inverse du côté du » muscle antagoniste resté sain. Ainsi, dans ce cas, l'œil sera » dévié du côté sain. S'il arrive, au contraire, que l'un des mus- » cles droits de l'œil soit contracturé, le globe oculaire sera porté » dans le sens de la partie malade. La même chose peut être dite » de la lésion simultanée des deux muscles agissants pour porter » l'œil dans une direction moyenne, en haut et en dehors, en haut » et en dedans, par exemple, etc. Mais ces difficultés ne sont pas » les seules qui se présentent dans l'étude des circonstances ana- » tomiques qui causent le strabisme ; car si les muscles peuvent » être primitivement malades, les nerfs qui y portent l'influence » nerveuse sont aussi susceptibles de l'être, témoin les faits men- » tionnés par M. Cavarra, et un cas observé dans ma clinique à » l'Hôtel-Dieu. »

Examen des membranes de l'œil en particulier.

CONJONCTIVE. — Chez l'enfant, elle est d'une transparence parfaite ; elle s'épaissit et jaunit un peu chez l'adulte. On y remarque alors assez souvent, près de la cornée et du côté interne,

(1) Piorry, *Traité du diagnostic*, t. III, p. 180.

de petits amas graisseux, jaunâtres, élevés, qui ont reçu le nom de *pinguecula*.

On retrouve ces petites tumeurs à plus forte raison chez les vieillards. Ici la muqueuse est flasque, ordinairement relâchée et jaunâtre, et elle forme des replis nombreux, surtout vers le grand angle et dans les culs-de-sac palpébraux. Il est rare que cette membrane ne présente point chez le vieillard d'autres différences. Elle est souvent parsemée, dans sa portion palpébrale, de petits points jaunâtres formés de matière d'aspect crétacé; les vaisseaux sont ordinairement volumineux, sinueux, et d'un rouge brun; ils sont moins marqués chez l'adulte, et n'existent pas chez l'enfant. A l'état pathologique, la conjonctive offre des vaisseaux, très nombreux quelquefois, et dont la disposition, tantôt sur la portion palpébrale, tantôt sur la conjonctive bulbaire ou cornéenne, est le siége de dispositions différentes que nous exposerons à l'étude des ophthalmies, et que nous devons seulement indiquer ici.

La surface de cette muqueuse est souvent baignée de mucosité plus ou moins claire ou de pus de densité variable.

Elle présente aussi un grand nombre de lésions dont on ne peut constater la présence qu'en retournant complétement les paupières, petite opération que l'on pratique de la manière suivante.

Renversement des paupières pour l'examen de la conjonctive.

Paupière supérieure. — On ordonne au malade de regarder en bas, quelque désagréable que lui paraisse la pression qu'on va exercer sur la paupière. De la main droite pour l'œil gauche, de la main gauche pour l'œil droit, le chirurgien déprime doucement de haut en bas la paupière, en se servant de l'index, dont il place l'extrémité un peu plus haut que le bord adhérent du tarse. Cette pression, ménagée, mais pourtant rapide, fait descendre la paupière supérieure au-devant de l'inférieure, et la place ainsi dans de telles conditions que le bord libre en est tourné en avant, et que le tarse est devenu presque horizontal. Le renversement de la paupière est alors presque complet, et le chirurgien l'achève en saisissant le bord libre entre le pouce, qui repose immédiatement sur la muqueuse palpébrale, et l'index, qui n'a pas quitté la place qu'il occupait sur la peau. Pour éviter au malade tout frottement des cils contre la muqueuse de la paupière supérieure, le chirurgien abaisse doucement la paupière inférieure avec l'index de la main restée libre.

Deux ou trois secondes suffisent pour cette manœuvre, qui présente l'avantage de la facilité d'exécution et de l'inutilité d'instruments particuliers. De plus, on n'exerce aucune traction sur les cils, et l'on ne risque point de les arracher. Il est certainement préférable de renverser ainsi la paupière dans les cas où le bord libre est ulcéré, endolori, ou lorsque les cils sont perdus, comme il arrive dans les blépharites glandulaires.

J'ai dit qu'on ne se sert point d'instruments, pas même du stylet placé en travers sur la paupière, et recommandé par presque tous les chirurgiens. J'y trouve encore cet avantage de ne point effrayer les malades pusillanimes, chez lesquels la vue de l'instrument de chirurgie le plus inoffensif peut provoquer des accidents nerveux.

Paupière inférieure. — S'il est moins souvent nécessaire de la renverser pour examiner la conjonctive, par contre on trouve plus de difficulté à le faire, surtout lorsque l'ouverture palpébrale est petite et que l'œil est enfoncé dans l'orbite. Quoi qu'il en soit, on recommande au malade de regarder en haut, afin de déplisser la muqueuse et de l'attirer dans cette direction, pendant que l'on tire doucement sur la peau en sens inverse et d'une manière égale au moyen de deux doigts. Si, comme cela arrive lorsqu'une petite tumeur siége sous la muqueuse, le renversement de la paupière ne peut être exécuté ainsi, on peut y parvenir en appliquant l'ongle de l'un des index à la face externe de la paupière, au-dessous de la tumeur, et en exerçant une pression graduée d'avant en arrière, entre l'orbite et le globe, à la manière d'un levier, tandis qu'avec l'index et le pouce de l'autre main on saisit le bord libre pour l'attirer en bas.

Le renversement de la paupière étant pratiqué, on examinera la surface de la conjonctive ; la coloration, la vascularisation de la membrane, celle du tissu cellulaire sous-muqueux, seront étudiées. Chez les individus sujets aux congestions chroniques de l'encéphale, ou simplement à la congestion de la choroïde, il y a, entre la conjonctive et la sclérotique, des vaisseaux arrangés en arcade dont la base se perd sous les replis conjonctivaux, dont les sommets s'anastomosent près de la cornée (voyez *Choroïdite*), et dont la présence a une grande valeur séméiologique. On ne confondra point ces vaisseaux, qui rampent dans le tissu cellulaire, non plus que ceux de la conjonctive, avec les vaisseaux qu'on voit à la surface de la sclérotique, près de la cornée, et dont les anciens ophthalmologistes allemands rapportaient la présence au rhumatisme. La description que nous avons donnée de ces derniers (voyez *Sclérotite*) suffira pour les faire reconnaître.

La tuméfaction de la conjonctive sera notée ; la couleur et la résistance du tissu muqueux soulevé seront prises en considération. Tantôt, comme dans le chémosis séreux, la membrane sera pâle et formera un bourrelet, énorme quelquefois, derrière lequel se cachera la cornée ; tantôt, et ceci se rapporte au chémosis phlegmoneux, la membrane transparente sera entourée d'une tumeur annulaire inflammatoire très douloureuse qui coïncidera avec une ophthalmie très intense.

D'autres tumeurs encore se feront voir à la surface de la conjonctive : tels sont les phlyctènes, le ptérygion, les verrues, les polypes, le fongus, etc. Entre la conjonctive et la sclérotique, il y a des tumeurs de diverse nature : les hydatides, le cysticerque, les ecchymoses, l'emphysème. C'est au-dessous de cette membrane que viennent faire saillie toutes les tumeurs provenant de l'orbite.

Le renversement des paupières servira surtout à faire reconnaître la présence des granulations qui entretiennent si fréquemment le pannus de la cornée après l'avoir fait naître.

Si l'on suppose qu'un corps étranger, mobile, de petit volume, se soit introduit sous la paupière supérieure, on ne pratiquera point le renversement de celle-ci, sans avoir visité auparavant toute la surface de la membrane. On y parviendra le mieux en invitant le malade à renverser la tête en arrière, pendant qu'on soulèvera la paupière en la saisissant par sa face cutanée, et en l'éloignant du globe, de manière à faire pénétrer la lumière dans les replis de la muqueuse placés au-dessus du tarse.

Sclérotique. — A l'état normal, la sclérotique est d'une blancheur et d'une netteté parfaite. Chez l'enfant, elle a une teinte légèrement azurée, qu'elle perd peu à peu avec les progrès de l'âge, pour prendre la couleur jaunâtre de plus en plus prononcée qu'on observe chez le vieillard. Il y a des personnes qui sur cette membrane portent en naissant des taches noires, que, chez deux individus, j'ai vues s'étendre à la moitié du bulbe. Formées par du pigmentum, elles ne se rattachent à aucun état morbide, et donnent, quand elles sont étendues, un aspect très bizarre à la physionomie du malade. On doit les distinguer d'autres taches, d'un bleu noirâtre, qui sont formées par des procidences de la choroïde à travers la sclérotique, alors amincie par le fait d'une distension progressive.

La couleur de la sclérotique sera donc examinée dans toute l'étendue de la membrane ; on y trouvera des taches d'un bleu noirâtre, d'abord peu élevées, isolées ou non, qui prendront tôt ou tard un volume considérable, et constitueront le staphylôme de la sclérotique. C'est ordinairement au pourtour de la cornée, dans la région du corps ciliaire, ou dans les espaces compris entre les muscles droits, qu'il faut rechercher la présence de ces taches et de ces tumeurs. Souvent la sclérotique se distend en même temps qu'elle devient bleuâtre ; cela se voit surtout dans l'hydrophthalmie. On trouve encore sur la sclérotique des tumeurs fibreuses, des tumeurs de mauvaise nature, qui, par leurs progrès, peuvent compromettre la vision, et même mettre en danger la vie du malade.

Dans les ophthalmies aiguës, la surface de la sclérotique, près de la cornée, peut être le siége d'une injection très remarquable. Les vaisseaux très nombreux qui la constituent rampent à la surface de la capsule fibreuse qui enveloppe le globe, et se distinguent de ceux de la conjonctive par leur direction. Ils sont droits et isolés entre eux, n'ont guère que 5 à 6 millimètres d'étendue, et rayonnent autour de la cornée en appuyant leur base vers cette membrane, à l'inverse de ceux de la conjonctive. L'injection de la sclérotique ne prouve pas, ainsi que nous le dirons ailleurs, l'inflammation de cette fibreuse ; elle ne doit être considérée le plus ordinairement que comme une rougeur sympathique. Si donc on constate la rougeur scléroticale, on devra en rechercher la cause dans la conjonctive ou la cornée, ou bien dans l'iris, la capsule, la choroïde, ou les autres membranes internes.

Dans les ophthalmies chroniques, il y a aussi une injection autour de la cornée ; mais il est impossible d'y découvrir les vaisseaux dont nous venons de parler à propos de l'ophthalmie aiguë, et c'est un sûr caractère pour reconnaître que l'inflammation existe depuis longtemps.

Dans quelques maladies générales, comme l'ictère, elle prend une couleur jaune très marquée ; elle est bleuâtre chez les phthisiques, chez les sujets anémiques, et chez quelques individus atteints de fièvres intermittentes, etc.

Cornée. — Elle est transparente chez les enfants dans toute

son étendue. La circonférence n'offre aucune trace d'opacité; comparativement, elle semble avoir un diamètre beaucoup plus grand que chez l'adulte. D'ordinaire, chez celui-ci, la circonférence de la cornée prend une teinte bleuâtre un peu opaque, qui s'étend et se prononce de plus en plus avec les progrès de l'âge. C'est chez le vieillard une véritable opacité annulaire, qui diminue, ou qui, pour parler plus exactement, semble diminuer le diamètre de la cornée dans tous les sens. De plus, chez le vieillard, on voit en dedans de cette opacité de la circonférence cornéenne une autre tache semi-annulaire, qui tend peu à peu à former un cercle opaque complet, et qui a reçu le nom de cercle sénile. Chez les individus de tout âge, pourvu qu'ils soient sujets aux ophthalmies, la cornée se trouble à sa circonférence scléroticale; ce phénomène est dû à ce que la conjonctive bulbaire, à la suite d'inflammations répétées, s'hypertrophie, de même que le pourtour de la conjonctive cornéenne.

La convexité de la cornée doit être appréciée; pour cela, il convient d'examiner l'œil de côté, afin de mesurer exactement la distance qui existe entre cette membrane et l'iris.

Sans perdre de sa transparence, la cornée peut s'avancer sous forme conique ou sphérique, et prendre dans ce sens un développement considérable : c'est la maladie qui a été nommée *staphylôme pellucide*. Un excellent moyen de la reconnaître au début, c'est d'examiner le malade dans l'obscurité avec une bougie. La lumière, projetée à distance sur l'œil malade, forme une image petite, brillante et toujours fixe au sommet de la tumeur commençante, tandis que cette image est grande, mobile et suit sur la cornée saine les déplacements que l'observateur imprime à la bougie. Les ophthalmoscopes nouveaux donnent aussi dans ce cas une certitude absolue; mais le sommet de la tumeur se détache en brun noirâtre sur le fond éclairé rougeâtre de l'œil, au lieu d'être brillant comme dans l'expérience à l'aide de la bougie.

Si la transparence n'existe plus, que l'iris se soit confondu, en totalité ou en partie, avec la cornée devenue saillante, il y aura *staphylôme opaque*.

La première chose à examiner, c'est donc si la cornée a bien son diamètre et sa forme normale.

Dans l'hydrophthalmie, la surface de la membrane peut doubler d'étendue, tandis qu'elle diminue au contraire dans l'atrophie et dans la phthisie du bulbe.

La cornée présente des taches de toute sorte, superficielles, profondes, mélaniques, osseuses; des épanchements interlamellaires, fibro-albumineux, purulents ou sanguins; des ulcérations superficielles ou profondes, aiguës ou chroniques; des pustules; d'autres tumeurs encore, comme les kératocèles, les végétations charnues ou cornées, le cancer, le cancroïde, etc. On y trouve rarement des poils.

Les opacités sont quelquefois difficiles à reconnaître; c'est ce qui arrive souvent dans la kératite ponctuée. Pour les découvrir, il faut ordonner au malade de diriger l'œil dans divers sens, afin que toutes les parties de la cornée viennent successivement se placer entre l'observateur et la pupille du malade. Une loupe sera indispensable pour l'observateur presbyte. A l'aide d'une bougie, les cicatrices déformant l'image seront reconnues (Laugier).

S'il s'agit, au contraire, de rechercher un corps étranger, de couleur noire, comme des parcelles de métal, on veillera à ce que chaque point de la cornée examinée vienne se placer en face de l'iris, dont la teinte, toujours moins foncée que celle de la pupille, mettra la tache en relief, et fera reconnaître le métal, ou l'oxyde qui le remplace souvent, lorsqu'il a été éliminé par la suppuration ou par les simples frottements de l'œil.

Dans la plupart des ophthalmies aiguës, des vaisseaux rampent à la surface de la cornée; c'est en examinant l'œil obliquement qu'on en constatera le plus souvent la présence. Dans les ophthalmies chroniques, des vaisseaux variqueux, d'un calibre assez grand, se développent dans cette membrane et s'anastomosent entre eux dans l'épaisseur des lamelles. On tiendra compte de la couleur des uns et des autres, du volume qu'ils présentent, de leur nombre, de l'état aigu ou chronique de l'ophthalmie pendant laquelle ils se sont développés, et l'on constatera s'ils sont superficiels ou profonds.

S'il y a ulcération de la cornée, on notera l'étendue qu'occupe cette ulcération, la profondeur à laquelle la membrane est atteinte, le lieu qu'elle occupe par rapport au centre, et l'activité du mal. La photophobie sera toujours en rapport avec l'intensité de celui-ci; en examinant l'œil obliquement, on saura si une perforation est imminente. Si l'ulcération est profonde, on verra s'il n'y aurait point, au fond de la cavité, une petite saillie, formée par un commencement de hernie de la lamelle la plus profonde (kératocèle); ou si, la chambre antérieure ayant disparu et l'œil étant mou, il n'y aurait point fistule de la cornée. On recherchera avec soin si l'iris ne commencerait point à s'engager dans l'ulcération, ce qu'on reconnaîtrait, en faisant diriger l'œil dans un sens convenable, à une tache noire, saillante, sur la surface de la cornée, et à la disparition partielle de la chambre antérieure. Dans tous les cas, on n'exercera point de traction trop forte en sens inverse sur les deux paupières à la fois, pour ne pas occasionner de douleurs, et afin de ne pas augmenter la photophobie lorsqu'elle existe; il suffit de les écarter l'une après l'autre.

CHAMBRE ANTÉRIEURE. — Elle est très grande chez l'enfant comparativement à ce qu'elle est chez l'adulte; chez le vieillard, par suite de l'aplatissement de la cornée et de la forme convexe que l'iris a prise en avant, elle se trouve diminuée d'une manière notable, sans que pour cela l'œil soit dans des conditions morbides.

La chambre antérieure peut être agrandie par la distension de la cornée qui accompagne les hydropisies de l'œil, ou par des adhérences entre la capsule du cristallin et l'iris, qui se trouve ainsi fixé en arrière. Elle l'est encore dans le staphylôme pellucide de la cornée, et dans le ramollissement accidentel de cette membrane. La chambre antérieure se trouve au contraire diminuée à la suite des maladies qui ont eu pour résultat des adhérences entre l'iris et la cornée, dans l'atrophie commençante de l'œil et les fistules de la cornée.

Pour découvrir ces divers états pathologiques, il sera le plus souvent nécessaire d'examiner obliquement l'œil malade, dont on devra faire jouer la pupille, tandis que l'œil qu'on n'examine pas sera tenu dans une obscurité complète.

L'humeur aqueuse qui remplit la chambre antérieure est d'une limpidité parfaite. Ce liquide peut être trouble ou légèrement opalin; dans quelques cas, il contient du pus, du sang, des flocons d'albumine, des débris de cataracte, qui peuvent être mis en mouvement à chaque oscillation de l'œil, et qui viennent se réunir à la partie la plus déclive de la chambre antérieure, lorsque l'organe est maintenu en repos quelques instants. Il est quelquefois très difficile de constater la présence du sang ou du pus, lorsqu'ils sont en petite quantité; c'est ainsi que l'hypopion ou l'hyphéma commençant se cache vers la grande circonférence de l'iris, dans l'espace compris entre cette membrane et la cornée au moment du lever du malade, et ce n'est qu'après quelques instants d'immobilité que le pus vient se réunir dans la chambre antérieure, et s'élever au-dessus de la circonférence de la cornée. La chambre antérieure peut contenir des caillots de sang organisés, des concrétions purulentes recouvertes de fausses membranes, des corps étrangers de toute sorte. Quelquefois ces corps étrangers y occasionnent des accidents formidables ; d'autres fois, ils y établissent domicile, s'y recouvrent de fausses membranes, et peuvent y rester toute la vie, à moins qu'une cause accidentelle ne vienne réveiller l'inflammation complétement éteinte pendant des années entières.

La chambre antérieure contient rarement un cristallin transparent que le malade peut à volonté faire passer dans la chambre postérieure ; quelquefois c'est une cataracte abaissée depuis bien des années qui tombe dans cette cavité, et occasionne des accidents inflammatoires.

La chambre antérieure peut être presque totalement effacée, dans les cas de cataracte molle très volumineuse, de fausses membranes accumulées derrière l'iris, de tumeurs intra-oculaires, comme l'encéphaloïde de la rétine, etc.

Iris. — Cette membrane a, chez les enfants, une couleur brillante, qu'elle perd peu à peu lorsque l'homme avance en âge. Elle est tendue dans la chambre antérieure, de telle sorte qu'elle ne présente ni saillie ni enfoncement ; chez les vieillards, elle offre presque toujours en avant une convexité remarquable, qui n'existe jamais chez les individus jeunes.

Il arrive souvent que l'iris est parsemé de taches de rouille, plus ou moins larges, de formes diverses ; on doit en tenir compte lorsqu'il s'agit d'établir le diagnostic, la membrane prenant une couleur rouge verdâtre, partielle ou générale, dans l'iritis. En comparant la couleur des deux iris, il est facile de reconnaître si cette membrane est enflammée ou non ; pourtant on doit tenir compte de ces cas exceptionnels dans lesquels les iris sont de couleur différente sur le même individu (yeux vairons).

L'iris peut être atteint de quelque affection congéniale : je l'ai vu manquer complétement, ou présenter des perforations multiples, véritables pupilles surnuméraires ; ou bien encore être divisé vers sa marge inférieure (coloboma) par un arrêt de développement semblable au bec-de-lièvre.

Souvent il présente aussi vers sa grande circonférence plusieurs lignes semi-circulaires, d'un jaune verdâtre, qui semblent gravées en creux dans le tomentum iridien, et qui ne sont que des plis formés à la suite des contractions musculaires, en tout point semblables aux rides de la peau.

Il est indispensable, pour se rendre compte de l'état de cette membrane, de placer l'œil dans des conditions de lumière telles, qu'aucun reflet ne devienne une cause d'erreur. La *coloration*, les *mouvements* de la membrane, sa *position*, sa *texture*, seront successivement étudiés.

1° *Coloration.* — On ne confondra pas les taches de rouille congéniales avec les perforations multiples, ni les autres colorations naturelles de l'iris avec la teinte particulière que prend la membrane, lorsqu'elle a été longtemps enflammée. Si la tache de rouille est si prononcée que sa couleur tire sur le noir, et qu'on puisse la prendre, quand elle est ronde, pour une pupille supplémentaire, il suffira de couvrir la pupille centrale au moyen d'une carte, ou de tout autre objet, pour s'assurer que les rayons lumineux sont interceptés par la tache, et qu'ils n'arrivent point à la rétine. Avec un jeune médecin de mes élèves, qui portait, isolée sur l'iris, une tache semblable, parfaitement ronde, j'ai été obligé d'employer ce moyen pour lui prouver qu'il n'avait point deux pupilles sur le même œil, ainsi qu'il le croyait depuis longtemps. Quant aux colorations naturelles de l'iris qui s'éloignent de la règle générale, comme cela s'observe dans les yeux qu'on a nommés vairons, on ne les confondra point avec la couleur particulière que prend la membrane, après les iritis chroniques, si l'on fait attention que, dans cette dernière circonstance, l'iris a perdu son aspect velouté et ses mouvements, et que la pupille est déformée ou oblitérée, tandis que rien de tout cela n'existe dans le premier cas.

La couleur de l'iris change d'une manière notable dans les inflammations de cette membrane : quelquefois c'est une simple fumée grisâtre qui semble répandue à la surface du diaphragme ; le plus souvent la coloration change complétement ; elle prend une teinte qui varie du rouge verdâtre au rouge cuivré, surtout dans le petit cercle. Dans cet endroit de la membrane, on reconnaît souvent la présence de vaisseaux nombreux, qui s'anastomosent en arcade, deviennent de plus en plus apparents, à mesure que l'inflammation s'élève, et disparaissent peu à peu, lorsque la résolution devient complète. Dans les iritis chroniques, la coloration de la membrane est toujours d'un vert sale ; il n'est pas rare alors de voir apparaître quelques uns des vaisseaux dont nous venons de parler. Pour les découvrir, l'œil nu suffit très souvent: cependant l'usage de la loupe est fréquemment nécessaire, surtout à l'observateur presbyte.

La coloration de l'iris change encore dans les affections profondes de l'œil, comme le glaucome, les choroïdites chroniques. Cette membrane, dans ce cas surtout, présente souvent, vers le grand cercle, des taches bleuâtres plombées, de grandeur variable, et qui ont une haute valeur pour le pronostic, toujours grave dans ces maladies.

La coloration de l'iris pâlit plus ou moins dans les cataractes molles de couleur très blanche, non par modification de texture, mais parce que la couleur blanche de la cataracte reflète un grand nombre de rayons lumineux à travers le diaphragme. Peut-être ai-je fait le premier cette remarque.

Enfin, l'iris prend et conserve longtemps une couleur verte très prononcée dans les épanchements de sang, traumatiques ou autres, dans la coque oculaire. La mobilité de la pupille, l'absence de douleurs, le commémoratif, suffisent pour éloigner toute idée d'une iritis.

La même coloration verte se montre encore sur les iris bleus, quand la conjonctive est très injectée ou ecchymosée.

2° *Mouvements.* — Nous étudierons les mouvements normaux de l'iris lorsque nous nous occuperons de l'examen de la pupille, afin d'éviter des répétitions superflues. On recherchera si l'iris est agité de mouvements de tremblotement d'avant en arrière, comme il arrive assez souvent après les opérations de cataracte, ou lorsque le corps vitré est ramolli. Dans ce but, on invitera le malade à regarder vivement dans diverses directions, pendant qu'on abaissera et qu'on relèvera brusquement la paupière supérieure. Ici encore il est nécessaire d'examiner l'œil obliquement.

3° *Position.* — L'iris est-il bombé en avant ou en arrière? Est-il libre d'adhérences avec la cornée ou la capsule? Quelles sont l'étendue, la position de ces adhérences?

Si l'iris est saillant en avant, il faut examiner l'œil dans une direction oblique, tenir compte de la diminution de la chambre antérieure chez les vieillards, et rechercher si la convexité de l'iris serait due à la présence de fausses membranes dans la chambre postérieure, circonstance facile à constater, si la couleur de l'iris n'est plus normale, et qu'il y ait de fausses membranes dans la pupille.

Si l'iris est au contraire saillant en arrière, la chambre antérieure est agrandie aux dépens de la postérieure ; la pupille est immobile et remplie de traînées fibro-albumineuses, en partie recouvertes de pigmentum uvéen.

4° *Texture.* — A l'état normal, la surface antérieure de l'iris, quelle que soit la couleur de la membrane, a un aspect velouté remarquable ; dans quelques cas pathologiques, ce tomentum iridien a disparu par places de largeur variable. Des plaques concaves, au fond desquelles on voit les fibres à nu, sont disséminées à la surface de l'iris ; quelques unes sont assez larges pour occuper le tiers de la membrane. Creusées aux dépens de l'épaisseur de l'iris, elles se voient surtout après les iritis violentes accompagnées d'abcès, ou longtemps après qu'on a constaté la présence de ces tumeurs nommées *condylomes.*

Lorsque la pupille est fixée sur la capsule par des exsudations, les fibres convergentes sont plus accentuées que de coutume ; quelquefois même il arrive qu'il se fait entre elles une petite déchirure, à travers laquelle le malade peut voir. Plus d'une fois j'ai remarqué que la traction, exercée par les fausses membranes exsudées dans la pupille sur les fibres convergentes, était si forte, que les attaches ciliaires de l'iris s'étaient rompues, et qu'un décollement spontané et partiel de cette membrane avait eu lieu.

La texture de l'iris est diversement modifiée par les inflammations ; cette membrane est hypertrophiée, amincie, déchirée, doublée de fausses membranes, etc.

J'ai vu plusieurs fois dans l'iris, environnés en partie par de fausses membranes, des corps étrangers, tels qu'un grain de plomb, des fragments d'épine. Une autre fois, l'iris supportait, enchâssé dans sa marge, un large éclat de capsule fulminante qui n'occupait pas moins du tiers interne et inférieur de la pupille ; le cristallin était résorbé, et la vision aussi bonne qu'après une opération de cataracte. C'est par la connaissance préalable de toutes ces dispositions morbides que le praticien se trouve en mesure de porter un bon diagnostic.

Pupille. — L'examen de cette ouverture est un des points les plus intéressants et les plus difficiles de la chirurgie oculaire.

Elle est infiniment plus mobile chez l'enfant que chez l'adulte, et chez celui-ci que chez l'homme arrivé aux dernières limites de la vie. A l'état normal, elle est parfaitement circulaire; cependant sur beaucoup de sujets, elle présente des anfractuosités angulaires, plus ou moins profondes et nombreuses, qui ne dénotent aucun état morbide.

On voit aussi quelquefois sur la marge de l'iris (et cela chez des nouveaux-nés et chez des individus qui n'ont jamais souffert d'ophthalmie) des efflorescences blanchâtres ou des filaments noirâtres tendus en travers de la pupille, et, sauf à leurs extrémités, libres partout, qui ne peuvent être considérés que comme des débris de la membrane pupillaire, ou peut-être comme des traces d'une inflammation arrivée pendant la vie intra-utérine.

La couleur de la pupille varie aussi selon l'âge de l'individu qu'on examine : elle est noire en général, mais lorsqu'on y regarde de près, la lumière réfléchie par le fond de l'œil, qui ne présente aucune teinte particulière chez l'enfant, prend chez l'homme une coloration jaune verdâtre de plus en plus prononcée, qu'on est trop porté, s'il y a quelque altération de la vision, à considérer comme une cataracte ou un glaucome commençant.

Le malade étant placé en face d'une fenêtre, et ses deux yeux étant éclairés d'une manière égale, on commence par examiner attentivement si les deux pupilles ont une forme circulaire, si l'une des deux ne serait pas plus grande que l'autre; on constate que la dilatation en est suffisante ou qu'elle est exagérée. Cette première partie de l'examen faite, on tient compte des remarques auxquelles l'état de l'organe a pu donner lieu, et l'on continue les recherches de la manière suivante : on applique les mains sur les tempes du malade; pour se rendre maître de leurs mouvements, on pose légèrement les pouces sur les paupières supérieures, que de temps en temps on abaisse et l'on relève avec vivacité, pour s'assurer de l'état des pupilles. On ne doit point tenir trop longtemps les paupières relevées, de peur de fatiguer le malade, ou d'augmenter la rougeur de l'organe, lorsqu'il est enflammé ou très irritable. On passe alors à l'étude de chacune des pupilles en particulier, en ayant soin de tenir abaissée la paupière de l'œil qui n'est pas l'objet de l'examen. Le chirurgien aura à étudier quatre points principaux dans la pupille : la *forme*, le *degré d'ouverture*, les *mouvements* et la *coloration*.

Forme de la pupille. — Nous avons dit qu'elle est ordinairement circulaire; mais, dans quelques cas particuliers, on y remarque des anfractuosités peu profondes, des filaments noirâtres d'une finesse extrême, qui ne sont point le résultat de conditions pathologiques. C'est en faisant jouer la pupille, qui ne présente alors aucune adhérence avec la capsule, qu'on reconnaît le mieux ces derniers.

Dans les inflammations aiguës de l'iris, au début de la maladie, la pupille est très étroite et anguleuse ; ce n'est que plus tard qu'elle se dilate, lorsque l'inflammation est à son plus haut degré. Si la membrane est plus enflammée dans un endroit que dans l'autre, si, par exemple, l'iris présente un abcès, la pupille est tiraillée du côté correspondant, et présente un angle aigu très marqué. Il y a en même temps perte absolue des mouvements de l'iris, décoloration de cette membrane, et comme une sorte de fumée vaguement répandue dans le fond de l'œil. C'est en comparant chacune de ces parties dans l'œil sain qu'il est aisé de reconnaître les différences que nous venons de signaler.

Dans certaines affections amaurotiques, la pupille est très étroite, immobile, et la forme en est irrégulière.

Dans tous les cas où la sensibilité de la rétine est exagérée, la pupille se rétrécit visiblement ; le même resserrement sera encore noté dans toutes les inflammations aiguës de l'œil et dans certaines inflammations aiguës des méninges et du cerveau.

La pupille peut être déformée par d'autres causes : de fausses membranes, en fixant l'iris sur la capsule, augmenteront le diamètre de la chambre antérieure, donneront à la pupille une forme irrégulière, et en détruiront les mouvements dans une étendue variable ; une hernie partielle de l'iris déplacera la pupille en avant, la rétrécira, donnera à cette ouverture une forme irrégulière, et pourra même la faire disparaître en partie. C'est en examinant l'œil obliquement qu'on reconnaîtra le mieux l'agrandissement ou la diminution de la chambre antérieure ; c'est au contraire en regardant l'œil en face qu'on constatera le plus facilement la déformation de la pupille.

La pupille se dilate dans la plupart des affections amaurotiques, dans le mydriasis simple ou compliqué de paralysie de la troisième paire, dans l'hydrophthalmie, la choroïdite chronique, le glaucôme. Dans ces affections, si l'on fait jouer la pupille de l'œil sain, les mouvements n'ont aucune influence sur l'iris de l'œil malade ; on doit pourtant en excepter quelques cas d'amaurose.

Degré d'ouverture de la pupille. — Il est à remarquer que la pupille n'offre sous ce rapport rien de constant. Des individus de même âge, et dont les yeux sont dans les meilleures conditions, présenteront des pupilles d'un diamètre différent, bien que placées dans des conditions de lumière semblables. Les différences sous ce rapport seront telles que chez l'un des deux individus observés le diamètre pupillaire pourra être une ou une fois et demie plus grand que chez l'autre. Des individus naissent avec une pupille large, sont presbytes et ne peuvent s'occuper de travaux minutieux sans souffrir promptement et devenir amblyopiques. Les lunettes ne leur apportent aucun soulagement durable.

On remarquera qu'en général la pupille est plus étroite chez les vieillards, et qu'elle est toujours plus large chez les myopes que chez les presbytes. Nous avons dit plus haut qu'il y a dilatation de la pupille dans quelques maladies, comme la mydriase, l'amaurose confirmée, etc., etc.; nous n'y reviendrons point ici.

Dans l'amblyopie asthénique, le degré d'ouverture des deux pupilles sera le même si l'on observe les yeux du malade ouverts en même temps à une lumière égale; mais si l'on abaisse ses paupières alternativement, on reconnaîtra que la pupille de l'œil malade demeurera toujours plus dilatée que celle du côté sain, et qu'en même temps il y aura quelques angularités légères.

Mouvements de la pupille. — Pour avoir une idée exacte du degré de contractilité des iris, on aura soin de les faire jouer d'abord ensemble, puis séparément, en ayant l'attention de tenir abaissée la paupière de l'œil qu'on n'observe pas. Sans ces précautions, on serait le plus souvent induit en erreur par les mouvements sympathiques des deux iris. Il arrive, en effet, que dans un œil complétement amaurotique la pupille garde sa mobilité par sympathie lorsqu'on fait jouer celle de l'œil sain, tandis qu'elle restera complétement immobile lorsque l'œil malade sera examiné seul.

Les mouvements sympathiques de l'iris sont loin cependant d'être toujours nuisibles au diagnostic; il est des cas nombreux dans lesquels le chirurgien pourra les utiliser. Dans les amblyopies, dans les iritis commençantes, et même dans toutes les autres inflammations de l'œil, on pourra juger du degré de réaction sympathique sur l'œil malade en soulevant brusquement la paupière de l'œil sain. Dans tel cas la pupille se resserrera avec une grande énergie, tandis que dans tel autre elle demeurera immobile ou se dilatera largement. Les mouvements par sympathie pourront ainsi servir à constater le degré d'affaiblissement de la rétine ou celui de la congestion de l'iris.

Les mouvements de la pupille seront encore étudiés d'une autre manière : après avoir observé, comme nous l'avons déjà dit, le degré d'ouverture de la pupille dans les deux yeux simultanément et séparément, et tenu compte de la rapidité ou de la lenteur des contractions, on recherchera avec soin la somme de dilatation de la pupille après chacune de ces contractions. Chez tel malade, par exemple, la pupille se contracte comme dix, je suppose, au moment où l'observateur relève une des paupières, et s'ouvre tout aussitôt dans une proportion de deux ou trois, tandis que, chez tel autre, la contraction sera moindre et la dilatation proportionnellement plus grande. Cette dilatation, qui suit immédiatement la contraction à l'état normal, indique très souvent, quand elle est élevée, une affection de la choroïde ou de la rétine.

Coloration de la pupille. — Nous avons dit plus haut que chez les jeunes gens l'ouverture pupillaire est parfaitement noire, et que les rayons lumineux renvoyés par le fond de l'œil ne sont point colorés ; au contraire, chez les hommes qui ont dépassé l'âge de quarante à quarante-cinq ans, le fond de l'œil est coloré manifestement en jaune verdâtre, parce que la capsule, le cristallin, le corps vitré, tous les milieux réfringents prennent alors une teinte ambrée. On tiendra compte de cette circonstance lorsqu'il sera nécessaire d'examiner la coloration de la pupille.

Pendant les inflammations internes de l'œil, la pupille semble se remplir d'une sorte de fumée bleuâtre ; c'est presque toujours le signe de la formation d'une exsudation plastique sur la capsule.

D'autres fois la pupille prendra des couleurs différentes, selon la maladie qui pourra exister. Dans la cataracte pigmenteuse et dans la cataracte noire, elle sera de couleur brun foncé ; elle sera blanche dans la cataracte fausse membraneuse et la cataracte molle ; dans d'autres cataractes lenticulaires, la teinte en variera entre le gris-verdâtre clair et le gris d'acier le plus foncé. Au début de l'encéphaloïde de la rétine, la pupille, noire partout, présentera dans un point seulement une couleur cuivrée, chatoyante, qu'il ne faudra pas confondre avec une coloration à peu près semblable qu'on observe dans l'hypopion postérieur, alors que le pus s'est infiltré derrière le corps vitré. Enfin la pupille prendra une teinte rouge particulière lorsqu'il y aura du sang épanché dans l'œil, etc., etc. Pour bien observer dans la chambre postérieure tous ces obstacles à la vision, on maintiendra un instant, afin d'abriter la pupille, le pouce sur la paupière supérieure, qu'on soulèvera ensuite brusquement en plongeant le regard au travers de l'ouverture momentanément dilatée.

CAPSULE. — Elle est entièrement incolore chez l'enfant et chez l'adulte encore jeune ; ce n'est que plus tard, lorsque l'homme est arrivé à l'âge de quarante à quarante-cinq ans, qu'elle prend cette teinte jaune ambrée analogue à celle que prend aussi la lentille.

A l'état pathologique, le feuillet antérieur de la capsule peut présenter des plaques opaques, plus ou moins blanches, qui quelquefois sont recouvertes, en totalité ou en partie, de pigmentum détaché de la face postérieure de l'iris. Le plus souvent ces fausses membranes unissent la cristalloïde à l'iris, et deviennent ainsi la cause la plus fréquente de la déformation de l'ouverture pupillaire.

On voit aussi sur la capsule, mais dans des cas exceptionnels, et le plus souvent sur de fausses membranes, des vascularités ordinairement très difficiles à apercevoir à l'œil nu.

Pour bien distinguer chacune de ces lésions, on essaiera de faire jouer la pupille tantôt sous l'influence d'une lumière plus ou moins intense, tantôt dans un jour très modéré ; dans beaucoup de cas, l'usage d'une loupe sera d'un grand secours.

Dans les inflammations internes de l'œil, la capsule semble se recouvrir d'une teinte bleuâtre, qui ressemble assez à une fumée légère répandue dans le fond de l'œil. C'est le signe ordinaire de la formation commençante d'une exsudation sur la capsule pendant une inflammation de l'iris.

Le feuillet postérieur présente très rarement quelque chose à noter. On y voit quelquefois pourtant, vers le centre, une tache blanchâtre qui constitue la cataracte nommée capsulaire postérieure. Le plus souvent une tache blanche, placée au même endroit, est formée par le commencement d'une cataracte corticale postérieure.

CRISTALLIN. — A l'état normal, le cristallin, chez l'enfant et chez l'adulte encore jeune, est d'une limpidité parfaite ; mais, vers l'âge de quarante ans, il commence à prendre une teinte jaune d'ambre, qui va toujours en augmentant d'intensité. Cette teinte jaune ne nuit en aucune manière à la transparence de la lentille, seulement elle modifie pour l'observateur la couleur de la pupille, à laquelle elle donne un aspect d'un jaune tirant sur le vert, qui a fait croire bien souvent à une cataracte commençante, ou à un glaucome, alors qu'il n'y avait qu'une amblyopie au début. Le médecin doit connaître cette circonstance pour éviter une erreur qui pourrait être préjudiciable au malade.

Pour reconnaître si quelque opacité siége dans la lentille, on applique les pouces sur les paupières du malade, et l'on relève rapidement celle qui recouvre l'œil qu'on se propose d'examiner. On a soin de recommander au malade de regarder en dehors pour que la pupille s'ouvre autant que possible, et, aussitôt que l'œil est mis à découvert, de plonger son regard successivement dans toutes les directions, au travers de la pupille momentanément dilatée, de manière à apercevoir jusqu'à la circonférence du cristallin.

Pour que cet examen se fasse avec facilité, il faut que le jour arrive obliquement sur l'œil du côté interne, d'abord à une lumière intense, et ensuite dans une demi-obscurité. On découvre ainsi, sans se servir de belladone, des cataractes qu'on avait d'abord méconnues.

Si la pupille est naturellement peu mobile et étroite, il est important de la dilater au moyen d'une solution mydriatique. Celle dont nous nous servons d'habitude pour cet objet est la suivante :

Eau distillée	10 grammes
Sulfate neutre d'atropine	5 centigr.

Nous insistons fortement, en cas de doute, sur l'usage de notre ophthalmoscope, dont nous avons parlé plus haut.

Quant au moyen d'investigation imaginé par Purkinje et Sanson, et qui consiste à placer une bougie devant la pupille pour y découvrir les trois images de la lumière, nous ferons voir, en parlant de la cataracte pigmenteuse, que ce moyen est toujours d'une utilité au moins contestable.

Corps vitré. — Il est parfaitement incolore chez les jeunes gens, et prend, de même que le cristallin et la capsule, une teinte ambrée avec les progrès de l'âge.

Le corps vitré a été regardé à tort par quelques auteurs comme le siége du glaucome. L'anatomie pathologique n'est pas venue à l'appui de cette assertion ; le ramollissement, ou synchisis, et la présence de petites taches opaques, formées par des exsudations fibro-albumineuses, sont à peu près les seuls caractères morbides qu'il soit nécessaire de noter ici. Les taches du corps vitré ne se voient que très exceptionnellement pendant la vie, à moins qu'on ne se serve de l'ophthalmoscope.

Le ramollissement seul peut être constaté; c'est en ordonnant au malade de diriger avec rapidité son œil dans plusieurs sens différents qu'on reconnaît que l'iris, poussé par la lentille, est atteint d'oscillations plus ou moins étendues, et, dans quelques cas, que l'œil est plus résistant que de coutume.

Quelquefois, après des inflammations internes de l'œil, on voit nager dans le fond de l'organe des débris mobiles de fausses membranes qui, vus à travers le corps vitré et la lentille, ont une couleur jaunâtre toute particulière.

Dans d'autres cas, on voit dans la chambre postérieure des paillettes mobiles que nous avons le premier, avec M. de Graefe (août 1849), reconnu être composées de cholestérine, et dont la présence coïncide le plus souvent avec l'ouverture de la capsule du cristallin dans l'opération de la cataracte, et un certain degré de synchisis.

C'est en ordonnant au malade des mouvements rapides de l'œil dans toutes les directions qu'on peut constater ces divers états pathologiques du corps vitré.

L'ophthalmoscope est ici de première nécessité. (Voy. *Maladies du corps vitré.*)

Rétine. — Il existe dans cette membrane deux maladies reconnaissables à la vue : l'encéphaloïde de la rétine et l'hydropisie sous-rétinienne.

Lorsque l'encéphaloïde est au début, il est facile de le reconnaître, pourvu qu'on examine le malade à un demi-jour. Alors on voit dans le fond de l'œil une plaque jaunâtre, brillante, parcourue de vaisseaux ordinairement très volumineux. On peut ainsi limiter exactement l'étendue de l'altération. L'hydropisie sous-rétinienne ne pourra, au contraire, être vue qu'au grand jour; c'est une tumeur grisâtre, coupée assez souvent, vers la partie la plus déclive du fond de l'œil, de lignes tremblotantes, et ordinairement transversales, qu'il faut attribuer à des plis formés par la rétine soulevée.

L'ophthalmoscope sera toujours indispensable dans les cas difficiles d'amblyopie, et servira à reconnaître la véritable nature du mal. (Voy. *Maladies du corps vitré de la rétine*, etc.)

La sensibilité ou l'insensibilité de la rétine sera constatée non seulement par le jeu de la pupille, l'état des membranes externes et internes, la puissance actuelle ou l'impuissance relative, etc., mais encore par l'ophthalmoscope et par l'admirable procédé indiqué par un savant et ingénieux médecin, M. le docteur A. Serre (d'Uzès), membre correspondant de l'Académie de médecine de Paris. Ce procédé consiste à comprimer méthodiquement l'œil malade avec le doigt, comme le faisaient depuis longtemps les physiciens pour se rendre compte de certains phénomènes, et à y développer ainsi par la pression des anneaux lumineux qu'il a nommés *phosphènes*.

La pâleur de ces anneaux lumineux, leur apparition par segments, leur absence sur un ou plusieurs points et dans un certain ordre, permettent de constater un affaiblissement imminent ou actuel de la rétine, ou l'insensibilité accomplie de cette membrane.

Pour les obtenir, le malade est placé, autant que possible, dans un demi-jour ou dans l'obscurité, et le chirurgien presse l'œil, tenu fermé comme pendant le sommeil, en poussant l'index entre le globe et l'orbite. Pour que l'anneau lumineux soit plus net, plus apparent, il est nécessaire qu'une petite secousse soit imprimée à l'œil, et qu'en même temps on exerce une pression assez marquée.

M. Serre admet quatre phosphènes principaux qu'il désigne dans l'ordre suivant, établi selon leur importance croissante : *jugal*, *frontal*, *temporal*, *nasal*.

« Au premier degré d'anesthésie, dit l'auteur, c'est le *jugal* qui disparaît ; au deuxième, c'est le *frontal* ; au troisième, le *temporal* ; au quatrième, le *nasal*. Celui-ci absent, les autres ne se montrent pas, ainsi de suite jusqu'au *frontal*. Dans la disposition inverse, le *jugal* manquant, tous les autres lui survivent, et ainsi de suite en remontant jusqu'au *nasal*.

» Quand, sous l'influence d'un traitement énergique et prompt, plusieurs phosphènes déjà disparus viennent à se montrer, la réapparition a lieu dans l'ordre de la survivance ; de sorte que le *nasal*, éteint le dernier, est le premier à se manifester, puis viennent successivement le *temporal*, le *frontal*, le *jugal*.

» L'absence du *jugal* indique que la zone terminale de la rétine est seule frappée d'anesthésie ; celle du *frontal* signale ses progrès sur une zone plus reculée ; enfin, celle du *temporal* et du *nasal* sur d'autres zones plus reculées encore (1). »

(1) Serre, d'Uzès, *Mémoire sur le phosphène ou spectre lumineux*, obtenu par la compression de l'œil, comme signe direct de la vie fonctionnelle de la rétine, et de son application à l'ophthalmologie (*Annal. d'ocul.*, t. XXIV, p. 31 et suiv.). Ce travail a obtenu un prix à l'Académie des sciences.

Ce moyen permet, sans inspection directe, et d'après les seules appréciations du malade, de constater la vie fonctionnelle de la rétine, même dans l'obscurité ; il contribue aussi à éclairer le chirurgien, lorsque la pupille est fermée par de fausses membranes ou obstruée par certaines opacités lenticulaires, sur les chances probables d'une opération de pupille artificielle ou de cataracte.

Je me hâte de dire, d'après mon expérience personnelle, que M. Serre a fait faire par ce travail un véritable progrès à l'ophthalmoscopie, et j'ajoute que, avec le secours de l'ophthalmoscope, le chirurgien est très sérieusement armé pour l'étude d'une membrane qui jusqu'alors échappait à toute investigation directe.

Vision. — La vue n'a pas la même limite chez tous les individus : les uns l'ont très étendue (presbytie), les autres très courte (myopie) ; d'autres enfin ont une vue moyenne. Ces états se modifient avec l'âge.

La vue peut être altérée par une multitude de causes, qu'il serait plus qu'inutile de rapporter ici, car ce serait étudier la pathologie de l'œil presque tout entière ; nous nous bornerons donc à dire que ces modifications peuvent exister, et nous allons rappeler en quelques mots les moyens qu'il convient d'employer pour les constater. Pour arriver à ce but, on invitera le malade à regarder les objets de petite dimension, et l'on notera à quelle distance il les place pour les bien voir. On lui demandera si sa vue s'est allongée ou si elle a diminué d'étendue. Il sera bon aussi de le faire lire, en éloignant plus ou moins le livre pour juger de la force d'accommodation de l'œil aux diverses distances. Ces mêmes épreuves seront ensuite faites séparément pour chacun des deux yeux, afin de juger plus facilement de leur force relative. On constatera quelquefois de cette manière un abaissement considérable de la vision d'un seul côté.

Dans tous les cas, on n'oubliera pas de tenir compte de cette circonstance, que souvent les yeux ont un foyer différent. Ces épreuves seront faites avec soin, surtout chez les personnes qui travaillent d'un seul œil, comme les horlogers, ou qui se servent habituellement de loupe, comme les graveurs. On découvrira chez beaucoup d'individus la cause de bien des amblyopies occasionnées, chez les presbytes, par le travail sur des objets rapprochés, et chez les myopes, par l'usage exclusif d'un seul œil et par l'abus de lunettes concaves, etc., etc.

CHAPITRE PREMIER.

MALADIES DE L'ORBITE.

ARTICLE PREMIER.

CONSIDÉRATIONS ANATOMIQUES.

Avant de nous occuper de l'étude des affections si nombreuses et souvent si graves de l'orbite, il ne sera peut-être pas inutile de jeter un coup d'œil rapide sur l'anatomie physiologique de cette cavité, et sur ses rapports principaux avec la pathologie oculaire.

L'orbite situé entre le crâne et la face renferme le globe oculaire et la glande lacrymale. C'est une cavité présentant la forme d'une pyramide quadrangulaire, dont la base regarde obliquement en avant, en dehors et en bas, tandis que le sommet, dirigé vers le cerveau, est tourné en arrière et en dedans. Il résulte de cette disposition, importante à connaître pour le chirurgien, que les axes des deux orbites, prolongés en arrière, se rencontreraient à peu près vers le centre de la base du crâne.

La forme générale de l'orbite peut être modifiée par la compression de ses parois ; il peut ainsi être ou dilaté, ou déformé, ou même disparaître par absorption. Des tumeurs de toute sorte, en effet, peuvent s'y développer, et s'en échapper par les diverses ouvertures qu'on y remarque, ou naître dans les cavités voisines, les fosses nasales, les sinus frontal, maxillaire et sphénoïdal, le crâne, et l'écraser peu à peu par compression.

Le *bord supérieur de l'orbite* présente en dedans l'échancrure orbitaire qui donne passage au nerf et à l'artère sus-orbitaire ; il fait plus de saillie que le bord inférieur, aussi est-il souvent le siége de lésions fort graves. Dans les chutes ou les coups, il peut se briser de diverses manières, devenir fistuleux pendant un temps plus ou moins considérable. Le cerveau peut être atteint directement ou par contre-coup. La lésion du nerf sus-orbitaire occasionne quelquefois des accidents névralgiques fort graves, entraîne la perte de la vue, etc. Des tumeurs développées dans le sinus frontal déforment ce bord de l'orbite et la paroi supérieure de cette cavité. On y voit, comme sur les autres os, des exostoses, des inflammations du périoste, etc.

Le *bord inférieur* offre la suture qui unit le maxillaire au malaire, l'*externe*, la suture formée par le malaire et le frontal, et l'*interne*, celle qui résulte de l'union de l'apophyse montante avec le coronal.

Les lésions de ce bord sont en général moins dangereuses que celles du bord supérieur, pourtant quelques unes entraînent des accidents fort graves par contre-coup et par suite du voisinage du nerf sous-orbitaire, du sac lacrymal, etc. Comme Wardrop, Beer et d'autres auteurs, j'ai vu la cécité survenir à la suite d'une plaie suppurante de ce bord.

Les *quatre parois* de l'orbite et les fentes que cette cavité présente ont une grande importance en médecine opératoire.

La *paroi supérieure* ou voûte est concave, très mince, et supporte le lobe antérieur du cerveau. Elle est constituée en avant par le coronal, en arrière par la petite aile du sphénoïde, et présente en avant et en dehors une fossette destinée à la *glande lacrymale*. Au sommet de l'orbite est le trou optique qui appartient au sphénoïde, et livre passage au nerf optique et à l'artère ophthalmique. En avant, cette paroi de l'orbite est en rapport avec le sinus frontal.

Nous verrons plus loin combien sont graves les blessures de toute sorte de cette paroi de l'orbite à cause du voisinage du cerveau.

La *paroi inférieure* est une cloison mince qui sépare l'orbite du sinus maxillaire; elle est inclinée en dehors, et formée en arrière par le palatin, en avant par l'apophyse orbitaire du malaire, et partout ailleurs par le maxillaire supérieur. Dans ses deux tiers postérieurs est la gouttière sous-orbitaire parcourue par le nerf, l'artère et la veine de ce nom.

Les blessures du plancher de l'orbite sont moins fréquentes et moins graves; mais les déformations de toute sorte y sont plus souvent remarquées, soit que la cause vienne du dedans, soit qu'elle naisse au dehors.

La *paroi interne*, plus mince et plus fragile que toutes les autres, est dirigée assez exactement d'avant en arrière; elle est constituée en arrière par le sphénoïde, au milieu par l'ethmoïde, et en avant par l'unguis. Elle offre deux sutures perpendiculaires résultant de l'union de ces trois os, et se termine en avant par la gouttière lacrymale. A sa partie supérieure, on voit les trous orbitaires internes.

La *paroi externe* se dirige très obliquement en dedans et en arrière ; elle est très solide, et formée par la grande aile du sphénoïde et l'os malaire.

La *fente sphénoïdale* sépare la paroi supérieure de l'externe ; elle s'ouvre directement dans le crâne, et donne passage en même temps à un prolongement de la dure-mère qui se continue avec le périoste de l'orbite, à tous les nerfs moteurs du globe oculaire (troisième et quatrième paires de nerfs, sixième et première divisions de la cinquième) et à la veine ophthalmique.

La fente *sphéno-maxillaire*, placée entre la paroi inférieure et la paroi externe, conduit dans les fosses zygomatique et ptérygo-maxillaire. On y voit le nerf, les vaisseaux sous-orbitaires et du tissu cellulaire.

Le *périoste* est une expansion de la dure-mère qui se divise en deux lames au niveau du trou optique, d'une part, pour tapisser les os ; d'autre part, pour servir d'enveloppe au nerf optique. Entre ces deux lames existe un canal pour le passage de l'artère ophthalmique.

Ce rapide exposé des principaux points d'anatomie de l'orbite permet de se faire une idée plus exacte des affections de l'œil, qui doivent être produites par les maladies de cette cavité.

Les tumeurs de toute nature qui s'y développent changent les rapports physiologiques du globe, et produisent toutes sortes de lésions. La principale et la plus fréquente, c'est l'exophthalmos plus ou moins compliqué de déviation du bulbe et de modifications profondes de la vision. Ces tumeurs viennent-elles des os, du périoste ? Se sont-elles développées entre le périoste et le bulbe ? Viennent-elles de l'œil même ou de la glande lacrymale ? Au contraire, ont-elles pris naissance dans les cavités voisines ? Quelles modifications de forme ont-elles imprimées à l'orbite ? Est-il dilaté, déformé, agrandi dans un sens, écrasé dans l'autre ?

Une blessure intéresse les parois de l'orbite ; elle peut compliquer une fracture du crâne ou des os de la face. L'œil est-il atteint ou menacé immédiatement, ou le sera-t-il plus tard ? L'orbite s'est-il brisé par-contre coup ? quel est le trajet probable de la fracture ? Les mouvements de l'œil qui seront plus ou moins limités dans un ou plusieurs sens, la connaissance anatomique des parties voisines, indiqueront les parties osseuses qui auront été lésées.

La plaie, au contraire, est-elle pénétrante, la direction suivie par l'instrument vulnérant fera approximativement connaître quels seront les dangers à redouter plus tard; car ici, comme dans d'autres cavités, l'insignifiancc de la plaie externe est fort grande. C'est ainsi que les accidents les plus graves, tels que la perte du mouvement de l'œil, l'abolition de la vue, la paralysie des membres, la mort, pourront être prédites et quelquefois éloignées.

L'anatomie nous permettra encore de comprendre la cause de ces névralgies insupportables, qui se montrent quand des blessures de la paroi supérieure de l'orbite se cicatrisent, ou celles qui accompagnent le développement rapide des collections purulentes de la cavité osseuse qui protége l'œil, etc., etc.

ARTICLE II.

ANOMALIES CONGÉNIALES DE L'ORBITE.

L'absence, l'imperforation, l'étroitesse et l'atrophie, les déviations les plus bizarres, les déformations de toute sorte, quoique assez rares, ont été cependant observées chez l'homme, et quelquefois aussi sur les animaux à l'état congénial.

Absence des orbites.

Seiler (*Observations de vices de conformation congéniaux et de défaut total des yeux*, etc., Dresde, 1833) rapporte un fait dans lequel les orbites et les yeux manquaient absolument. Il s'agit d'un enfant du sexe masculin, à terme, bien développé, mort trois jours après sa naissance. Les endroits où les cavités orbitaires auraient dû exister étaient recouverts par un prolongement de la peau du crâne, qui était pourvu de cheveux jusqu'à la hauteur des os du nez. Ces os étaient confondus l'un avec l'autre, et formaient une saillie en forme de bec d'oiseau. La cavité nasale et la bouche n'étaient pas séparées. Les os pariétaux étaient très grands ; les os frontaux n'étaient autre chose qu'un rudiment long de 3 lignes, large de 5, situé à gauche, à côté de la lame criblée de l'ethmoïde, et immédiatement au-dessous du bec. Les parties orbitaires des os frontaux, des maxillaires supérieurs, des os zygomatiques et de l'ethmoïde, manquaient complétement, ainsi que les os lacrymaux, de sorte qu'il n'y avait aucun développement de la cavité orbitaire, etc.

Sprengel a observé un cas semblable : c'était une jeune fille qui n'avait aucune trace d'yeux ni d'orbite.

Tenon (mém. obs., 1806, Paris) a décrit un fait analogue ; il s'agit d'un enfant né à terme d'une femme détenue dans les prisons de la Salpêtrière, et qui mourut dès sa naissance. Il n'avait ni yeux ni nez ; une seule fente, située au bas du front, semblait avoir été une ébauche des deux orbites. Cette fente était étroite et anguleuse à ses deux extrémités, un peu plus large au-devant, vers le milieu rétrécie, et presque sans profondeur en arrière, tapissée d'un repli de la peau devenu comme membraneux.

Absence de l'un des orbites.

Dans la plupart des cas de ce genre qui constitue la *cyclopie*, le seul orbite qui existe est placé au milieu du front, dans un point rapproché de la ligne médiane (observation de M. Wrolik, d'Amsterdam, 1849 ; Davaine, *Gazette médicale*, 1850). Cet état coïncide presque toujours avec un arrêt de développement des os propres du nez et de l'ethmoïde. Les observations de ce genre sont encore assez nombreuses. M. Roy, de Lyon, en cite un cas. MM. Gluge et Deroubaix (*Archives médicales belges*, 1840) en ont décrit un autre observé sur un chien. Dans les deux cas, ces monstres, qui appartiennent aux cyclocéphaliens de M. Isidore Geoffroy-Saint-Hilaire, ont vécu vingt-quatre heures. La fusion des deux orbites en un seul, qui constitue la cyclopie, n'est pas un vice de conformation primitif, mais bien la conséquence inévitable de l'absence de l'ethmoïde. Les savantes recherches que M. Geoffroy-Saint-Hilaire a faites ne laissent aucun doute sur ce point de déformation congéniale organique. M. Andral et Tiedemann ont publié aussi des travaux très intéressants sur le même sujet, et partagent cette opinion.

Les individus observés avec un seul orbite ont été nommés par M. Geoffroy-Saint-Hilaire *rhinencéphales*, parce que les tissus affectent une forme particulière qui a beaucoup de ressemblance avec la trompe d'un éléphant.

Imperforations.

Himly et Schmidt ont rapporté l'histoire d'un enfant qui vécut deux mois, et qui n'avait ni globe oculaire, ni nerfs, ni couches optiques, ni nerfs moteurs, ni muscles orbitaires, ni glandes lacrymales ; les paupières et les conduits lacrymaux existaient seuls. L'œil était remplacé par une petite masse charnue informe. Botin a observé quelque chose de semblable sur un enfant de six semaines; il n'y avait point de globe oculaire. Schmidt a donné sous le nom d'ανοφθαλμὸς, dans la *Bibliothèque ophthalmologique* (1805, IIIe vol., p. 170), l'histoire d'un enfant qui vécut quatre à six semaines, et chez lequel les orbites ne contenaient pas de globe oculaire. On trouva à leur place les glandes lacrymales, la troisième paire de nerfs, la première branche de la cinquième et la sixième. Les branches de l'artère ophthalmiqne, ainsi que tous les muscles du globe de l'œil, les nerfs optiques, furent trouvés à la base du cerveau; mais comme les trous optiques étaient oblitérés, ces nerfs ne pénétraient pas dans l'orbite. Schoen, dans son admirable ouvrage, rapporte bon nombre de faits analogues d'absence et d'imperforation de l'orbite, et d'autres anomalies congéniales des yeux, observés par divers auteurs, et entre autres par Schenk, Haller, Alix, Mus, Hortum, Spielemberger, Storck, Fielitz, Hoffmann, etc. (voy. Billard et Carron); on en trouve encore des exemples rapportés par Tenon, Wrolick, et surtout par M. Geoffroy-Saint-Hilaire fils, qui s'est occupé plus particulièrement des causes de ces difformités.

Étroitesse, atrophie.

J'ai observé plusieurs cas de microphthalmos congénial dans lesquels l'œil, singulièrement petit, était protégé par un orbite d'une étroitesse extrême, quoiqu'il fût en apparence bien conformé. Chez l'un des individus, enfant de deux mois que m'avait adressé un confrère de la province, l'orbite et l'œil du côté opposé étaient complétement développés, et la différence était très apparente pour ne pas dire choquante.

Le plus ordinairement l'étroitesse congéniale ou l'atrophie par arrêt de développement de l'orbite accompagne l'absence de l'œil: le cas d'anophthalmos de Schmidt rapporté plus haut rentre dans cette catégorie.

Il en est de même de celui de Rau, et du cas de M. Guépin, de Nantes, rapporté dans les *Annales d'oculistique* (t. VII, p. 182). Il s'agissait d'un petit garçon âgé de quinze à dix-huit mois, chez lequel les yeux manquaient complétement. L'ouverture palpébrale était à peine large de 8 millimètres ; la cavité orbitaire était considérablement réduite, extrêmement sensible à l'impression de l'air extérieur, et ne paraissait pas avoir plus de 7 à 8 millimètres de profondeur.

Le fait rapporté par M. Williman est en tout point semblable. Le sujet est une petite négresse âgée de neuf ans, née sans yeux, et chez laquelle, dit l'auteur, les bords de l'orbite sont bien développés à la partie inférieure ; mais à la partie supérieure il paraît un léger vide qui donne à l'arcade surcilière une forme un peu déprimée, et à tout le front un caractère *contracté* qu'on observe souvent chez les personnes dénuées d'intelligence. Cependant la jeune enfant, malgré la privation du plus important des organes des sens, manifeste pour tout le reste un singulier degré d'intelligence. (*Annales d'oculistique*, t. XXI, p. 92.)

L'absence des yeux et l'atrophie de l'orbite se rencontrent dans une même famille : ainsi Sevène a communiqué l'observation d'une famille de six enfants dont trois sont nés sans yeux (*Recueil de la Société de médecine de Marseille*, 3e année, 1828, n° 1, p. 151), et Fenech dit avoir connu une famille dont les trois aînés n'avaient point d'yeux. Walker vit deux sœurs privées d'yeux, tandis que leur frère en avait (Chelius, p. 516).

Le docteur Miram, prosecteur à la Faculté de Wilna, a observé et décrit avec beaucoup de soin un cas de rétrécissement considérable de l'orbite, accompagné d'arrêt de développement des yeux, sur une jument âgée d'un an. « Sa tête était grosse, et les fentes palpébrales extrêmement petites. Du côté gauche, il n'y avait même au dehors aucune apparence de globe oculaire ; on ne voyait entre les paupières qu'une membrane foncée en couleur, profondément située et mobile en tous sens. Il n'y avait nulle apparence de cornée ; on remarquait seulement à la place que cette membrane aurait dû occuper quelques inégalités saillantes, et présentant des taches de couleur claire, etc. » Du côté droit, il y avait une apparence de globe oculaire ; mais les membranes internes n'existaient pas pour la plupart ; il n'y avait entre autres ni cristallin, ni cornée, ni iris, ni pupille, ni nerf optique, etc. (*Annales d'oculistique*, t. IV, p. 172.)

Déformations diverses, déviation, position vicieuse.

Pour terminer ce court exposé des anomalies congéniales de l'orbite, il reste à mentionner seulement quelques déviations ou déformations diverses, qui ne sont pas par elles-mêmes des maladies, mais qui, tout en permettant à l'œil de fonctionner, donnent à la physionomie un aspect particulier, souvent choquant.

En première ligne, le *manque de profondeur* de la loge orbitaire doit être noté ; dans ce cas, l'œil, très saillant et presque à découvert, paraît volumineux et comme chassé en avant par une tumeur qui occuperait le sommet de l'orbite. Les individus qui présentent cette quasi-difformité ont une expression de niaiserie remarquable, ou quelque chose de hagard qui nuit beaucoup à la régularité du visage. A une époque avancée de la vie, ils sont presque toujours atteints de larmoiement, parce que les paupières, après avoir perdu une partie de leur élasticité sous l'influence d'une distension trop forte, et par suite de la résorption sénile du tissu cellulaire, s'inclinent légèrement en avant. J'ai vu cette variété de larmoiement bon nombre de fois chez des personnes encore jeunes, et toujours je l'ai trouvée incurable.

La disposition contraire, la *profondeur trop grande*, est fort heureusement peu commune; elle donne à la physionomie une expression de dureté remarquable ou celle d'une grande finesse d'esprit.

Dans quelques cas où la disposition qui nous occupe est trop prononcée, les paupières sont hors de proportion par leur ampleur avec le bulbe, et se trouvent placées quelquefois, par leur attache externe ou par leur attache interne, un peu trop en avant de l'œil, circonstance qui, comme dans le cas précédent, mais par une autre disposition, prédispose encore au larmoiement.

Les orbites présentent encore dans leur forme plusieurs anomalies plus ou moins marquées; tantôt ils sont trop étroits dans leur diamètre vertical ou dans leur diamètre transversal; tantôt, au contraire, ils sont trop grands. On voit leur bord supérieur déprimé ou plus ou moins dévié ; leur paroi interne (qui devrait être placée verticalement, selon le diamètre antéro-postérieur) plus ou moins évasée ou inclinée du côté de la ligne médiane, de façon à favoriser un aplatissement difforme des os du nez qui dispose à l'épicanthus, et par suite au strabisme et à la tumeur lacrymale.

Les orbites sont enfin ou trop rapprochés ou trop écartés l'un de l'autre, et certes la première de ces dispositions est très commune. J'ai vu assez souvent le strabisme divergent accompagner la seconde. Je ne sais si c'est de cette disposition vicieuse qu'a parlé M. Rossi, de Turin, et qu'il aurait vue chez certains strabiques.

Il faut encore noter qu'assez souvent les orbites n'occupent pas la même position, et que l'un des deux se trouve placé sur une ligne beaucoup plus élevée que l'autre, sans que les fonctions de l'œil en soient altérées. Le cas suivant fait cependant exception : il s'agit d'une déformation congéniale extraordinaire du crâne et de la face, observée sur une Indienne de la caste Paria, âgée de dix-sept ans, publiée par M. Souty dans la *Gazette médicale* de 1832.

« *Crâne.*—Tous les os de cette partie sont déformés ; le coronal à sa partie moyenne présente une proéminence considérable. Les pariétaux font saillie à la partie moyenne et supérieure comme s'ils avaient été fortement comprimés. On y remarque des enfoncements. L'occipital, d'une capacité anormale, paraît soutenir la plus grande partie de la masse encéphalique ; le temporal gauche participe aux désordres ; l'apophyse mastoïde est énorme et comme détachée du crâne ; le temporal droit est sain ; les difformités se remarquent dans les deux tiers gauches de la tête.

» *Orbites et organes de la vision.* — Arcade orbitaire droite, un peu aplatie, mais très saine, ainsi que l'œil du même côté. Saillie de l'orbite gauche considérable. Le globe oculaire est projeté en haut, un peu en avant, en dehors des paupières. Cet œil est malade, la cornée opaque, la conjonctive en suppuration, l'écartement des yeux est de 2 pouces. Cet espace est rempli par des inégalités, des proéminences osseuses, sur lesquelles le tissu cutané est sain..... Pas d'état maladif général ; facultés de l'intelligence intactes. Je pense que les difformités de cette jeune Indienne sont dues à une affection rachitique, dont le premier développement a eu lieu sans doute pendant le séjour du fœtus dans le sein de sa mère.

» Cette jeune fille, pour exploiter la superstition des Indiens, leur adresse le conte suivant : Je suis un génie de la déesse Mariatta qui envoie aux Indiens la variole ; mes difformités sont dues à cette maladie ; ceux qui ne me font pas l'aumône s'exposent aux terribles effets de la colère de la déesse Mariatta. »

ARTICLE III.

CONTUSIONS DE L'ORBITE.

Les plaies contuses, les coups, les chutes sur le bord de l'orbite, peuvent produire des accidents sérieux. Un nombre de faits très considérable met hors de doute que la blessure des nerfs sourciliers, frontaux, sous-orbitaires, peut occasionner l'amaurose ou quelquefois des névralgies insupportables.

Ce dernier effet s'est offert plusieurs fois à mon observation ; entre autres exemples, je citerai le suivant : Une jeune fille de vingt à vingt-deux ans me fut adressée par M. le docteur Rampont, de Villers-le-Bel, pour une névralgie faciale très intense qui reparaissait à de courts intervalles, et contre laquelle bien des moyens avaient échoué. La douleur, vive partout, était plus aiguë à la sortie du frontal, et s'exaspérait par une pression légère exercée sur cet endroit. En interrogeant la malade sur la cause d'une cicatrice qui existait dans le voisinage, un peu plus haut sur le front, j'appris qu'elle avait fait une chute deux ans auparavant, et que la plaie s'était rapidement guérie. Je m'assurai que la cicatrice ne contenait pas de corps étranger comme dans d'autres cas de mon observation, et piquant la peau à 2 centimètres environ de la cicatrice, je la détachai complétement de ses adhérences au frontal, d'ailleurs fort légères, en poussant dans la plaie un ténotome ordinaire, que je manœuvrai assez longtemps et assez loin dans tous les sens. A partir de ce moment, la jeune fille fut guérie de sa névralgie, qui prenait son origine dans la compression de quelques filets nerveux emprisonnés dans le tissu inodulaire, ainsi que je l'avais d'abord supposé.

L'amaurose est aussi la conséquence fréquente des contusions de l'orbite, et les faits sont si nombreux qu'il suffit d'indiquer quelques uns de ceux racontés par les auteurs. Dupuytren l'a vue survenir chez un jeune militaire qui s'était fait une plaie au sourcil dans une chute de cheval ; Morgagni, chez une dame qui était tombée de sa voiture ; Valsalva, chez la femme d'un médecin de Bologne qui avait reçu au même endroit un coup de bec de coq. (Voy. plus loin, article *Contusion et plaie du sourcil.*) Je l'ai observée chez un jeune garçon de dix ans qui s'était fait une plaie contuse légère à la tête du sourcil en manœuvrant une fronde dans laquelle il avait placé une pierre. L'œil était demeuré sain en apparence, et pourtant la cécité fut instantanée. Hippocrate avait observé des faits analogues; Camerarius, Morgagni, Vicq d'Azyr, etc., font des récits à peu près semblables. Wardrop, Beer et d'autres ont vu la cécité survenir à la suite de plaie suppurante du bord orbitaire inférieur. J'en observe un cas en ce moment, mais il est compliqué de fractures. C'est un homme de vingt-huit à trente ans, qui a reçu, il y a près de deux ans, un coup droit d'un bout ferré d'un parapluie. La blessure a porté sur le maxillaire qui a été brisé; la pupille est dilatée et l'œil très affaibli. Je reviendrai plus loin sur ce cas.

Larrey (*Clinique chirurgicale*, t. I, p. 402.) raconte le fait suivant, dans lequel la commotion de l'œil a été suivie d'un hyphéma : « M. Magny reçut un coup de balle qui lui effleura le côté externe de l'orbite droit et produisit, sans entamer la peau, une si forte commotion qu'il fut privé de la lumière. Douleur vive au fond de l'orbite, épanchement de sang dans les cavités de l'œil, engorgement de la conjonctive. Au moment où je le vis, l'inflammation extérieure avait disparu; mais grande quantité de sang dans la chambre antérieure; douleurs dans l'œil; maux de tête; œil lésé plus gros que l'œil sain. Pour épancher le sang, je fais une section oblique au bas et en dehors de la cornée transparente, comme pour la cataracte. Il sort un gros de sang liquide et noirâtre. L'iris est mis à découvert, et le malade voit aussitôt la lumière, sans distinguer les objets. L'œil se dégorge, la cornée se cicatrise sans nulle opacité ni difformité. Guérison complète par la suite. »

Les contusions de l'orbite produisent encore sur les enfants lymphatiques, et surtout sur les scrofuleux, une inflammation du périoste et des os sous-jacents. La plaie de la peau, assez ordinairement lorsqu'elle est légère, ne tarde pas à se guérir, mais à une distance assez longue; et assez souvent, lorsque l'accident a été presque oublié, les signes ordinaires de la périostite et de l'ostéite se développent. Quelques auteurs admettent encore que la contusion du bord de l'orbite, et en particulier celle du bord temporal, est quelquefois suivie du développement de tumeurs enkystées dans l'orbite. Il est certain que cet accident produit l'exostose et d'autres affections des os; mais le développement de kystes doit être rare.

Enfin la mort a été constatée à la suite de contusions de l'orbite; mais alors la blessure extérieure se trouvait compliquée d'accidents graves du côté du crâne ou du cerveau.

C'est ainsi que périt Henri II, roi de France, après avoir été frappé d'une lance dans un tournoi. La peau fut déchirée depuis le sourcil droit jusqu'à l'angle externe de l'œil gauche, et le malade mourut le onzième jour, bien qu'aucune fracture n'ait été constatée. A. Paré trouva à l'ouverture de sa tête un épanchement de sang entre la dure-mère et la pie-mère, au-dessous de la partie moyenne de l'occipital. La substance cérébrale, dans ce point, était altérée dans sa couleur et dans sa consistance.

Mackenzie (1) cite deux faits de mort à la suite d'une blessure de la région surcilière avec un pot d'étain. On trouva du pus dans le crâne. La femme qui fait le sujet de la première observation périt le vingt-sixième jour de la blessure; dans la seconde, il s'agit d'un homme qui mourut le septième. Le crâne ne présentait pas de fracture.

En résumé, les contusions de l'orbite, bien que d'apparence peu grave, produisent quelquefois des névralgies très longues, quand elles ont intéressé les nerfs péri-orbitaires; l'amaurose, par suite de la blessure de ces mêmes nerfs, ou par la commotion de la rétine, ou par l'épanchement de sang dans le crâne; la périostite et l'ostéite suivie de carie ou de nécrose. Elles produisent aussi des kystes de l'orbite, des exostoses, et occasionnent quelquefois la mort.

Le traitement sera dirigé en conséquence des symptômes constatés.

Il ne sera pas hors de propos de rappeler toutefois que les contusions du bord de l'orbite s'accompagnent le plus souvent d'un gonflement rapide des parties voisines, et donnent lieu à une inflammation diffuse qui peut devenir quelquefois gangréneuse. L'infiltration qui accompagne cet état occasionne dans les paupières une tuméfaction si considérable, que les malades ne peuvent plus ouvrir les yeux, et qu'il devient urgent de recourir aussitôt à une compression convenable sur la paupière supérieure.

ARTICLE IV.

FRACTURES DE L'ORBITE.

Les diverses fractures de l'orbite sont produites par des vio-

(1) Mackenzie, *Traité pratique des maladies des yeux*, p. 2, traduct. Laugier et Richelot.

lences de toute nature sur les os qui constituent cette cavité ou sur les parties voisines.

On les divise généralement en fractures du bord de l'orbite et en fractures des parois et du sommet. Ces deux dernières sont quelquefois une complication des fractures du crâne ou des os de la face. On admet aussi des fractures de l'orbite par contre-coup.

Fractures du bord.

Elles sont produites le plus ordinairement par des chutes, un corps contondant, un projectile ou par un instrument tranchant. Le bord externe et, après lui, le bord interne, sont le plus fréquemment atteints ; cependant les fractures du bord inférieur et celles du supérieur sont encore assez fréquentes.

Lorsque le bord externe est brisé dans une grande étendue, en dehors du danger du côté de l'œil, il arrive généralement peu d'accidents, tandis que les plus graves complications peuvent survenir quand les bords supérieur et inférieur ont été intéressés. (Voy. l'article précédent *Contusions de l'orbite.*)

Si la fracture porte sur l'angle orbitaire interne, il arrivera, indépendamment de lésions plus graves, que l'air des poumons franchira les fosses nasales, et produira un emphysème palpébral souvent très considérable, mais presque toujours peu dangereux.

Comme exemple de la fracture des bords, nous citerons les suivants :

« Un homme, à l'attaque des Tuileries le 29 juillet 1830, fut atteint d'une balle à la commissure externe des paupières ; le muscle temporal fut traversé, l'angle externe de l'orbite brisé et enlevé dans la profondeur d'un demi-pouce peut-être, le cerveau à nu, mais l'œil ne fut point endommagé. Guérison. Un autre malade a eu la même blessure, mais qui ne s'est pas terminée d'une manière aussi heureuse. L'angle externe de l'orbite a été enlevé, mais l'œil s'est enflammé, a suppuré, et a fini par éclater. » (Dupuytren, *Blessures par armes de guerre*, t. I, p. 218.)

Un fait analogue au premier de ces deux cas a été rapporté par Baudens en ces termes : « Chez un caporal du 2e régiment léger, qui, au combat du Sig, expédition de Mascara, avait eu la paupière supérieure complétement déchirée par une balle dont le choc avait détruit les enveloppes de l'œil, et qui ensuite était venue se loger en avant du pavillon de l'oreille, où j'en fis l'extraction, la paroi orbitaire externe avait été brisée, et une foule d'esquilles mobiles et adhérentes, remises en place, se soudèrent. Après que la guérison fut complète, la paupière n'offrait d'autre lésion qu'une fente longitudinale et médiane qui, de son bord libre, s'étendait à 6 lignes au-dessus. Les lèvres de la plaie furent avivées, comme dans l'opération du bec-de-lièvre, par M. Mestre, du 2e léger, jeune chirurgien militaire d'un zèle peu ordinaire, et une réunion immédiate s'opéra très rapidement à l'aide d'un point de suture. On aurait pu peut-être, selon le conseil de Dupuytren, se dispenser de la suture en fixant entre eux les cils des deux lèvres de la solution de continuité. »

J'ai observé le fait suivant qui ne manque pas d'intérêt.

Un homme de vingt-huit à trente ans, dont il a été parlé à l'article *Contusion de l'orbite* (p. 99), reçut il y a deux ans environ un coup droit d'un parapluie ferré sur le bord orbitaire inférieur, près du grand angle de l'œil gauche. Une tuméfaction considérable se montra aussitôt dans les parties voisines; cependant je constatai que l'œil n'avait pas été atteint, mais qu'il avait perdu son mouvement en dedans, et que la pupille était dilatée comme dans le mydriasis. Une plaie légèrement enfoncée et saignante existait à 1 centimètre et demi environ de l'angle orbitaire interne et inférieur. Un stylet y fut conduit, et il fut évident que l'os maxillaire avait été brisé, et qu'un éclat osseux, formant une longue pointe anguleuse et se dirigeant entre l'œil et la paroi interne, empêchait les mouvements de l'œil dans cette direction. Des tentatives que je fis au moyen d'un crochet pour ramener cet éclat vers le bord et dans la direction de sa base qui se confondait avec l'os, à peu près vers le milieu du bord inférieur, pour obtenir une réunion, demeurèrent sans succès, et une fistule s'établit. Peu à peu la suppuration diminua, la peau s'enfonça graduellement vers l'os blessé, et aujourd'hui, après deux années, le pus est très peu abondant; mais l'œil est toujours un peu dévié en dehors et affaibli. J'ai cru préférable de laisser aller ainsi les choses plutôt que de procéder à l'ablation de l'éclat osseux, dont on reconnaît encore la présence aujourd'hui, parce qu'elle me paraissait présenter des dangers et une assez grande difficulté d'exécution.

Dans un cas de Mackenzie (*loc. cit.*), le résultat fut plus heureux. Le bord orbitaire inférieur ayant été fracturé et séparé en partie à la suite d'un coup de morceau de bois, on réunit simplement les parties à l'aide de bandelettes agglutinatives, et la réunion eut lieu. Cependant le même auteur rapporte d'après Biermayer le fait « d'un enfant de dix ans, qui, frappé d'une pierre à l'angle interne de l'œil, fut pris de tétanos le cinquième jour, et mourut en quelques heures. A l'autopsie, on trouva une petite partie de l'apophyse montante du maxillaire supérieur libre au dedans d'un abcès développé dans le siége même de la blessure, et en contact avec une des branches du nerf sous-orbitaire. »

Les fractures du bord interne sont généralement assez peu importantes sous le rapport de la gravité ; il en est de même de celles du bord supérieur, lorsqu'elles pénètrent dans le sinus frontal ; mais elles peuvent être suivies d'un accident particulier, l'emphysème. J'ai recueilli plusieurs observations de ce genre que je rapporterai plus loin. (Voy. *Emphysème des paupières.*)

Le fait suivant trouvera place ici. Un cocher, le nommé Maret, de la rue Neuve-Saint-Augustin, se prend de querelle avec un de ses camarades, et reçoit un violent coup de poing sur l'œil droit. La peau est divisée dans l'étendue de près de 1 pouce sur le contour du bord supérieur externe de l'orbite ; la conjonctive est largement soulevée, ainsi que la peau du grand angle de l'œil et des paupières ; du sang s'écoule abondamment par la plaie et s'infiltre sous la muqueuse. Le malade accourt me voir tout effrayé, parce qu'au moment où il se mouchait, un gonflement considérable était survenu aux paupières, et que l'œil, depuis ce moment, était demeuré fermé. Les paupières furent débarrassées de l'air qu'elles contenaient en le refoulant vers la plaie ; celle-ci fut réunie par quelques épingles et des sutures. Le malade dut éviter de se moucher, et demeurer à la chambre pendant deux jours. Après ce temps, la plaie était fermée, et depuis cette époque, la guérison fut complète.

Divers auteurs citent des observations semblables. Dupuytren, entre autres, rapporte les deux faits suivants : « Une femme de vingt-six ans reçut un violent coup de poing sur l'angle interne de l'œil gauche. Dans les efforts qu'elle fit pour se moucher, elle eut un gonflement subit des paupières du même côté. Ce gonflement se dissipait sous l'influence des compresses trempées dans l'eau froide, et se reproduisait à chaque effort que la malade faisait pour se moucher. Compression, eau froide, repos ; guérison. Un autre malade offrit un emphysème palpébral qui avait été la conséquence d'un violent coup de planche sur le nez. » (*Loc. cit.*)

On trouve encore un fait analogue rapporté par M. Dubois, de Neuchâtel (Suisse). Il s'agissait d'un homme de cinquante ans qui avait reçu d'une personne baissée un violent coup de tête sur l'œil droit, et qui, s'étant mouché une demi-heure après, avait perdu la vue par le gonflement emphysémateux des paupières. La compression et quelques jours de repos, pendant lesquels il devait éviter de se moucher, le guérirent complétement. (*Ann. d'ocul.*, t. XIV, p. 284.)

Fractures des parois.

La fracture de l'angle interne de l'orbite ne se borne pas toujours à l'apophyse montante du maxillaire, ou à l'os planum et à une petite partie des cellules ethmoïdiennes ; elle s'étend quelquefois à la lame criblée et à l'apophyse *crista-galli*. Le cerveau, ses membranes et les nerfs olfactifs, sont alors menacés. Tel était le cas, du moins en ce qui touche la fracture de l'ethmoïde, du malade dont Dupuytren fit l'autopsie, et qui avait présenté un exemple d'emphysème des paupières. La fracture portait sur la voûte orbitaire, et s'étendait jusqu'aux cellules ethmoïdales moyennes, lesquelles contenaient même encore du sang liquide. Bonet raconte le fait à peu près semblable d'un homme qui reçut un manche de fouet brisé dans le grand angle de l'orbite, et qui mourut presque immédiatement, après avoir marché un quart de mille sans se douter qu'il fût aussi gravement blessé. L'extrémité nasale de la faux avait été déchirée ; la plaie avait pénétré dans le troisième ventricule, qui contenait beaucoup de sang granuleux (Mackenzie). Le même auteur rapporte, d'après le docteur Hennen, un cas dans lequel une balle, après avoir fracturé la paroi interne de l'orbite, produisit des accidents du côté du pharynx où elle était descendue. C'était un soldat qui se présenta au médecin plusieurs semaines après avoir été blessé « pour se faire extraire une balle qui lui causait beaucoup de douleur, gênait la respiration, et produisait une irritation du pharynx, formant une tumeur derrière la luette avec laquelle elle était presque en contact. Elle était entrée par l'angle interne de l'œil en fracturant les os. Quoique la cécité eût été produite immédiatement, le globe de l'œil n'était pas détruit ; la cicatrice et l'inflammation interne de l'organe étaient les seules preuves du passage du corps étranger dans son voisinage. »

Les fractures de la paroi supérieure de l'orbite que l'on désigne aussi sous le nom de fractures de la voûte orbitaire, sont plus communes et non moins dangereuses. En voici un exemple dans lequel l'autopsie a constaté les plus grands désordres : « Un homme de quarante-six ans avait été attaqué, douze jours avant son entrée à l'Hôtel-Dieu, par plusieurs hommes qui l'avaient laissé sans connaissance dans la rue. A son entrée, il y avait stupeur profonde avec respiration stertoreuse et résolution complète des membres, sans aucune lésion extérieure : on le fit passer dans un service de médecine. Mâchoire fortement convulsée; muscles du cou roides. Si l'on pinçait le nez de manière à interrompre le passage de l'air, la respiration se suspendait pendant au moins une demi-minute, puis une violente expiration venant à s'effectuer, on voyait la paupière supérieure gauche se gonfler un peu. Cette expérience ayant été répétée, le même effet se produisit de nouveau. La paupière acquit un volume considérable, et fit entendre une crépitation emphysémateuse. La paupière présentait une légère érosion et une teinte jaune de la peau, ce qui fit penser qu'il y avait une fracture de la voûte de l'orbite, ou de la base du crâne, qui permettait à l'air de passer des sinus ethmoïdaux ou sphénoïdaux dans la substance de la paupière, quand un obstacle s'opposait à sa sortie par le nez. Le malade mourut deux jours après à l'hôpital. A l'autopsie on trouva une fracture de la voûte de l'orbite avec une déchirure du lobe antérieur du cerveau dans une profondeur de 8 lignes. La dure-mère était séparée de l'os dans une grande étendue autour de la fracture. Un des fragments osseux s'étendait à la grande échancrure du frontal, et communiquait avec les cellules moyennes de l'ethmoïde qui contenaient une petite quantité de sang liquide. » (Ménière, *Arch. génér.*, t. XIX, p. 344.)

Cet autre fait n'est pas moins grave, il est rapporté par Mac Farlane dans la *Gazette médicale* du 6 mai 1837. Un homme est frappé avec un fer pointu qui pénètre à la profondeur de deux pouces entre l'œil et la voûte orbitaire.

Premier jour. — On constate que les os de l'orbite sont comminutivement fracturés. La plaie donne issue à quelques portions de cerveau ; des fragments osseux sont extraits.

Deuxième jour. — Douleur vive ; œil droit photophobique ; pupille contractée ; œil gauche fermé, gonflé, ecchymosé.

Troisième jour. — Augmentation des symptômes précédents ; gouttes de pus et portions de cerveau qui s'échappent ; pupilles insensibles et dilatées. Mort sans convulsion ni frissons.

A l'autopsie, la surface du cerveau est injectée, surtout l'hémisphère gauche et sur la moitié de l'hémisphère droit ; matière purulente et séreuse entre l'arachnoïde et la dure-mère. La plaie admet le doigt à demi-pouce de profondeur du lobe antérieur.

On lit un cas analogue dans le troisième volume *Suppl. des Annales d'oculistique*, d'après M. Geoghegan : c'est un enfant qui se tua en tombant sur le bâton qui lui servait à faire tourner son cerceau. Le bâton avait fracturé la voûte de l'orbite et s'était brisé dans le cerveau. Nous reviendrons sur cette observation en parlant des corps étrangers.

Fractures du sommet.

Elles sont très dangereuses, non seulement pour l'œil du côté de la blessure, mais encore quelquefois pour l'œil du côté opposé, dont le nerf optique peut être atteint ; c'est un fait mis hors de doute par une observation recueillie par le docteur Philip, de Londres, et rapportée par MM. Laugier et Richelot (*loc. cit.*), et par Cunier (1er vol. *Suppl. des Annales d'oculistique*, p. 14). Un homme avait une blessure à l'orbite gauche. Il déclara qu'il venait d'être blessé par un cheval en voulant le relever d'une chute sur un chemin glissant. Il pense avoir été frappé, non par la tête du cheval, mais par un fer attaché à la bride que la tête a poussé violemment. « L'instrument vulnérant avait frappé l'os planum en dedans de l'orbite gauche et avait passé de bas en haut jusqu'à la lame cérébrale de l'ethmoïde, qu'il avait fracturée de manière à blesser le nerf optique droit. Au moment de l'accident, on remarqua une plaie saignante entre l'œil gauche et le nez, s'étendant depuis trois quarts de pouce de la commissure interne des paupières jusqu'à un pouce au-dessus du sourcil. Les conduits lacrymaux et le tendon du muscle orbitaire étaient divisés. Une sonde put être introduite à la profondeur de trois quarts de pouce dans la direction de la paroi interne de l'orbite, mais l'os n'était point dénudé ; le sang qui s'écoulait était très liquide et mêlé de larmes ; l'œil était sain, mais le blessé se plaignait de cécité complète de l'autre œil, qui cependant ne paraissait pas altéré. Ses mouvements étaient conservés, mais la pupille était dilatée au plus haut degré et la faculté de voir perdue. » A l'autopsie, entre autres désordres, on trouva le nerf optique droit complétement déchiré en travers.

Les fractures du sommet de l'orbite sont très souvent liées à des désordres considérables existant dans les os du crâne et dans le cerveau. Tous les traités de chirurgie citent de nombreux exemples qu'il serait hors de propos de rapporter ici. Tantôt un seul orbite est fracturé au sommet, tantôt ils le sont tous les deux, et alors il y a complication de déchirures de la dure-mère et de lésion grave des lobes antérieurs du cerveau. Pourtant le fait suivant, rapporté par Duverney, mérite de faire exception. Il prouve que le sommet de l'orbite peut être brisé d'avant en arrière et enfoncé dans le crâne, mais que l'œil ne sert pas d'intermédiaire pour la production de la fracture, ce que quelques chirurgiens ont admis. Voici ce fait que je trouve dans Mackenzie :

« Un homme reçoit une pierre qui lui met l'œil gauche en pièces, et lui enfonce l'orbite dans le cerveau. Après le premier choc, les facultés restèrent intactes jusqu'à la mort, qui arriva le septième jour ; de telle sorte que plusieurs de ses médecins pensaient qu'il était impossible que le cerveau fût lésé. A l'autopsie, on trouva le crâne rempli de substance cérébrale ramollie et mélangée avec des fragments osseux. Toute la substance du cerveau, jusqu'au cervelet, était altérée ; la partie antérieure de la selle turcique était brisée. »

N'est-il pas évident que, puisque l'œil a été *mis en pièces* par la pierre, que c'est ce corps vulnérant qui a enfoncé l'orbite directement, et que le contre-coup de l'œil sur le fond de cette cavité est dès lors impossible ?

Fractures par contre-coup.

Les os du crâne ne présentent pas partout une solidité et une résistance égale ; il doit en résulter que là où ils sont faibles, la fracture est souvent directe, et que quelquefois l'endroit percuté, offrant une très grande force, la rupture a lieu sur un point plus ou moins éloigné. C'est là ce que les chirurgiens ont nommé fracture par contre-coup, ou *contre-fracture*. Il n'entre point dans notre sujet de décrire les variétés classiques des contre-fractures, parce que nous ne pouvons perdre de vue que, dans ce travail, nous ne devons nous occuper que de celles qui intéressent l'orbite. Cependant nous rappellerons :

1° Que la table interne d'un os peut être brisée immédiatement au-dessous de la table externe qui a résisté à la violence directe ;

2° Que les deux tables d'un os se brisent sur un point autre que celui qui a été frappé : un exemple assez souvent remarqué, c'est la fracture de la voûte orbitaire dans le cas de percussion sur la bosse frontale du coronal ;

3° Que l'os le plus voisin de celui qui a reçu la violence éclate: ainsi le coronal frappé demeure intact et le pariétal se brise;

4° Que l'os diamétralement opposé à celui qui a été frappé se fracture. Ainsi, la fracture des os de la base du crâne, du sommet de l'orbite en particulier, quand le vertex a reçu le coup.

Les fractures des parois et du sommet de l'orbite, par contre-coup, ne sont pas toujours faciles à diagnostiquer ; aussi les symptômes n'ont-ils pas toujours cette précision qu'offrent en général les affections des yeux. Le saignement des oreilles et du nez, considéré comme d'une grande valeur, offre bien encore quelques doutes. L'amaurose d'un côté ou des deux côtés, la paralysie de la face, l'écoulement d'un liquide séreux qui s'échapperait de l'oreille quelques jours après l'accident, indiquent assez sûrement une fracture de la base du crâne, et en particulier une fracture qui s'étendrait à la fois au sommet de l'orbite et au rocher.

Mais le signe le plus important de la fracture de l'orbite, selon M. Velpeau, c'est l'ecchymose des paupières. Ce professeur affirme que ce signe, dont la valeur réelle avait échappé aux observateurs qui l'ont précédé, ne l'a point encore trompé. Voici en quels termes les traducteurs de Mackenzie (*loc. cit.*) s'expriment sur la valeur séméiologique de ce symptôme: « Dans les percussions de la voûte du crâne sans contusion directe des paupières, l'ecchymose de l'une ou l'autre est tellement caractéristique aux yeux des chirurgiens expérimentés, qu'elle suffit pour faire admettre, sans autre signe, une fracture par contre-coup des parois de l'orbite. Alors, quand la paupière supérieure est ecchymosée, c'est le plus ordinairement la voûte orbitaire qui est fracturée. Ce pourrait être la zone supérieure de la paroi externe de cette cavité, et, dans ce cas, l'ecchymose procède de la partie externe à la partie antérieure et moyenne de la paupière. La fracture de la paroi externe de l'orbite peut donner lieu à l'ecchymose des deux paupières ; elle se dirige alors obliquement de la région temporale à la région zygomatique. Il est évident que les fractures de l'os maxillaire supérieur donnent lieu aussi à l'ecchymose de la paupière inférieure. La connaissance de l'accident éprouvé ajoute donc à la précision du diagnostic. Un caractère de ces ecchymoses symptomatiques qui n'a point été signalé, c'est qu'elles se prononcent de plus en plus dans les premiers jours, à la manière de celles qui suivent les contusions profondes, et qu'elles ne sont pas nécessairement et même ordinairement accompagnées de tuméfaction notable des paupières. Dans les contusions directes de celles-ci, au contraire, le gonflement et l'épanchement sanguin les distendent aussitôt. L'ecchymose symptomatique de la fracture de l'orbite arrive graduellement à la paupière qu'elle colore de plus en plus ; celle de la contusion directe s'étend, au contraire, des paupières aux parties voisines. »

M. Vidal, de Cassis, établit, dans son excellent *Traité de pathologie externe et de médecine opératoire* (1), quelques caractères différentiels des ecchymoses basées sur des données anatomiques que l'on saisira facilement. « Il y a, dit ce chirurgien, un feuillet aponévrotique qui s'étend du pourtour de l'orbite aux cartilages tarses, et qui sépare le tissu cellulaire intra-orbitaire et sous-conjonctival d'avec le tissu cellulaire des paupières. Lors donc que, par le fait d'une contusion ou d'une plaie, du sang s'épanche sur l'aponévrose occipito-frontale, il pourra bien venir constituer une ecchymose dans l'épaisseur des paupières ; mais jamais il n'infiltrera le tissu sous-conjonctival. Si l'ecchymose sanguine paraît de bonne heure aux paupières, et s'y manifeste avant qu'on puisse le voir sur la peau qui est entre l'orbite et le lieu où existe la plaie, c'est à cause de la texture et de la transparence du tégument palpébral. Il va sans dire que si le point contus était placé à la partie postérieure du crâne, ce serait sous la peau du cou que se propagerait l'extravasation du sang.

» Quant aux ecchymoses sous-conjonctivales, elles reconnaissent deux causes distinctes :

» 1° Une contusion ou une déchirure des vaisseaux de la conjonctive ;

» 2° Un amas de sang dans la cavité orbitaire, quel que soit le lieu d'où il y est conduit.

» Lorsque l'ecchymose conjonctivale apparaît à la suite d'un coup sur l'œil, c'est une preuve que la violence n'a pas borné son action aux paupières, et que le globe oculaire a été lui-même contus.

» Quand, au contraire, il existe une fracture du crâne, l'ecchymose envahit d'abord la conjonctive, et bien qu'elle puisse s'étendre con-

(1) Vidal, de Cassis, *Traité de pathologie externe et de médecine opératoire*, t. II, p. 740-741, 3e édit., en 5 vol., J.-B. Baillière, 1851.

sécutivement au tissu cellulaire palpébral, après avoir percé l'aponévrose qui est entre lui et le tissu cellulaire intra-orbitaire, l'époque différente de sa formation ne permet pas de la confondre avec celles qui tiennent à une lésion des parties extérieures du crâne. Je noterai encore que, dans le cas de fracture, c'est la paupière inférieure qui devient le plus souvent le siége de l'infiltration sanguine. »

J'ai observé en 1838, à l'Hôtel-Dieu, un cas de fracture du sommet de l'orbite par contre-coup : Un homme de trente ans environ rentra un soir chez lui complétement ivre ; arrivé au troisième étage de sa maison, il prend la fenêtre de la cour pour la porte de sa chambre, et tombe la tête la première sur le pavé. Relevé aussitôt, il est apporté à l'hôpital, et après douze heures sous l'influence de saignées générales et d'applications de glace sur la tête, il revient à lui. On ne constata pas de fractures du crâne ; mais les paupières et la conjonctive de l'œil gauche présentèrent bientôt une ecchymose qui alla croissant, et qui fit mal augurer du résultat. En effet, le malade mourut le huitième jour, et à l'autopsie, on reconnut une fracture du sommet de l'orbite compliquée d'inflammation du cerveau.

Les faits analogues sont beaucoup plus nombreux que ceux de fracture de l'orbite compliquant les fractures des os de la face. Mackenzie (*loc. cit.*) cite un exemple de cette dernière variété. Un garçon de onze ans eut la face écrasée par une roue de voiture, et immédiatement après l'accident perdit connaissance. Il y avait de nombreuses ecchymoses autour des yeux, et quelques déchirures sous l'œil gauche et auprès du nez. Il mourut le sixième jour. A l'autopsie, on trouva, entre autres désordres, que la dure-mère était très peu déchirée, mais qu'une portion de la voûte orbitaire gauche avait été poussée de dehors en dedans, de manière à contondre le cerveau à la partie inférieure du lobe antérieur gauche, où l'on voyait une partie de cet organe ramollie à la profondeur de 1 pouce et demi, etc. La fracture se continuait avec le sphénoïde, à côté du sinus caverneux gauche, et, dans cet endroit, il y avait une quantité considérable de sang extravasé et coagulé sous la dure-mère.

Traitement.

Lorsque la fracture porte seulement sur les bords de l'orbite, et qu'elle n'est compliquée d'aucun autre désordre plus profond, le chirurgien, après avoir examiné l'œil dans son ensemble, et reconnu qu'il n'y a pas de mydriasis, que les mouvements sont conservés, et que la vision s'exécute simultanément avec les deux yeux, doit rechercher, soit par le toucher direct, soit avec le stylet si la peau est ouverte, les limites appréciables de la partie d'os brisée, et voir s'il serait possible d'en faire la réduction, ou, quand elle est complétement détachée, l'extraction immédiate. Ces premières précautions prises, la plaie sera nettoyée, débarrassée de tout corps étranger, et rapprochée avec des bandelettes, des sutures ou des serrefines, si l'on juge que la réunion par première intention soit possible ; on la couvrira, au contraire, d'un pansement ordinaire, si l'on juge qu'elle doive suppurer.

Le malade sera surveillé avec soin, lorsque la fracture aura porté sur le bord supérieur de l'orbite, surtout si par la nature de l'instrument vulnérant, ou par les circonstances qui auront produit la blessure, on juge que le nerf frontal aurait pu être intéressé, que la voûte de l'orbite serait brisée, et que le cerveau pourrait être lésé. Alors, il faudrait se hâter de recourir aux moyens énergiques employés en pareil cas.

Si la blessure portait sur le bord inférieur, on n'oublierait pas que le nerf sous-orbitaire lésé a produit un tétanos mortel.

Lorsque la fracture porte sur le bord interne, et qu'un emphysème des paupières se montre plus fortement chaque fois que le malade se mouche ou chasse l'air vers la plaie cutanée, s'il y en a une, on la réunit ensuite, et le malade, tenu dans le repos, doit éviter de se moucher pour obtenir une plus prompte guérison. Des compresses d'eau froide souvent renouvelées maintiendront la plaie dans des conditions convenables, et favoriseront la réunion par première intention. Quand il n'y a pas de plaie, et que l'on ne peut pas faire disparaître un gonflement considérable, on ponctionne la peau avec la lancette, et, par la pression, on conduit l'air vers cette ouverture. (Voyez *Emphysème des paupières.*)

Il sera bon, dans les fractures même légères des bords de l'orbite, de prendre quelques précautions générales : la saignée du bras ou du pied, des purgations plus ou moins répétées, la diète, etc., devront toujours être recommandées dans les premiers jours, surtout quand les paupières seront ecchymosées, et que l'on ne pourra pas faire un diagnostic précis.

Lorsque le malade se présentera quelques heures après l'accident, ou plus tard, il pourra arriver que les choses, bien que légères en réalité, auront un aspect assez inquiétant. Admettons que la fracture du bord de l'orbite se complique d'une plaie légère de la peau, d'une ecchymose des paupières, d'un chémosis séreux on d'un emphysème, ou même, ce que j'ai observé, de ces deux symptômes à la fois, on pourra tout d'abord se demander si l'œil est perdu, si la fracture porte sur les parois et sur le sommet, si le cerveau est menacé, etc. L'examen attentif de l'ecchymose, d'après les caractères indiqués plus haut, l'introduction d'un stylet dans la plaie, le toucher du bord de l'orbite, la scarification ou les mouchetures sur la conjonctive, l'évacuation de l'air par la pression, etc., feront bientôt reconnaître que la blessure est exempte de graves complications. Cependant le médecin prudent se tiendra alors dans une sage réserve sous le rapport du pronostic, du moins pendant quelques jours.

Dans toutes les fractures de l'orbite, il peut se montrer un phénomène important à signaler, la *commotion* du cerveau. Le praticien aura donc à rechercher si ce phénomène s'est montré au moment de la blessure, ou s'il existe encore au moment de l'examen du malade.

D'autres symptômes plus graves encore, la *compression* et l'*inflammation* du cerveau, étant trop souvent à craindre à la suite des fractures des parois et du sommet de l'orbite, et des fractures par contre-coup, le malade sera soumis au traitement le plus sévère lorsqu'on en reconnaîtra les caractères. Les saignées générales abondantes et répétées coup sur coup au besoin, les sangsues appliquées en petit nombre et en *permanence*, selon la méthode de Gama, la glace sur la tête, les purgatifs répétés, le tartre stibié en lavage ou à dose rasorienne, le repos absolu, etc., formeront ici le fond du traitement qui n'est autre que celui des plaies de tête en général.

ARTICLE V.

PLAIES DE L'ORBITE.

Plaies par instruments tranchants et piquants.

Ces blessures sont divisées en deux catégories. Dans la première, on range celles qui intéressent le contour de la base de l'orbite, et qui sont superficielles ; dans la seconde, on classe celles qui intéressent plus profondément l'orbite, et celles qui ont suivi cette route pour pénétrer jusque dans le crâne. On désigne ces dernières par le nom de plaies profondes ou pénétrantes.

1° Plaies superficielles ou du contour de la base.

Ces plaies offrent en général peu de gravité lorsqu'elles n'intéressent que les os de l'orbite; mais elles sont assez souvent compliquées de lésions fort graves de l'œil et des paupières, que nous étudierons plus loin (voy. *Blessures*). Ces blessures, lorsqu'elles portent sur le bord supérieur de l'orbite, intéressent le sourcil et le nerf frontal, et peuvent devenir la cause d'accidents que nous avons décrits ailleurs (voy. *Contusions*, p. 98). Le bord inférieur de l'orbite est rarement atteint seul, du moins par les instruments tranchants qui portent presque toujours en même temps sur le bord supérieur ou sur le bord externe; c'est d'ailleurs une blessure peu grave, et qui se guérit le plus souvent avec facilité. On en étudiera cependant la direction et la profondeur, parce que le nerf sous-orbitaire et le sinus maxillaire pourraient être intéressés.

Mais c'est le bord externe qui est incontestablement frappé le plus souvent par les instruments tranchants; aussi les blessures de cette région ont-elles été étudiées avec soin. Le professeur Velpeau, entre autres chirurgiens, en a fait une excellente description (voy. *Dictionnaire* en 30 volumes, nouvelle édition, article ORBITE), et donne à suivre quelques conseils d'une grande utilité. Il assimile la plupart des chutes sur l'angle externe de l'orbite aux plaies par instruments tranchants; ces plaies se font, selon lui, par un mécanisme qui n'a pas suffisamment fixé l'attention des praticiens. L'apophyse temporale de l'orbite étant une partie des plus saillantes et des plus anguleuses du visage heurte de préférence contre des plans résistants. L'os frontal ayant en cet endroit un bord presque tranchant, la peau et le périoste sont divisés comme s'ils eussent été atteints directement par une lame effilée, bien que la cause du mal soit une chute directe sur l'orbite, ou un coup porté avec un instrument contondant. La peau et le périoste sont divisés alors bien plus par l'action vulnérante de l'apophyse orbitaire externe que par celle du corps qui a porté contre la tête. Supposons, par exemple, que ce corps soit une porte, et que l'endroit touché par la tête soit parfaitement plan, évidemment la peau pressée entre ce corps résistant et l'angle tranchant que présente l'os sera divisée par celui-ci exactement comme par l'action directe d'un couteau mousse. C'est là d'ailleurs une règle mise en lumière par l'anatomie chirurgicale, que le même effet se produit sur la peau dans toutes les chutes sur les saillies osseuses en forme de crête ou de pointe. La peau qui recouvre l'olécrâne en donne très fréquemment l'exemple, et, dans sa thèse inaugurale, M. Bouchacourt a mis en relief des faits de cette nature.

Selon le professeur de la Charité, ces sortes de plaies, s'effectuant des os vers l'extérieur, présentent en outre plusieurs autres caractères spéciaux. « On voit d'abord, dit-il, qu'elles doivent toutes comprendre le périoste en première ligne, et que leur premier inconvénient est de pénétrer presque inévitablement jusqu'à l'os. A la différence des plaies qui s'opèrent de l'extérieur vers les parties profondes, elles sont nécessairement plus étendues du côté des plans osseux que du côté de l'épiderme, si bien qu'elles sont toujours accompagnées d'une sorte de décollement qui permettrait, jusqu'à un certain point, de les comparer à un abcès qu'on vient d'ouvrir.

» Toutes choses étant égales d'ailleurs, les plaies de l'angle externe de l'orbite sont plus graves que les plaies des autres points du contour de cette cavité. Facilement retenus derrière les téguments, les fluides qui s'épanchent des tissus divisés, et qui, se trouvant entourés de parties contuses, provoquent facilement une inflammation assez vive.

» L'inflammation et le pus, appuyés sur un angle osseux, tendent à fuser dans les régions voisines du côté du front ; les tissus sont si denses et si serrés que les liquides et la phlegmasie s'y portent rarement ; c'est donc vers la tempe ou plutôt encore vers la paupière supérieure que la maladie gagne de préférence. Du côté de la tempe, elle porte à craindre la formation d'un phlegmon diffus et d'une large phlegmasie érysipélateuse. Arrivée dans la paupière, elle y occasionne rapidement une tuméfaction considérable, et bientôt une suppuration énorme qui prend presque immédiatement les caractères du phlegmon gangréneux ; toutefois, il est juste de dire que, retenue par le ligament palpébral qui la limite en arrière, cette phlegmasie pénètre moins souvent dans l'orbite qu'on ne s'y attendrait de prime abord. » (*Loc. cit.*)

Le *traitement* des plaies superficielles, par instruments tranchants des bords de l'orbite, n'offre rien de particulier dans la plupart des cas. Si l'on est appelé à voir le malade aussitôt après l'accident, la réunion de la peau au moyen de serrefines, de beaucoup préférables en cet endroit aux épingles et aux sutures qui provoquent souvent de l'inflammation et des érysipèles, sera facilement obtenue, si l'on a soin de refouler les téguments du voisinage vers la plaie pour éviter le tiraillement sous l'influence duquel la réunion immédiate serait impossible. Un linge arrosé d'eau froide, ou, ce qui est préférable, l'appendice cœcal du mouton, à moitié rempli d'eau contenant un peu de glace, sera appliqué sur la plaie pour empêcher une inflammation de survenir. Lorsque les os auront été entamés par l'instrument vulnérant, et que les bords de la plaie seront en contact, le pansement sera le même, et leur réunion sera obtenue très facilement. S'il arrive même qu'une partie osseuse soit presque entièrement détachée, on la replacera avec soin, et on la maintiendra par un bandage convenable, l'observation apprenant que les os de l'orbite comminutivement frappés par une balle sont encore susceptibles de réunion dans quelques cas, et qu'il ne faut pas se hâter de retirer les parties qui auraient été isolées par la blessure. Il est important, dans tous les cas de blessure simultanée de la peau et des os avec suppuration, de refouler autant que possible les téguments vers la paupière, afin que les mouvements de celle-ci ne se trouvent pas ultérieurement limités par les adhérences qui s'établiraient entre les parties lésées. Nous reviendrons sur ce point important à propos des caries de l'orbite.

Le traitement des plaies de l'angle externe de l'orbite n'offre pas de difficultés plus sérieuses que celui des autres points du contour de la base de cette cavité; pourtant M. Velpeau lui a consacré un paragraphe à part, et veut qu'il soit basé sur quelques principes particuliers.

Lorsque le médecin est appelé au moment de l'accident, pour ainsi dire, et avant le développement de l'inflammation, le professeur de la Charité veut qu'on établisse avant tout une compression exacte de bas en haut et d'avant en arrière contre la face inférieure de l'apophyse orbitaire. On emploiera pour cela de petits rouleaux de charpie, des plaques d'agaric ou des compresses graduées, maintenues par quelques diagonales de bandes ou par des bandelettes de diachylon appliquées sur la face cutanée de la paupière supérieure, en ayant bien soin de laisser la place libre au-dessus. Les lèvres de la plaie se trouvant ainsi naturellement rapprochées, on les couvrira d'un linge criblé, d'un gâteau de charpie, et d'une petite compresse que l'on fixe en définitive par un bandage contentif simple. Ces pièces devront être renouvelées chaque jour; elles devront être indépendantes de la compression palpébrale qui sera en permanence pendant quatre à cinq jours, et empêcher l'extension de la maladie en bas. Si le chirurgien est appelé plus tard, que la suppuration soit déjà établie, on appliquera d'abord sur le voisinage de la plaie un large cataplasme émollient matin et soir; si l'on constatait des abcès de la paupière, on les ouvrirait. Mais s'il y avait quelque doute, quand même le boursouflement de la paupière aurait acquis son plus haut degré, la compression déjà indiquée vaudrait encore mieux. M. Velpeau attache à cette compression la plus grande importance : « A son aide, dit-il (*Dictionnaire* en 30 volumes, nouvelle édition, article ORBITE), on dissipe en vingt-quatre heures les inflammations les plus vives, et l'on réduit à peu de chose un gonflement qui déformait la veille le malade d'une manière hideuse, qui rendait impossible l'examen de l'œil, et qui, selon toute apparence, devait se terminer par une vaste suppuration. Du reste, une fois qu'on a triomphé de la sorte du phlegmon palpébral, on peut faire abstraction de la compression, et s'en tenir à l'emploi des cataplasmes, qui doivent être continués jusqu'à ce que la plaie soit complétement modifiée, et qu'elle ne suppure plus que par ses bords; c'est alors seulement qu'on peut sans danger s'en tenir au pansement simple pour en compléter la cicatrisation. »

Nous ajouterons encore, mais en ce qui touche les plaies du contour de l'orbite, en général, et souvent celles dans lesquelles la peau est divisée par l'os lui-même dans une chute sur un corps à surface plane ou par l'action d'un corps contondant lancé sur la tête, que ces plaies doivent être attentivement surveillées à cause de leur apparence de simplicité trompeuse sous laquelle se cachent des accidents très graves du côté du cerveau ou des yeux. Il sera donc toujours prudent d'ajouter à ces moyens locaux une ou plusieurs saignées générales, des dérivatifs sur les intestins, le repos absolu de l'esprit et du corps, la diète et des boissons aqueuses. On ne manquera pas non plus d'examiner l'œil tous les jours anatomiquement et physiologiquement.

2° Plaies pénétrantes.

La gravité de ces sortes de blessures a dû naturellement fixer l'attention des chirurgiens; aussi leurs ouvrages abondent-ils en faits.

Ces blessures sont quelquefois compliquées de graves accidents du côté de l'œil ; cependant cet organe échappe très souvent à l'action de l'instrument vulnérant, à cause de son poli, de sa mobilité, de sa forme ronde surtout, et de sa petitesse comparée à la grandeur de la cavité osseuse dans laquelle il est logé. La faiblesse des muscles contribue encore à cette immunité, parce que le plus souvent l'impulsion du corps étranger dirigé vers l'orbite est hors de proportion avec les agents de locomotion de l'organe. Quelle résistance, en effet, l'un de ces muscles pourrait opposer, par exemple, à un violent coup d'épée ? Évidemment aucune, et c'est là certainement pourquoi l'œil, cessant d'être perpendiculaire à la direction de l'instrument, glisse avec rapidité et évite la blessure qui l'aurait détruit. Qui n'a pas vu la fuite de l'œil pendant l'opération de cataracte par extraction, bien que le couteau soit perpendiculaire au point de la cornée que l'on veut traverser ?

Un autre exemple fera d'ailleurs mieux comprendre ma pensée. Il y a quelques années, un coiffeur du Palais-Royal, M. Sm..., jouait avec sa petite fille, enfant de six ans, et s'amusait à lancer avec un arc, d'une assez grande force, une petite flèche armée d'une pointe de fer qui allait à la longueur de la chambre se ficher dans une porte. Fatiguée de ce jeu, la petite fille alla s'étendre sur un divan, et le père, voulant l'exciter à jouer encore, s'approcha d'elle en tendant l'arc à 2 ou 3 pieds de sa tête, et en la menaçant de lui lancer la flèche si elle ne se levait pas. Le malheureux père avait en parlant ainsi tendu l'arc outre mesure, et la flèche, lui échappant des mains, partit avec la plus grande rapidité, et alla frapper l'œil dans la sclérotique, à 2 millimètres environ du bord externe de la cornée. Mais fort heureusement l'impulsion de l'instrument vulnérant était hors de proportion avec la résistance de l'appareil musculaire, et l'œil, entraîné brusquement en dehors, évita d'être broyé sous le coup. La cornée avait à peine été effleurée, et l'humeur vitrée s'échappa longtemps en petite quantité par la blessure, qui se ferma enfin vers la troisième semaine. Vivement intéressé par ce fait, M. le docteur Stout, de New-York, qui suivait alors ma clinique, a gardé cette flèche. La vue de l'enfant est très bonne.

Mais si l'œil est quelquefois épargné par les instruments dirigés sur l'orbite, celui-ci est très souvent atteint. Des corps pointus pénètrent plus ou moins dans sa profondeur, traversent ses parois et blessent l'une ou l'autre des cavités qui l'avoisinent. Nous avons vu déjà en étudiant les fractures que les parois et le sommet de cette cavité sont souvent exposés, et pourtant ils le sont encore davantage quand ils sont atteints par des instruments piquants ou tranchants.

Des accidents variés sont la conséquence de ces blessures.

Si elles sont bornées à l'orbite, le périoste de cette cavité étant atteint, cela peut occasionner des lésions diverses, une périostite, une périostose, des exostoses, et l'exophthalmos à divers degrés. La glande lacrymale peut aussi être blessée, et alors elle s'hypertrophie ou s'atrophie (Middlemore, p. 632), ou bien subit d'autres modifications. Le sac lacrymal, l'os unguis, le nerf optique, les muscles de l'œil ont été intéressés par ces sortes de blessures, sur lesquelles nous reviendrons en temps convenable.

Mais si ces blessures traversent la voûte ou le sommet de l'orbite, les accidents les plus graves peuvent en résulter. Au contraire, elles sont généralement peu dangereuses, quand de l'orbite l'instrument vulnérant s'engage dans les sinus ou dans les parties voisines, et réciproquement de ces parties dans l'orbite.

Quelques observations serviront à faire mieux comprendre la gravité de ces blessures :

Un individu reçut un coup de fleuret déboutonné à l'angle interne de l'œil droit ; le seul résultat immédiat fut un léger affaiblissement de la vue attribué par le blessé au sang et aux larmes qui remplissaient l'œil ; il se manifesta de plus une épistaxis abondante. Ne se doutant nullement de la gravité de la lésion, le patient se coucha et dormit jusqu'au lendemain matin. Réveillé par une douleur très vive à la racine du front et à toute la région sus-orbitaire, il se borna à couvrir l'œil blessé de compresses trempées dans l'eau froide, et s'aperçut alors que la vision était totalement abolie du côté gauche. Le malade se transporta à l'hôpital, et M. Teirlinck, qui rapporte le fait, pensa que le nerf optique de ce côté avait été atteint par le fleuret à travers la paroi interne des deux orbites (voy. *Annales d'oculistique*, t. XIV, p. 133).

Un homme reçoit un coup de fleuret dans l'orbite ; Bernarding, qui raconte ce fait, dit que la pointe de l'instrument pénètre vers la commissure externe des paupières entre la paupière supérieure et le globe de l'œil, suivant un trajet oblique de bas en haut et de dehors en dedans, contourne cet organe, et, arrivée à l'angle interne de l'orbite, détache le muscle grand oblique du globe de l'œil, fracture l'os unguis, ainsi que l'apophyse montante de l'os maxillaire supérieur, et, en sortant de l'orbite, vient encore blesser le sourcil du côté opposé. Paupières ecchymosées et tuméfiées. Vers l'angle interne existe un lambeau charnu appartenant au muscle grand rotateur de l'œil, dont le tendon pend le long des paupières ; le sourcil du côté gauche offre une petite plaie perpendiculaire à la direction de l'arcade sourcillière. Le malade ne voit pas de l'œil du côté blessé. Le muscle grand oblique est excisé. On panse l'œil, on réunit la plaie par première intention. Après quinze jours, les parties se dégorgent au moyen d'un vésicatoire; on essaie, mais vainement, de rétablir la sensibilité de la rétine du côté de la blessure. Vingt-neuf jours après l'accident, légère irritation de la conjonctive. Si l'on soumet l'œil malade à l'action de la lumière, la pupille reste immobile, si l'on fait agir ce fluide sur les deux yeux, la pupille droite suit le mouvement de la pupille gauche.

Le cas suivant rapporté par M. Michon (*Gaz. des hôp.*, 1849, p. 135) est très intéressant, parce que l'on aurait pu croire à la présence d'un corps étranger dans l'orbite. Il s'agit d'une perforation de la paupière supérieure, à sa partie supérieure et interne, par la pointe d'un échalas. La plaie se cicatrise, les douleurs se font toutefois sentir; mais on néglige d'explorer la cavité orbitaire. Après quelques semaines, le globe fait une légère saillie hors de l'orbite qui va toujours croissant. Le malade entre à l'hôpital, et M. Michon constate l'état suivant. L'œil gauche fait une saillie considérable hors de la cavité orbitaire; la cornée, la sclérotique et la conjonctive sont d'ailleurs saines, sauf une légère rougeur. Les mouvements du globe sont difficiles, bornés, douloureux ; les mouvements des paupières sont tout aussi difficiles, quoique moins douloureux. Des douleurs spontanées, intermittentes, et répondant jusque dans la profondeur de la cavité crânienne, se font sentir. L'état général est d'ailleurs bon.

M. Michon croit avoir affaire à un phlegmon suppuré de l'orbite, qu'il n'est pas éloigné de croire déterminé par un corps étranger. Quelle que soit la nature de la tumeur, à moins d'un anévrisme, il n'y a pas de danger sérieux à introduire un bistouri dans son épaisseur; et dans un cas de phlegmon, on peut avoir les meilleurs résultats. M. Michon fait une incision à l'angle interne de la circonférence, au point où a pénétré l'échalas. Lorsque l'instrument est arrivé à un pouce de profondeur, une fusée de pus s'échappe; on en recueille ensuite deux cuillerées environ : pas de corps étranger.

Après l'opération, le malade est soulagé ; la plaie suppure, puis se cicatrise ; pas de douleur. Il n'existe qu'une légère exophthalmie ; on espère que le malade sera à l'abri de tout accident.

Voici maintenant plusieurs exemples de plaies pénétrantes dans le crâne.

Le cas suivant est extrait de la *Clinique chirurgicale* de Larrey, t. I, p. 148.

Baumgartner, soldat, a reçu en jouant aux armes un coup si violent dans l'orbite gauche qu'il fut renversé comme mort, et que, dans sa chute, une portion de la baguette dont il avait été frappé se brisa, pénétra à la profondeur de 2 pouces dans l'orbite, où elle resta engagée. Immédiatement, hémorrhagie abondante par le nez et la bouche. Le lendemain, tumeur ecchymosée de la grosseur d'un œuf. L'œil n'a point reçu de solution de continuité ; mais il y a paralysie de l'iris et perte de la vue. Les membres correspondants sont aussi privés de mouvement. L'examen démontre que la baguette, après être entrée par l'angle externe de la paupière gauche, a suivi une direction oblique jusqu'à l'hémisphère droit du cerveau sous lequel elle a déterminé un épanchement. Le blessé se plaint d'une soif extrême, et peut à peine articuler des sons. Le surlendemain, quelques symptômes de la paralysie de l'estomac (ventouse à la nuque, vésicatoire sur le côté droit de la tête) ; le quatrième jour, état désespéré. Mort. Autopsie. A l'ouverture du crâne, couche légère de sang à la partie postérieure du cerveau ; autre épanchement sur les fosses de la base du crâne, et jusque sur la tente du cervelet. Déchirures produites par la baguette au sinus caverneux et à l'artère carotide, esquille osseuse de l'apophyse clinoïde droite ; morceau de bois implanté dans la substance du lobe moyen de l'hémisphère droit du cerveau, près de la scissure de Sylvius ; c'est la cause de la paralysie.

Le même auteur rapporte le fait suivant, t. I, p. 152 ; malheureusement l'autopsie ne paraît pas avoir été faite.

« Coup de sabre dans l'orbite ; la pointe, après avoir fait une légère piqûre oblique à la pointe du nez, a incisé les téguments de la partie interne de la paupière inférieure, vis-à-vis le rebord orbitaire formé par l'os maxillaire, a échancré ce rebord, et continué sa route entre le plancher de l'orbite et le globe de l'œil. Paupières tuméfiées, mais aucun changement dans l'aspect extérieur de l'œil ; seulement il est saillant d'un demi-pouce, et semble indiquer la division du nerf optique. L'arme a dû pénétrer assez profondément dans le crâne, en traversant sans doute la fente sphénoïdale, et y occasionner un épanchement considérable. Paralysie complète de tout le côté gauche (pansement simple, cataplasme sur l'œil). Le lendemain, extension de l'hémiplégie au muscle gauche de la face; symptôme plus grave (même pansement, saignée du bras). Deux jours après, symptôme d'épanchement et de paralysie plus manifestes (lavements purgatifs, vésicatoire sur le côté droit de la tête); les sphincters participent à la paralysie (moxa sur le ventre, fomentations avec l'ammoniaque et l'huile camphrée). Le lendemain, même insensibilité, même assoupissement (grain de potasse à la base du crâne, saignée du pied). Légère amélioration qui ne se soutient pas. Le malade expire quelque temps après. »

Dupuytren donna des soins à un ancien maître d'armes qui, passant devant une caserne, ne put résister au désir d'entrer voir un de ses anciens camarades. Le maître d'armes de la caserne lui proposa un assaut qu'il accepta. Ils se mettent en garde; l'ancien maître reçoit un coup sur le masque; le fleuret boutonné perce la grille de celui-ci, et le frappe à la base de la paupière supérieure où il fait une petite plaie de peu d'importance en apparence. Le blessé tombe cependant; on le mène à l'Hôtel-Dieu. Le surlendemain, symptômes encéphaliques alarmants (délire, convulsions, fièvre, coma); mort le quatrième jour. A l'autopsie, on trouve que la lame orbitaire du frontal avait été percée par le fleuret, et que le lobe correspondant du cerveau avait été blessé.

Le fils du général E..., élève à l'École polytechnique de Paris, reçut, comme le maître d'armes de l'observation précédente, un coup de fleuret à travers la voûte orbitaire, et devint hémiplégique du côté opposé au coup. L'œil ne souffrit pas. Désespéré, ce jeune homme se tua d'un coup de pistolet.

Bell, Borelli rapportent des faits semblables produisant l'hémiplégie; dans d'autres cas la blessure a été produite par un coup de canne (Ruysch, Bonnet), par un coup de fourchette (Massot), par une flèche (Horstius), par un parapluie (Mackensie), etc.

Larrey, t. IV, p. 211, rapporte l'observation suivante:

« M. Derampan (Édouard), ex-officier de cavalerie, âgé d'environ vingt-six ans, ayant fait la campagne de Russie, dans le cours de laquelle il a reçu plusieurs blessures légères, fut frappé, en faisant des armes, le 2 mars 1817, d'un coup de fleuret (dont la pointe s'était rompue sur son plastron) à la partie moyenne de la région canine gauche, près de l'aile du nez, dans une direction oblique de bas en haut, et un peu de dehors en dedans. L'instrument pénétra à la profondeur de 3 pouces et demi à travers la fosse nasale gauche, traversa sans doute la lame criblée de l'ethmoïde, près l'insertion de la grande faux de la dure-mère, et paraît avoir pénétré dans une direction verticale et un peu oblique d'avant en arrière, à la profondeur de 8 à 9 lignes dans la partie interne postérieure du lobe antérieur gauche du cerveau, de manière à se rapprocher de la partie antérieure du corps calleux.

« A l'instant de la blessure, une hémorrhagie très forte se manifesta, et probablement il se forma un épanchement sanguin relatif dans l'intérieur du crâne. Un moment après, le blessé tomba en syncope et perdit dès lors totalement l'usage de ses sens, dont l'activité ne s'est reproduite que d'une manière graduée, imparfaite et avec des particularités remarquables. La vue se rétablit en peu de jours dans l'œil droit, tandis que l'œil gauche en a été privé pendant plus d'un mois; peu à peu elle s'est entièrement développée dans l'un et dans l'autre, mais actuellement le malade voit les objets doubles. L'odorat, après avoir été totalement aboli, s'est rétabli en entier du côté droit, et le malade distingue fort bien de ce même côté les liqueurs alcooliques odorantes des liquides inodores; cependant la perception des odeurs est encore moins active que du côté gauche. Le malade avait également perdu le goût, mais de manière que la moitié droite de la langue perçoit très bien les saveurs, tandis que son côté gauche est privé de cette faculté; la totalité de cet organe est portée à droite, par opposition à l'hémiplégie qui existe du côté droit, et la commissure des lèvres est entraînée à gauche. L'ouïe, abolie d'abord dans l'oreille du côté de la blessure, s'est rétablie par la suite.

» La voix, qui s'était également perdue, est revenue graduellement, et il ne reste plus qu'un léger bégaiement.

» Les organes de la génération n'ont éprouvé aucune altération. Tout le côté droit avait été frappé de paralysie complète; aujourd'hui la sensibilité a reparu; les mouvements sont encore gênés, mais l'amélioration se manifeste évidemment.

» La mémoire des noms substantifs qui ont de l'analogie avec les noms propres a été totalement éteinte, et ne se reproduit aujourd'hui que très difficilement, tandis que la mémoire des images et de tout ce qui est susceptible de description est dans l'intégrité la plus parfaite. Ainsi, par exemple, le malade se rappelait très bien la personne et les traits de M. Larrey, de qui il avait reçu plusieurs fois des soins pour diverses maladies et blessures, il le connaissait beaucoup, il le voyait toujours sous ses yeux (expressions du malade), mais il n'a jamais pu se rappeler son nom, au point qu'il le désignait par celui de M. Chose. Il avait également oublié les noms de ses proches et de ses amis. Il ne pouvait aucunement se ressouvenir des noms des diverses pièces qui composent la batterie d'un fusil, et pourtant il en faisait très bien la description.

» L'aberration mentale qui a existé chez cet officier dans le premier temps a cessé, mais tout ce qui a rapport à son amour-propre, à ses succès militaires, etc., le jette encore dans un état d'aliénation et de mélancolie profonde, tandis que les conversations qui ont rapport à sa famille, à ses proches ou à ses amis, lui rendent le libre exercice de ses facultés intellectuelles. »

On lit dans les *Annales d'oculistique*, t. 20, p. 123, un fait qui a été communiqué à la Société pathologique de Londres, par M. Hugher Hewett, et dont l'issue a été fatale par suite de la blessure et d'un abcès du cerveau. Il s'agit d'une petite fille de deux ans qui fit une chute et qui se blessa avec un porte-crayon qu'elle tenait à la main. La paupière avait été traversée au-dessous de l'arcade orbitaire, et le porte-crayon, qu'on ne put extraire qu'avec beaucoup de peine, avait pénétré à deux pouces dans l'orbite. L'enfant fut pris, presque immédiatement, de phénomènes cérébraux, et mourut le sixième jour. A l'autopsie, on reconnut une lésion du lobe antérieur du cerveau et une petite cavité formant les parois d'un abcès. Il y avait une fracture de la voûte de l'orbite.

Toutes ces blessures, si graves dans leurs résultats, n'offraient cependant à l'extérieur, du côté de l'orbite, qu'une petite plaie insignifiante; aussi cette particularité me rappelle-t-elle toute la gravité des blessures étroites du globe oculaire, par des instruments piquants ou par des éclats de capsule fulminante. L'organe fonctionne encore fort bien pendant quelque temps; mais bientôt une inflammation, qui se préparait sourdement, éclate furieuse et le détruit; de même des blessures de l'orbite, pénétrant dans le cerveau, permettent au blessé de marcher, de penser et d'agir en toute liberté pendant un temps plus ou moins long, et finissent bientôt par le priver de mouvement et même par le tuer, après lui avoir fait subir les convulsions les plus atroces, le délire, le coma et toutes les complications des inflammations de l'encéphale. Que penser d'un médecin qui, appelé à donner son avis sur les résultats d'une plaie de l'orbite, insignifiante en apparence et pourtant qui devrait produire une hémiplégie ou la mort, d'un médecin, dis-je, qui n'aurait pas eu la prudence de réserver son pronostic!

Le traitement de ces blessures étant basé sur les saignées générales et locales abondantes, comme toutes les plaies du crâne, nous n'avons point à nous en occuper autrement ici.

Plaies par armes à feu.

Ces blessures produisent dans l'orbite, comme dans les autres parties du corps humain, les effets les plus capricieux et les plus inattendus ; aussi le praticien doit-il suspendre souvent son pronostic, et appliquer le traitement le plus sévère.

On pourrait diviser ces plaies comme les précédentes : 1° en plaies intéressant les bords ou la base de l'orbite ; 2° en plaies de l'intérieur de l'orbite, ou en plaies pénétrantes. Mais les premières ayant été déjà étudiées en grande partie dans les articles précédents, et devant nous occuper encore lorsque nous étudierons les plaies du sourcil, nous ne parlerons ici que des secondes.

Les plaies pénétrantes de l'orbite peuvent se diviser en trois catégories.

1° *Plaies obliques*, dans lesquelles figureront celles qui enlèvent des éclats de la base de cette cavité, blessent ou traversent ses parois pour pénétrer ou non dans le crâne, et celles qui de l'orbite atteignent le sinus frontal, le sinus maxillaire et réciproquement.

2° *Plaies transversales*, qui comprendront les cas dans lesquels l'orbite sera pris en travers, de la tempe vers la paroi interne, et ceux où les deux orbites auront été traversés à la fois, etc.

3° *Plaies directes*, les plus graves de toutes, dans lesquelles le corps étranger, parcourant l'orbite d'avant en arrière, se dirigera vers le cerveau, etc.

Cette division, bien que très incomplète, nous permettra de classer les faits que nous trouvons partout disséminés. Basée sur les différences du trajet des corps étrangers, elle nous conduira à établir plus facilement des différences dans le pronostic. Ainsi les plaies obliques, celles du moins qui ne pénètrent pas dans le crâne, seront généralement moins graves que les plaies transversales, et celles-ci moins que les plaies directes, qui occasionnent souvent des lésions du cerveau.

Dans les premières, l'œil ne sera pas toujours lésé; il le sera presque infailliblement dans les deux autres.

Plaies obliques.

La direction des corps étrangers varie beaucoup dans ces sortes de plaies, et les blessures qui en résultent présentent nécessairement d'assez grandes différences entre elles. Il peut arriver que le blessé reçoive une balle de haut en bas, comme dans les guerres de barricades, ou bien qu'il soit incliné plus ou moins au moment où il est frappé, et que l'œil soit détruit en même temps que le plancher et le sinus maxillaire sont traversés. Si l'obliquité en dedans est plus grande encore, le sinus est épargné, mais la narine ou les deux narines sont brisées, et la balle, pénétrant plus loin dans cette même direction, produit d'autres désordres du côté opposé vers le bas de la face.

Voici des faits :

Une balle a frappé l'angle interne de l'œil gauche et est sortie au-devant de l'oreille du même côté ; une autre est entrée au-dessus de l'angle interne de l'œil droit et est sortie par l'oreille droite : dans ces deux cas l'œil fut perdu. Une balle pénétra dans la face à la partie supérieure et gauche du nez; elle sortit au-devant de l'oreille droite, et le blessé fut atteint d'amaurose de l'œil droit; l'œil gauche fut affecté de la même manière dans un cas où la balle entra par le côté droit du nez et sortit au-devant de l'oreille gauche.

Dans un autre cas, la balle, après avoir pénétré dans l'œil droit, sortit à égale distance de l'œil et de l'oreille gauche ; l'œil gauche fut frappé d'amaurose, etc., etc. Tels sont les cas de blessure oblique rapportés parJohn Thomson, d'après Mackensie. M. Baudens (1) rapporte le fait suivant :

Coup de feu sur la région de l'orbite. — Destruction de l'œil compliquée de fractures. — Extraction de l'os malaire presque entier. — Conservation des esquilles mobiles et adhérentes. — Guérison après deux mois sans issue d'esquilles secondaires :

« Le 1er avril 1836, M. le capitaine M... du 2e léger, trente-huit ans, constitution sèche, tempérament nerveux, reçut une balle

(1) **Baudens**, *Clinique des plaies d'armes à feu*, p. 151.

dont l'entrée correspondait à la partie inférieure et externe de la base de l'orbite, tandis qu'une plaie à bords renversés, située derrière le pavillon de l'oreille, en indiquait la sortie.

» Le choc du projectile contre le bord orbitaire a détaché l'os de la pommette, qui a été enlevé, à l'exception d'une partie de sa face supérieure et de ses angles supérieur et inférieur, que j'ai conservés malgré leur grande mobilité. Toutes les parties molles étaient déchirées jusqu'à l'oreille, et laissaient voir une plaie horriblement contuse dont le fond correspondait à la fosse temporale.

» En promenant légèrement la pulpe du doigt dans le sillon de cette blessure, je retirai avec de gros caillots de sang de petites esquilles détachées. Je remis en place celles qui étaient encore adhérentes, et je conservai soigneusement les enveloppes du globe de l'œil, dont la déchirure avait donné issue aux humeurs, afin d'obtenir un petit moignon mû par les muscles de l'orbite, et devant servir plus tard de soutien à un œil d'émail. Après avoir rafraîchi les lèvres de la plaie, je les réunis par quelques points de suture. Le premier fil demanda plus de soin que les autres, parce que, placé à la commissure externe de l'œil, il importait de ne le porter ni trop en dehors, ni trop en dedans, pour conserver à la paupière ses dimensions naturelles. Je laissai dans le point déclive, vers l'oreille, un hiatus pour l'écoulement du pus; les sutures recouvertes d'un linge fenêtré, de charpie, de compresses et d'une bande qu'on arrose pendant plusieurs jours.

» Blessé au col de l'Atlas, la température étant au-dessous de zéro, cet officier fut pris de frissons et d'horripilations qui persistèrent longtemps et le firent cruellement souffrir. Cet état spasmodique, dépendant à la fois de l'hémorrhagie (20 onces environ), de la commotion et du froid, se dissipa au bout de quelques heures.

» La guérison fut complète après deux mois; point d'accidents cérébraux, quelques bourdonnements d'oreilles fort douloureux, mais dont les saignées locales triomphèrent. La suppuration fut peu abondante; les lèvres de la plaie, parfaitement réunies, laissèrent une cicatrice linéaire, et il ne se fit aucune exfoliation.

» A part la perte de son œil, cet officier est à peine défiguré, ce que j'attribue en grande partie aux soins apportés dans le pansement, et surtout au bénéfice des sutures. En effet, j'ai observé plusieurs militaires atteints de lésions analogues, et chez lesquels le défaut de sutures a donné lieu à des cicatrices vicieuses qui ont déformé les paupières et imprimé à la face des grimaces repoussantes, auxquelles je n'ai remédié qu'imparfaitement en coupant certaines brides pour faire rentrer les parties dans l'état naturel. Mais ce qu'il nous importe le plus de noter, c'est que dans ces cas, comme dans l'autre, les pièces d'os mobiles se sont soudées d'une manière définitive. »

Mackensie, auquel nous avons fait de larges emprunts pour ce qui concerne ces maladies, cite un autre fait de blessure dans lequel une balle pénétra dans le milieu des sinus frontaux, traversa le sinus gauche et vint se loger dans la cavité de l'orbite ; elle produisit la cécité et une grande tuméfaction. Dans un autre cas, que nous rappellerons plus en détail en parlant des corps étrangers de l'orbite, une balle déchira l'œil, traversa la paroi interne et supérieure de l'orbite, et se logea dans le sinus frontal où elle resta douze ans sans produire aucun mal.

Les blessures obliques qui pénètrent dans l'orbite après avoir traversé d'autres parties sont quelquefois très graves. Tel est le cas raconté par Mackensie, d'après Wepfer :

« Un homme qui se reposait sur le sol reçut accidentellement un coup de fusil de son compagnon de voyage ; la balle entra un peu au-dessous du lobe de l'oreille droite, et, passant derrière l'angle de la mâchoire, au-dessous de la voûte palatine et derrière la racine du nez, traversa l'orbite gauche et sortit à travers la paupière supérieure. L'œil fut chassé de sa place et pendait hors de l'orbite ; la cornée était déchirée, en même temps une portion de l'os frontal fut séparée du reste de l'orbite. Il s'écoula du sang des deux ouvertures de la plaie, des narines et de la bouche, et pendant quelques jours l'hémorrhagie se reproduisit chaque fois que le blessé se livrait à quelque mouvement. L'œil droit et ses environs furent pendant un grand nombre de jours le siége d'une ecchymose. Le blessé guérit, mais avec la perte de son œil. »

Cette grave blessure me rappelle un cas d'Ambroise Paré, que l'on considère comme une blessure du cerveau, et dans lequel, comme le fait judicieusement observer M. Vidal, de Cassis (1), la face a été seule intéressée. Il ne s'agit pas d'un coup de feu, mais d'un coup de lance. Voici comment Ambroise Paré le raconte : « Monseigneur François de Lorraine, duc de Guise, receut » devant Boulogne, d'un coup de lance qui, au-dessous de l'œil

(1) Vidal, de Cassis, *ouv. cit.*, t. II, p. 745.

» dextre déclinant vers le nez, entra et passa outre de l'autre part, » entre la nuque et l'oreille, d'une si grande violence, que le » fer de lance, avec une portion de bois, fut rompu et de» meura dedans, en sorte qu'il ne put être tiré hors qu'à grande » force, même avec tenaille de mareschal; nonobstant toutefois » cette grande violence, qui ne fut sans fracture d'os, nerf, veines, » artères et autres parties rompues et brisées par ledit coup de » lance, mondit seigneur, grâce à Dieu, fut guéri. »

Larrey raconte un terrible exemple de plaie oblique par un boulet sur un soldat de l'armée d'Égypte (1). « Louis Vauté, caporal dans la 88e demi-brigade d'infanterie de ligne, fut atteint, dans la tour de Marabou, pendant le siége d'Alexandrie, en l'an IX (1801), d'un coup de boulet à la face qui lui emporta la presque totalité de la mâchoire inférieure et les trois quarts de la supérieure; de manière qu'il en était résulté une plaie épouvantable, avec perte de substance faite aux dépens de la destruction de la mâchoire, depuis la deuxième molaire droite jusqu'à son articulation avec le temporal. Les deux os maxillaires en entier, les os du nez, l'os ethmoïde et toutes les portions osseuses des fosses nasales, l'os de la pommette du côté droit et le zygoma avaient été brisés; l'œil du même côté crevé; les parties molles correspondantes à ces portions osseuses détruites; la langue coupée dans la moitié de son épaisseur et à son milieu; enfin l'arrière-bouche et les narines postérieures étaient totalement à découvert; de grands lambeaux renversés des téguments et des muscles du col et de la joue gauche avaient laissé à nu les vaisseaux jugulaires et la fosse articulaire du temporal. Tel était l'état de cette énorme et horrible blessure lorsque je rencontrai ce malheureux dans un recoin d'un de nos hôpitaux à Alexandrie, où ses camarades l'avaient déposé, dans la persuasion qu'il était mort. En effet, le pouls était presque insensible, le corps froid et sans apparence de mouvement.

» Cependant j'administrai à cet infortuné tous les secours qui furent en mon pouvoir. Comme il n'avait rien pris depuis deux jours, mon premier soin fut de lui faire avaler, au moyen d'une sonde œsophagienne, deux tasses de bouillon et un peu de vin. Ses forces se ranimèrent; il se mit de lui-même sur son séant, et me témoigna par signes la plus vive reconnaissance, car il ne pouvait articuler le moindre mot. Je lavai la plaie, j'emportai tous

(1) Larrey, *Chirurgie militaire*, t. II, p. 140 et suiv.

les corps étrangers, j'excisai les parties molles, attrites et désorganisées; je fis la ligature de plusieurs vaisseaux que j'avais ouverts; enfin, après avoir rafraîchi les lambeaux, je les affrontai, je les mis dans le rapport le plus exact possible, et les y maintins au moyen de plusieurs points de suture. Je réunis aussi avec le même moyen les deux portions coupées de la langue; je couvris toute cette excavation d'un grand linge fenêtré, trempé dans le vin chaud; j'appliquai de la charpie fine, quelques compresses et un bandage contentif.

» Quoique je n'eusse pas lieu d'espérer la guérison de ce blessé, je lui continuai mes soins. On lui faisait avaler, toutes les trois heures, une prise de bouillon et quelques cuillerées de bon vin avec la sonde de gomme élastique garnie de son entonnoir. Les pansements étaient fréquemment renouvelés, à cause de la perte considérable de la salive et des autres fluides.

» Ce traitement produisit les meilleurs effets : Louis Vauté alla toujours de mieux en mieux; la suppuration s'établit et devint louable, les escarres se détachèrent, les bords de cette énorme plaie se rapprochèrent, l'adhésion des parties réunies se fit assez promptement, et ce militaire fut en état de repasser en France à l'époque de notre évacuation, trente-cinq jours après l'accident : la cicatrisation de toutes les parties s'est achevée par la suite.

» Après avoir été nourri pendant les quinze premiers jours au moyen de la sonde, ce blessé put avaler ensuite de la bouillie et du bouillon avec un biberon et successivement avec la cuiller. Il a continué ces procédés en les perfectionnant, et il est parvenu à rétablir son embonpoint et sa santé.

» Ce respectable soldat, qu'on peut voir aujourd'hui à l'hôtel impérial des Invalides, parle assez bien pour se faire entendre, surtout lorsque cette grande et large ouverture est couverte d'un masque d'argent. »

Vauté a survécu dix-huit ans à sa blessure, et a péri de mort violente à l'hôpital de Charenton. On trouve une esquisse de son portrait dans le *Dictionnaire des sciences médicales*, t. XXIX, pl. II, et une figure représentant son crâne disséqué dans le *Journal complémentaire*, etc., t. VIII, p. 119 (note de Mackenzie, p. 5).

On lit dans les *Annales d'oculistique*, t. II, p. 43, le fait d'un homme qui, voulant se tuer, se tira un coup de pistolet sous le menton, du côté droit; la balle traversa la bouche, fracassa le palais et le plancher de l'orbite gauche, sans blesser la langue, et resta dans le sinus maxillaire. Du même côté, l'œil fut amaurotique, et atteint, en même temps, d'un entropion de la paupière inférieure et d'une paralysie de la paupière supérieure. (Szokalski.)

Plaies transversales.

Ces blessures entraînent la lésion de beaucoup de parties que les effets consécutifs permettent de déterminer. Le muscle temporal et son aponévrose, de nombreux filets provenant de la portion dure de la septième paire et des trois divisions de la cinquième paire, peuvent être divisés. Il en est de même des branches nombreuses des artères maxillaires interne et externe, des nerfs situés dans l'orbite, des muscles de l'œil, de l'œil lui-même et des rameaux de l'artère ophthalmique. La paroi externe et la paroi interne de l'orbite, le canal nasal, et même la lame criblée de l'ethmoïde et les parois de l'orbite du côté opposé, peuvent être brisés comminutivement par la même balle.

Le pronostic de ces blessures est toujours des plus graves en ce qui touche la vision ; mais, chose remarquable, les blessures qui traversent les deux orbites, en détruisant ou non les deux yeux, laissent le plus souvent la vie intacte, tandis que celles qui frappent un seul orbite occasionnent assez ordinairement la mort. Cette différence paraît venir de ce que la balle marchant obliquement en arrière, quand une seule tempe est frappée, pénètre dans le cerveau, ou, qu'en partie amortie, elle reste enclavée dans les os et occasionne par sa présence de redoutables accidents consécutifs.

Cette remarque faite par Mackenzie s'appuie de faits bien observés que nous avons trouvés dans les auteurs et, en particulier, du récit de Heister, qui dit en parlant des blessures reçues en 1709 devant Mons, que le plus souvent les blessés, chez qui une plaie par arme à feu n'intéressait qu'une tempe, mouraient soit immédiatement, soit peu après la blessure ; cependant j'ai vu une jeune fille qui avait reçu par accident et presque à bout portant, la balle d'un pistolet à la tempe gauche. L'œil avait été détruit et il n'y avait pas eu d'accidents généraux fort graves.

Par contre, le docteur Thompson a vu, après la bataille de Waterloo, huit à dix blessés chez lesquels une balle avait passé d'une tempe à l'autre derrière les yeux ; tous avaient beaucoup de tuméfaction, de tension de la tête et de la face. Il ajoute qu'un défaut d'examen aurait pu faire supposer que les projectiles avaient pénétré dans la cavité du crâne, et fait remarquer que dans les blessures de ce genre on a attribué la cécité à la lésion de la partie inférieure des lobes antérieurs du cerveau, mais qu'il est très probable que dans ce cas le cerveau n'a point été atteint. Il raconte ensuite des faits très curieux. Dans un cas, la balle avait passé d'une tempe à l'autre, derrière les yeux; l'un fut frappé d'amaurose, l'autre détruit par l'inflammation; dans un autre où la balle avait encore traversé les deux orbites, il y eut une amaurose double; mais les yeux ne s'enflammèrent pas. Heister raconte un fait semblable: la balle avait passé derrière ces organes, qui restèrent transparents, immobiles et privés de la vision. Chez la plupart des blessés du docteur Thompson, l'amaurose fut produite par la commotion de l'œil et non par la division des nerfs optiques, qu'il a reconnue pourtant dans quelques cas.

Il a vu aussi des blessures dans lesquelles la balle, broyant les deux yeux, avait traversé les parois internes des deux orbites sans briser la racine du nez. Une autre fois la balle avait passé au-dessous et en arrière des yeux, et le malade éprouva après quelques semaines des spasmes douloureux de la face qui, par la vivacité des souffrances et leur mode de développement, avaient une frappante ressemblance avec ceux du tic douloureux.

Mackenzie, qui rapporte tous ces faits, cite encore, d'après Vallériola, le cas d'un soldat dont la tête avait été traversée par une balle qui avait pénétré par le côté gauche, et était sortie par le côté droit, un peu plus haut. Le blessé resta aveugle et sourd, après avoir éprouvé des symptômes apoplectiques dont il se rétablit. Malheureusement cette observation manque de détails. La suivante, rapportée par le professeur Baudens (1), est fort intéressante.

Balle traversant de part en part le crâne à la hauteur des fosses temporales. — Brisure des parois orbitaires externe et interne. — Destruction d'une foule de branches nerveuses suivie de phénomènes physiologiques intéressants. — Développement d'un grand nombre de petits vers dans la plaie. — Fonte des globes oculaires. — Guérison.

« Le 2 juillet, à la défense des hauteurs qui couronnent le col de l'Atlas, F..., caporal au 30e de ligne, reçut une balle qui, entrée

(1) Baudens, *Clinique des plaies par armes à feu*, 1836, p. 127.

à 1 pouce en arrière et 6 lignes au-dessus de l'apophyse orbitaire externe du côté droit, était ressortie à gauche par le point diamétralement opposé. Dans ce trajet, les parois orbitaires externe et interne, ainsi que la lame criblée de l'ethmoïde, ont été réduites en esquilles ; le muscle temporal et ses aponévroses, des filets nerveux de la branche temporo-faciale de la septième paire, des rameaux émanés des trois troncs principaux du trijumeau sont déchirés, ainsi que des branches des artères maxillaires externes et internes. Dans les orbites, le rameau lacrymal et nasal du nerf ophthalmique, une partie des filets nerveux de la troisième paire, la sixième paire de nerfs, le nerf optique lui-même, les muscles droits externe et interne, et quelques artérioles de l'ophthalmique, ont dû être lésés à des degrés plus ou moins prononcés. La face antérieure et inférieure du premier lobe du cerveau n'a point été étrangère à ces désordres. Le blessé éprouva les phénomènes d'une vive commotion, et, bien que les plaies d'armes à feu ne soient point ordinairement suivies d'hémorrhagie, j'observai le contraire : F... était couvert de sang qui s'était échappé par les fosses temporales et surtout par les narines. Quand il arriva à l'ambulance, il était dans un état de syncope qui heureusement avait arrêté l'hémorrhagie, mais qui, d'un autre côté, ne me permit pas de faire rigoureusement la part des effets de la commotion. La face, et principalement les régions naso-orbitaires, sont le siége d'une tuméfaction considérable ; les esquilles mobiles sont enlevées ; les plaies lavées, pansées, puis masquées par de larges compresses imbibées d'eau fraîche, et maintenues par un bandage ; les ablutions d'eau froide furent continuées pendant six jours dans le double but d'enrayer le développement de l'encéphalite aiguë et de ralentir la marche de l'hémorrhagie qui reparut pendant la route, et à laquelle je ne voulus point m'opposer tout à fait, afin d'entretenir une saignée locale qui, modérée et continue, devait sauver notre blessé. Pendant les quinze premiers jours qui suivirent cet accident, j'observai les phénomènes suivants : Le délire a lieu par intervalles, avec ou sans agitation ; mais le froid sur la tête, les saignées locales permanentes et les ventouses scarifiées, placées entre les épaules, parvinrent à en triompher. Plus tard, il se développa dans les orbites et dans les fosses nasales une foule de petits vers. Ces larves se nourrissaient de suppuration. J'avais déjà connu à Sidi-Ferruch que leur présence en pareil cas n'est pas du tout nuisible, et je n'aurais pas apporté un soin scrupuleux à leur entière destruction, si je n'avais craint qu'elles ne pénétrassent dans le cerveau. Je les fis toutes périr promptement en injectant dans les orbites et les fosses nasales une légère solution de deuto-chlorure de mercure. Voici les faits intéressants qui ont survécu à cette lésion.

» Les barbes d'une plume introduites dans les narines restent sans action sur la membrane muqueuse, tandis que les corps piquants déterminent une sensation assez vive. Quant à la conjonctive, elle conserve une grande partie de sa sensibilité, mais assez faible toutefois, pour ne pas développer la sensation du prurit incommode que la présence des vers aurait dû faire naître. Au bout de quelques jours, par suite de la lésion du ganglion ophthalmique et de celle des filets nerveux de la branche ophthalmique de la cinquième paire, la cornée, devenue opaque, s'est détachée des globes oculaires, dont les humeurs se sont fait jour au dehors, et ont amené la fonte de ces organes. La destruction du nerf olfactif a été suivie de la perte de l'odorat, et celle du nerf nasal de la cinquième paire, destinée à animer la muqueuse pituitaire, a vivement émoussé la sensibilité de cette membrane, et l'a rendue sans action sur les molécules odorantes, dont une partie aurait pu être transmise encore au cerveau par quelques filets du nerf olfactif restés probablement intacts. Les facultés intellectuelles sont affaiblies ; néanmoins, le blessé conserve la mémoire des objets qu'il connaissait avant son accident ; mais depuis ce temps, malgré tous ses efforts, il ne peut se ressouvenir de ce qui l'a occupé la veille. Il ignore l'étendue de son malheur, et conserve l'espoir de recouvrer la vue. Toutes les plaies étaient cicatrisées deux mois après la blessure ; les lésions que je viens de signaler sont incurables. F... est embarqué pour retourner en France. »

L'observation suivante présente quelques points de ressemblance avec la précédente ; elle offre un intérêt d'autant plus grand que le malade, guéri de sa blessure, est mort quelque temps après d'une maladie générale, et que Larrey a pu faire l'autopsie. Voici en quels termes l'illustre chirurgien de la grande armée s'exprime (1) :

« Parmi les blessés graves de la ligne qu'on ne put évacuer de l'hôpital de Reneveck sur ceux de Vienne, et qui furent réunis sous ma surveillance à nos blessés de la garde, j'en trouvai un très

(1) Larrey, *loc. cit.*, t. III, p. 320.

remarquable, âgé d'environ vingt et un ans, dont le nom nous est resté inconnu, parce qu'il était privé de l'usage de ses sens et de presque toutes les facultés animales. Les fonctions organiques s'étaient cependant conservées à peu près dans l'état naturel. Ce militaire avait reçu une balle à la terrible journée d'Eslingen; il lui restait une plaie fistuleuse à la tempe gauche, près de l'orbite. L'œil du même côté faisait une très forte saillie au dehors, et ses fonctions visuelles étaient totalement anéanties. Le blessé voyait encore la lumière de l'œil droit, et pouvait distinguer les gros objets. La moitié du crâne du côté blessé était sensiblement plus voûtée et plus volumineuse que celle du côté droit, et lorsqu'on explorait la région temporale, on apercevait à l'œil comme au toucher un espace large d'un travers de doigt, lequel se prolongeait en décrivant un demi-cercle en haut et en arrière dans le trajet de la suture coronale, jusqu'à sa jonction dans la sagittale. Il est bien évident que cet espace, dans toute l'étendue duquel on plaçait facilement le doigt, était formé par la désunion de l'os frontal et du pariétal, ce qui produisait un véritable écartement de ces deux os.

» Le blessé restait habituellement couché, et faisait très peu de mouvements, à raison de l'état de paralysie où tous les muscles se trouvaient. D'ailleurs, l'appétit était bon, et la digestion se faisait bien; les fonctions de la respiration, de la circulation et toutes les sécrétions, se continuaient avec assez de régularité.

» Après avoir bien examiné la tête et sondé la plaie, je découvris un corps dur et profondément situé vers la fosse orbitaire. J'agrandis très peu l'angle supérieur de ce sinus, et, à l'aide d'une forte pince de fer, je pus extraire la balle dont j'avais reconnu l'existence. Elle était mobile, quoiqu'elle eût d'abord été enclavée dans l'épaisseur de l'os.

» L'extraction de ce corps étranger aplati et irrégulier étant faite, on découvrait un vide profond, et l'on sentait les pulsations du cerveau. Cette plaie fut pansée à plat avec de la charpie sèche, et le malade fut mis à l'usage du vin de quinquina et des antispasmodiques. Il prenait de bons consommés et de bon vin.

» Après cette opération, qui fut faite en août, l'état du blessé parut s'améliorer, et l'on voyait disparaître par degrés l'écartement de la suture. Enfin, il nous donnait des espérances de guérison, lorsque je repartis pour la France dans les premiers jours de novembre; il y avait cinq mois révolus qu'il avait été blessé.

Depuis l'extraction de la balle, il se formait chez lui un nouveau langage à l'instar de celui des enfants lorsqu'ils commencent à balbutier. Par exemple, il exprimait les affirmatives par le mot *baba*, les négatives par celui de *lala*, et lorsqu'il avait quelques besoins, il prononçait fortement les mots de *dada* ou *tala*. Au commencement de décembre de la même année, ayant été atteint de la fièvre nosocomiale qui s'était déclarée chez les blessés de la salle où il se trouvait, il mourut presque tout à coup.

» Le chirurgien français, à qui j'avais confié la direction du petit nombre de blessés graves de la garde que j'avais laissés avec quelques uns de la ligne à l'hôpital de Reneveck, eut l'extrême complaisance, d'après la recommandation que je lui avais faite en cas de mort de ce militaire, dont la blessure offrait tant d'intérêt, de mettre la tête du cadavre dans un baril plein d'une dissolution de muriate suroxygéné de mercure, et de me l'envoyer à Paris.

» M. Aumont, l'un des chirurgiens de l'hôpital de la garde, jeune homme instruit et zélé, procéda en ma présence à la dissection de cette tête. Les téguments et les parties molles de la périphérie du crâne ayant été enlevés avec précaution, je fis scier perpendiculairement la moitié postérieure de cette boîte osseuse, afin de pouvoir mieux observer le désordre occasionné par la balle dans la portion antérieure. Nous trouvâmes la dure-mère fortement adhérente dans les points de sutures ; elle avait acquis de l'épaisseur et de la consistance dans la portion correspondant à la suture pariéto-frontale, précisément dans toute l'étendue de l'écartement que j'avais reconnu ; les circonvolutions du cerveau étaient effacées dans les points correspondant à la fracture, et les membranes qui recouvraient cette portion cérébrale étaient également très épaissies et adhérentes l'une à l'autre. Après avoir détaché ces membranes et enlevé le cerveau, nous mîmes à découvert une ouverture formée dans la portion de l'os frontal, située au-dessous du processus temporal et derrière l'apophyse angulaire externe. Le bord de cette ouverture, lequel avait environ 13 millimètres de diamètre, était lisse et arrondi. Ce rebord résultait d'une cicatrice qui s'était faite dans cette ouverture à l'instar de celle qui s'établit aux parties molles. Extérieurement, elle laissait apercevoir en haut et en devant une fêlure cicatrisée (1) qui se prolongeait à 3 centimètres environ vers la bosse frontale du même côté ; un

(1) C'était primitivement un rayon de fracture.

peu plus en arrière, on observait la suture pariéto-frontale, mince, transparente, avec de grandes dentelures à peine en contact, et deux lignes flexueuses également transparentes qui montaient parallèlement le long de la suture, et à une distance plus ou moins éloignée l'une de l'autre. Ces deux lignes se perdaient en se rapprochant dans la suture sagittale.

» L'état mince et incomplétement ossifié de la suture frontale indiquait, avec les lignes transparentes, toute l'étendue de l'écartement que j'avais parfaitement reconnu pendant la vie du blessé. En bas et vers l'orbite, on apercevait une dépression qui pouvait recevoir l'extrémité du pouce; elle était visiblement formée par la moitié externe de la lame orbitaire de l'os frontal qui, après avoir été fracturée par la balle, s'était déprimée du côté de l'orbite, et comprimait le globe de l'œil, ce qui l'avait déplacé et privé de ses fonctions visuelles.

» Cette pièce osseuse, d'abord détachée du reste du frontal par le projectile, y avait été rattachée par une substance membraneuse déjà ossifiée dans quelques points à l'époque de la mort du sujet; enfin, toutes les parties molles ou dures lésées par la balle, après avoir éprouvé un travail de nouvelle organisation, s'étaient cicatrisées, et la nature avait tout disposé chez ce militaire pour le conduire à la guérison, qui aurait eu lieu sans doute, comme nous l'avons déjà dit, sans la contagion dont il fut atteint.

» Cependant cet individu aurait encore été affligé, même après la guérison, du moins pendant longtemps, d'infirmités graves. Le crâne conservé présente, outre les particularités observées dans le lieu de la fracture, une augmentation considérable de volume dans toute la partie latérale gauche de cette boîte, et une réduction très sensible dans le diamètre transversal de l'orbite du côté blessé. Cette observation, extrêmement curieuse, prouve encore les grandes ressources que la nature peut déployer, même dans les cas les plus désespérés. »

On lit enfin dans les *Annales d'oculistique* de Fl. Cunier, t. XX, p. 105, l'observation d'un coup de feu ayant détruit l'œil gauche et nécessité l'extirpation de l'œil droit. Cette observation est du docteur Fenin, chirurgien en chef de l'hôpital militaire de Cambrai, qui la rapporte ainsi :

« Le nommé Kreps, soldat au 23e de ligne, âgé de trente-quatre ans, d'un tempérament sanguin, aux formes athlétiques, a été atteint, le 2 avril, d'un coup de feu à la face.

« Le projectile, arrivant de gauche à droite, avait détruit la cornée transparente et la partie supérieure de la sclérotique de l'œil gauche; continuant la même direction, il avait fracturé les os propres du nez, traversant dans son trajet les lames antérieure et supérieure de l'ethmoïde, et il était allé se caser dans l'angle externe et postérieur de l'orbite droit. Le 6, à son entrée à l'hôpital de Blidah (Algérie), il présentait les symptômes suivants :

» L'œil droit, rejeté en dehors, est énormément tuméfié, froid au toucher et d'une couleur terne; les paupières, également tuméfiées, sont d'une couleur violacée ; le malade souffre de la tête, le pouls est fréquent et plein (saignée, limonade, pédiluves). Le 7, à la visite du matin, après avoir bien examiné le malade, je reconnus une tendance à la gangrène, et proposai l'extirpation de l'œil ; le blessé y consentit, et je me mis tout de suite à l'œuvre. Après avoir incisé légèrement la partie inférieure de la paupière supérieure à son milieu, je saisis l'œil avec des pinces, je l'attirai en dehors et je fis l'incision des muscles, puis du nerf optique. Parcourant ensuite la cavité orbitaire avec l'indicateur droit, je rencontrai facilement la balle qui fut assez difficile à extraire, étant enclavée et toute déformée. Un érysipèle survint, mais il fut guéri par des saignées et un pansement convenable, et le 4 juin le malade était envoyé à Alger complétement guéri. »

Plaies directes.

Ces plaies, dans lesquelles l'œil est broyé, les os de l'orbite fracturés et le cerveau traversé, donnant la mort immédiatement, ont peu occupé les chirurgiens; aussi nous bornerons-nous à signaler seulement que, dans quelques cas, la vie a pu être épargnée même avec une blessure aussi dangereuse, et bien que le cerveau ait subi une notable perte de substance. Le fait le plus curieux est celui que rapporte en ces termes le professeur Ansiaux (Mackenzie, *loc. cit.*) :

« Nicolas-Joseph Brune, âgé de vingt-neuf ans, voulant décharger un fusil, commença par extraire la balle avec un tire-bourre, mais il ne put parvenir à retirer la bourre et la poudre. Il eut alors l'idée de faire rougir la grosse extrémité de la baguette et de l'introduire dans le canon ; au moment même la poudre s'enflamma, et la baguette traversa la tête de l'imprudent. Cette baguette frappa la partie interne de l'orbite dans le point où l'os unguis est uni à l'apophyse montante de l'os maxillaire, traversa obliquement la tête de manière à sortir de 10 pouces au côté droit de l'angle supérieur de l'os occipital. Le père du jeune homme accourut au bruit de l'explosion, le trouva étendu par terre, le releva et saisissant le gros bout de la baguette à deux mains, la tira de la tête. Il sortit environ 2 onces de sang par les deux ouvertures, d'où s'échappèrent aussi quelques portions du cerveau.

» Un chirurgien pansa les plaies, recommanda l'abstinence, mais ne saigna pas le blessé ; il ne survint aucun symptôme fâcheux, à cela près d'une vive inflammation de l'œil droit, qui fut perdu. Il sortit des plaies une énorme quantité de pus, et du trente-sixième au cinquante-sixième jour quelques petits fragments d'os nécrosés. Trois mois après l'accident la cicatrisation était complète. Le professeur Ansiaux examina plusieurs fois ce jeune homme, et le fit voir à ses élèves. Sa santé était parfaite et il était capable de supporter de rudes travaux. »

A cette observation nous pourrions ajouter toutes celles dans lesquelles l'orbite et le cerveau ont été simultanément frappés, quelle qu'ait été la route suivie par le corps étranger. Nous nous bornerons aux citations suivantes :

Un chasseur fait partir avec son pied la détente de son fusil, deux balles entrent par le côté droit de la mâchoire inférieure, traversent l'orbite gauche et font leur trou de sortie par le pariétal gauche près de la suture lambdoïde. L'œil fut chassé de l'orbite ; le malade mourut le cinquième jour (Wepler).

Le cas suivant ressemble sous quelque rapport à celui du professeur Ansiaux ; il est de M. Bagieu (voy. Mackenzie) : Un jeune homme est atteint d'une balle qui pénètre à travers la lèvre supérieure, la narine droite et la voûte de l'orbite jusque dans le crâne, d'où elle s'échappe au niveau de la partie supérieure de l'os frontal près de la suture sagittale. On fit une incision sur la partie blessée de l'orbite, et il en sortit, au premier pansement, une portion des deux substances du cerveau du volume d'un petit œuf de poule environ. On retira plusieurs esquilles à diverses époques du traitement, surtout dans les quinze premiers jours, et le malade finit par se rétablir complétement.

Larrey (t. III, pag. 314) rapporte un fait à peu près semblable, mais dont la terminaison fut moins heureuse. Le cerveau fut traversé aussi de part en part par une baguette de fusil qui était entrée au milieu du front et sortait de 2 pouces environ au côté gauche de la nuque. Le corps étranger ne put être extrait par

M. Caizergues, aide-major, chargé de ce malade, et la mort survint après deux jours.

Traitement. — Il n'a rien de particulier : le repos, le régime le plus sévère, les émissions sanguines, locales et générales, les applications glacées, les purgatifs, etc., etc. ; enfin tous les autres moyens conseillés dans les plaies de la tête. On doit surtout tenir les plaies ouvertes le plus de temps possible pour éviter la compression du cerveau. On s'assurera avant tout que la plaie ne contient pas le corps vulnérant. (Voy. l'article suivant.)

ARTICLE VI.

CORPS ÉTRANGERS DE L'ORBITE.

Nous avons vu dans les pages précédentes les accidents divers qui résultent des blessures de l'orbite ; il s'agit maintenant d'examiner le rôle des corps étrangers qui atteignent cette cavité.

Lorsque le corps vulnérant vient d'atteindre l'orbite, les paupières présentent souvent un gonflement plus ou moins considérable qui ne tarde pas à masquer en totalité ou en partie l'organe de la vision. Il devient dès lors très difficile de reconnaître si l'œil a ou non conservé sa forme, s'il est épargné, si tous ses mouvements existent.

L'exophthalmos à un degré plus ou moins marqué est, avec le gonflement des paupières, l'un des premiers phénomènes que l'on observe. On essaie de reconnaître immédiatement si ce phénomène serait dû à la présence du corps étranger dans l'orbite, ou à un épanchement de sang dans cette cavité, ou à la tuméfaction inflammatoire du tissu cellulo-adipeux.

Quelquefois, et indépendamment de la blessure et de la tuméfaction des paupières, on reconnaît que l'œil est dans un état de prolapsus plus ou moins considérable et qu'il est ou non frappé de cécité. Le corps étranger a dû rompre, dans ce cas, la plupart des attaches du globe, pénétrer jusqu'au sommet de l'orbite et probablement produire des désordres fort graves du côté de l'encéphale. Ce prolapsus du globe est-il réductible après l'extraction du corps étranger ?

Au moment où l'orbite vient d'être atteint, surtout lorsque le corps vulnérant comprime l'œil, le blessé se plaint assez souvent de phénomènes de surexcitation de la rétine ; il voit des étincelles ou des flammes pendant une ou plusieurs heures, et est, bientôt après, frappé de cécité complète.

Si le corps étranger a pénétré entre l'œil et l'orbite, il n'est pas rare d'observer une déviation, une obliquité du globe oculaire (*luscitas*) qui disparaît quand on enlève le corps vulnérant, mais qui persiste quelquefois même après que tous les désordres ont disparu. L'un des muscles a dû alors être rompu ou paralysé, ou bien une partie du corps étranger est restée dans l'orbite, ou bien encore un des os de cette cavité s'est brisé et repousse l'œil du côté opposé.

Le gonflement, la tension des parties, la douleur que le malade éprouve ou l'impossibilité où il est de rendre compte de l'accident, les tentatives plus ou moins malheureuses qui auront pu être faites pour la recherche du corps étranger, etc., sont autant de difficultés pour le chirurgien. Le corps étranger qui est entré dans l'orbite est-il resté dans la plaie?

De quelle nature est-il?

Quelle route a-t-il suivie?

Quelles parties a-t-il dû intéresser dans son passage?

Est-il probable qu'il ait pénétré dans le cerveau?

A-t-il blessé la glande lacrymale ou détruit ses conduits excréteurs?

S'il a frappé la paroi interne de l'orbite, le canal nasal et le sac lacrymal sont-ils détruits?

Remarque-t-on une plaie d'entrée et une plaie de sortie?

S'il n'y a qu'une plaie d'entrée, l'instrument vulnérant est-il intact?

S'est-il brisé dans la plaie?

Le malade a-t-il extrait le corps étranger, lui ou les personnes qui l'entouraient au moment de l'accident? l'a-t-on complétement enlevé?

Le blessé présente-t-il les symptômes ordinaires des plaies de tête?

Telles sont les principales recherches qu'il convient tout d'abord de faire. Cependant, même en étudiant avec soin les symptômes généraux et locaux, il n'est pas toujours facile, à beaucoup près, de se rendre compte de la présence ou de l'absence du corps étranger dans la plaie et des désordres plus ou moins graves qu'il a pu ou pourra produire. Dans les faits que nous allons rapporter, des blessés ne se doutaient nullement de la gravité de leur mal; ils marchaient, s'occupaient de leurs affaires, puis mouraient tout à coup ou étaient pris plus tard de symptômes graves, et l'autopsie faisait reconnaître dans le cerveau une partie du corps étranger qui avait traversé l'orbite. D'autres, croyant être débarrassés du corps étranger, l'ont porté pendant de nombreuses années et ont été pris alors d'accidents divers à la suite desquels l'extraction de balles, d'éclats de fusil, de morceaux de bois a dû être faite, etc.

Mais, pour donner une idée plus complète, plus exacte surtout, des divers accidents qu'occasionnent les corps étrangers dans l'orbite, nous allons rapporter des faits assez nombreux en prenant le soin de les classer avec ordre. Dans un paragraphe à part, nous verrons les débris d'instruments piquants de fer, tels que des fers de flèche, des épées, des couteaux, des broches, etc.; dans un autre, les éclats de bois; dans un troisième, les tuyaux de pipe; dans un quatrième, les balles, les éclats de fusil, les grains de plomb, et dans un cinquième, les fragments de verre.

Nous n'hésiterons pas, malgré la longueur de ces observations, à les rapporter en entier, telles que nous les avons trouvées dans les auteurs, parce que nous épargnerons ainsi à ceux qui nous liront d'ennuyeuses recherches, et aussi parce qu'il nous paraît utile de grouper des faits nombreux qu'il n'est donné à personne d'observer dans sa pratique, quelque étendue qu'elle puisse être.

§ 1. DÉBRIS D'INSTRUMENTS PIQUANTS DE FER LAISSÉS DANS L'ORBITE (FER DE FLÈCHE, ÉPÉES, COUTEAUX, BROCHES, TRINGLES DE FER, LIMES).

Le fait suivant donne un exemple bien remarquable du long séjour d'un corps étranger dans l'orbite.

Fer de flèche séjournant trente ans et trois mois dans l'orbite. — OEil amaurotique depuis l'époque de la blessure.

« Un jeune garçon de quatorze ans fut atteint, en jouant, par une flèche qui se ficha avec force dans l'orbite; mais il la retira et la rejeta à terre. On appela un chirurgien auquel les camarades du blessé montrèrent la flèche dégarnie de sa pointe de fer, et qui essaya d'examiner la plaie avec une sonde; mais l'enfant s'étant évanoui, il n'insista pas, et le corps étranger fut laissé dans l'orbite. La plaie extérieure guérit et l'enfant se rétablit. L'œil resta clair et mobile, mais privé de la faculté de voir. Cet événement arriva au commencement d'août 1549, et il ne fut plus question de la pointe de fer jusqu'au mois d'octobre 1624, où après une fièvre avec catarrhe et éternuments répétés, elle descendit dans la narine gauche, puis dans le pharynx et dans la bouche, et fut rejetée. Pendant le long espace de trente ans et trois mois qu'elle était restée dans la tête, elle n'avait causé aucune douleur. » (*Lettre à Horstius*. Voy. Mackenzie, obs. 29, p. 22, *loc. cit.*)

Broche de fer séjournant un mois dans l'orbite. — Extraction. — Mort. (Demours, t. II, obs. 17, p. 45.)

« M. Fautrel nous a communiqué l'observation suivante, dans la séance de la Société de médecine de Paris, du 4 février 1817.

« Une jeune fille de dix ans, jouant avec d'autres enfants, en 1792, auprès d'un rouet à filer du coton, tomba sur une de ces brochettes de cinq ou six pouces de longueur, très pointues, et sur lesquelles se place la bobine de coton. Cet instrument pénétra de deux pouces environ dans l'orbite entre la paroi interne de cette cavité et le globe de l'œil, et fut cassé, de manière que deux ou trois lignes proéminaient au-dessus de la surface de la peau. On essaya de le tirer, et l'on y trouva assez de difficulté pour ne pas insister. Dix jours après, le fragment fatal était sorti de lui-même de neuf ou dix lignes ; un mois après, d'une plus grande quantité et il ne tenait presque plus, au point que l'on crut pouvoir le retirer, en le saisissant avec les doigts. A peine fut-il sorti que l'enfant fut saisie de convulsions et mourut un quart d'heure après. M. Fautrel n'a point été chargé de lui donner des soins mais il l'a vue par occasion, dès le premier moment de l'accident, et il a remarqué que la vision n'avait pas été affectée pendant le séjour du corps étranger, et qu'en général sa présence n'avait pas excité d'accidents considérables. L'enfant a toujours pu aller et venir. M. Hérun, présent à la séance, s'est rappelé avoir entendu raconter ce fait par des témoins oculaires, mais n'a pas vu l'enfant. »

Épée pénétrant de près d'un demi-pied dans la tête. — Extraction du corps étranger, pratiquée en vidant l'œil. — Mort après quelques semaines.

« Percy eut à traiter un maître d'armes qui, dans un assaut reçut un si violent coup de fleuret dans l'œil droit, que le fer pé nétra de près d'un demi-pied dans la tête, et se cassa au niveau de la plaie. Le blessé tomba sans connaissance, et bientôt le gonflement fut si grand, qu'il cacha le corps étranger. Pour le saisir, Percy ouvrit et vida l'œil. Ses pinces n'étant pas assez fortes, il emprunta à un horloger voisin une paire de tenailles à l'aide desquelles il saisit aussi fortement que possible le bout du fleuret, et réussit à le retirer. Le maître d'armes mourut quelques semaines après, bien plus des suites de son intempérance que de sa blessure. » (Mackenzie, obs. 22, p. 10.)

Fleuret engagé dans l'orbite gauche.—Hémiplégie.— Guérison.

L'observation suivante, rédigée par le malade, M. le capitaine Fervel, me paraît devoir trouver place ici. Je l'ai vu vingt ans après sa blessure, et j'ai constaté dans son œil droit une myopie un peu plus marquée que du côté gauche, mais aucun symptôme qui pût être rapporté à la blessure. Voici le récit du malade en date du 18 août 1852.

« Dans les premiers jours d'août 1832, étant élève de l'École polytechnique, je faisais des armes sans masque avec un de mes camarades, lorsque je fus frappé par le fleuret de mon adversaire à l'angle interne de l'œil gauche.

» Le fleuret était démoucheté. Je le saisis brusquement pendant qu'il était encore horizontal, et, par un mouvement involontaire, je m'élançai dans un long corridor sur lequel donnent les casernements des élèves qui y étaient réunis.

» Je fis ainsi, en courant, une vingtaine de pas, tenant toujours horizontalement le fleuret, dont le bouton était engagé dans la blessure ; et c'est au moment où j'allais rencontrer le mur du fond du couloir, que je fus arrêté par mes camarades.

» Ils me couchèrent sur un lit, et un jeune chirurgien, M. Vigier, accourut. Il essaya de retirer le fleuret et ne put y réussir.

» J'avais conservé toute ma connaissance, et, sans rien voir, j'entendais parfaitement tout ce qui se disait autour de moi.

» J'entendis parler de lime et de tenailles. Alors, cherchant avec la pointe de mon pied la garde du fleuret, je l'arrachai d'un coup.

» On me fit d'abondantes saignées aux bras et aux pieds ; on m'appliqua de la glace sur la tête. Je ne sentis rien que les douleurs d'une affreuse indigestion, car je venais de souper.

» J'étais, du reste, intimement convaincu que je ne passerais pas la nuit. On l'avait dit et répété autour de moi.

» Le lendemain matin, toute ma partie droite était engourdie; on me pinçait fortement et je le sentais à peine. J'eus de la fièvre et du délire. On me couvrit la figure de sangsues.

» Le jour suivant, tous les symptômes alarmants avaient disparu, et, au bout de moins de quinze jours, j'avais repris mon travail.

» Il m'est resté une douleur sourde dans la partie touchée; mais l'œil est resté ce qu'il était auparavant. L'œil droit, au contraire, s'est affaibli, ce que j'ai constaté à la chasse, où je suis obligé de me servir de lunettes n° 18 pour ce côté, et du n° 30 ou d'un verre plat de l'autre. Quoi qu'il en soit, ma vue a baissé depuis cet accident.

» Il a paru, cet accident, étonner beaucoup M. Dupuytren, qui a été appelé en consultation, et qui m'a fait venir, quelques mois plus tard, près du lit d'Excelmans (1) pour rassurer le malade et sa famille.

» Il m'avait annoncé que je conserverais une légère infirmité, que mon œil resterait larmoyant. Il n'en a rien été.

» Le fleuret qui avait touché Excelmans était brisé en biseau et avait traversé le masque.

» Voilà les souvenirs qui me sont restés. Le fait a eu cent quarante-deux témoins, toute ma promotion. Plusieurs se sont trouvés mal en me voyant arracher ce fleuret, et je m'entends encore bien souvent demander des nouvelles de mon œil par ceux mêmes qui ont oublié mon nom. »

Lame de couteau brisée dans l'os frontal. — Extraction après un travail de quatre heures. — Guérison.

Sabatier relate un cas de blessure faite par un couteau à la paupière supérieure avec lésion du bord voisin de l'os frontal. Ce ne fut, dit-il, qu'après un travail de quatre heures que le chirurgien réussit par le moyen d'une vis à main à retirer la portion de la lame du couteau restée dans l'orbite, tant elle faisait peu de saillie hors de la plaie. Ce malade accusa une très vive douleur, comme si on lui eût arraché l'œil. Il ne survint aucune suite

(1) Voy. p. 121, l'observation du quatrième paragraphe.

fâcheuse ; la guérison fut prompte et sans altération de la vue. (*Médecine opératoire*, t. I, p. 409.)

Tringle de fer pénétrant à deux pouces et demi dans l'orbite. — Extraction. — Guérison.

« Un ouvrier poussa avec beaucoup de violence une longue tringle dans l'œil d'un autre ouvrier. La tringle se rompit tout à fait au niveau de la plaie, de sorte qu'il resta dans la tête du blessé un corps étranger d'environ deux pouces et demi de long sur un demi-pouce de large, et plus d'un quart de pouce d'épaisseur, qui était si profondément enfoncé, qu'il pouvait à peine être aperçu ou saisi. Le blessé fit à cheval plus d'un mille avec le corps étranger dans l'orbite, et M. Morse le retira avec difficulté ; il était enfoncé avec tant de force, que plusieurs autres chirurgiens n'avaient pu l'extraire. Cet homme resta longtemps dangereusement malade, mais il se rétablit enfin entièrement, conservant l'usage de son œil et les mouvements des muscles de cet organe ; cependant, même après son rétablissement, il éprouvait une grande douleur de tête lorsqu'il se penchait en avant. » (Mackenzie, *loc. cit.*, obs. 21, p. 9.)

Morceau de fer luxant l'œil. — Extraction. — Guérison.

« M. Bell rapporte un cas dans lequel l'œil fut presque complétement délogé de l'orbite par un morceau de fer pointu introduit au-dessous de lui. Ce fer traversa une portion de l'orbite et resta fixé solidement un quart d'heure, durant lequel le blessé éprouva une douleur excessive. Il ne voyait plus avec l'œil déplacé. La saillie de cet œil était si considérable, qu'on pouvait croire à la rupture du nerf optique ; Bell se demandait s'il pouvait être de quelque utilité de le replacer. Cependant, lorsqu'on eut retiré le coin de fer qui, enfoncé dans la tête, ne put être extrait qu'avec peine, la vision se rétablit avant même que l'œil eût été remis en place. Il fut alors facilement réintégré dans sa situation normale ; l'inflammation fut prévenue et le malade conserva une vision parfaite. » (Mackenzie, obs. 26, p. 11.)

Fragment de lime d'un pouce et demi dans l'orbite, luxant l'œil. — Phénomènes cérébraux, perte de l'œil, paupière paralysée. — Guérison.

« Un robuste ouvrier âgé de cinquante et un ans étant à couper du bois dans une forêt, dans la matinée du 2 avril, trébucha contre la racine d'un arbre, et, de tout le poids de son corps, porta le bout d'une lime qu'il tenait à la main contre son œil gauche ; la lime se cassa, et il en resta un fragment dans l'orbite. Le blessé fut porté, sans connaissance, à une petite ville distante de quelques milles où trois chirurgiens essayèrent successivement, mais en vain, de retirer le corps étranger, qu'avec le stylet et les pinces ils sentaient distinctement dans la plaie, au-dessous de la partie moyenne du sourcil. Ils agrandirent la plaie avec le bistouri, et, pendant trois jours, réitérèrent leurs tentatives d'extraction ; mais le corps étranger resta inébranlable. Le quatrième jour, le blessé fut porté à la Clinique chirurgicale de Prague. La paupière était très gonflée et offrait à sa partie moyenne une plaie triangulaire, dont les bords étaient renversés en dedans. L'œil était sans mouvements et tellement refoulé en bas et en dehors, qu'il reposait presque sur la joue, poussant au-devant de lui la paupière inférieure. La cornée était plus brillante qu'à l'ordinaire ; le blessé était presque dans le coma. Le professeur Fritz essaya, au moyen d'une forte paire de pinces et de pinces à polype, d'extraire le corps étranger ; mais ses instruments fléchirent sous la pression. Enfin, avec une paire de petites tenettes à lithotomie, qu'il embrassa de ses deux mains, il réussit à retirer le fragment de lime. Ce corps était triangulaire, avait un pouce et demi de long, et était dentelé à la pointe, qui était mousse. Le blessé répondait très lentement aux questions ou bien ne répondait point. Sa face était pâle et affaissée, ses yeux fermés, et il restait sans mouvements, si ce n'est qu'il portait souvent sa main gauche au côté gauche de sa tête. Respiration lente, pouls déprimé et dur. La plaie était largement béante ; la paupière, presque complétement divisée en deux moitiés latérales, était d'un rouge sombre et tellement gonflée, qu'elle ne laissait voir qu'une petite partie de l'œil déplacé. Nonobstant l'usage répété des saignées et des sangsues, et l'application continue du froid sur les yeux, la cornée s'infiltra de pus, et, s'étant rompue le douzième jour, donna lieu à la formation d'une hernie de l'iris. La cornée resta, en définitive, dans un état d'opacité et d'atrophie. La plaie suppura abondamment, et pendant quelque temps on put introduire un stylet en arrière et en dedans, au-dessous et au travers de la voûte orbitaire, jusqu'à la profondeur de 5 pouces, sans causer de douleur. A la fin, la plaie se ferma, mais la paupière supérieure resta paralysée.

La santé générale se rétablit parfaitement. » (Mackenzie, obs. 24, p. 10.)

§ II. ÉCLATS DE BOIS PÉNÉTRANT DANS L'ORBITE.

Ces corps étrangers présentent une gravité tout aussi grande que ceux dont il est question dans le premier paragraphe ; mais on en trouve dans les auteurs de moins nombreux exemples. J'en ai observé un seul cas.

Morceau de bois deux ans dans l'orbite. — Extraction. — Guérison.

Un garçon de treize ans tomba sur un petit morceau de bois qu'il taillait de l'autre main pour faire un sifflet, et se déchira le grand angle de l'œil. La plaie, arrosée d'eau froide, se cicatrisa et l'œil continua de fonctionner sans la moindre gêne. Deux ans après, en juillet 1848, on me conduisit ce garçon pour une inflammation violente des paupières, accompagnée de douleurs vives. Je crus reconnaître que du pus s'était formé sous la paupière supérieure, très près du nez, et je fis en cet endroit une large ponction. Une assez grande quantité de pus mal lié s'échappa de la plaie, et j'introduisis un stylet qui me donna une sensation dont je ne pouvais comprendre la cause. Obtenir des renseignements de ce garçon était impossible ; je lavai la plaie et je vis distinctement un morceau de bois dans le fond et j'en fis l'extraction avec facilité. Le corps étranger était long de 2 centimètres et de la grosseur d'une plume de corbeau. La plaie suppura environ deux mois et finit par se fermer avec une dépression notable de la peau sans trop de gêne pour les mouvements de la paupière.

Morceau de bois engagé dans l'orbite, et dont la sortie est abandonnée à la suppuration. — Destruction de l'œil.

« Bidloo a rapporté un fait dans lequel on laissa sortir par la suppuration un morceau de bois qui s'était engagé dans l'orbite. L'œil finit par crever après les plus cruelles douleurs, lorsque déjà l'autre œil était menacé d'être détruit par une inflammation sympathique. » (Mackenzie, *loc. cit.*, p. 10.)

Bâton de cerceau pénétrant dans le crâne et s'y brisant. — Mort après trente-deux heures.

M. Geoghegan rapporte l'observation suivante :

« Un enfant de quatre ans s'amusait à faire tourner un cercle, lorsqu'il tomba, et le bâton pointu, avec lequel il le poussait, traversa la paupière et pénétra dans l'orbite, d'où il le retira lui-même, couvert de sang dans une étendue de deux pouces. L'enfant n'éprouva d'abord aucun symptôme fâcheux ; mais au bout de trois heures, il tomba dans un assoupissement léger. Bientôt le délire, puis des convulsions se déclarent, et, malgré le traitement le plus actif, il succombe trente-deux heures après l'accident. »

Autopsie. — Les enveloppes du cerveau paraissent saines dans toute son étendue, à part une légère extravasation autour du nerf olfactif droit. La partie orbitaire du frontal offre une fracture. Dans le point correspondant du cerveau, on découvre à la surface inférieure du lobe antérieur une déchirure formant l'extrémité d'une plaie qui pénètre en haut et en arrière, passe au-dessus de la scissure de Sylvius, et se termine à la partie inférieure du corps strié. La surface de ce trajet à travers la substance cérébrale était rouge et un peu ramollie. En examinant attentivement le crâne, on reconnut un fragment du bâton d'un pouce de longueur sur un tiers de pouce d'épaisseur, qui s'était rompu dans le trou optique, et avait pénétré jusqu'au côté externe du nerf du même nom, déchirant en partie l'artère ophthalmique et le nerf pathétique, et touchant presque au bord postérieur de l'apophyse clinoïde. (*Dublin med. press.* — *Gazette méd. de Paris*, n° 42. — *Annal. d'oculist.*, 3ᵉ vol. supplém., p. 46.)

Nous avons rapporté plus haut une observation analogue dans laquelle une baguette pénétra dans le cerveau et occasionna la mort.

Baguette entrant d'un pouce environ dans l'orbite. — Amaurose.

« Deux enfants jouant ensemble, dont l'un s'était enfermé dans une chambre, et l'autre qui était dehors, piqué de ce que son frère lui avait fermé la porte au nez, prit une baguette de la grosseur au moins d'une forte plume à écrire ; voyant que celui qui était renfermé le regardait par un petit trou qui était à la porte, lui porta cette baguette avec tant de violence, qu'il la lui enfonça de la longueur au moins de deux travers de doigt : ce morceau se cassa, et resta enfoncé du côté du grand angle entre le globe de l'œil et les os du nez. Un jour ou deux s'étant passés sans le faire voir à personne, la mère ignorant même ce dont il était question, il survint une tension et une inflammation à cet œil et dans tout le voisinage, si considérables, qu'elle se détermina à le faire voir. Le gonflement était si grand, qu'à peine pouvait-on apercevoir le morceau de baguette qui y était resté ; ce qui rendait l'extraction si difficile qu'il fallut non seulement prendre des pinces pour l'ôter, mais même employer des forces très grandes pour l'extraire. Elle était entrée avec d'autant plus de facilité qu'elle était extrêmement amincie par le bout. Ce qui rendait cette extraction d'autant plus difficile, c'était non seulement la tension et l'inflammation de toutes les parties environnantes, mais même le volume qu'avait acquis ce petit morceau de bois par son séjour.

» L'extraction faite, le malade fut saigné deux fois, et la plaie fut pansée avec un petit plumasseau couvert de baume d'Arcéus et de quelques compresses trempées dans l'eau et l'eau-de-vie, et a été guéri très promptement de la tension et de l'inflammation des paupières. L'œil n'a pas eu la moindre chose tant à l'intérieur qu'à l'extérieur, du moins à ce qu'il a paru ; cependant le jeune homme n'a point vu de cet œil depuis cet accident.

» Je pense que l'on ne peut attribuer la perte de cet organe qu'à la compression que l'œil avait soufferte de la part de la baguette, ou de la lésion, ou de la destruction même de quelques branches de nerfs, qui se trouvent en grand nombre dans l'endroit où était placé ce fragment, qui était, ainsi que nous l'avons dit, entre le globe de l'œil et l'os planum, ou par la compression du nerf optique. » (Deshais Gendron, t. I, p. 381.)

Broche de bois pénétrant dans l'orbite. — Violente ophthalmie. — Extraction. — Guérison.

« Un enfant de douze ans tombe sur une broche de bois qu'on retrouve brisée à une petite distance de son extrémité.

» Au premier examen, la saillie et le volume de l'œil gauche faisaient croire à une exophthalmie. Il est larmoyant, légèrement injecté. Au centre de la cornée, érosion superficielle ; pupille dilatée, immobile ; cercle iridien presque effacé ; la vision de ce côté est abolie ; à quelques lignes du grand angle de l'œil, la paupière supérieure, refoulée sous le bord orbitaire, présente une dépression avec froncement de la peau. Au fond, l'extrémité d'un fragment de bois déborde à peine d'une demi-ligne ; saisi avec des pinces, le corps étranger cède à un mouvement de rotation : c'est une tige de 2 pouces 3 lignes ; une cuillerée de sang s'écoule, la vision se rétablit, l'œil diminue. Le blessé, qui n'a pas éprouvé de douleurs, en ressent après l'extraction dans la région sus-orbitaire de l'œil. Le lendemain, sensibilité exquise sous la flamme d'une bougie ; gonflement, ecchymose de la paupière supérieure ; saignées, sinapismes, fomentations sur l'œil, etc.

» Au dixième jour la guérison était parfaite. (*Bull. de thérap.*, t. XVI, p. 39.)

Morceau de bois lancé dans l'orbite par une mine, et y séjournant trois mois. — Violentes ophthalmies à diverses reprises. — Extraction. — Guérison.

M. Fl. Cunier rapporte cette observation avec beaucoup de détails, dans le t. VII de ses *Annales d'oculistique*, p. 4 : « Le nommé Peeters, âgé de quarante-sept ans, est atteint en 1841, au mois de juillet, d'un éclat de mine, et croit que son œil a été frappé par des éclats de pierre. Des douleurs atroces s'y sont manifestées ; elles ont privé le malade de repos pendant plus de quinze jours. Un abcès s'est formé à plusieurs reprises, et enfin le 5 novembre, M. Cunier aperçut dans le repli oculo-palpébral supérieur un morceau d'écorce d'arbre recouvert de débris de fausse membrane, épais de 2 millimètres, large de 6, haut de 10. Un stylet pénétrait à 10 lignes dans l'orbite ; les os n'étaient pas dénudés. Le malade guérit. M. Cunier résume ainsi son observation : « Pendant trois mois un morceau de bois a séjourné dans l'orbite de Peeters, il s'y est probablement enkysté ; plusieurs fois il a déterminé un orage assez inquiétant ; mais toujours le kyste s'est rompu, et le pus s'est fait jour naturellement au dehors. Enfin, le corps étranger est reconnu et extrait ; bientôt tout rentre dans l'ordre ; la maladie se guérit sans lésion de la fonction visuelle, sans que la position de l'œil en souffre. »

§ III. TUYAUX DE PIPE DANS L'ORBITE.

Plusieurs chirurgiens, Weller entre autres (voy. Weller, t. I, p. 167), ont constaté la présence, dans l'orbite, de tuyaux de pipe qui avaient été violemment introduits dans cette cavité pendant une rixe, et y avaient séjourné à l'insu du malade. Je rapporterai trois faits, dont le premier surtout offre un grand intérêt à cause de la blessure du cerveau et de l'autopsie qui a été faite. Le voici.

Tuyau de pipe pénétrant dans le cerveau par l'orbite, et retrouvé après la mort dans le sinus caverneux gauche.

« Michel Walsh, garçon irlandais de quinze ans, employé comme ouvrier maçon, se querella, au commencement de janvier 1832 avec un de ses compatriotes, assis à la même table dans un cabaret. Dans la chaleur de la discussion, son adversaire, placé vis-à-vis de lui, lui enfonça dans l'œil un tuyau de pipe, et lui fit, suivant toute apparence, une plaie très profonde. Pendant plusieurs jours on ne s'occupa point de cet accident, et le jeune garçon n'en éprouva que peu d'inconvénients au bout de huit à neuf jours; cependant son appétit tomba, il fut pris de langueur et de fièvre, et eut de fréquents frissons suivis de vives douleurs de tête, surtout au sinciput. Il s'adressa à l'hôpital ophthalmique de Westminster, et une portion du tuyau de pipe d'environ deux pouces fut retirée de l'orbite par M. J. R. Alcock. Il fut copieusement saigné et purgé, mais ses souffrances continuèrent à s'accroître; la vue de l'œil affecté fut perdue, le délire survint; une fièvre ardente s'alluma, et l'on en conclut qu'il se formait des suppurations dans le crâne. Dans cet état, le malade fut envoyé à Westminster le 11 janvier. Il n'avait sa connaissance que pendant de courts intervalles, et paraissait éprouver la plus horrible douleur; il poussait de continuels gémissements et roulait sa tête d'un côté à l'autre, ou la laissait fixée dans un état d'insensibilité apoplectique. Pouls à 140, petit, irrégulier, faible, selles irrégulières; peau d'une température variable. Le petit malade avait été saigné autant que la prudence pouvait le permettre, et les moyens qu'on pouvait mettre en usage judicieusement n'étaient que des palliatifs. La respiration devint précipitée, et parfois difficile et stertoreuse, présentant presque le caractère apoplectique. Après son entrée, on ouvrit l'artère temporale, mais sans amélioration sensible. L'œil affecté et ses dépendances offraient beaucoup de gonflement, mais la plaie était à peine visible. Il mourut le 12.

» *Autopsie.* — Ce cas intéressait vivement, car on supposait que le tuyau de pipe avait brisé la voûte orbitaire et pénétré dans le lobe antérieur du cerveau. Les membranes du cerveau parurent un peu plus injectées que dans l'état naturel ; mais on ne trouva aucune autre apparence morbide dans toute la masse cérébrale, à l'exception d'une légère opacité de la pie-mère qui recouvre le pont de Varole. Cette opacité correspondait à une altération de couleur de la portion de la dure-mère, qui s'étend sur le sinus caverneux gauche. Cette cavité offrait une ouverture, et l'on y trouva un bout de tuyau de pipe d'un pouce de long, qui s'était engagé entre le nerf moteur oculaire externe et l'artère carotide. Naturellement ce sinus était le siége d'une désorganisation considérable dans toute son étendue, et l'existence d'un corps étranger de ce volume dans un tel centre de sympathies nerveuses fut considérée comme pouvant bien rendre compte de la gravité des symptômes. Il n'y avait cependant ni épanchement, ni perforation de la dure-mère, ni fracture de la voûte orbitaire. Le tuyau de pipe avait passé sous cette voûte, et était entré dans le sinus caverneux par la fente sphéno-orbitaire. La carotide, quoique un peu diminuée de diamètre à son point de contact avec le corps étranger, avait conservé suffisamment la liberté de son canal. » (Mackenzie, p. 12, obs. 30.)

L'observation suivante, de M. Verhæghe, d'Ostende (1), est intéressante à plus d'un titre, parce que le corps étranger, divisé dans le sens de sa longueur, est sorti en deux moitiés égales : la première après un an, par la narine ; la seconde après deux ans, par l'orbite en détruisant l'œil. Voici cette observation (extrait).

Tuyau de pipe dans l'orbite. — Sortie après deux années de séjour. — Ophthalmie grave suivie de perte de l'organe.

« Le nommé Goës, cinquante-huit ans, homme robuste, est entré à l'hôpital vers la fin de l'été pour une ophthalmie de l'œil droit, datant de près de deux ans et ayant résisté à une foule de médications. Nous trouvons la paupière généralement très gonflée, cachant en partie le globe de l'œil ; la conjonctive oculaire très injectée, d'une couleur rouge et offrant un léger chémosis autour de la cornée ; la partie palpébrale de cette membrane n'est pas moins rouge que le reste.... il y a une sécrétion abondante de muco-pus. La vue ne semble gênée que par le gonflement de la paupière.... Le globe de l'œil proémine sensiblement, et il en ré-

(1) Voy. *Annal. d'oculist.*, t. XXV, p. 204.

sulte un certain degré d'exophthalmie.... Le lendemain, la cornée s'est obscurcie...; le surlendemain, en soulevant la paupière pour examiner l'œil, nous y trouvons un corps étranger caché entre les paupières, et que nous reconnaissons pour un morceau de tuyau de pipe de terre, long de 2 centimètres et coupé en deux dans le sens de la longueur. L'autre morceau manque.

» La cornée est perforée.... l'iris fait hernie....

» Le malade fut questionné sur la manière dont ce morceau de pipe pouvait avoir été introduit dans son œil, et voici son récit :

» Il y a à peu près deux ans qu'en revenant chez lui très tard, étant pris de boisson, il rencontra des camarades avec lesquels il ne tarda pas à avoir des démêlés ; une rixe s'ensuivit, dans laquelle il fut très maltraité. Le lendemain à son réveil, son œil droit était très gonflé, fortement ecchymosé, et il ne pouvait pas voir de ce côté. Après cinq ou six jours, ce gonflement commença à se dissiper et la vue revint insensiblement ; mais il se développa bientôt une inflammation qui a persisté jusqu'à ce jour. Il y a environ un an, continua-t-il, qu'étant à travailler, il sentit un besoin pressant d'éternuer et de se moucher, et il sortit de sa narine gauche un morceau de tuyau de pipe en tout semblable à celui qui a été retiré aujourd'hui de son œil droit. »

L'observation suivante, rapportée par Mackenzie (*loc. cit.*, obs. 28), est presque semblable ; cependant le corps étranger, qui était aussi un tuyau de pipe, sortit spontanément par la bouche après deux ans sans avoir occasionné la moindre incommodité du côté de l'œil.

Tuyau de pipe introduit dans l'orbite. — Paraphimosis de l'œil. — Réduction. — Deux ans de séjour du corps étranger. — Sortie spontanée sans lésion de l'œil.

« White rapporte le cas d'un homme qui fut frappé par le petit bout d'une pipe, qu'on lui enfonça dans la partie moyenne de la paupière inférieure. Ce corps étranger passa entre le globe de l'œil et la partie externe et inférieure du pourtour de l'orbite, et fut poussé à travers la portion de l'os maxillaire qui forme la partie interne et inférieure de cette cavité. La pipe se cassa dans la plaie. Le fragment détaché, qui, d'après l'examen du reste, devait avoir environ trois pouces, était tout à fait hors de la vue et du toucher, et le blessé ne pouvait dire ce qu'il était devenu. L'œil était chassé en haut et comprimait la paupière supérieure contre le bord correspondant de l'orbite ; la pupille était dirigée en haut dans le sens vertical ; le muscle droit inférieur était dans l'extension la plus complète, et le blessé ne voyait pas de cet œil.

» White appliqua un pouce au-dessus et l'autre au-dessous de l'œil, et, après quelques efforts de réduction, celui-ci rentra tout à coup dans son orbite. La vue se rétablit immédiatement et parfaitement, et le blessé n'éprouva d'autre inconvénient qu'une odeur continuelle de fumée de tabac qu'il perçut longtemps après. En effet, ainsi qu'il en avait informé White, la pipe avait servi immédiatement avant l'accident. Au bout de deux ans environ, il vint voir White pour l'avertir qu'il avait, le matin même, dans un accès de toux, rejeté de son gosier un bout de tuyau de pipe de 2 pouces de long qui avait été expulsé avec tant de force, qu'il avait été lancé à 21 pieds de la place où il se tenait. Au bout de six semaines, il rendit de la même manière un autre bout de tuyau de deux pouces de long, et n'éprouva plus aucune incommodité. » (Mackenzie, obs. 28.)

§ IV. BALLES, MITRAILLE, ÉCLATS DE PIERRE, GRAINS DE PLOMB SÉJOURNANT DANS L'ORBITE.

Dans les trois premières observations, les balles, après avoir pénétré dans l'orbite, sont descendues sous la peau du col, ou ont été extraites par la bouche.

Balle séjournant trente ans dans l'orbite, occasionnant divers accidents et extraite sous la peau du col.

« Un des cas les plus remarquables de balle pénétrant dans l'orbite et se frayant une route hors de la tête, est celui du docteur Fielding, qui reçut un coup de feu à la bataille de Newberry, à l'époque des guerres civiles. La balle entra par l'orbite droit et se dirigea en dedans. Après avoir séjourné pendant trente ans dans les tissus, et avoir déterminé la sortie d'un grand nombre de fragments osseux nécrosés par la plaie, par le nez et par la bouche, et la formation de plusieurs tumeurs autour de la mâchoire, elle fut enfin extraite par une incision près de la pomme d'Adam. » (Mackenzie, p. 18, obs. 42.)

Balle séjournant douze ans dans le sinus frontal et rejetée par la bouche.

« Le général français C... reçut une balle dans l'œil gauche à Waterloo. Après avoir déchiré l'œil, elle traversa la paroi supérieure et interne de l'orbite, et se logea dans le sinus frontal. Elle y resta douze ans sans produire aucun effet remarquable ; au bout de ce temps le blessé se réveilla une nuit avec la sensation de quelque chose qui tombait dans son gosier : c'était la balle qu'il rejeta aussitôt. » (Mackenzie, obs. 35, p. 15.)

Balle fracturant l'angle interne de l'orbite et logée après plusieurs semaines dans la partie postérieure du pharynx.

« Le docteur Humann rapporte le cas d'un soldat qui s'adressa à lui, plusieurs semaines après avoir été blessé, pour se faire extraire une balle qui lui causait beaucoup de douleur, gênait la respiration et la déglutition, l'empêchait de parler distinctement, et produisait une irritation du pharynx, accompagnée d'un flux continuel de salive, et de très fréquentes nausées. La balle était logée dans la partie postérieure du pharynx, formant une tumeur derrière la luette avec laquelle elle était presque en contact. Elle était entrée par l'angle interne de l'œil en fracturant les os. Quoique la cécité eût été produite immédiatement, le globe de l'œil n'était pas détruit ; la cicatrice et l'inflammation intense de l'organe étaient les seules preuves du passage d'un corps étranger dans son voisinage. » (Mackenzie, obs. 41.)

Dans les observations suivantes, les balles ont pénétré dans le cerveau et ont ou non occasionné la mort.

Balle pénétrant dans le cerveau par l'angle interne. — Malade se croyant guéri et mourant subitement. — Corps étranger trouvé au-dessous de la selle turcique. — Abcès du cerveau.

« Petit a rapporté dans ses *Leçons* le cas d'un soldat qui reçut un coup de fusil dans l'angle interne de l'œil. La plaie parut très simple, et guérit sous l'influence du traitement ordinairement suivi dans l'hôpital. Le blessé, se croyant guéri, se détermina à quitter l'hôpital, bien que le chirurgien lui conseillât d'y rester un peu plus longtemps. Il avait à peine atteint la porte qu'il fut pris de frissons, fut obligé de revenir et mourut en deux jours. A l'autopsie, la balle fut trouvée au-dessous de la selle turcique et des trous optiques. Il y avait un abcès dans le cerveau. » (Mackenzie, obs. 43, p. 18.)

Balle détruisant les deux yeux et paraissant avoir pénétré dans le cerveau. — Guérison.

Le docteur Hennen mentionne le cas d'un soldat français blessé à Waterloo. La balle pénétra dans l'œil droit ; le gauche, quoiqu'il ne parût pas atteint le moins du monde, devint complétement insensible à la lumière. Le docteur Hennen chercha sous l'arcade zygomatique et dans tout le voisinage de la plaie ; mais dans l'état de gonflement des parties, il ne put découvrir le trajet de la balle. Le blessé lui-même était convaincu que la balle avait pénétré dans le cerveau, il retourna en France convalescent. (Mackenzie, obs. 44.)

Balle ayant pénétré dans l'orbite à travers la paupière et refoulant les membranes de l'œil. — Amaurose.

« Il existe actuellement encore dans les hôpitaux d'Alger un militaire qui a été blessé dernièrement à la Tafna, d'une balle qui est entrée dans l'orbite, à travers la paupière inférieure, et après avoir écorné légèrement le bord orbitaire. En déprimant avec force l'angle externe des paupières, on reconnaît aisément la présence du projectile qui comprime le globe oculaire par sa face inférieure et un peu externe, à tel point que la pupille déformée a la forme d'un ovale dont le grand diamètre est perpendiculaire, et à travers cette ouverture on voit une partie de la face interne de la rétine qui est refoulée ainsi que les autres enveloppes de l'œil dont les humeurs ne sont encore nullement altérées. La vue s'éteint de plus en plus chaque jour ; la conjonctivite n'est pas très intense, la plaie d'entrée est fermée et laisse des traces blanches à peine visibles.

» Je ne conçois pas pourquoi on s'obstine à ne pas procéder immédiatement à l'extraction de cette balle. » (Baudens, p. 167, *Clinique de plaies d'armes à feu.*)

Contusion du globe de l'œil, sans lésion bien apparente de cet organe, déterminée par une balle qui s'est logée dans l'orbite sous la paupière inférieure.

« A la descente du mont Occosa, Z..., soldat au 28e régiment, se sentant frappé vers l'angle externe de l'œil droit, se rend à l'ambulance. Les paupières ne sont aucunement ecchymosées. La conjonctive, vers l'angle externe du globe oculaire, est rouge, un peu injectée, sans déchirure; la paupière inférieure offre une légère tuméfaction. Le défaut de temps et l'arrivée continuelle de nouveaux blessés ne me permettant pas de pousser bien loin l'examen de cette lésion, que ce militaire attribuait au choc d'une petite pierre ou d'une branche d'arbre, je fis un pansement simple avec application de compresses trempées dans de l'eau froide, et je ne le revis plus que dans les hôpitaux d'Alger, quatre jours plus tard.

» On reconnut, derrière la paupière inférieure, un corps arrondi, fuyant sous la plus légère pression : c'était la balle dont il fallait se hâter de faire l'extraction afin d'arrêter les progrès de l'ophthalmie aiguë toujours croissante. On fit à tort une incision transversale dans l'épaisseur de la paupière; l'impossibilité de fixer le corps étranger rendit vaines les tentatives d'extraction par cette voie; le lendemain on fut plus heureux : il suffit de refouler le globe de l'œil en arrière, et de tirer en même temps la paupière inférieure en avant, pour engager, derrière le projectile, une petite curette qui servit à l'expulser. Dès ce moment, il ne resta plus à traiter qu'une ophthalmie qui bientôt prit une marche rétrograde. Ce fait, à cause de sa rareté et du mode d'extraction du corps étranger, m'a paru digne d'être mentionné. » (Baudens, *loc. cit.*, p. 166.)

Culasse de fusil pénétrant dans l'orbite.

L'un des plus grands chirurgiens dont s'honore la France, M. le docteur Gensoul, de Lyon, m'a communiqué le fait suivant, qui est d'autant plus remarquable que l'œil n'a pas souffert par la présence du corps étranger, et que l'extraction, habilement pratiquée, a prévenu une destruction presque inévitable de cet organe. Je laisse M. Gensoul raconter.

Éclat de fusil dix-huit ans dans l'orbite. — Abcès. — Extraction du corps étranger. — Prompte guérison.

« J'ai fréquemment observé des plaies et des corps étrangers dans la région orbitaire ; un seul cas mérite une mention spéciale.

» Un ancien militaire blessé en 1814, en Savoie, par un projectile (lancé par un canon chargé à mitraille) qui fit une large plaie au-dessus de l'œil droit, fut pansé et renvoyé comme guéri dans ses foyers. Dix-huit ans après, en 1832, il vint me consulter pour un abcès dans la région sus-orbitaire placé sous la vieille cicatrice, dont il me conta l'origine. Je crus sentir un corps dur sous la cicatrice ; je l'incisai largement, et en sondant je reconnus un corps dur que je saisis avec des pinces et que j'enlevai sans effort. C'était un éclat de fusil irrégulièrement arrondi et de près de 1 pouce de diamètre en tous sens. La partie convexe de ce morceau de fusil était restée contre la partie supérieure de l'orbite, et la partie concave reposait sur l'œil et ses muscles sans en gêner les mouvements. La guérison fut prompte. » (*Lettre* de M. Gensoul à l'auteur, 6 novembre 1851.)

Culasse de fusil se logeant dans le crâne à travers l'orbite. — Blessure du cerveau. — Convalescence d'abord, puis mort après deux mois.

« Un jeune homme de dix-neuf ans ayant tiré un pigeon sauvage vers cinq heures de l'après-midi, son fusil éclata et le renversa. Comme personne n'était avec lui au moment de l'accident, on ne put observer les premiers effets de la blessure. Il est probable qu'il ne tarda pas à être privé de sentiment et de mouvement, car il resta dans le bois jusque dans l'après-midi du jour suivant, c'est-à-dire pendant vingt-deux heures, par une forte gelée, et on le trouva à environ soixante pas du lieu où l'accident était arrivé. M. Waldon trouva le blessé ayant complétement l'usage de ses sens, bien que l'os frontal et la dure-mère eussent été ouverts un peu à droite et au-dessus du sinus frontal, et qu'une quantité considérable de substance cérébrale fût répandue sur ses vêtements et sortît de la paupière. D'après la nature de la blessure et la manière dont elle avait été produite, M. Waldon pensa que la culasse seule avait pu produire le mal. Sa manière de voir fut confirmée par l'inspection du fusil : le canon était intact et la culasse en avait été séparée, et avait emporté avec elle toute la portion de la monture qui se trouvait sur le même plan. Bien que le blessé eût alors l'usage de ses sens, M. Waldon, calculant la force avec laquelle la culasse avait dû être séparée du canon pour surmonter la résistance de l'os frontal et de la dure-mère, se demanda si elle n'était point dans la cavité du crâne. Avec le plus de douceur possible, il introduisit le doigt aussi loin que la prudence le lui permit pour reconnaître s'il y avait un corps étranger, mais sans résultat. Le blessé ayant perdu une grande quantité de sang, comme on le voyait dans l'endroit où il avait passé la nuit précédente, M. Waldon ne jugea pas à propos d'ouvrir la veine et se contenta pour ce soir-là d'envelopper la partie supérieure de la face dans un cataplasme chaud, de donner une potion laxative et de prescrire un régime antiphlogistique sévère. Le lendemain matin, à sa grande surprise, le malade avait passé une bonne nuit, conservé l'usage de ses sens, et était en bonne disposition d'esprit. En ôtant le cataplasme, il trouva qu'une grande quantité de sang fluide s'était échappée de la cavité du crâne. Il s'en écoula ainsi pendant plusieurs jours la valeur d'une chopine toutes les vingt-quatre heures par le mouvement des artères. En retirant au premier pansement une portion du cataplasme qui recouvrait l'angle interne de l'œil gauche, M. Waldon découvrit, avec un stylet, la tête de l'une des vis qui fixaient la platine à la monture. Cette vis était presque entièrement ensevelie sous les téguments enflammés ; elle avait perforé la voûte orbitaire en haut et en arrière, et, traversant le cerveau, s'était dirigée vers le pariétal droit. Elle fut extraite avec quelque difficulté. Pendant quelques jours, il n'y eut que peu ou point de symptômes fâcheux, à l'exception d'une perte temporaire de la faculté d'associer les idées. Le blessé, en se réveillant, ne reprenait pas sur-le-champ ses facultés intellectuelles. L'écoulement par la plaie continuait d'être abondant. Le matin du septième jour depuis l'accident, M. Waldon fut alarmé par l'assoupissement du malade, l'état stertoreux de sa respiration, et l'abaissement du pouls de 70 pulsations à 55. Il prescrivit de nouveau les fomentations et produisit d'abondantes évacuations. Le lendemain matin, le malade était beaucoup mieux, et, à dater de ce moment, sa convalescence devint de jour en jour plus sensible. La tension des téguments céda, la douleur de tête, jusque-là violente et presque insupportable, cessa, et du pus louable s'écoula à travers l'ouverture de l'os frontal. Dans cet état, il se rendit à la maison de M. Waldon, à la distance de deux milles, chaque jour ou tous les deux jours, quelquefois à cheval, plus souvent à pied, pour se faire panser, sans la moindre apparence de fatigue ou d'incommodité. Il resta exactement dans le même état jusqu'au 20 janvier (l'accident était arrivé le 29 novembre). A cette époque, il fut pris tout à coup d'un frisson intense et d'une vive douleur à la partie postérieure de la tête et des muscles du col, avec perte totale de l'appétit et impossibilité de quitter le lit. Il avait été à une fête du voisinage et avait mangé et bu plus qu'il n'était convenable. Auparavant, la perte de substance du cerveau paraissait être en voie de se réparer : la substance de cet organe produisait à sa surface des bourgeons charnus d'un rouge pâle. Les symptômes d'inflammation et de suppuration, dans l'intérieur du crâne, continuèrent à augmenter jusqu'au 28, où le malade fut pris de vomissement. Pendant les efforts du vomissement, les assistants virent tout à coup une large saillie se former sur le côté droit de l'os frontal, sous les téguments sains, et à environ 2 pouces de la plaie. M. Waldon pensa que ce pouvait être une portion de l'os frontal nécrosé et détaché, et jugea que le seul moyen de secourir le malade était de faire une large incision de la peau et d'extraire complétement le corps étranger. En incisant les téguments qui étaient à peine altérés, quelque extraordinaire que cela puisse paraître, il sentit que le bistouri frottait sur un corps mobile qui ne paraissait point être un fragment osseux, et il éprouva une assez grande difficulté à terminer son incision sur ce corps étranger, qu'il avait cru un os détaché et qui reculait sous la pression de l'instrument. Il aperçut alors un corps noir arrondi, qu'il reconnut aussitôt pour être la culasse du fusil. Il la saisit d'abord avec une paire de pinces, puis avec les doigts, et en fit l'extraction avec quelque difficulté. Elle avait au moins 3 pouces de longueur et pesait 3 onces et 1 drachme. Elle était logée dans le cerveau, ayant son extrémité anguleuse ou postérieure dirigée vers l'occipital, son extrémité cylindrique ou antérieure vers le frontal, et conséquemment elle avait dû pénétrer jusqu'au centre du cerveau. Le malade devint immédiatement paralytique, et le troisième jour après l'extraction il mourut avec des soubresauts de tous les tendons. On ne put obtenir la permission d'examiner la tête après la mort. » (Mackenzie, *loc. cit.*, obs. 45.)

Grains de plomb envoyés à bout portant dans l'angle interne de l'œil droit. — Ophthalmite. — Extraction des corps étrangers. — Perte de l'œil.

» Louis Dubul (vingt-sept ans) a reçu un coup de pistolet, chargé de gros plomb, tiré à bout portant à l'angle interne de l'œil droit, pendant qu'il dormait. Le blessé perd d'abord beaucoup de sang par le nez, la bouche et l'œil. Les premiers soins lui sont donnés, mais trois heures après, à l'Hôtel-Dieu. On voyait un gonflement considérable à la joue, aux lèvres, surtout à l'œil droit, dont la conjonctive tuméfiée faisait une saillie d'une demi-ligne en dehors des paupières. — On parvint à extraire une multitude de plombs qui couvraient la joue, le dos du nez et les environs de l'œil; et deux grains tombèrent de l'intérieur du globe à travers les lambeaux de la cornée. (Pansement; saignée ; vomitifs.) —La suppuration s'établit le troisième jour. Mais deux jours après, les voies s'embarrassèrent de nouveau ; il y eut gonflement des parties blessées, accompagné de fièvre, chaleur et sécheresse de la peau. (Vomitifs.) — Toutes les fonctions se rétablissent bientôt. Le pus est moins abondant, moins lié ; les plaies se cicatrisent. — Le globe de l'œil se cicatrise bientôt aussi : il ne resta de cet organe qu'un bouton charnu, propre à s'adapter à la cavité d'un œil artificiel. » (*Journal de Desault*, t. III, p. 275.)

§ V. FRAGMENTS DE VERRE.

Nombreux fragments de vitre introduits dans l'orbite gauche. — Sortie spontanée de ces fragments constatée à divers intervalles pendant un espace de neuf mois.

« Il s'agit d'un accident arrivé à la nommée Françoise Paulet, âgée de quarante-sept ans, d'une forte constitution, servante chez un brasseur de la rue Basse-Wez, à Liége.

» Le 2 mars 1849, vers les dix heures du matin, pendant qu'il régnait un vent des plus violents, une porte vitrée, située au milieu d'un corridor, se ferma brusquement ; deux des carreaux se brisèrent en milliers d'éclats. Françoise Paulet, placée à peu de distance, reçut dans les yeux de la poussière et un grand nombre de fragments de vitre.

» Les douleurs qu'à l'instant elle ressentit la firent tomber à la renverse. On s'empressa de retirer de l'œil droit les corps étrangers qui y étaient introduits ; on chercha ensuite à débarrasser l'œil gauche, mais on ne put y parvenir complétement, et je fus appelé vers la soirée.

» Ce qui me frappa d'abord en examinant la figure de cette femme, ce fut la petitesse de l'ouverture des paupières. On me dit avoir extrait des yeux plus de trente fragments de vitre. L'œil droit me parut à l'état normal. Les paupières de l'œil gauche restaient fermées : cet organe était le siége de vives douleurs, qui se faisaient particulièrement sentir le long de l'arcade orbitaire. J'enlevai plusieurs petits fragments de verre situés derrière la paupière inférieure ; je relevai et retournai fortement la paupière supérieure ; mais bien que ce moyen d'investigation eût été répété et que j'eusse promené, à diverses reprises, un linge roulé sur la conjonctive, je ne découvris plus aucun fragment. Je recommandai à la patiente, pour calmer les douleurs, de se baigner fréquemment les yeux avec de l'eau froide.

» Le lendemain à ma visite, quel ne fut pas mon étonnement d'apprendre que, depuis la veille au soir, il était sorti de derrière la paupière gauche plus de dix fragments et une paille de 12 millimètres de longueur sur 2 millimètres de largeur.

» Il me fallut bien admettre que ces corps étrangers s'étaient logés au fond de l'orbite, dans l'espèce de cul-de-sac formé par la conjonctive. Je tentai de nouveau de retourner les paupières; mais elles se contractaient avec force, l'œil était d'une extrême sensibilité ; j'ai pu seulement m'assurer que la cornée transparente était à peu près saine.

» D'autres fragments de vitre sont encore sortis pendant cette journée. Il en a été de même des jours suivants, et avant d'énumérer tous les corps étrangers qui ont été recueillis, je crois d'abord convenable de faire connaître ce que leur expulsion a présenté de particulier.

» Les premiers jours de l'accident, un fragment de vitre se dégageait de l'orbite toutes les deux ou trois heures, et même tous les quarts d'heure, selon la dimension et la forme des corps étrangers ; plus tard, la descente d'un fragment se faisait souvent attendre pendant plusieurs jours. Lorsqu'il était de grande dimension, d'une forme très irrégulière ou à pointes acérées, de vives douleurs, siégeant principalement vers l'arcade orbitaire, annonçaient sa sortie prochaine. Plongeant alors la face dans un tonneau d'eau de pluie, ou faisant avec cette eau de nombreuses ablutions sur l'œil, déjetant la tête et les bras comme si elle eût été agitée de mouvements convulsifs, la patiente parvenait enfin, au milieu de cruelles souffrances, à dégager le fragment de derrière la voûte orbitaire et à le faire arriver jusque dans l'angle interne de l'œil, d'où il était ensuite facile de l'extraire au moyen d'un épingle à cheveux. Quelques fragments, et seulement ceux qui ont été expulsés les derniers, ont paru sortir du fond de l'orbite, en suivant le côté externe de la voûte; ils ne parvenaient pas d'eux-mêmes jusque dans le petit angle de l'œil, mais ils restaient en quelque sorte fixés derrière l'apophyse orbitaire externe, et, pour les dégager, il fallait relever la paupière et faire usage du crochet mousse ou de tout autre instrument analogue.

» Cependant la descente des fragments ne donnait pas toujours lieu à des symptômes nerveux aussi violents. Quelquefois ils étaient expulsés du fond de l'œil pendant que la patiente était occupée à des travaux domestiques, et si les douleurs se faisaient sentir, c'était seulement quand un fragment approchait assez près de la paupière pour pouvoir être vu et enlevé.

» Les fragments, à leur sortie de la cavité orbitaire, étaient accompagnés le plus souvent d'abondantes mucosités; tantôt il s'y joignait des stries sanguinolentes, tantôt du sang fluide en assez grande quantité, et rarement des caillots sanguins ou des matières purulentes.

» Des fragments semblables s'échappèrent ou furent extraits de l'orbite, et neuf mois après l'accident on en retirait encore. L'œil est demeuré intact. » (Collette, *Annal. d'oculist.*, t. XXIII, p. 217.)

ARTICLE VII.

INFLAMMATIONS DE L'ORBITE.

Après les régions pourvues de tissu érectile, celle de l'orbite peut certainement passer pour la plus vasculaire. Ainsi, dans une circonscription étroite comme l'est cette cavité, outre l'artère ophthalmique et ses treize rameaux, on compte encore de nombreuses anastomoses provenant de la carotide externe. Parmi ces dernières, l'artère sphéno-maxillaire fournit au périoste orbitaire l'angulaire de Winslow, la temporale et la frontale aux paupières et à la conjonctive. On sait que les veines de l'orbite qui se rendent aux jugulaires forment à elles seules un des plus riches plexus du système circulatoire. Enfin, les vaisseaux lymphatiques ne le cèdent point en nombre aux premiers; ils se rendent, les uns dans la cavité cranienne, les autres dans les ganglions pré-auriculaires et parotidiens. Cette richesse vasculaire de la région semblerait lui impliquer la conséquence d'une disposition naturelle aux phlegmasies, et cependant il n'en est rien. Soit qu'on admette avec Wardrop que les régions très pourvues de nerfs, comme l'est celle-ci, ne s'enflamment que très rarement; soit qu'on en cherche l'explication dans la disposition anatomique qui, par sa circonscription osseuse et sa division en loges ou compartiments, par des aponévroses résistantes, paraît s'opposer à la propagation de l'inflammation, toujours est-il que celle-ci est peu fréquente dans cette région.

Cependant tous les éléments anatomiques de l'orbite sont susceptibles de s'enflammer, soit isolément, soit simultanément. La division de ces inflammations est facile. Je décrirai successivement :

1° Les phlegmasies des vaisseaux, l'*angéioleucite*, la *phlébite*, l'*artérite ;*

2° Les phlegmasies du tissu cellulaire, comprenant l'*abcès phlegmoneux*, l'*abcès chronique* et l'*induration inflammatoire du tissu cellulaire ;*

3° Enfin les phlegmasies du périoste et des os, telles que la *périostite*, l'*ostéite* et leurs phénomènes consécutifs, tels que la *carie*, la *nécrose*, les *abcès* et les *fistules*.

Quant aux inflammations de la glande lacrymale et celles de la caroncule, elles seront traitées aux maladies de ces deux organes. Je n'ai point à en parler ici.

§ I. INFLAMMATION DES VAISSEAUX DE L'ORBITE.

A. Angéioleucite.

Les lymphatiques de l'orbite sont, dans leur parcours, divisés en deux ordres par l'aponévrose palpébrale, ceux situés en avant de cette aponévrose, ceux situés en arrière. L'insertion fixe de celle-ci au pourtour de l'orbite est une barrière qui s'oppose à la propagation de l'inflammation d'un ordre de vaisseaux à l'autre; aussi en résulte-t-il que cette inflammation s'observe très rarement dans la partie postérieure à cette aponévrose; et d'ailleurs existerait-elle réellement que, à cause de la profondeur de ces vaisseaux dans la cavité de l'orbite, l'absence totale de signes anatomiques rendrait le diagnostic bien difficile, pour ne pas dire impossible.

Il n'en est point ainsi de la partie antérieure de la circonférence de l'orbite. On pourra y reconnaître l'angéioleucite aux caractères suivants :

Circonstance antérieure d'un érysipèle de la face, plaies traumatiques et ulcères des paupières, ulcères spécifiques (chancres syphilitiques), présence de plaques rouges érythémateuses et de nodosités autour des paupières, cordons rosés plus ou moins apparents se rendant aux ganglions voisins; tension, puis engorgement des ganglions parotidiens, et surtout du ganglion préauriculaire situé en avant du tragus; peau luisante, légèrement œdématiée et infiltrée; douleur brûlante se faisant sentir au niveau des plaques rouges érysipélateuses; enfin, il peut y avoir retentissement sur l'économie, et alors on observera un mouvement fébrile symptomatique.

Le plus souvent l'inflammation des lymphatiques superficiels de l'orbite se termine par délitescence; elle cède aisément aux antiphlogistiques administrés dans une mesure convenable, tels que saignées locales et générales, onguent mercuriel, cataplasmes, etc. Cependant, dans certains cas, la suppuration pourra en être la conséquence, surtout si le malade se trouve sous l'influence d'un état morbide général comme l'érysipèle, la variole, etc. D'autres fois, si la phlegmasie a une grande intensité, si sa marche est rapide, l'inflammation se propage aux lymphatiques profonds de l'orbite, y détermine l'inflammation du tissu cellulaire, et donne lieu à une phlegmasie particulière que l'on désigne dans les autres régions sous le nom de phlegmon érysipélateux. Plus loin, ce phlegmon sera décrit à propos de l'inflammation du tissu cellulaire de l'orbite.

B. Phlébite.

M. Thibaud (*Diagnostic différentiel des phlegmasies vasculaires de l'orbite*, Thèse inaugurale, 1847) cite cinq observations de phlébite de la veine ophthalmique, et décrit de la manière suivante les symptômes de cette maladie :

Symptômes. — « Les principaux symptômes sont l'œdème des paupières et de la conjonctive, l'exophthalmie, la conservation de la vision, et une diminution plus ou moins considérable des mouvements de l'œil.

» Les symptômes locaux sont de deux espèces ; les uns sont faciles à apprécier si la veine est superficielle (rougeur de la peau, cordon formé par le vaisseau, etc.) ; les autres servent seuls à faire reconnaître une phlegmasie profonde : ce sont la douleur dans la région correspondante et l'œdème des parties situées au-dessous du point enflammé. Nous ne parlerons que de ces derniers.

» 1° La douleur n'offre rien de particulier qui soit propre à la phlébite, car elle se retrouve avec toutes les variations dont elle est susceptible dans la phlegmasie orbitaire, l'artérite, et un grand nombre d'autres maladies.

» 2° L'œdème est le seul symptôme qui ait de la valeur ; c'est lui, en effet, qui entraîne à sa suite l'exophthalmie, sans s'opposer à la conservation de la vision. Il apparaît en même temps que la douleur et débute par la conjonctive et les paupières, c'est-à-dire qu'on l'observe tout d'abord à l'extrémité des ramifications de la veine ophthalmique. Cet œdème se manifeste aussi sous la conjonctive ; il peut être assez considérable pour venir faire saillie entre les paupières.

» Si la phlébite fait des progrès, l'œdème augmente de plus en plus ; aussi le tissu cellulaire ne tarde-t-il pas à s'infiltrer, d'où la production de l'exophthalmie. »

Diagnostic différentiel. — La phlébite se distingue de l'angéioleucite par l'absence des petits cordons rouges et engorgés sur le trajet des lymphatiques, ainsi que par l'absence de l'engorgement ganglionnaire qui existe constamment dans l'angéioleucite.

Suivant M. Thibaud (*op. cit.*), la distinction de la phlébite et du phlegmon peut se faire ainsi : « Dans le phlegmon, au lieu de trouver l'œdème avec les caractères que nous avons cités plus haut, on remarque des paupières rouges, douloureuses et tuméfiées, comme si elles étaient affectées d'érysipèle (Mackensie). Dans la phlébite, il existe trois phénomènes constants : l'exophthalmie, la mobilité du globe oculaire et l'intégrité de la vision ;

tandis que dans le phlegmon il y a aussi exophthalmie ; mais, dans cette affection, l'œil a perdu sa mobilité, et l'on voit en même temps une amaurose complète. » M. Thibaud explique cette différence en disant que « dans la phlébite il y a simple infiltration du tissu cellulaire de l'orbite, tandis que dans le phlegmon c'est ce tissu cellulaire lui-même qui est enflammé. »

Le toucher, pratiqué avec soin sur les divers points de l'orbite, est encore un précieux moyen pour distinguer ces maladies. Dans la phlébite, il n'occasionne que peu ou point de douleur, tandis que dans le phlegmon, il développe une sensation insupportable pour le malade. Il sert encore à faire reconnaître que, dans la phlébite, la température de la peau est peu élevée, tandis que le contraire existe dans le phlegmon.

Lorsque les paupières sont rouges et tendues, sous l'influence d'un phlegmon peu étendu et n'occupant qu'une partie de ces voiles mobiles, le médecin peut tout d'abord hésiter, car, dans ce cas aussi, il y a un œdème conjonctival très considérable ; mais si l'on pratique le toucher exactement, ce moyen d'exploration fera bientôt reconnaître, par la douleur vive qu'il occasionne dans un point toujours le même, à quelle affection l'on a affaire.

C. Artérite.

Cette maladie est si rare et nous est encore si peu connue, qu'il serait impossible, dans l'état actuel de nos connaissances, de lui assigner des signes propres capables de la différencier des affections précédentes. M. Thibaud (*op. cit.*) n'en mentionne qu'un seul cas, encore l'artère ophthalmique enflammée était-elle le siége d'une dilatation anévrismale. Cette dilatation était-elle cause ou effet de l'inflammation ? Nous l'ignorons complétement. Quoi qu'il en soit, voici les symptômes reconnus par cet auteur dans ce cas particulier :

« Douleurs vives dans l'œil, le front et les tempes ; rougeur et tuméfaction des paupières, immobilité du globe oculaire, exophthalmie, dilatation et immobilité de la pupille, injection légère de la conjonctive. La main, appliquée sur le globe oculaire, n'y développe pas de douleurs ; mais elle perçoit une chaleur vive et des soulèvements de l'œil isochrones aux diastoles artérielles. L'auscultation indique l'existence d'un bruit de frottement sec très prononcé, diastolique par rapport aux battements artériels ; ce bruit ne s'entend plus hors des limites de l'orbite. »

Ne voit-on pas immédiatement que tous ces signes se rapportent à un anévrisme de l'artère ophthalmique, et non à l'artérite proprement dite? Les douleurs vives dans l'œil, le front et les tempes, la rougeur et le gonflement des paupières, l'immobilité du globe, l'exophthalmie, la dilatation et l'immobilité de la pupille, l'absence de douleurs par la pression, la chaleur de l'organe, les battements isochrones aux diastoles artérielles, j'ai observé tout cela sur des malades atteints, à n'en pas douter, de tumeur anévrismatique du fond de l'orbite. Dernièrement encore un malade, que j'ai vu en consultation avec MM. Andral et Berryer-Fontaine, présentait tous ces symptômes.

§ II. INFLAMMATION DU TISSU CELLULAIRE DE L'ORBITE.

ÉTIOLOGIE. — Le tissu cellulaire de l'orbite est susceptible de s'enflammer sous l'influence des causes les plus variées. Ces causes sont locales ou générales.

Parmi les premières, on rencontre les contusions et les diverses espèces de plaies de la région, les corps étrangers, l'impression de l'air froid, la présence d'une altération organique dans le voisinage, telle que la suppuration des fosses zygomatiques ou ptérygo-maxillaires, l'inflammation chronique des os voisins, des fosses nasales, du sinus maxillaire (*voy*. Observations du docteur Sovet, *Ann. ocul.*, t. XVIII, p. 157), diverses opérations, telles que celle du strabisme, l'extraction de la glande lacrymale, la cataracte, le phlegmon de l'œil, etc.

Parmi les causes générales, je citerai plus particulièrement les érysipèles de la face, la variole et la fièvre puerpérale ; enfin, dans certains cas assez fréquents, les causes de ces phlegmasies sont complétement inconnues. La maladie se développe spontanément et avec une incroyable rapidité.

L'inflammation du tissu cellulaire de l'orbite est aiguë ou chronique. La première de ces formes constitue la maladie appelée *phlegmon de l'orbite;* la seconde donne lieu aux *abcès* ou à *l'induration chronique*, suivant que la terminaison de cette inflammation a lieu par l'une ou l'autre de ces formes.

A. Phlegmon de l'orbite.

SYMPTOMES. — Le phlegmon de l'orbite débute habituellement comme celui de l'œil : ce sont d'abord des douleurs sourdes, puis tensives et pulsatives dans le fond de l'orbite, et retentissant dans le crâne. Bientôt ces douleurs deviennent aiguës, continues, et augmentent par la pression et les mouvements physiologiques de l'œil.

Cependant l'œil se projette en avant, il y a exophthalmie, les paupières sont proéminentes, rouges et tuméfiées, un sentiment de plénitude est ressenti dans l'œil malade. Le plus souvent, ce dernier est envahi par l'inflammation ; alors on observe la rougeur et l'œdème de la conjonctive oculaire, la sclérotique se vascularise, il se manifeste des symptômes d'iritis et tout le cortége physiologique de l'ophthalmie interne la plus grave et de la rétinite ; le malade se plaint d'insupportable photopsie qui fait place à une cécité complète. Mais bientôt la suppuration est formée ; elle soulève de tous côtés la conjonctive oculo-palpébrale et s'ouvre spontanément une issue au dehors si l'art ne vient pas en aide au malade.

J'ai observé, entre autres, avec M. le docteur Delmas, un cas des plus graves de phlegmon des deux orbites :

Phlegmon des deux orbites. — Exophthalmos. — Destruction des yeux.

Une jeune fille d'environ quatorze ans fut prise tout à coup aux deux yeux de tous les signes que nous venons d'indiquer : douleurs sourdes, tension, pulsations dans le fond de l'orbite ; exophthalmos d'abord léger, puis bientôt très considérable ; fièvre. Les deux yeux poussés bientôt hors des paupières font une telle saillie en avant, qu'ils ne sont plus protégés contre l'action de l'air ; les cornées se troublent ; une injection très vive d'abord, puis une inflammation des plus violentes s'emparent des deux yeux. De bonne heure je plonge un bistouri entre l'œil et l'orbite, je n'obtiens qu'une très faible quantité de pus ; je reviens à ce moyen plusieurs fois, mais en vain, et nous avons la douleur de voir les deux yeux s'ouvrir d'eux-mêmes par la mortification des cornées. Les saignées générales et locales, le tartre stibié à haute dose, le calomel, etc., n'avaient rien fait pour enrayer cette terrible affection.

Dans certains cas, le phlegmon de l'orbite débute différemment. Ainsi il peut être le résultat de la continuité d'un érysipèle de la face ; cependant ce fait est rare, car l'insertion de l'aponévrose orbito-palpébrale au pourtour de la cavité est un obstacle difficile à franchir par l'inflammation. Le plus habituellement, l'érysipèle s'arrête aux paupières et les abcède sans passer au delà.

Du reste, quelle que soit la forme du début, les symptômes

locaux et généraux sont les mêmes. Ces derniers se caractérisent par un mouvement fébrile plus ou moins intense, de l'insomnie, de l'inappétence et de la céphalalgie. Si l'inflammation est très aiguë et que rien ne s'oppose à sa marche, on ne tarde pas à voir survenir des symptômes encéphaliques, tels que le délire et le coma. Bientôt la peau devient sèche, la langue aride et saburrale; l'haleine est fétide, en un mot on observe tous les symptômes qui accompagnent les inflammations profondes si souvent suivies d'une terminaison fatale.

La marche du phlegmon de l'orbite est généralement rapide, à moins qu'il ne se manifeste chez des sujets cachectiques, et que le périoste et les os s'affectent consécutivement.

La durée est très variable. Si l'on obtient la résolution du phlegmon, ce ne sera certainement pas au delà du premier septenaire, époque de la formation du pus, et, s'il y a suppuration, celle-ci aura une durée indéterminée qui pourra varier depuis deux septenaires environ jusqu'à un ou plusieurs mois.

La terminaison peut se faire de différentes manières :

1° Par résolution ou délitescence; malgré sa rareté j'en ai observé quelques exemples. J'avais opéré une jeune fille d'un strabisme convergent par la méthode de dissection, et, pour éviter l'enfoncement de la caroncule, j'avais pratiqué deux sutures sur la conjonctive. Quelques heures après un gonflement considérable survint dans le côté interne de l'orbite et s'étendit bientôt à la paupière supérieure. On se borna à faire des applications d'eau froide jusqu'au lendemain, au moment de ma visite. A ce moment, vingt heures après l'opération, je reconnus que le tissu cellulaire de l'orbite s'enflammant dans toute son étendue, l'œil était manifestement poussé en avant, les paupières étaient distendues par un œdème, et la conjonctive formait autour de la cornée un bourrelet chémosique énorme. J'enlevai les sutures, pratiquai une saignée du bras, fis de nombreuses applications de sangsues près de l'œil, et prescrivis à l'intérieur le tartre stibié à haute dose. Pendant six jours j'eus de grandes inquiétudes; mais enfin la résolution commença, et la jeune fille guérit.

Dans d'autres cas, j'ai obtenu le même résultat après des opérations de cataracte à l'aiguille toujours suivies d'insuccès après l'inflammation qui nous occupe. M. Rognetta en rapporte aussi un exemple dans son *Traité d'ophthalmologie*, p. 639. C'est l'observation d'un jeune commis opéré en 1829 par Dupuytren d'une cataracte par abaissement. Au troisième jour, douleurs poignantes dans l'orbite, puis exophthalmie horrible, fièvre, délire et danger de la vie jusqu'au sixième et septième jour. Ensuite déclin des symptômes, rentrée graduelle de l'œil, amaurose consécutive.

Le point de départ de l'inflammation du tissu cellulaire de l'orbite était ici dans l'œil, et l'amaurose qui est résultée de l'inflammation des membranes internes n'a rien qui doive surprendre. Il aurait été avantageux, dans ce cas, de revoir le malade longtemps après l'opération, et peut-être eût-on observé, comme je l'ai fait dans plusieurs cas, que l'œil s'était peu à peu atrophié.

2° La terminaison par suppuration est au contraire fréquente. Quand elle apparaît, les douleurs diminuent et les malades accusent une sensation de froid, de contention, de lourdeur dans l'orbite ; des frissons se manifestent, le bulbe proémine davantage et se trouve dévié d'un côté; de la fluctuation se manifeste entre l'œil et l'orbite. Si l'on renverse la paupière, on voit le cul-de-sac conjonctival tuméfié, proéminent, ayant déjà une coloration jaunâtre. Les paupières sont œdémateuses et d'un rouge bleuâtre ; il y a chémosis. Enfin, l'abcès s'ouvre et verse une plus ou moins grande quantité de pus mêlé à des bourbillons de tissu cellulaire mortifié. Cette suppuration entraîne quelquefois la perte de la vision avec ou sans fonte purulente de l'œil.

Quelquefois, lorsque le phlegmon est très limité, la vision peut être conservée. (*Voy.* l'observation de M. Rognetta, *op. cit.*, p. 639.) Cependant, il y a le plus souvent amaurose symptomatique des désordres produits par l'ophthalmie interne, qui accompagne presque toujours le phlegmon orbitaire.

Quelquefois il existe, avec la suppuration de l'orbite, quelques parties mortifiées : l'abcès est alors anfractueux, les parois ne se rapprochent pas complétement, et une fistule a lieu. D'autres fois, enfin, l'inflammation ou le pus se propage par les vaisseaux dans le crâne et y produit une méningite mortelle. (*Voy.* des observations de ce genre, *Gazette méd.*, 1838, et *Arch. de méd.*, 1834.) Le pus peut aussi se faire jour dans les fosses nasales et dans le sinus maxillaire ; mais cette terminaison n'a rien de bien dangereux. Enfin la suppuration peut devenir chronique et par suite donner lieu à des indurations du tissu cellulaire, dont je parlerai plus loin.

Pronostic. — Il est grave, mais pas autant cependant que

semble le dire M. Stœber. Cet auteur s'exprime ainsi en parlant du phlegmon de l'orbite : « C'est une maladie excessivement grave, se terminant, soit par la mort, suite de la méningite qui se déclare, soit par des indurations partielles du tissu affecté qui donnent à l'œil une position vicieuse, et la vue reste toujours faible ou perdue. » Je n'ai jamais vu ces indurations ni les déviations consécutives du globe dont parle M. le professeur Stœber, et pourtant j'ai souvent observé le phlegmon qui nous occupe.

Diagnostic. — Au début, le phlegmon est difficile à reconnaître, et cela se conçoit : dans une région comme celle de l'orbite, qui n'est accessible que par une de ses faces, il est peu aisé de pouvoir constater la présence des signes anatomiques les plus importants, tels que la tuméfaction du tissu cellulaire et la fluctuation purulente. En outre, tous les signes qui peuvent, dans d'autres régions, servir à reconnaître ou à faire soupçonner l'existence d'un phlegmon sous-aponévrotique manquent ici, ou, ce qui est pire, peuvent facilement donner lieu à une fausse interprétation. Partout ailleurs, quoique sous-aponévrotique, le phlegmon est toujours plus ou moins accessible au toucher : dans l'orbite, il échappe à peu près complétement à ce moyen d'investigation. De plus, la présence du globe oculaire change, modifie profondément le caractère des douleurs et leur donne une physionomie telle, que l'attention se porte sur l'organe de la vue et non sur les tissus voisins.

Dans les autres régions, l'œdème et l'empâtement du tissu cellulaire constituent un signe précieux ; ici, ils sont une source d'erreurs ; en effet, l'œdème se produisant dans le tissu cellulaire sous-conjonctival aussi bien que dans celui des paupières, il en résulte un chémosis qui, au début, est facilement reconnu pour être séreux, mais qui, sous l'influence de l'inflammation, peut devenir bientôt phlegmoneux. Ainsi modifié, ce chémosis peut faire croire, si l'on n'a pas suivi le malade depuis l'apparition de l'affection, à une ophthalmie purulente ou blennorrhagique ; de plus, il peut atténuer ou dissimuler l'exophthalmie lorsqu'elle est encore légère.

Le phlegmon de l'orbite se différencie des phlegmasies vasculaires, *phlébite*, *artérite*, etc., par les caractères que nous avons admis d'après M. Thibaud en parlant de ces dernières affections.

On le confondra difficilement avec les ophthalmies purulentes malgré l'opinion contraire de quelques auteurs, si l'on a égard à ce fait qu'il y a absence de muco-pus contagieux dans la conjonctivite.

Enfin, l'absence totale de réaction fébrile sera un signe différentiel assez important pour séparer du phlegmon toutes les tumeurs de l'orbite dont le début en est ordinairement privé.

B. Abcès subaigu ou chronique du tissu cellulaire de l'orbite.

Ces abcès sont généralement bornés à un des points de l'orbite, ils n'affectent pas la totalité de la cavité, comme le fait le phlegmon, dont ils sont quelquefois une des terminaisons. Ils ont le plus souvent des caractères inflammatoires assez tranchés au début pour les différencier des tumeurs non inflammatoires. Cependant, lorsqu'on n'a pas assisté à leur origine, ces caractères peuvent manquer complétement.

Voici un exemple de ces abcès à l'état subaigu :

Un jeune homme de vingt-deux ans, d'une bonne santé habituelle, s'étant exposé à un refroidissement en s'endormant la face contre terre, vint me trouver le 19 juillet 1851, pour une douleur assez vive qu'il ressentait à la partie supérieure externe de l'orbite droit. Il y avait là une élévation assez peu marquée, accompagnée d'une rougeur assez intense, qui s'étendait jusqu'à l'angle interne de l'œil, en suivant toute la paupière supérieure. L'œil était sain, mais refoulé en dedans, et la conjonctive était atteinte d'un chémosis séreux. Ce jeune homme avait la langue sale; il avait perdu l'appétit depuis trois jours et avait de temps en temps quelques frissons.

Le toucher, assez douloureux d'ailleurs, m'ayant fait constater de la fluctuation, je fis une ponction avec le bistouri, et il s'écoula de la plaie une certaine quantité de pus assez bien lié. Je plaçai une mèche dans l'ouverture, et le malade se guérit après quinze jours.

Il n'est pas rare de voir ces abcès présenter le caractère de chronicité tout d'abord lorsqu'ils se manifestent chez des sujets doués de constitution cachectique, comme les scrofuleux, les tuberculeux, etc.; ou bien encore chez des sujets affaiblis par des maladies générales antérieures, telles que la variole, la fièvre puerpérale, la fièvre typhoïde, etc.

L'observation suivante, qui appartient au docteur J.-M. O'Ferral, de Dublin (*Ann. d'ocul.*, t. XIX, p. 69), est un type de ce genre d'abcès.

« Une jeune fille de vingt ans, d'une bonne santé habituelle, avait eu la fièvre pendant l'automne de 1842. Depuis cette époque, elle était mal portante; ses menstrues étaient irrégulières. Elle se rétablit vers la fin de 1842, se porta bien durant six mois. A cette époque elle eut une angine; quinze jours après, s'étant exposée au froid, elle fut prise de douleurs dans le sourcil et l'œil gauche. Lorsqu'elle entra à l'hôpital, le 4 mai 1844, elle portait au niveau de la portion orbitaire de la paupière supérieure de l'œil gauche une tumeur avec une légère rougeur de la peau, plus saillante et moins résistante dans un point. Le globe de l'œil était notablement abaissé, mais sans saillie bien prononcée. La vision était conservée.

» L'origine récente de cette tumeur nous fit supposer un abcès. Notre diagnostic fut confirmé par une ponction étroite faite sur la partie la plus saillante de la tumeur. A mesure que la cavité se vida et marcha vers la cicatrisation, le globe de l'œil reprit sa place. »

Ces abcès ont une certaine tendance à s'enkyster et à former de petites tumeurs qui mettent un temps assez long à soulever les aponévroses. Cette disposition peut les faire confondre avec les tumeurs chroniques de la région ; d'un autre côté, elle les rend à peu près inoffensifs envers les organes voisins, tels que le globe oculaire, la glande lacrymale, etc. Cependant lorsqu'ils durent depuis un certain temps, surtout lorsque la suppuration s'est fait jour à l'extérieur, on ne tarde pas, disent les auteurs, à voir survenir des indurations et coarctations du tissu cellulaire de l'orbite capables d'entraîner la déviation de l'œil, ainsi que des altérations consécutives du périoste et de la vision. Mais, hâtons-nous de le répéter, tous ces désordres sont fort rares, et, quant à nous, nous ne les avons pas constatés. M. Velpeau pense comme nous, que certains oculistes ont exagéré les conséquences de ces abcès. Enfin, des cicatrisations vicieuses des bords de la plaie péri-orbitaire peuvent causer certaines déformations des paupières ; de là le précepte d'ouvrir ces abcès de bonne heure et par un procédé particulier que j'indiquerai plus loin.

La *marche* de ces abcès est le plus souvent lente et leur durée indéterminée.

Leur *pronostic* a peu de gravité immédiate ; mais, à cause des effets consécutifs qu'ils peuvent produire, on doit être très réservé.

Leur *diagnostic*, dans certains cas, présente plus de difficulté que celui du phlegmon, surtout si l'on ignore les premiers phénomènes du début; aussi ne devra-t-on pas les négliger. Cependant, s'il existait encore dans un point du pourtour de l'orbite un peu de rougeur avec tuméfaction, s'il y avait dépression du globe oculaire et fluctuation ou élasticité dans le point proéminent, douleur à la pression, on aurait un ensemble de signes qui permettrait de supposer la présence d'un abcès.

C. Induration inflammatoire du tissu cellulaire de l'orbite.

Elle diffère essentiellement de l'hypertrophie simple, dont je parlerai plus loin ; celle-ci se développe spontanément ou en concomitance avec le goître, l'hypertrophie du cœur, l'asthme; celle-là reconnaît le plus souvent des causes directes, comme l'inflammation suppurative de l'orbite et les lésions traumatiques ; elle se manifeste surtout chez les sujets scrofuleux, dont les tissus sont souvent dépourvus de la vitalité nécessaire pour imprimer à l'inflammation une terminaison franchement résolutive ou franchement suppurative.

Les *symptômes* de l'induration inflammatoire sont faciles à reconnaître. Le fait d'une suppuration plus ou moins ancienne de l'orbite, la tuméfaction d'un point du pourtour de cette cavité, la déviation du globe oculaire du côté opposé, la douleur légère, les téguments un peu rouges au niveau de la saillie, sont les principaux phénomènes de cette affection, signalés par les auteurs. En explorant avec le doigt le bord orbitaire, on trouve une tuméfaction dure, uniforme et souvent douloureuse à la pression ; les paupières sont œdémateuses et leurs veines dilatées, comme variqueuses. Les mouvements physiologiques de l'œil sont considérablement gênés.

La *marche* de cette affection est essentiellement chronique ; sa *durée* est longue. Cependant il y a plus de chances pour obtenir sa résolution que lorsqu'il s'agit de l'hypertrophie du tissu cellulaire. Sa présence chez les sujets cachectiques explique la difficulté qu'on a à obtenir sa résolution.

Son *pronostic* n'a rien de grave ; cependant cette affection peut, selon le dire de quelques observateurs, altérer les fonctions oculaires, ce que je n'ai pas vu.

Le *diagnostic* est facile, puisque cette induration est ordinairement la conséquence des inflammations, et surtout des suppurations de l'orbite.

TRAITEMENTS DES INFLAMMATIONS DU TISSU CELLULAIRE DE L'ORBITE.

Suivant que cette inflammation sera aiguë ou chronique, suivant qu'elle se présentera à telle ou telle période, les indications seront différentes. Supposons le début d'un phlegmon intense, on lui opposera aussitôt la médecine antiphlogistique la plus énergique, les saignées générales et répétées, les saignées locales, ventouses ou sangsues autour de l'orbite; le calomel à l'intérieur ou l'émétique à dose rasorienne, les frictions mercurielles belladonées autour de l'orbite, etc.

Lorsque, au bout de quelques jours, on verra qu'il y a chance d'obtenir la résolution de la phlegmasie, on renoncera peu à peu aux moyens internes pour s'en tenir à l'usage des pommades résolutives et de quelques saignées générales ou locales tous les deux, trois ou quatre jours. Si l'on voit, au contraire, que la suppuration cherche à s'établir, les cataplasmes émollients devront être substitués à tout autre topique, et l'on cessera d'insister sur les saignées et les purgatifs.

Aussitôt que l'abcès paraîtra formé, il faudra en pratiquer l'ouverture. A défaut de fluctuation évidente, on pourra croire que le pus est rassemblé en foyer, s'il y a cinq ou six jours qu'une inflammation aiguë existe dans l'orbite, si des bosselures fermes ou légèrement tendues et si de l'empâtement se voient sur quelques points du contour de l'œil, derrière les paupières. Il vaut mieux, dans tous les cas, ouvrir de bonne heure, surtout s'il y a des phénomènes généraux de quelque gravité.

Procédé de l'auteur pour l'ouverture des abcès de l'orbite. — L'ouverture de ces abcès demande certaines précautions. On sait avec quelle facilité les plaies des paupières ou de leur voisinage déterminent des déformations préjudiciables au globe oculaire (*entropion*, *ectropion*, etc.). Ici il s'agit d'une plaie qui devra suppurer plus ou moins longtemps, dont les bords pourront se cicatriser d'une manière irrégulière; il est à craindre que les paupières puissent être lésées dans leurs formes comme dans leurs fonctions. Aussi, dans le but de prévenir cet accident, j'ai l'habitude d'ouvrir ces abcès, non dans la partie la plus saillante, comme la plupart des chirurgiens le conseillent, mais dans un point éloigné, tel que la circonférence de l'orbite, quitte à faire une ponction sous-cutanée et un trajet un peu long. Après l'ouverture de l'abcès, une mèche est introduite dans le foyer. L'emploi des cataplasmes est continué.

Si l'abcès existe chez un sujet doué d'une bonne constitution, il est rare que la cicatrisation se fasse beaucoup attendre.

Lorsque l'*abcès* a une marche moins aiguë, lorsque la suppuration est longue à se produire et qu'une fois produite elle passe à la chronicité, la thérapeutique est un peu différente. Ainsi, dans la première période, celle qui précède la suppuration, on emploiera encore les antiphlogistiques, mais avec moins de vigueur que pour le phlegmon. On les mesurera aux forces du malade, qui sont ordinairement faibles dans ces cas. Une fois la suppuration formée, le pus sera évacué comme nous l'avons dit précédemment. On ne craindra pas de faire une ponction trop hâtée, puisque dans le cas où elle ne donnerait pas issue à du pus, elle serait un puissant moyen de résolution.

Lorsque la suppuration est établie, si elle se prolonge beaucoup, si une membrane pyogénique tend à s'organiser dans le foyer, si les parties voisines tendent à s'indurer, on cherchera à se rendre compte de la cause de ces phénomènes. Y a-t-il stagnation du pus, on agrandira l'ouverture ; le foyer est-il profond et le trajet peu déclive, on fera pénétrer dans sa cavité, suivant le procédé d'Aug. Bérard, une petite canule en gomme destinée à faire l'office de siphon ; enfin, si les parois du foyer manquaient de tonicité, de vitalité, il serait bon de les déterger, soit avec du vin aromatique, soit avec la teinture iodée, qui donnent habituellement d'excellents résultats dans les cas de ce genre.

Quand l'inflammation se termine par induration, ou, ce qui arrive plus souvent, lorsque la suppuration se tarit et qu'elle laisse après elle un noyau d'engorgement et d'induration, il est assez difficile d'en obtenir la résolution ; aussi serait-il préférable, dans ces cas, de voir cette induration passer à la suppuration et donner lieu à un abcès. Quoi qu'il en soit, après avoir essayé les antiphlogistiques, on aura recours aux pommades résolutives, telles que celles à l'iodure de plomb et surtout à l'iodure de potassium. Une compression méthodique et inoffensive pour le globe oculaire sera soigneusement faite ; en même temps, on soumettra le malade à un traitement général en rapport avec sa constitution.

§ III. INFLAMMATION DES OS ET DU PÉRIOSTE.

On pensait, jusque dans ces derniers temps, que l'inflammation du tissu osseux était rare, et l'on cherchait à expliquer ce fait par le peu de vitalité de ce tissu ; mais M. Gerdy a depuis longtemps combattu cette opinion en démontrant la présence de cette inflammation dans les plaies, les contusions des os, les fractures, les caries, les périostoses, les exostoses, etc. D'après cela, on voit qu'il n'y a rien de surprenant de rencontrer aussi fréquemment les inflammations osseuses et périostales de l'orbite que celles des vaisseaux et du tissu cellulaire.

Ces inflammations affectent des formes variées qui paraissent s'enchaîner les unes aux autres. Ainsi la périostite suppurée entraîne l'ostéite, celle-ci la carie et la nécrose ; ces dernières donnent lieu à des abcès dits abcès *par congestion* ou *ossifluents* (Gerdy).

M. Nélaton définit la *carie* « une affection caractérisée par :
« 1° L'augmentation de vascularité, 2° la raréfaction, 3° le ramollissement, 4° la suppuration du tissu osseux. Suivant ce même auteur, la *nécrose* est la mortification du tissu osseux (1). »

ÉTIOLOGIE. — Les causes des phlegmasies des parois orbitaires sont locales ou générales :

Parmi les premières, nous rangeons toutes les violences extérieures, telles que contusions, plaies, fractures, dénudation des os, la présence des corps étrangers. On suppose que la cause la plus fréquente est l'inflammation du tissu cellulaire de l'orbite ou de la glande lacrymale et leurs abcès qui, par crainte ou par négligence, n'ont pas été ouverts. Dans quelques cas une violente inflammation du globe oculaire peut s'étendre non seulement aux parties molles environnantes, mais aussi au périoste et aux os. Je suis loin de rejeter ces dernières causes, mais cependant je suis porté à croire que les phlegmons et abcès aigus de l'orbite sont plus fréquemment la conséquence des inflammations des parois orbitaires qu'ils n'en sont la cause. Certaines phlegmasies du sac lacrymal peuvent aussi être la cause ou l'effet d'une altération des os de cette partie de l'orbite. Enfin, signalons les inflammations chroniques des parties voisines, telles que celles des sinus sous-maxillaires

(1) Nélaton, *Éléments de pathologie chirurgicale*, 1844, t. I, pag. 598.

(Voyez l'observation du docteur Sovet, *Annales d'oculistique*, t. XVIII, pag. 159), des sinus frontaux, sphénoïdaux, et surtout les altérations syphilitiques tertiaires de l'ethmoïde.

Parmi les causes générales ou internes, nous placerons les diathèses ou cachexies scrofuleuses, tuberculeuses (tubercules des os), syphilitiques (accidents tertiaires), enfin le scorbut.

Symptomatologie. — Les inflammations du périoste et des os de l'orbite ont des phénomènes si obscurs dans la première période de leur existence, que le plus souvent on les reconnaît longtemps après leur apparition lorsqu'ils ont produit des accidents consécutifs, tels que les abcès symptomatiques et leurs fistules. La *douleur* de l'ostéite a quelque chose de particulier; elle a été bien étudiée par M. Gerdy, qui s'exprime ainsi à ce sujet : « On sait, dit-il, que les os gonflés et malades souffrent comme les parties molles enflammées, et surtout pendant la nuit; mais on croit trop généralement qu'ils ne souffrent qu'à ce moment; ils souffrent aussi pendant le jour. Il est possible d'ailleurs qu'ils ne souffrent pas du tout ou qu'il n'y ait de douleurs que dans les parties molles voisines... » Suivant le même auteur, on pourrait aussi constater une élévation de température en palpant avec soin un endroit où se trouve un os enflammé; mais ceci ne serait possible que pour le contour seul de l'orbite. (Voy. Nélaton, *op. cit.*)

Lorsque l'ostéite se termine par résolution, peu à peu la douleur cesse, les parties molles qui entourent l'os se dégorgent, la tuméfaction profonde diminue d'abord et disparaît complétement au bout d'un temps le plus souvent très long. Mais lorsque par un traitement convenable on ne parvient pas à enrayer l'inflammation de l'os, on voit ordinairement survenir les accidents que nous avons signalés, tels que la carie, la nécrose et les abcès. Ces derniers sont de deux espèces : les uns se forment dans le tissu cellulaire de l'orbite et sont le résultat de son inflammation (phlegmon de l'orbite); ce sont les abcès *circonvoisins* de M. Gerdy ; les autres ont pour point de départ les tissus osseux et périostiques altérés (abcès *ossifluents* du même auteur); tantôt ils se forment dans la cavité orbitaire même, tantôt ils s'échappent de cette cavité pour aller s'ouvrir dans des points éloignés, à la manière des abcès par *congestion* des autres régions.

Suivant le siége qu'occupe l'inflammation des parties de l'orbite, il existe des phénomènes assez différents les uns des autres pour qu'il soit nécessaire de les étudier séparément. Je décrirai donc successivement :

1° L'inflammation du pourtour de la base de l'orbite;

2° Celle des parois;

3° Celle du sommet.

A. Inflammation du pourtour de la base de l'orbite.

J'ai remarqué avec Chélius et Mackensie que c'est la partie inférieure de l'angle externe de l'orbite qui est le plus fréquemment affectée. Cela tient sans aucun doute à sa position, qui la rend facilement accessible aux violences extérieures. En effet, la cause occasionnelle de cette inflammation est habituellement une chute ou un coup sur cette région. S'il s'agit d'un enfant dont la constitution soit lymphatique et surtout strumeuse, il survient bientôt, dans la portion malaire de l'orbite, de la douleur, de la rougeur, puis un peu de saillie des tissus et de la fluctuation. La paupière inférieure devient œdémateuse, la conjonctive rougit, il y a de la photophobie, et la fièvre se déclare; bientôt la saillie devient d'un rouge obscur, elle s'élève, s'ouvre et verse un pus d'abord de bonne nature, mais ensuite séreux et sanieux.

L'ouverture qui s'est ainsi faite spontanément est contiguë au bord de l'orbite et au bord adhérent de la paupière; la tumeur s'affaisse, mais ne s'efface pas entièrement; les téguments environnant l'ouverture restent rouges et sont excoriés par la suppuration. La plaie devient fistuleuse, souvent elle est entourée par des granulations fongueuses, le stylet explorateur rencontre un os dénudé, inégal. Quelquefois les os s'exfolient, se carient, se nécrosent, et enfin après plusieurs mois, et même plusieurs années, les parties se réparent, la fistule se ferme, et, dans ce travail de guérison, la peau devient adhérente au périoste et présente une cicatrice profondément déprimée avec un raccourcissement plus ou moins prononcé de la paupière, accident que l'on a appelé *lagophthalmie ;* il peut y avoir en même temps un renversement de la paupière en dehors, ou *ectropion.*

D'après cette description, on voit que Mackensie a eu raison d'admettre quatre périodes dans le cours de cette affection de l'orbite : 1° la période d'inflammation pure, 2° celle d'abcès, 3° celle de fistule, 4° celle de déformation de la paupière.

J'ai vu bien des fois l'inflammation qui nous occupe; je ne

rapporterai qu'un fait, parce qu'il est à peu près semblable à tous les autres :

Un garçon de quinze ans me fut présenté le 10 juin 1848; il avait à la paupière inférieure, à peu près vers le centre du bord orbitaire, une tumeur de la grosseur d'une noisette, mal circonscrite, fluctuante et peu douloureuse. La pression n'y développait qu'une sensation obtuse et ne faisait pas reculer le petit malade; mais elle permettait de constater une inégalité évidente de l'os. J'ouvris l'abcès le plus bas possible, bien au-dessous de son centre, et le stylet me fit constater une carie peu étendue. Des mèches furent introduites dans l'ouverture pendant trois mois et demi, et des injections furent régulièrement pratiquées, tantôt avec de l'eau pure, tantôt avec de l'eau chlorurée. Enfin, le 15 octobre, le stylet m'ayant fait constater la présence d'un séquestre mobile, j'agrandis la plaie avec le bistouri et je l'enlevai. La portion d'os nécrosée n'avait guère plus de cinq à six lignes de longueur sur deux et demie environ de hauteur. Une semaine plus tard la plaie était fermée, et j'eus la satisfaction de reconnaître que la paupière ne serait pas déformée, grâce au lieu que j'avais choisi pour la ponction de l'abcès.

Voici un autre exemple à peu près semblable de nécrose du bord orbitaire observé pas M. le docteur Cunier à l'Institut ophthalmique de Bruxelles. (Voy. *Annales d'oculistique*, t. VII, p. 8.)

« Il s'agit d'un enfant de dix ans, scrofuleux, qui avait reçu un coup à la partie externe et inférieure de l'orbite; il n'avait commencé à en souffrir que plusieurs mois plus tard. Lorsque je le vis pour la première fois, le 15 juillet, il existait dans l'angle externe une tumeur fluctuante que j'ouvris par la conjonctive. Un pus abondant mêlé de sang s'en écoula; l'introduction du stylet me démontra qu'une portion du rebord orbitaire était vacillante. Le lendemain, je fus assez heureux pour la saisir avec les pinces et la détacher; elle était longue de 4 lignes sur 2 de hauteur, et entièrement nécrosée. Après sept jours la plaie conjonctivale était fermée. La dépression de l'angle externe, assez prononcée d'abord, s'est effacée au point que la difformité est insignifiante. »

Après le segment externe du pourtour de l'orbite, *l'interne* est celui qui s'affecte le plus souvent. S'il n'a pas, comme le précédent, une position qui l'expose aux chocs extérieurs, il a, en revanche, à sa partie inférieure du moins, une fragilité de tissu telle qu'il est très accessible à la phlogose. De plus, le voisinage du sac lacrymal l'expose aussi à des inflammations par continuité de tissu, qui dégénèrent fréquemment chez les scrofuleux en une carie extrêmement difficile à guérir. Dans ce dernier cas, si l'on n'y fait soigneusement attention, on confondra facilement l'abcès symptomatique de la carie avec la tumeur lacrymale simple.

B. Inflammation des parois orbitaires.

Elle présente des phénomènes qu'on ne rencontre pas dans celle du pourtour.

Ces phénomènes consistent dans la propagation de la phlogose des parois aux organes orbitaires et dans la migration du pus vers les cavités voisines.

Si c'est la paroi *inférieure* qui est enflammée, la carie et la perforation pourront en être la conséquence; de là irruption du pus dans le sinus sous-maxillaire et accidents consécutifs plus ou moins graves.

J'ai vu chez une femme un exemple de ce genre bien remarquable; le voici en abrégé :

Carie de la paroi inférieure de l'orbite, issue du pus dans le sinus maxillaire et de là dans la bouche, au moyen de l'avulsion d'une dent.

Une femme d'environ vingt-cinq ans, chétive et scrofuleuse, se nourrissant mal, fut prise, au moment où elle se portait le mieux, et sans symptômes précurseurs, d'une violente douleur au-dessous de l'œil gauche, s'irradiant de là à toute la face. Deux jours après, lorsqu'elle vint me trouver, je constatai en cet endroit la présence d'une certaine quantité de pus, et j'ouvris la peau assez largement.

Il sortit de cette ouverture du pus sanieux, mal lié et venant certainement des os. J'introduisis un stylet dans la plaie et je constatai à la fois une carie de la paroi inférieure de l'orbite, et la communication avec le sinus maxillaire, dans lequel il y avait beaucoup de pus. J'introduisis pendant quelques jours une mèche dans le foyer, puis je me décidai à pratiquer l'avulsion de l'avant-dernière molaire pour faire communiquer le sinus avec la cavité buccale. Cette petite opération réussit bien : le pus de l'orbite trouva ainsi une issue favorable, et la guérison put s'effectuer après deux mois. Un bouchon de charpie appliqué dans l'alvéole pouvait à volonté empêcher l'écoulement continuel du pus dans la cavité buccale.

Lorsque l'inflammation s'empare de la paroi *interne*, qui fait partie d'os extrêmement fragiles, comme le sont la face externe de l'unguis et l'ethmoïde, elle peut causer des délabrements considérables dans cette région. En voici un exemple qui s'est terminé d'une manière favorable :

Inflammation de la paroi interne de l'orbite, carie de l'ethmoïde et de l'unguis. — Guérison.

M. L..., vingt-neuf ans, sous-officier de l'armée française, se présente à ma consultation le 30 juin 1850.

Ce malade me transmet les renseignements suivants sur son état antérieur : « Le 8 mai dernier, au moment où je me portais parfaitement, une vive douleur se fit sentir *tout à coup* dans les dents, la tempe et l'œil du côté droit de la face. Quelques instants après, l'œil et les parties voisines rougirent et se tuméfièrent. Malgré un traitement antiphlogistique énergique employé au début, le médecin constata, quelques jours après, un abcès de l'orbite qui faisait saillie à la partie moyenne du bord adhérent de la paupière inférieure droite. Cet abcès, ouvert avec une lancette le 23 mai 1850, donna issue à une grande quantité de pus; celui-ci n'a pas cessé de couler depuis ce jour. »

Aujourd'hui, 30 juin, je constate les symptômes suivants : les paupières sont saines, quoique un peu rouges, et poussées en avant par le globe oculaire, qui fait une légère saillie; la supérieure a une tendance à rester abaissée. Une ouverture fistuleuse, bourgeonnante, existe dans le point indiqué plus haut; à cet endroit, les téguments sont fixés à l'os malaire, qui est sain. Un stylet pénètre sous le globe à une profondeur de plus d'un pouce d'avant en arrière et de dehors en dedans, c'est-à-dire vers la paroi formée par l'ethmoïde et l'unguis; en appuyant légèrement, on fait avancer l'instrument dans un tissu osseux fragile dont la pénétration donne la sensation ordinaire de la carie. Il arrive ainsi jusque dans la fosse nasale droite à la hauteur du cornet supérieur, où je constate sa présence avec un second stylet introduit par la narine correspondante. Une injection aqueuse, pratiquée par la fistule, déterge une grande quantité de pus et s'échappe par la narine et le pharynx. Une autre injection, poussée par les points lacrymaux, ne pénètre point. Il en est de même du stylet de Méjean; cependant il n'existe pas de larmoiement; la vision est confuse, mais cela tient sans doute à un peu d'anesthésie de la rétine causée par l'occlusion de l'œil.

Au moyen d'un stylet introduit par la fistule interne, j'ébranlai et brisai une partie de l'unguis et de l'ethmoïde en les repoussant dans les fosses nasales, cela dans le but de détruire les parties d'os malades et de pratiquer un passage plus grand à la suppuration.

Le lendemain, le malade eut une légère hémorrhagie nasale et rendit un morceau d'os de la dimension d'une dent incisive. J'introduisis une mèche dans la fistule, et j'engageai l'exercice de l'œil malade en cachant le sain.

Le 2 juillet, la mèche ne put être introduite qu'à une petite profondeur.

Le 6, la fistule se ferma spontanément; mais il survint bientôt une violente céphalalgie hémicranienne droite; en même temps l'œil rougit et la paupière inférieure devint très volumineuse.

Cet état persista et progressa pendant quinze jours, après lesquels la cicatrice de la fistule se rompit pour donner issue à du pus et à un peu de sang. Huit jours après, la fistule s'était cicatrisée de nouveau.

Depuis ce moment, M. L... a continué à moucher du pus; quatre morceaux d'os nécrosé appartenant à l'ethmoïde sont sortis à différentes reprises, et aujourd'hui, 4 août, l'œil a repris à peu de chose près sa forme et son aspect normal, la vision est rétablie; le mucus nasal seul contient un peu de pus.

J'ai revu ce militaire dix-huit mois après; il était parfaitement guéri et ne se plaignait d'aucune incommodité; son œil ne larmoyait pas. Je regrette de n'avoir pas pensé à faire une injection dans les conduits lacrymaux.

Les caries de la *voûte* de l'orbite sont assez fréquentes; j'en ai rencontré plusieurs cas, plus particulièrement sur des vieillards, sans avoir pu connaître la cause de cette maladie.

Chez les malades que j'ai observés, le début de l'affection a toujours été le même : une douleur des plus vives les saisit presque toujours tout à coup, sans symptômes précurseurs, et ne cesse pas jusqu'au moment où un abcès s'est formé et a été ouvert. La rougeur de la peau devient vive et prend très souvent une couleur érysipélateuse ; les paupières, gonflées outre mesure, s'infiltrent de sérosité ; un chémosis séreux se forme, et si le médecin est appelé à ce moment, il se hâte de recourir aux moyens généraux convenables pour abattre la fièvre, qui est ordinairement fort intense. Enfin, la peau s'élève encore, une fluctuation manifeste est constatée, et c'est alors, au moment d'ouvrir, qu'il est bien important de ne pas oublier que l'on doit pratiquer la ponction le plus loin possible de la paupière, pour éviter plus tard un ectropion par raccourcissement de la peau.

Ce qui m'a frappé le plus dans ces abcès symptomatiques d'une carie de l'orbite, c'est la rapidité avec laquelle ils débutent et l'intensité des symptômes qu'ils présentent. Ne peut-on pas raisonnablement admettre que l'inflammation de l'os marchant d'abord avec lenteur, pousse peu à peu le périoste qu'elle enflamme et distend, et que le liquide venant à se faire jour tout à coup dans le tissu cellulaire de l'orbite, celui-ci s'enflamme avec rapidité, comme nous l'avons vu dans le phlegmon orbitaire? Quoi qu'il en soit, voici une observation dont je n'ai vu ni le début ni la fin, et dans laquelle les choses paraissent avoir marché de cette manière :

Carie de la voûte de l'orbite gauche, avec fistule durant dix-huit mois. — Guérison.

En mars 1850 lord G...., âgé d'environ cinquante ans, d'une très forte constitution, est pris tout à coup d'une vive douleur dans la région orbitaire gauche. Un gonflement assez considérable survient, les paupières rougissent et semblent être frappées d'érysipèle. Un médecin homœopathe est appelé et prescrit des cataplasmes, des lotions avec de l'eau de sureau, et une médication interne selon ses convictions. Un abcès se forme, et le médecin l'ouvre assez près du sourcil, dans le repli naturel que forme la paupière supérieure. Du pus s'écoule en grande quantité, puis peu à peu la peau s'affaisse, se rapproche des os, et une fistule s'établit. Trois mois se passent pendant lesquels le malade se borne à se laver avec l'eau de sureau, et à essuyer à tout instant le pus qui ruisselle sur son œil et sur son visage.

Après ces trois mois je vois le malade, et tout aussitôt, ce qui n'avait pas été fait jusque-là, j'introduis un stylet dans la fistule, je le fais pénétrer jusque très près du sommet de l'orbite, et je constate que la voûte est cariée dans une grande étendue.

Je pronostique une durée fort longue, et je propose des injections détersives dans la cavité avec introduction d'une mèche, ce qui est accepté. Le pus étant très abondant et salissant le visage du malade, je renouvelle le pansement deux fois par jour.

Le malade, pendant son long traitement, a été rencontré chez moi par un bon nombre de confrères et tous l'examinèrent, reconnurent le mal et approuvèrent le traitement. Quelques uns me conseillèrent d'employer quelques moyens plus actifs, tels que les injections iodées, vineuses, cantharidées, etc.; mais je n'y consentis pas, retenu par les observations interminables et les frayeurs de l'entourage du malade. Sa santé était bonne, lui-même acceptait une durée plus longue, pourvu qu'il ne risquât aucune inflammation, et partant aucun danger. Je continuai donc à introduire la mèche, en faisant des injections avec le chlorure d'oxyde de sodium au 1/16, moyen qui m'avait été conseillé par M. le docteur Jolly, membre de l'Académie de médecine. Quinze mois se passèrent ainsi, et je remarquai que peu à peu la profondeur du trajet fistuleux diminuait, et qu'une amélioration notable, quoique lente, survenait de jour en jour. Un seul pansement me parut nécessaire ; je le fis pendant quelque temps, puis le malade partit pour l'Angleterre, où il passa deux mois sans faire aucun pansement. La fistule diminuait toujours; MM. Wardrop et Syme conseillèrent de ne rien faire; de retour à Paris, lord G.... appela son médecin : des injections d'iode furent faites alors, et la guérison survint enfin. Je note ici, comme simple remarque, que le malade ayant achevé sa guérison sans se soumettre à un pansement, croit encore aujourd'hui que les mèches que j'avais dû introduire pendant tant de mois dans sa fistule l'avaient entretenue, au lieu de la fermer. Mais qu'importe l'avis du malade, il est évident pour tout le monde que les mèches et les injections se sont opposées au séjour du pus dont l'odeur était souvent insupportable ; qu'elles ont modifié heureusement les tissus malades et diminué de profondeur le trajet fistuleux, qu'elles ont enfin arrêté la carie et déterminé la guérison définitive.

J'ai revu depuis ce malade, et j'ai constaté un enfoncement médiocre de la peau au-dessous du sourcil et une cicatrisation parfaite.

Mackensie a rencontré plusieurs fois aussi des caries de la voûte de l'orbite : « Presque tous les sujets affectés de cette inflammation chronique, dit cet auteur (*loc. cit.*), étaient des vieillards incapables d'assigner aucune cause à cette inflammation. Chez un vieillard malade à l'hôpital ophthalmique de Glascow, l'un des orbites d'abord, puis l'autre après la guérison du premier, devint malade. Chez un individu il se produisit un tel raccourcissement de la paupière, que l'œil restant incomplétement ouvert s'enflamma et qu'un abcès se forma dans la cornée. »

L'inflammation des parois orbitaires n'a pas toujours son point de départ dans l'orbite lui-même, mais quelquefois dans les tissus, cavités ou organes voisins.

En voici un exemple recueilli par le docteur Sovet (voy. *Annales d'oculistique*, t. XVIII, p. 159). La voûte orbitaire s'est trouvée nécrosée à la suite d'une carie dentaire et d'un phlegmon du globe et de l'orbite :

Carie dentaire ; inflammation du sinus maxillaire ; phlegmon du tissu cellulaire orbitaire et du globe oculaire. — Nécrose consécutive de la paroi supérieure de l'orbite.

« Il s'agit d'un prêtre âgé de quarante ans qui fut pris subitement de douleurs intenses qu'il rapportait à la dernière grosse molaire de la mâchoire supérieure gauche, et qui s'irradiaient dans tout le côté de la face. La dent cariée fut arrachée avec quelques fragments d'alvéole. Quinze jours après, des douleurs obtuses se manifestèrent dans l'alvéole ainsi que dans toute la mâchoire correspondante, et de temps en temps un écoulement d'un liquide incolore et d'odeur nauséabonde, avait lieu par le vide laissé par l'extraction. Bientôt les douleurs s'étendirent vers le nez et l'orbite, et parfois, lorsque M. le curé se baissait, un liquide, semblable à celui qui s'écoulait par l'alvéole, s'échappait de la narine gauche.

» Dans le courant de juillet, il se déclara tout à coup une névralgie sous-orbitaire des plus intenses. En même temps le globe oculaire gauche était proéminent, les paupières tuméfiées, tendues, rouges et immobiles ; il y avait cécité, épiphora, frissons, fièvre intense, délire même. Cinq jours après, un pus abondant et extrêmement fétide s'échappait du bord supérieur de l'orbite, en même temps, entre les paupières et par la narine gauche ; le globe oculaire était fondu.

» Une autre issue s'observait à la partie inférieure et interne de l'orbite ; le stylet, légèrement enfoncé dans l'alvéole, ne pénétrait pas au delà et ne rencontrait que des tissus mous. Introduit par les ouvertures fistuleuses, il frappait sur des surfaces irrégulières et osseuses.

« Quelque temps après, un séquestre du volume d'un pois aplati, offrant une face lisse et convexe et une face postérieure irrégulière, s'échappa par l'ouverture pratiquée vis-à-vis du bord orbitaire supérieur. Bientôt toutes les ouvertures se fermèrent, l'œil s'atrophia et offrit un moignon qui permit l'usage d'un œil artificiel. »

C. Inflammation du sommet de l'orbite.

On comprend que l'inflammation osseuse sera beaucoup plus grave quand elle atteindra la partie postérieure de l'orbite où le tissu cellulaire environne immédiatement le nerf optique, au lieu des parois orbitaires. En effet, le pus qui se forme dans cette partie tend à pousser l'œil en avant, hors de sa place naturelle, et à faire issue soit à l'intérieur du crâne, soit en dehors de l'orbite.

Assez souvent le globe oculaire est désorganisé par l'inflammation, en même temps qu'il est chassé de l'orbite; quand cela n'arrive pas, la vision est fortement compromise, souvent même à jamais anéantie, parce que le pus, cessant de produire l'exorbitisme, comprime le nerf optique dans le sens de sa longueur.

Cette inflammation du sommet de l'orbite ne se borne pas à compromettre la vision, elle menace aussi la vie; ainsi Mackenzie a vu un abcès profond de l'orbite devenir mortel sur un malade qui présenta pendant deux jours des phénomènes de compression du cerveau.

On s'attendra, dans ces cas, à voir le périoste et les os de l'orbite présenter des altérations graves, surtout si le pus séjourne dans les parties et que la maladie se prolonge; mais outre que l'on n'est pas certain de la formation du pus dans un endroit aussi profond, on n'ose pas toujours aller l'y chercher avec le bistouri, dans la crainte de produire quelques regrettables désordres.

Dans l'inflammation du sommet, de même que dans les autres parties de l'orbite, la carie est une conséquence ordinaire; et le pus cherche à se frayer une sortie extérieure en déterminant un trajet fistuleux. Cependant il peut arriver, à cause de la profondeur de la lésion, surtout si celle-ci siége dans l'os sphénoïde au niveau de l'endroit où il donne passage au nerf optique ou aux autres nerfs de l'orbite; il peut arriver, dis-je, que l'amaurose survienne avant toute apparence de suppuration, et que la mort même puisse avoir lieu avant qu'on aperçoive aucune marque extérieure de la lésion osseuse.

La *marche des inflammations des os et du périoste de l'orbite* est généralement lente et leur *durée* assez longue, surtout si elles siégent dans un point profond de l'orbite favorable à la stagnation du pus et peu accessible au chirurgien.

La *terminaison* la plus habituelle de ces affections est sans contredit la suppuration avec carie ou nécrose de la partie malade; cependant on croit que la résolution peut quelquefois avoir lieu de la même façon que dans les autres tissus. Dans les cas d'inflammation intense ou de migration du pus dans la cavité crânienne, on a vu l'inflammation s'emparer du cerveau et de ses membranes et la mort en être la conséquence. Enfin, il arrive fréquemment qu'après la cicatrisation des fistules orbitaires de longue durée les paupières se raccourcissent, se renversent en dehors, et deviennent incapables de se fermer complétement; il y a *lagophthalmie*. Cette dangereuse déformation ne tarde pas à causer l'inflammation de l'œil et souvent sa perte totale si l'on n'y remédie pas par une opération.

Le *pronostic* varie suivant qu'il s'agit d'un adulte sain, chez lequel l'affection des os est le résultat d'une lésion traumatique, ou d'un sujet scrofuleux, syphilitique, scorbutique, etc. Dans un cas la guérison pourra être assez rapide, dans l'autre elle sera difficile et entraînera certainement des lésions considérables.

La déformation si fréquente des paupières capable de causer la perte de l'œil, la possibilité des phlegmons orbitaires et oculaires, ainsi que celle des phlegmasies méningées et cérébrales, sont autant d'accidents qui rendent dans certains cas le pronostic extrêmement grave.

Diagnostic. — L'ostéite et la périostite peuvent être confondues avec un engorgement chronique des tissus voisins; en effet, nous savons combien il est facile de croire à la tuméfaction des os, lors même que ceux-ci ont leur volume normal, quand les parties voisines sont engorgées. En outre, de quelles difficultés l'exploration de la cavité orbitaire n'est-elle pas entourée? Cependant, si l'on se souvient que souvent des douleurs sourdes précèdent longtemps à l'avance la formation du pus, que ce dernier se développe d'une manière lente et graduelle, qu'il suit des trajets plus ou moins éloignés pour se faire jour à l'extérieur, et enfin si l'on a égard à la constitution du malade, il sera possible dans un assez grand nombre de cas d'arriver à un diagnostic sinon certain, du moins probable.

On se gardera bien d'oublier toutefois que ces douleurs sourdes, que l'on considère généralement comme le signe précurseur de la formation du pus, n'existent pas toujours, et que l'affection éclate à l'état sur-aigu au moment même où le malade se trouve dans le meilleur état de santé. Nous avons rapporté plus haut (voy. p. 183 et 185) deux observations dans lesquelles rien ne pouvait faire pressentir une affection de cette nature. Ainsi, qu'un malade soit pris tout à coup, sans aucun symptôme précurseur, d'une douleur insupportable dans l'orbite, accompagnée de rougeur et de tuméfaction de la peau, et bientôt suivie d'abcès, on devra craindre non le phlegmon du tissu cellulo-orbitaire idiopathique, mais ce même phlegmon symptomatique d'une ostéite ou d'une périostite. Le stylet, d'ailleurs, et, à son défaut, comme cela arrive quelquefois pour les inflammations du sommet, la coloration du pus, la durée de la maladie, éclaireront suffisamment le diagnostic.

Traitement. — Il varie suivant les périodes de la maladie. Dans la première, celle qui précède la formation du pus, on aura recours aux antiphlogistiques dans une mesure proportionnée à l'intensité de la phlegmasie et à la constitution du malade. Mackenzie conseille l'incision du périoste enflammé aussitôt que les symptômes indiquent suffisamment la nature et le siége de l'affection. Je doute que cet auteur ait pu mettre souvent ce conseil en pratique. Si la constitution est scrofuleuse, tuberculeuse, syphilitique, les médications spéciales à ces diverses cachexies pourront être d'un grand secours.

On appliquera à la deuxième période, celle des abcès, ce que nous avons dit à propos des abcès de l'orbite, sur le moment de les ouvrir et le *lieu d'élection de l'ouverture.*

Dans la troisième période, celle des fistules symptomatiques de carie et de nécrose, on aura soin de faciliter la sortie du pus, soit à l'aide de mèches, soit à l'aide d'injections détersives, soit encore au moyen d'une contre-ouverture, comme nous l'avons fait chez notre malade M. L..., dont nous avons cité l'observation page 183, et chez la femme atteinte d'une carie avec communication dans le sinus maxillaire, et chez laquelle l'avulsion d'une dent a été nécessaire. (Voy. p. 182.)

Si l'on voulait agir directement sur l'os malade, on pourrait avoir recours aux injections iodées, dont on a retiré d'assez grands avantages dans les ostéites et caries en général (1); cependant, je crois qu'il faut être prudent en employant ce médicament dans la région orbitaire, et cela à cause du voisinage des méninges, du moins dans les inflammations du sommet. Ensuite, l'usage du liquide iodé déterminant habituellement une induration du tissu cellulaire environnant les parties malades, on a quelque peine à en obtenir la résolution.

Mackenzie conseille l'emploi du nitrate d'argent appliqué sur l'os malade, soit avec le crayon, soit avec une injection. Suivant cet auteur, son effet est de nécroser la portion d'os cariée et de déterminer la séparation des parties mortifiées. J'ai employé ce moyen et je l'ai trouvé long et infidèle. Une fois la nécrose constatée, on cherchera à favoriser l'expulsion des séquestres.

Si le trajet fistuleux n'est pas assez grand, on l'élargira, soit à l'aide du bistouri, soit au moyen de tentes de charpie de volume gradué. Dès qu'on pourra juger (ce qui est très difficile) que toute la portion osseuse malade a été éliminée, on supprimera l'usage des mèches de charpie et la plaie ne tardera pas à s'oblitérer. La prudence exige, toutefois, que l'on continue le pansement le plus de temps possible.

La quatrième période comprend les déformations des paupières, déformations qui varieront selon l'étendue, la durée et le lieu de l'affection des os qui les aura produites. Le chirurgien, dans quelques cas de déformations semblables, accompagnées de fistules suppurantes et devant longtemps encore tarder à se fermer, ne devra pas rester inactif si l'œil s'enflamme parce qu'il est trop découvert, ou que l'on ait à craindre plus tard cette grave complication.

Si la paupière est entraînée vers la fistule, et qu'elle s'y engage de plus en plus par le fait de la suppuration, il faut se hâter de la repousser vers l'œil, qu'elle doit protéger. Voici le moyen très simple que, dans plusieurs cas semblables, j'ai employé avec succès : j'isole la fistule en incisant la peau par deux traits de

(1) Voy. les comptes rendus de la Société de chirurgie, *Gazette médicale*, 1851-1852.

bistouri qui se rejoignent; je fais glisser la lèvre inférieure de la plaie que je viens de faire par-dessus le trajet fistuleux, jusqu'à ce que l'œil soit largement couvert, et de manière à redresser complétement la paupière renversée; puis je fais à la peau, au niveau de la fistule, une boutonnière assez large qui doit être fixée en cet endroit, autour de la fistule, par des points de suture. Les lèvres de la première plaie sont réunies, par première intention, au moyen de serre-fines ou d'une épingle, et il résulte de cette petite opération que l'œil se trouve protégé convenablement par les paupières, que la difformité a disparu, et que la fistule continue comme par le passé de donner du pus, mais à travers une partie de la peau plus éloignée de l'œil.

Toutefois cette petite opération n'est pas toujours applicable, et doit faire place aux procédés indiqués à l'article *Ectropion*, soit parce que la peau a suppuré dans une trop grande étendue, soit parce que la fistule étant depuis longtemps fermée, l'œil se trouve protégé par une sorte d'allongement de la face muqueuse de la paupière renversée et du rapprochement de la paupière saine. Mackenzie a fort bien décrit le mécanisme de ce bienfait de la nature : « En général, dit cet auteur (*loc. cit.*), la *lagophthalmie* se répare en partie spontanément par un relâchement de la paupière rétractée, qu'amène lentement l'action naturelle de l'orbiculaire des paupières. C'est une chose curieuse que de voir jusqu'à quel point la paupière qui est libre parvient à suppléer au défaut d'action de la paupière adhérente, tant pour lubrifier le globe oculaire que pour le protéger contre l'entrée des corps étrangers. Par exemple, la paupière supérieure étant fixée à la voûte de l'orbite, lorsque l'œil est ouvert, le globe se trouve découvert plus que de coutume dans une partie de son étendue en haut; dans le clignement, la paupière supérieure ne pouvant s'abaisser au-devant de l'œil, la paupière inférieure. qui la supplée, se porte en haut de manière à la joindre et à recouvrir l'œil presque entièrement. Malheureusement cette action musculaire ne peut s'accomplir que lorsque le malade est éveillé. »

Ce savant praticien aurait pu ajouter que l'œil se trouve surtout protégé par les végétations sarcomateuses et l'hypertrophie considérable de la conjonctive, exposée à l'air par le raccourcissement de la peau.

Les déformations des paupières à la suite des caries de l'orbite présentent diverses conditions étudiées ailleurs; je renvoie aux articles *Entropion* et *Ectropion* la description des méthodes opératoires auxquelles on doit recourir après la guérison parfaite des os et des fistules.

ARTICLE VIII.

DES TUMEURS DE L'ORBITE EN GÉNÉRAL.

Quand on considère la petite étendue de la région orbitaire, on est frappé d'y rencontrer un nombre aussi varié de tumeurs que celui qu'elle présente ; cependant ceci paraîtra moins surprenant si l'on a égard au nombre considérable d'éléments anatomiques et d'organes variés qui y sont contenus, ainsi qu'au voisinage de cavités nombreuses qui, de leur côté, peuvent donner naissance à ces tumeurs.

Pour nous rendre compte du siége des tumeurs de l'orbite, de leurs phénomènes, et de la manière dont on doit les attaquer par les divers procédés chirurgicaux, il nous a semblé utile de faire précéder leur étude d'une description succincte des aponévroses de la région. Cette courte analyse nous paraît d'autant plus nécessaire que ces sortes de cloisons fibreuses jouent le principal rôle dans l'évolution de ces tumeurs.

Aponévroses de l'orbite.

La cavité orbitaire présente dans sa structure trois lames aponévrotiques. L'une antérieure ou palpébrale, l'autre moyenne, centrale ou oculaire, et la troisième postérieure ou musculaire.

1° *L'aponévrose palpébrale*, A, fig. 20, plus connue sous le nom de *ligaments larges* des paupières et de *ligaments palpébraux*, constitue l'aponévrose de l'orbiculaire ; sa forme est celle d'un diaphragme, elle est verticale, s'insère par sa circonférence externe au périoste orbitaire et par sa circonférence interne au bord correspondant des cartilages tarses ; très faible en dedans, elle devient plus manifestement résistante au dehors, où elle se compose de faisceaux épars improprement comparés à de petits tendons.

Par son insertion au pourtour orbitaire, cette aponévrose oppose une grande résistance à l'inflammation, à l'œdème et aux gaz qui

Fig. 20 (1).

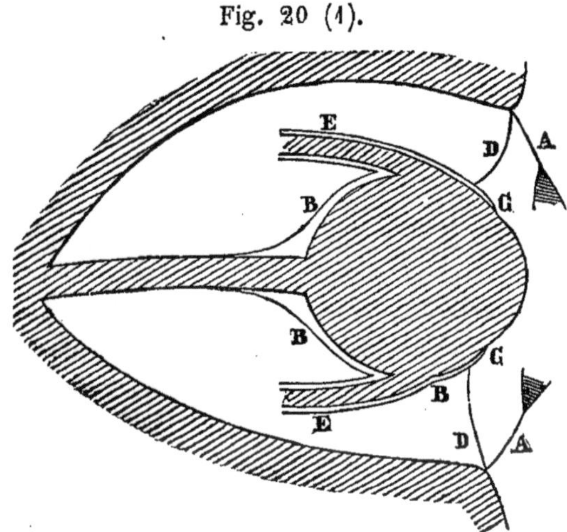

peuvent surgir dans l'épaisseur des paupières ou au pourtour de l'orbite.

2° *L'aponévrose orbitaire* B, représente pour le globe de l'œil une tunique extrinsèque dans laquelle cet organe est reçu comme le gland de chêne dans sa cupule. Elle a deux surfaces, l'une interne et l'autre externe ; deux extrémités, l'une antérieure et l'autre postérieure : sa surface interne répond à la sclérotique, qu'elle entoure entièrement et à laquelle elle adhère par un tissu cellulaire séreux extrêmement lâche ; sa surface externe est en rapport avec le tissu cellulaire orbitaire et avec les muscles droits et obliques qui la traversent en avant pour aller s'insérer à l'œil, et sur lesquels elle se prolonge en arrière ; son extrémité postérieure se fixe au névrilème du nerf optique ; son extrémité antérieure se divise en deux feuillets qui se portent, le premier C, au-dessous de la conjonctive, vers la circonférence de la cornée, en dehors de laquelle elle se fixe au globe de l'œil ; le second D, vers la portion palpébrale, à laquelle il s'unit au voisinage des cartilages palpébraux ; l'angle de séparation de ces deux feuillets répond au sillon que forme la conjonctive en se réfléchissant de l'œil sur les paupières.

(1) C'est une figure schématique qui représente une coupe perpendiculaire antéro-postérieure de l'orbite au point de vue des aponévroses.

Suivant que les productions morbides siégeront en dehors ou en dedans de l'aponévrose oculaire, elles feront saillie au pourtour de l'orbite sous la paupière, ou bien elles soulèveront la conjonctive oculaire.

3° *L'aponévrose musculaire* paraît être un prolongement de la précédente. Elle se compose de gaînes destinées aux muscles droits et obliques. Chacune de ces gaînes E, se prolonge sur les muscles au point de leur perforation, et se dirige vers les parois de la cavité orbitaire ; elles n'entourent d'une manière bien manifeste que le tiers antérieur des faisceaux musculaires ; au delà elles deviennent simplement celluleuses.

Les aponévroses orbitaires maintiennent le globe de l'œil dans la place qu'il occupe et paralysent tous les mouvements de translation qu'il pourrait exécuter en facilitant au contraire ses mouvements de rotation (1).

Siége des tumeurs de l'orbite.

Il est très variable ; cependant on le rencontre habituellement :

1° A la base ou pourtour de l'orbite ;

2° A la partie moyenne ou sur les parois ;

3° Au sommet de la cavité orbitaire.

Ces trois catégories de tumeurs naissent dans la cavité même de l'orbite ; mais il en est d'autres qui n'apparaissent dans ce lieu qu'après avoir pris racine dans une région voisine, comme la base du crâne, les méninges, les fosses nasales et les sinus frontaux, les sinus sphénoïdaux et maxillaires.

Si la tumeur naît au sommet de l'orbite, ses premiers effets seront l'expulsion de l'œil en avant, la compression des nerfs et des vaisseaux ; et, par suite, le plus souvent, l'ambliopie et l'amaurose. Si c'est à la partie moyenne qu'elle se développe, elle tendra encore à chasser l'œil, mais en même temps elle le déprimera en sens inverse du point occupé par la tumeur. Dans ce dernier cas, la vision sera moins rapidement atteinte que dans le premier ; quelquefois même elle ne sera qu'affaiblie moins par les tiraillements du nerf optique que par la déviation de l'œil et le dérangement de l'axe optique.

(1) Voy. Ph.-C. Sappey, *Manuel d'anatomie descriptive*, 1847, 1er volume, p. 232.

Lorsque la tumeur se présente tout d'abord au pourtour de l'orbite, il n'y aura ni expulsion de l'œil, ni trouble de la vision, à moins qu'elle ne progresse par sa partie postérieure.

Nature des tumeurs de l'orbite.

Presque tous les produits pathologiques peuvent entrer dans les éléments de ces tumeurs. Parmi ces dernières, celles qui sont le résultat d'une cause inflammatoire contiennent du pus (*abcès* ou *kyste*), ou une sécrétion plastique infiltrée dans le tissu cellulaire (*induration du tissu cellulaire*), ou encore un tissu fibreux produit par l'épaississement du périoste (*périostose*), ou enfin un tissu osseux sécrété par l'os lui-même (*exostose*).

Il en est qui tiennent à une simple hypertrophie des tissus (*hypertrophie du tissu cellulaire*, *de la glande lacrymale*), etc., tandis que d'autres sont composées d'un produit cellulo-adipeux, hétérogène (*lipomes*); quelques unes enfin sont constituées par des sacs ou kystes pouvant renfermer un liquide filant comme du blanc d'œuf (*kystes séreux*, *hygrome*), des hydatides (*kystes hydatiques*), une matière semblable à du suif (*kystes stéatomateux*), ou bien une matière semblable à du miel (*kystes mélicériques*), des poils, des dents (*kystes pileux*, *dentaires*), etc.

D'autres fois la tumeur contient du sang extravasé (*tumeur sanguine* proprement dite). Lorsque le sang, au contraire, est renfermé dans les vaisseaux, il peut y avoir un anévrisme de l'artère ophthalmique ou un anévrisme par anastomose (*tumeurs érectiles*, *tumeurs anévrismales*), ou bien encore une dilatation des veines ophthalmiques (*tumeurs variqueuses*).

Il existe une autre espèce de tumeur qui est produite par l'extravasion de l'air dans le tissu cellulaire de l'orbite (*tumeurs gazeuses*); enfin, une dernière classe de tumeurs comprend celles qui sont formées de tissus épigéniques, telles que les *tumeurs squirreuses*, *encéphaloïdes*, *mélaniques*, *cancroïdales*, *fibro-plastiques*, etc.

SYMPTOMATOLOGIE. — Les symptômes des tumeurs de l'orbite varient suivant le siége, la nature et l'âge de ces affections ; tantôt ils sont particuliers à chacune d'elles, tantôt ils sont communs à toutes. Parmi ces derniers, vient en premier lieu l'exophthalmos.

Exophthalmos.

L'exophthalmos, ou exorbitisme, est un symptôme caractérisé par la projection mécanique partielle ou totale de l'œil en avant, coïncidant ou non avec une altération pathologique de l'organe. Ce phénomène, venant à se manifester toutes les fois qu'une cause située à l'intérieur ou à l'extérieur de la cavité orbitaire diminue l'espace occupé par le bulbe, il s'ensuit que presque toutes les tumeurs de cette région peuvent le produire.

Il n'entre pas dans mon sujet de rappeler que ce phénomène a été observé dans d'autres cas que ceux qui nous occupent; aussi je rappelle pour mémoire seulement qu'on l'a vu, après une violente commotion de la tête, sur un homme qui avait fait une chute de 15 ou 16 pieds, et que l'œil, chassé de l'orbite, vint pendre sur la joue; le malade guérit (*Mém. de l'Acad. de chirurg.*, t. I, p. 198, in-4°); que le même fait a été observé après un violent éternument (Richter). J'ajouterai que les corps étrangers qui pénètrent entre les parois orbitaires et l'œil en ont fourni de fréquents exemples (voy. Scultet, *Appendix*, obs. 69; Covillard, obs. 27; Borellus, centur. 3, obs. 54; Rhodius, centur. 1, obs. 84; White's, *Cases in surgery*, p. 131; Richter, *Anfanggrs-der Wundarzn*, b. III, p. 406, Gœtt., 1795); et que la réduction de l'œil a, la plupart du temps, été facile.

Mais je reviens à la cause la plus fréquente de l'exophthalmos, les tumeurs de l'orbite. Dans certains cas de cette maladie, alors surtout qu'elle n'avait été ni précédée ni accompagnée de douleurs, on a confondu le déplacement de l'œil en avant avec une autre affection, l'hydrophthalmie. Mais dans cette dernière maladie l'œil n'est pas déplacé, il a pris un volume plus considérable. Dans l'exorbitisme l'organe de la vision a perdu ses rapports physiologiques avec le sommet et les parois de l'orbite, tandis que dans l'hydrophthalmie le contraire a lieu. Dans l'exophthalmos l'œil, poussé en avant, entre les paupières, dans lesquelles il fait hernie, en quelque sorte, a conservé sa forme, sa couleur et son volume; il paraît seulement plus volumineux, parce qu'il fait effort entre les paupières qu'il semble vouloir traverser et qu'il traverse en effet quelquefois; dans l'hydrophthalmie, au contraire, il a perdu sa forme en totalité ou en partie, souvent même sa couleur; et, dans tous les cas, il a pris un plus grand volume. Si l'on peut ramener les deux paupières en avant de l'œil et les rapprocher, au moyen des doigts, de manière à ne laisser voir que la cornée, comme lorsque l'œil est naturellement ouvert, on reconnaît aussitôt que la difformité de l'œil disparaît dans l'exophthalmos, tandis qu'elle est conservée dans l'hydrophthalmie. Dans l'exophthalmos l'œil, le plus souvent, est sain; il est toujours malade dans l'hydrophthalmie. Il y a d'ailleurs d'autres caractères pour distinguer cette maladie. (Voy. *Hydrophthalmie.*)

L'exophthalmos est *direct* ou *oblique*, suivant le siége qu'occupe la tumeur par rapport au globe oculaire. Si la tumeur est située en arrière, elle poussera l'œil directement en avant; si elle est sur les parois, elle le poussera au contraire obliquement. D'après la direction du strabisme, on se rendra souvent compte du siége précis du produit morbide, surtout quand la tumeur sera encore peu développée et inaccessible au toucher.

Le déplacement de l'œil provoquera assez souvent des altérations dans la vision; le foyer se raccourcira, aussi bien dans l'exophthalmos direct que dans l'oblique, par suite de modifications apportées à l'appareil nerveux par la compression. Ce raccourcissement de la vue, toujours accompagné d'immobilité de la pupille, ne sera pas la myopie proprement dite, car les verres concaves ne l'amélioreront en aucune manière. Aussi je ne puis admettre que comme une ingénieuse théorie l'idée de M. Tavignot (1), dans laquelle il avance que la compression transversale du globe par une tumeur des parois orbitaires peut allonger le diamètre antéro-postérieur de l'organe aux dépens du diamètre transverse et produire une myopie qui serait la conséquence de cette nouvelle forme du globe; et réciproquement, qu'avec un exophthalmos qui aurait pour cause une tumeur située en arrière du globe et qui diminuerait le diamètre antéro-postérieur, il devrait y avoir presbyopie. (Voy. à ce sujet une observation de A. Bérard, *Annal. d'oculist.*, t. XII, p. 259.)

Quoi qu'il en soit, je n'ai jamais vu l'allongement du foyer de l'œil dans l'exophthalmos, dans aucun cas: ou j'ai rencontré l'œil sain, ou je l'ai vu affaibli; jamais je ne l'ai vu presbyte.

Je dois faire remarquer cependant, avant de passer à un autre sujet, que dans le déplacement direct, sans doute à cause de la disposition légèrement flexueuse du nerf optique, l'exophthalmos peut être assez considérable sans qu'il y ait de troubles sérieux,

(1) Tavignot, *Traité clinique des maladies des yeux*, p. 614.

du côté de la vision, et que la raison en est dans la disposition des courbes du nerf qui lui permettent de subir un allongement sans éprouver de tiraillements.

J'ajouterai que, dans le déplacement oblique, il n'en est pas de même, à beaucoup près, surtout quand la tumeur venant du sommet de l'orbite, au lieu d'embrasser le globe, presse sur l'un de ses côtés et comprime latéralement le nerf optique. On a à craindre alors l'amblyopie et l'amaurose complète, comme conséquence de cette disposition de la tumeur.

L'exophthalmos suit l'évolution des tumeurs qui le produisent. Ainsi, avec les tumeurs inflammatoires il se manifeste assez rapidement, tandis qu'avec les autres espèces il survient lentement et progressivement. Dans quelques cas, il est compliqué de battements ou pulsations; c'est lorsque la tumeur est anévrismale ou bien érectile.

En parlant du siége des tumeurs nous avons déjà vu que l'*amaurose* pouvait être un symptôme primitif ou consécutif, suivant que la tumeur avait son origine au sommet de l'orbite, sur le nerf optique, ou bien dans un point éloigné du globe de l'œil. Ce symptôme est tantôt temporaire et tantôt permanent. Il est temporaire lorsque le nerf optique ou le globe ont été comprimés sans être lésés, et que la tumeur a franchi les parois ou les aponévroses pour se développer à son aise. Il est permanent, lorsqu'il y a eu altération des organes de la vision, ou bien compression assez intense pour que ces derniers aient perdu leur fonction. Il est rare que l'amaurose débute d'emblée : le plus souvent elle est précédée de troubles passagers de la vision, puis d'un amblyopie plus ou moins intense.

La *forme* qu'affectent ces tumeurs ne peut être que rarement appréciée à leur début, à moins qu'elles ne se développent au pourtour-même de l'orbite; mais lorsqu'elles ont acquis un certain degré d'accroissement, qu'elles font saillie sous la conjonctive oculo-palpébrale ou qu'elles soulèvent les paupières, alors on pourra apprécier leur configuration, leur densité, leur mobilité et leur couleur; c'est ainsi qu'on les verra arrondies, mobiles, molles et fluctuantes, lorsqu'elles seront formées par des liquides, comme les abcès enkystés, les kystes séreux, etc. Elles seront au contraire irrégulières, globulées, dures et immobiles lorsqu'elles appartiendront aux productions hétérogènes, comme les squirres, les encéphaloïdes, les cancroïdes, etc.

Dans d'autres cas, ces tumeurs rempliront d'une manière régulière la cavité orbitaire et lui donneront un développement uniforme; elles seront molles sans être fluctuantes, ni sans changement de coloration des téguments; on pourra avoir affaire alors à une hypertrophie générale du tissu cellulo-adipeux de l'orbite.

D'autres fois, on pourra constater de la crépitation sous les téguments, une turgescence pendant l'action de se moucher, et une teinte noire ecchymotique qui couvre la surface cutanée; il s'agira évidemment ici d'une tumeur gazeuse.

Enfin, ajoutons que dans certains cas on observera des battements, des pulsations, des bruits de souffle même, et les autres signes qui appartiennent aux tumeurs anévrismales.

Les phénomènes généraux causés par les tumeurs de l'orbite ne s'observent que dans deux circonstances : 1° lorsque la tumeur est le produit d'une inflammation; 2° lorsqu'elle est la conséquence d'une diathèse. Dans le premier cas, on observe le mouvement fébrile et les divers symptômes qui sont les signes de l'inflammation. Disons cependant que certaines tumeurs qui n'ont pas une origine inflammatoire peuvent néanmoins être prises d'inflammation et présenter les phénomènes qui caractérisent cet état pathologique.

Lorsqu'il s'agit de tumeurs symptomatiques des diathèses syphilitiques, cancéreuses et scrofuleuses, on observe simultanément la plupart des symptômes généraux qui accompagnent ces affections. Nous ne les décrirons pas ici.

Effets des tumeurs de l'orbite.

Ils sont de deux espèces : primitifs et consécutifs.

Les effets *primitifs* comprennent ceux que nous avons décrits précédemment, tels que l'*exophthalmos*, le *strabisme*, l'*amblyopie*, l'*amaurose*, etc.

Les effets *consécutifs* consistent dans la *dilatation*, la *compression* et l'*atrophie* de l'orbite.

1° *Dilatation de l'orbite.* — La dilatation de l'orbite s'observe rarement, à moins de tumeurs cancéreuses volumineuses qui, après avoir rempli la cavité entière, peuvent disjoindre les os à l'endroit de leur suture. Il est au contraire plus fréquent de voir l'orbite subir un véritable agrandissement occasionné tantôt par la carie ou la nécrose de ses parois, tantôt par l'action désorganisatrice des tumeurs cancéreuses qui envahissent l'os lui-même et le perforent. Mackenzie cite d'autres causes de cette dilatation : « J'ai vu, dit cet auteur (*loc. cit.*, p. 46), l'orbite lentement élargi, par suite du développement morbide de la glande lacrymale, jusqu'à pouvoir contenir le poing; dans plusieurs endroits il était perforé. Les épanchements sanguins, les collections purulentes, les anévrismes, l'accroissement de volume du globe oculaire, les tumeurs enkystées ou autres peuvent produire les mêmes effets. »

2° *Compression de l'orbite.* — La compression de l'orbite par des tumeurs venues au dehors de la cavité est un phénomène plus fréquent que le précédent. Elle peut être causée par des tumeurs venant : *a*, des fosses nasales; *b*, du sinus frontal; *c*, du sinus maxillaire; *d*, du sinus sphénoïdal, et *e*, de la cavité cranienne.

a. *Tumeurs venant des fosses nasales.* — C'est ordinairement un polype fibreux ou sarcomateux qui est cause de cette compression. Après avoir rempli la narine dans laquelle il a pris naissance et déformé la face d'une manière considérable, le polype s'engage à travers l'os unguis et devient saillant sous les téguments enflammés; si le polype continue à avancer, les os du nez sont séparés du maxillaire supérieur, la tumeur empiète encore plus dans l'orbite, le globe de l'œil est déplacé, la vision est perdue, et enfin la cavité même du crâne peut être envahie. Nous citerons des exemples de ces tumeurs en décrivant les tumeurs de l'orbite en particulier.

b. *Tumeurs venant du sinus frontal.* — Mackenzie a vu à l'hôpital ophthalmique de Glascow une tumeur du grand angle de l'œil formée par du pus provenant du sinus frontal. D'après cet auteur, dans un cas où Beer trépana le sinus, non seulement la cavité revint complétement à son état naturel, mais encore l'œil reprit sa place dans l'orbite, et la vision fut recouvrée. Le professeur Langenbeck a publié deux cas de compression de l'orbite par suite de maladie du sinus frontal.

Des abcès, des kystes et des dégénérescences sont les produits qu'on rencontre habituellement comme causes de cette compression.

c. *Tumeurs venant du sinus maxillaire.* — Ce sont le plus souvent des tumeurs charnues (polypes ou cancers) qui s'y développent et peuvent envahir l'orbite en soulevant le plancher inférieur et en le détruisant. L'ouvrage de Mackenzie en renferme plusieurs exemples.

d. *Tumeurs venant du sinus sphénoïdal.* — Elles sont beaucoup plus rares que les précédentes : l'analogie, dit Mackenzie, conduit à penser que cette cavité doit être sujette aux mêmes maladies que le sinus frontal et le sinus maxillaire.

e. *Tumeurs venant de la cavité cranienne.* — Ce sont ordinairement des tumeurs de la dure-mère (*fongus de la dure-mère*), qui tantôt envahissent l'orbite par la fente sphénoïdale, tantôt détruisent le plancher supérieur de l'orbite et viennent faire irruption dans cette cavité.

3° *Atrophie de l'orbite.* — Le rétrécissement secondaire ou l'atrophie de l'orbite, consécutive à la perte de l'œil, a été signalé pour la première fois, je crois, par l'illustre Larrey (1) et par M. Larrey fils (2). J'en ai vu moi-même beaucoup d'exemples sur des individus qui avaient perdu l'œil soit par suite d'une maladie de cet organe, soit après l'enlèvement des tumeurs de l'orbite, et j'ai fait quelques remarques à ce sujet dans la première édition de cet ouvrage. (Voy. art. *Œil artificiel*, édit. de 1847.)

Pour que cette atrophie survienne, il suffit que l'œil disparaisse, peu importe par quelle cause, et, dans ces conditions, l'orbite se trouve soumis aux mêmes lois pathologiques qui régissent les autres cavités osseuses, telles que les cavités thoraciques, articulaires, alvéolaires, etc.; c'est-à-dire qu'elles subissent une sorte de retrait après la disparition des organes qu'elles contenaient.

La destruction des organes orbitaires opérée, la fente des paupières se rétrécit ; la paupière supérieure est flasque et aplatie; l'inférieure, d'abord déjetée en dehors par son propre poids, se relève ensuite, attirée qu'elle est par la rétraction conjonctivale; mais cette muqueuse venant à s'enflammer et à bourgeonner, ne tarde pas à causer un ectropion plus ou moins difforme.

En même temps que ces phénomènes se passent du côté des paupières, on remarque, avec une diminution de tout le côté correspondant de la face, un rétrécissement progressif du pourtour orbitaire ; les parois elles-mêmes subissent une sorte de retrait

(1) Larrey, *loc. cit.*, t. V.

(2) Larrey fils, *Mém. sur les effets consécutifs des plaies de tête*, lu à l'Acad des sc. (obs. p. 77 et 79.)

qui, suivant Larrey (1), peut être assez prononcé pour causer un élargissement de la partie correspondante du crâne, et produire par suite un développement anormal du lobe antérieur du cerveau. L'illustre chirurgien de la grande armée déduit de ce fait l'explication de l'exquise délicatesse du sens du toucher chez les aveugles ; mais si cette hypothèse n'était pas vulnérable par d'autres points, elle le serait surtout par cette seule remarque, qu'on rencontre cette délicatesse de tact aussi bien chez les aveugles sans atrophie de l'orbite que chez ceux qui la présentent.

L'atrophie porte en même temps sur des parties plus profondes ; ainsi le nerf optique peut aussi se rapetisser peu à peu, jusqu'à son entre-croisement, et même plus loin encore, suivant Chélius (*op. cit.*, p. 514), que l'œil ait été ou non entièrement détruit par des tumeurs, ou enlevé en même temps qu'elles par une opération chirurgicale.

Marche, durée, pronostic. — Les tumeurs de l'orbite ont généralement un très lent développement ; ce n'est qu'après un espace de temps assez long qu'on voit ces affections causer des phénomènes assez graves pour mettre en danger l'œil, et quelquefois la vie des malades ; il faut en excepter cependant les tumeurs de causes inflammatoires et traumatiques, comme les abcès, les épanchements sanguins et gazeux, etc., dont la marche et la durée sont différentes.

Les tumeurs malignes ont une marche progressivement envahissante qui peut amener la mort des malades si l'on n'a point recours à l'opération dans un temps convenable ; aussi leur pronostic a-t-il une grande gravité.

Dans d'autres espèces de tumeurs, le pronostic est beaucoup moins sérieux, puisque avec un traitement convenable on peut amener leur guérison.

Diagnostic. — Il présente très souvent de grandes difficultés. Pour y arriver avec plus de facilité, M. Vidal (*loc. cit.*, p. 353) a divisé les tumeurs de l'orbite en trois catégories :

Les tumeurs molles et fluctuantes ;

Les tumeurs molles non fluctuantes, mais plus ou moins mobiles ;

(1) Larrey, *loc. cit.*, t. V.

Les tumeurs dures, sans mobilité, ou avec très peu de mobilité.

Nous adopterons cette division :

1° *Les tumeurs molles et fluctuantes* comprennent les abcès enkystés et les kystes aqueux. Lorsque ces tumeurs sont superficielles, la fluctuation peut être assez évidente pour les faire reconnaître ; mais si elles sont séparées des téguments par une couche adipeuse ou par une tumeur lipomateuse comme on en a vu des exemples, on comprend que la fluctuation puisse être difficilement constatée. En outre, il est d'autres tumeurs qui donnent aux doigts du chirurgien la sensation d'une fausse fluctuation quelquefois très difficile à différencier de la vraie ; telles sont les tumeurs formées par l'hypertrophie du tissu cellulaire de l'orbite, par les lipomes, et surtout par les cancers encéphaloïdes ramollis. Cependant dans ces dernières affections il existe des douleurs lancinantes si caractéristiques, et quelquefois des symptômes si tranchés d'une cachexie générale, qu'on ne pourrait pas les confondre avec les précédentes. Dans tous les cas, si l'on soupçonnait une tumeur cancéreuse, on éviterait d'avoir recours à la ponction exploratrice comme moyen de diagnostic, à cause de l'aggravation qui suit ordinairement cette exploration.

2° *Les tumeurs molles non fluctuantes* comprennent les hypertrophies du tissu cellulo-adipeux de l'orbite, les lipomes, certains kystes, les tumeurs érectiles et les encéphaloïdes ramollis. On distinguera l'hypertrophie du tissu cellulaire orbitaire des autres tumeurs que nous venons de citer si l'on fait attention qu'ici, la tumeur occupe la totalité de l'orbite, qu'elle est régulière, sans bosselure, et que l'exophthalmos consécutif est direct.

Dans le *lipome*, la tumeur occupe un des points du pourtour de l'orbite ; elle est indolente, sans changement de coloration des téguments, et le plus souvent mobile ; ces caractères ne se rencontrent pas dans l'encéphaloïde ramolli, où l'on constate une adhérence de la tumeur à un des points de l'orbite, des douleurs particulières, des bosselures, souvent des lésions concomitantes du globe oculaire, et enfin quelquefois une coloration noirâtre de la tumeur lorsqu'elle est infiltrée de matière pigmentaire mélanique.

Les *tumeurs érectiles*, elles aussi, sont molles et non fluctuantes ;

mais on les distinguera facilement des précédentes à leur coloration bleuâtre, ainsi qu'à leurs phénomènes étroitement liés à l'influence de la circulation générale. Quant aux tumeurs gazeuses, la crépitation emphysémateuse si caractéristique qui les accompagne les fera toujours reconnaître.

3° *Les tumeurs dures* sont : les périostoses, les exostoses, les tumeurs fibreuses et les cancers non ramollis. Si ces tumeurs sont situées profondément dans l'orbite, elles seront difficiles à reconnaître; mais si elles sont superficielles et qu'on puisse apprécier la dureté et la saillie, tantôt plate, tantôt apophysaire que forment les exostoses et les périostoses, on pourra les reconnaître facilement. Si c'est une tumeur cancéreuse, nous nous sommes déjà suffisamment étendu sur les signes diagnostiques pour qu'il ne soit pas nécessaire de les rappeler ici. Ajoutons que la ponction exploratrice conseillée par les auteurs est, dans certains cas, un excellent moyen de diagnostic, mais qu'il faut en être extrêmement sobre à causes des conséquences fâcheuses qu'elle peut entraîner.

Étiologie. — Elle est généralement obscure. Si nous lui appliquons la division classique et presque banale des causes locales et des causes générales, nous rangerons parmi les premières, les contusions, les fractures, les plaies de la région orbitaire, les déchirures du sac lacrymal et de la pituitaire, l'impression du froid, les opérations pratiquées dans la région, etc. Parmi les secondes, nous placerons l'hypertrophie du cœur, l'asthme, le goître (*hypertrophie du tissu cellulaire de l'orbite*), les diathèses syphilitique, scrofuleuse, scorbutique, cancéreuse, goutteuse, rhumatismale, enfin l'hérédité.

Traitement. — Il est médical ou chirurgical. Le premier est celui qu'on devra tenter tout d'abord lorsqu'on ne sera pas parfaitement certain du diagnostic de la tumeur, ou bien lorsque celle-ci sera à son début, ou bien enfin lorsqu'on ne voudra obtenir que des effets palliatifs. Ce traitement consiste dans l'usage des résolutifs, tels que les liquides astringents, les pommades iodurées, les révulsifs (vésicatoires, cautères), les dérivatifs (sangsues, ventouses), enfin les médicaments internes, suivant les indications; parmi ces derniers, nous citerons le proto-iodure de mercure et l'iodure de potassium, lorsqu'il s'agira de tumeurs spécifiques;

l'huile de foie de morue et les autres huiles iodées unies aux topiques ferrugineux, lorsqu'on aura affaire à des tumeurs scrofuleuses, cancéreuses, etc.

Mais lorsque les moyens précédents seront inefficaces, que la tumeur progressera et menacera l'organe de la vision, qu'elle pourra faire courir des dangers à l'existence du malade, et lorsque enfin le malade consentira à une opération, le chirurgien, après avoir déterminé aussi exactement que possible

La situation de la tumeur dans l'orbite,

Sa nature et sa consistance,

Et ses connexions originelles ou acquises, devra procéder à l'opération. Ici le choix des procédés chirurgicaux variera suivant qu'il s'agira de tumeurs liquides ou solides.

1° *Tumeurs liquides.* — Les procédés chirurgicaux qu'elles nécessitent sont : la ponction, l'injection, l'incision, l'excision et l'ablation. Quel que soit le procédé qu'on emploie, on ne devra jamais perdre de vue les effets consécutifs des cicatrices qui environnent les paupières (ectropion, lagophthalmie), et se rappeler les préceptes que nous avons donnés précédemment sur le lieu d'élection des ponctions ou incisions à faire au pourtour de l'orbite à propos des abcès de l'orbite. (Voy. p. 176.)

2° *Les tumeurs solides* nécessitent ordinairement une incision préalable. Afin de découvrir la tumeur, cette incision se fait par trois procédés que nous avons décrits en parlant des tumeurs de l'orbite en particulier ; nous ne ferons donc que les signaler ici, ce sont :

a. La fente verticale de la paupière placée au centre de la tumeur ;

b. L'incision transversale de la conjonctive dans son sillon oculo-palpébral ;

c. L'incision transversale de la peau à la base des paupières, et parallèlement aux fibres de l'orbiculaire.

Si les tumeurs sont enkystées, on pourra les *énucléer ;* si elles ne le sont pas, on les disséquera à travers les tissus, en ayant soin d'enlever bien attentivement toutes les parties malades, afin d'éviter leur reproduction. Pendant la dissection de la tumeur, on ne se servira, s'il se peut, que d'instruments mousses tels que pinces, sondes cannelées et spatules ; de cette manière, on évitera de léser les organes si ténus et si importants de la cavité orbitaire.

Lorsqu'on aura à couper, on devra s'assurer, par l'œil et le doigt, de la nature de la partie. Les ciseaux mousses droits ou courbes seront préférables au bistouri.

Si la tumeur à enlever est de mauvaise nature (cancéreuse par exemple), et qu'elle s'étende au sommet de l'orbite ou qu'elle adhère au globe oculaire, de telle façon qu'on ne puisse l'extraire sans blesser cet organe, il est de précepte d'enlever celui-ci afin de sauver la vie du malade.

Certaines tumeurs seront guéries assez rapidement par de simples scarifications dans les téguments; telles sont celles produites par les infiltrations gazeuses. D'autres, comme les tumeurs anévrismales et érectiles, réclament des moyens particuliers, tels que la ligature d'artères volumineuses, comme celle de la carotide; l'acupuncture et les injections caustiques, l'inoculation de la vaccine et la division sous-cutanée, etc.

Après la guérison de la tumeur, l'œil reprend peu à peu sa position normale, mais la vision n'est pas toujours rétablie lorsqu'elle avait été abolie antérieurement; il faut pour cela que l'œil ait conservé sa sensibilité à la lumière. Cependant, j'ai vu des cas d'amaurose avancée dans lesquels la vision s'est rétablie, et les auteurs citent des faits dans lesquels une guérison complète a succédé à une cécité qu'on avait d'abord jugée incurable.

Quoi qu'il en soit, je partage complétement l'avis de M. Tavignot en ce qui touche l'état de l'œil, après qu'une tumeur un peu volumineuse de l'orbite a dû être enlevée : « Quel que soit l'état fonctionnel de l'œil après l'ablation d'une tumeur, dit-il (*op. cit.*, p. 616), il est bien rare que l'iris reprenne ses fonctions : la lésion des nerfs ciliaires, à laquelle l'opération ne remédie pas, qu'elle aggrave même le plus souvent, entraîne une paralysie partielle ou générale de cette membrane, d'où il résulte que la pupille reste irrégulière ou régulière, rétrécie ou dilatée; mais dans tous les cas immobile ou fort peu contractile. »

Classification des tumeurs de l'orbite.

Considérées sous le point de vue de leur nature, ces tumeurs peuvent être groupées et classées comme elles le sont dans le tableau suivant.

Cet ordre de classification est celui que nous allons suivre dans la description de chacune d'elles.

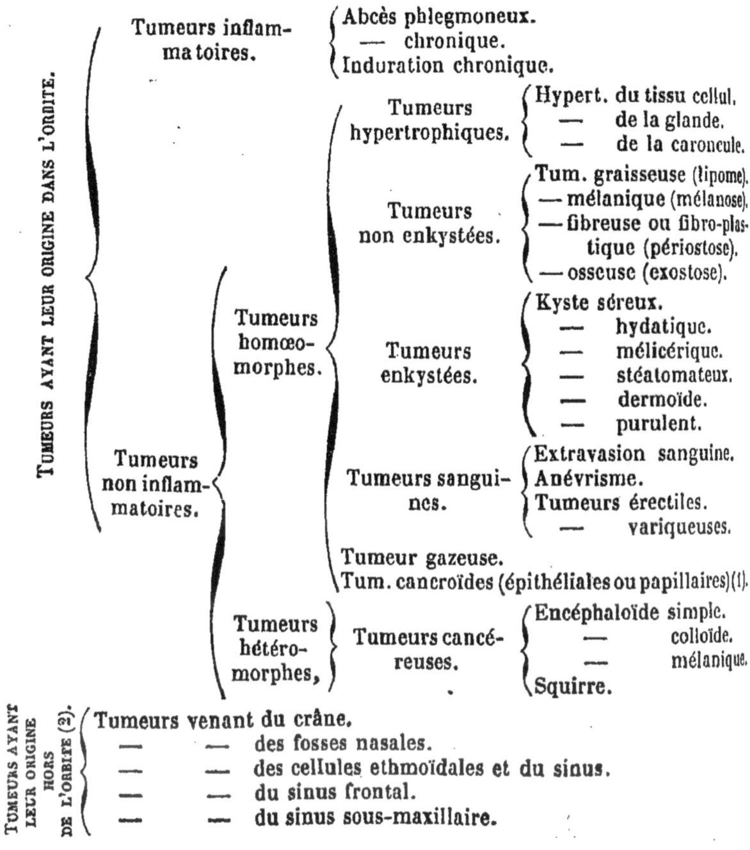

ARTICLE IX.

TUMEURS INFLAMMATOIRES.

Ces tumeurs comprennent le *phlegmon de l'orbite*, les *abcès subaigus*, les *abcès symptomatiques* et l'*induration inflammatoire*. Ces différentes affections ayant été étudiées à propos des phlegmasies du tissu cellulaire et des parois de l'orbite, p. 168 et suivantes, nous y renvoyons le lecteur.

(1) Nous parlerons des cancroïdes à l'article des *Tumeurs malignes* (voy. p. 243) dans le but de mieux faire ressortir les caractères qui, selon d'habiles micrographes, les distinguent des affections cancéreuses.

(2) Ces tumeurs présentent la même nature que les précédentes.

ARTICLE X.

TUMEURS HYPERTROPHIQUES.

Cette catégorie de tumeurs comprend l'hypertrophie du tissu cellulaire de l'orbite, l'hypertrophie de la glande et celle de la caroncule. Ces deux derniers organes ayant leurs affections décrites séparément, nous y renvoyons le lecteur.

Hypertrophie du tissu cellulo-adipeux de l'orbite.

J'ai fait une remarque curieuse dans un assez grand nombre de cas, c'est que cette maladie est en coïncidence avec un goître assez prononcé.

Symptomatologie. — L'hypertrophie du tissu cellulo-adipeux de l'orbite se distingue de la plupart des autres espèces de tumeurs par son développement régulier autour du globe oculaire; sa mollesse, capable de simuler la sensation de fluctuation; son absence de douleurs, et le manque d'altération consécutive des téguments. — Dans cette affection l'exophthalmos est ordinairement direct, et il s'accroît moins rapidement que dans les autres espèces; aucune tumeur ne s'aperçoit entre l'œil et le pourtour orbitaire; la base des paupières ou pourtour cutané de l'orbite est bombé et poussé en avant par l'aponévrose orbitaire, qui est elle-même soulevée par la masse cellulaire. Les paupières sont quelquefois légèrement œdématiées et un peu vascularisées par la compression qui existe dans l'orbite.

Si l'on presse l'œil avec les doigts, de manière à le refouler dans l'orbite, on voit saillir la paupière d'une façon plus ou moins marquée, et dans cet endroit, lorsqu'on le touche avec attention et le plus profondément possible, on ne parvient à sentir absolument rien autre chose qu'une masse molle, informe, fuyant devant le doigt qui la presse et ne donnant, en définitive, aucune sensation bien nette. On parvient, dans quelques cas encore peu avancés, à glisser les doigts entre l'œil et l'orbite, et l'on ne sent ni bosselures, ni duretés, mais seulement cette masse fuyante que l'on croit toujours saisir, et qui échappe d'autant mieux que la pression exercée sur la peau de la paupière tend celle-ci et empêche le doigt d'aller plus loin.

Lorsqu'on regarde attentivement un malade atteint de cette affection, on remarque, comme premier symptôme, que la paupière supérieure ne s'abaisse plus, comme dans l'état physiologique, sur la partie supérieure de la cornée, lorsque l'œil regarde horizontalement; au contraire, la cornée reste découverte en totalité, ce qui donne à la physionomie quelque chose de hagard, fort désagréable à voir. A un degré un peu plus avancé encore, le malade a les yeux de l'homme en fureur, et cela établit un contraste choquant avec la tranquillité du reste de la physionomie.

L'œil, chez la plupart des malades, se meut dans tous les sens avec une grande facilité; cependant, dans plusieurs cas, j'ai vu une impossibilité complète de le diriger en haut, et, plus tard, j'ai constaté aussi que les mouvements se limitaient en bas et même dans tous les sens.

Tel est le cas suivant, que j'ai observé avec un confrère de Paris sur une dame encore en traitement.

Exophthalmos double par hypertrophie du tissu cellulaire de l'orbite, avec mouvements de l'œil limités en haut et plus tard en bas.

Les yeux sont saillants, les cornées découvertes d'une ligne et demie à deux lignes dans leur partie supérieure, la vue bonne, les pupilles très mobiles. Les yeux se dirigent dans tous les sens vers l'objet, sauf en haut; en bas aussi les mouvements sont un peu limités; on ne sent aucune tumeur proprement dite dans l'orbite.

Dans les premiers temps que je vis cette dame, c'est-à-dire dans le courant du printemps de cette année (nous sommes en décembre), les yeux étaient beaucoup plus proéminents, les paupières injectées, les conjonctives un peu rouges. Tous ces symptômes se sont améliorés sans disparaître complétement. Le médecin jugea convenable d'appliquer un séton, et nous prescrivîmes l'iodure de potassium à haute dose, que la malade n'a pas cessé de prendre. Je remarquai pendant le traitement que l'œil gauche était presque toujours rouge et larmoyant, et je finis par reconnaître que la paupière inférieure, en partie paralysée, ne le recouvrait pas pendant la nuit. Je m'occupai de cette affection de la septième paire, et des bandelettes de taffetas d'Angleterre guérirent bientôt l'injection qui menaçait l'œil. Ces bandelettes ne sont plus nécessaires aujourd'hui.

La dame dont il s'agit est forte, bien réglée; elle avait été atteinte autrefois d'une myélite.

Cette maladie frappe ordinairement les deux yeux à la fois; pourtant je l'ai observée sur un seul œil; mais alors c'est tout à fait au début, et les symptômes sont fort peu marqués. En voici un exemple :

Hypertrophie du tissu cellulaire de l'orbite du côté droit seulement. — Coïncidence avec un goître très marqué.

Mademoiselle B..., trente ans, demoiselle de magasin, 25, rue Dauphine, se présente à ma clinique le 29 septembre 1852. Elle est atteinte d'un exophthalmos encore peu marqué, et du côté droit seulement : sa paupière supérieure est relevée un peu au-dessus de la cornée, qui reste à découvert lorsque la malade regarde horizontalement. Les mouvements des deux yeux sont parfaits, la vue est bonne; je ne sens aucune tumeur dans l'orbite.

La malade est atteinte d'un goître et de palpitations de cœur.

Le traitement par les onctions iodurées et par l'iodure de potassium, à l'intérieur, a amené en trois mois une légère amélioration. L'œil est incontestablement moins saillant au 22 décembre; la cornée n'est plus découverte quand la malade regarde devant elle; les mouvements et la vision sont libres, comme au début de l'affection.

Demours cite un fait semblable sur une jeune fille de seize ans.

Diagnostic. — Il est quelquefois très obscur, surtout si l'exophthalmie n'est pas très intense. Dans ce cas, on a pu prendre l'exophthalmie symptomatique de l'hypertrophie pour une hydrophthalmie; mais, dans cette dernière affection, il existe le plus souvent une voussure particulière de la cornée avec dépression, avec tremblottement de l'iris, une teinte bleue de la sclérotique, un agrandissement du globe; symptômes qu'on ne rencontre pas dans l'hypertrophie.

Le diagnostic sera encore plus difficile s'il existe une tumeur d'un petit volume située au sommet de l'orbite, et qui repousserait le tissu cellulaire en avant. Mais, dans ce cas, on observerait quelquefois une compression des nerfs et des vaisseaux, et, par suite, une modification dans les fonctions oculaires, ou bien une modification organique appréciable.

On a dit que la paralysie de tous les muscles de l'œil pouvait produire un exorbitisme qui différait peu de celui dont nous parlons ; il me semble cependant que l'absence de locomotion oculaire, qui n'existe pas en général dans les cas d'hypertrophie, doit être un caractère différentiel assez tranché pour empêcher cette confusion.

Cette hypertrophie pourrait aussi se confondre avec une tumeur lipomateuse ; mais, dans cette dernière affection, la tumeur est généralement plus circonscrite ; elle est bosselée, mobile et donne lieu à un exophthalmos oblique et marche plus rapidement.

MARCHE. — DURÉE. — TERMINAISON. — PRONOSTIC. — La durée de cette affection est généralement très longue ; le plus souvent même elle suit la marche et la durée des maladies dont elle est congénère, sinon symptomatique. Quelquefois cependant elle reste stationnaire, et d'autres fois elle se guérit spontanément, ou à l'aide de certaines médications ; dans quelques cas malheureux elle compromet l'œil en totalité, comme dans le cas suivant :

Hypertrophie du tissu cellulaire des orbites. — Exorbitisme considérable et progressif à droite. — Cornée découverte s'enflammant. — Destruction totale de l'œil et du tissu cellulaire par un phlegmon. — Coïncidence avec un goître volumineux.

Une pauvre vieille femme d'environ soixante ans se présente à ma clinique, il y a quatre ou cinq ans, pour un affaiblissement de la vue. Je constate qu'elle est atteinte d'un commencement de cataractes lenticulaires dures avec un exophthalmos double assez marqué, que je considère comme le résultat d'une hypertrophie du tissu cellulaire de l'orbite.

Cette femme présente un goître assez considérable, qu'elle porte depuis sa jeunesse ; elle est maigre, chétive, pauvre, et se nourrit mal.

Elle continue de venir me voir tous les quinze jours ou tous les mois, pour ses yeux.

En février 1852 je la vois comme à l'ordinaire ; mais cette fois elle a l'œil droit rouge, plus saillant que de coutume, et je remarque en outre que la cornée n'est plus protégée par les paupières, contre lesquelles l'œil est poussé. Il n'y a pas de douleur dans l'œil ni dans l'orbite ; l'organe, refoulé en arrière, ne fuit plus sous la pression ; tout me fait craindre une issue funeste et prochaine.

Je prescris une légère compression, le rapprochement des paupières par du taffetas d'Angleterre, des moyens généraux; mais tout cela en vain. — La cornée, en effet, s'enflamme, s'ulcère, le cristallin opaque et les milieux de l'œil s'échappent, et un phlegmon terrible s'empare de tout ce qui reste dans la cavité orbitaire. — En avril, la suppuration continuait encore un peu, l'orbite était entièrement vide et les paupières enfoncées.

Du côté gauche, l'état est demeuré le même.

Le pronostic doit être, dans certains cas, très réservé, à cause du doute dans lequel on est touchant la véritable nature de la tumeur; dans d'autres, cependant, il sera aisé de se prononcer, et de dire que cette affection n'a pas de gravité immédiate pour l'individu, mais qu'elle peut en avoir une pour la vision.

Étiologie. — Les causes de l'hypertrophie du tissu cellulaire de l'orbite sont prochaines ou éloignées; on pourrait dire plus exactement qu'elles sont inconnues.

Les premières sont très obscures; les seules dignes d'être mentionnées sont les violences extérieures; les secondes comprennent l'asthme et les hypertrophies du cœur.

Ainsi que je l'ai dit plus haut, je l'ai vue en coïncidence avec le goître; mais je ne vois, bien entendu, dans l'hypertrophie du corps thyroïde, rien qui explique celle qui nous occupe.

Chez les asthmatiques, cette affection, habituellement généralisée dans les deux yeux, constitue, avec le développement variqueux des lèvres (on pourrait dire hémorrhoïdal), le facies de ces malades.

Traitement. — Dans l'hypertrophie générale de l'orbite, les médications sont généralement peu efficaces. Localement j'emploie la *compression* qui a donné de bons résultats entre les mains de Dupuytren et de Demours; puis le traitement résolutif général et local, tel que l'iodure de potassium à l'intérieur et en frictions. Les vésicatoires volants péri-orbitaires ont aussi été suivis de succès; enfin, on pourra s'adresser à la cause générale, telle que l'hypertrophie du cœur, l'asthme et le goître, de manière à affaiblir, sinon à guérir, ces maladies.

On devra faire une grande attention de reconnaître si les yeux sont complétement couverts par les paupières pendant le sommeil, car les cornées pourraient s'enflammer, et la vue serait compromise. L'occlusion des yeux, pendant la nuit, avec le taffetas d'Angleterre, devrait être recommandée, dans ce cas, comme nous l'avons fait plusieurs fois avec avantage, et entre autres sur la malade dont il est question plus haut. (Voy. p. 210.)

ARTICLE XI.

TUMEURS BÉNIGNES NON ENKYSTÉES.

Cette classe de tumeurs comprend les tumeurs graisseuses ou lipomateuses, les tumeurs fibreuses (*périostoses*), les tumeurs osseuses (*exostoses*) et les tumeurs mélaniques. Toutes sont essentiellement bénignes, en ce sens qu'une fois enlevées ou détruites, elles n'ont aucune tendance à se reproduire.

§ I. LIPOMES DE L'ORBITE.

SYMPTOMATOLOGIE. — Ces tumeurs caractérisées par une hypertrophie d'une portion isolée du tissu cellulo-adipeux de l'orbite, sont beaucoup moins fréquentes que les hypertrophies générales de ce tissu. Elles sont généralement situées au pourtour de l'orbite; elles sont arrondies, molles, mobiles, sans altération des téguments à leur surface; la pression y fait sentir une fausse fluctuation quelquefois trompeuse. Elles peuvent conserver longtemps un petit volume, et rester ainsi toujours stationnaires, ou bien faire des progrès très lents pendant une longue suite d'années et prendre ensuite, et subitement, un développement rapide. En voici un exemple pris à la pratique de Dupuytren et cité par M. Rognetta (*loc. cit.*, p. 651).

« Le 12 novembre 1829, une femme de cinquante ans fut opérée par Dupuytren à l'Hôtel-Dieu pour une grosse tumeur mollasse du volume d'un œuf de poule sortant de la cavité orbitaire par son bord supérieur. Le mal datait de quinze ans. L'œil avait été expulsé en dehors et en bas, la cornée était opaque. Dupuytren, croyant d'abord avoir affaire à un kyste hydatique, y fit une ponction exploratrice qui ne fit sortir rien immédiatement; le contenu de l'orbite, sans en excepter le globe oculaire, fut alors enlevé par ce chirurgien.

»La dissection anatomique et l'analyse chimique de cette tumeur, montrèrent qu'elle n'était qu'un véritable lipome blanc, presque transparent, et pénétré d'albumine ou de matière lymphatique concrète. »

Dans le lipome, la tumeur se montrant habituellement sur un des côtés de l'œil, au pourtour de l'orbite, l'organe se trouve rejeté du côté opposé, à mesure qu'elle fait des progrès. L'exophthalmos est alors oblique, et la diplopie ne tarde pas à se manifester, à moins que la rétine ne soit déjà insensible à la stimulation de la lumière.

Dans certains cas, la tumeur peut rester longtemps stationnaire, mais, dans d'autres, elle fait des progrès, et alors on constate un exophthalmos plus considérable. La cécité remplace la diplopie, puis, si le mal continue à faire des progrès, on observe de l'épiphora, des ulcérations cornéennes et leurs conséquences, l'ectropion; enfin, la santé générale du malade pourra être gravement atteinte.

Diagnostic. — Lorsque la tumeur est située au pourtour orbitaire, qu'elle est saillante, bien limitée, le diagnostic présentera peu de difficultés.

Cependant diverses affections peuvent être confondues avec elle; ainsi un kyste, par exemple, peut se trouver situé au fond de l'orbite, faire saillie en avant dans un point et pousser au-devant de lui la portion du tissu cellulaire adipeux correspondante. Cette saillie, par ses caractères, sa marche et sa durée, ne présentera certainement aucune différence avec le lipome. Il est vrai qu'ici l'erreur sera de peu d'importance, puisque l'indication est toujours la même, l'ablation. Mais il n'en serait pas de même si l'on venait à confondre l'exophthalmos causé par un lipome profond avec celui produit par la présence d'une masse cancéreuse rétro-oculaire; dans ce dernier cas, l'attente serait très préjudiciable au malade.

C'est surtout avec les tumeurs liquides, telles que les abcès et les kystes aqueux, qu'on peut confondre le lipome à cause de la fluctuation si trompeuse dans ces divers cas. Cependant dans les abcès on aura les symptômes d'une inflammation antérieure pour s'éclairer, et s'il s'agissait d'un kyste, la tumeur serait moins mobile, plus rénitente et plus régulière.

Marche, pronostic. — La marche de ces tumeurs est généralement très lente. Quelquefois elles restent complétement stationnaires. Alors on comprend que dans ce cas le pronostic soit sans gravité ; mais lorsque leur volume s'accroît et qu'il faut recourir à une opération, il n'en est plus de même, le fait seul de l'opération entraînant toujours certains dangers.

Étiologie.— Les causes du lipome sont extrêmement obscures, pour ne pas dire absolument inconnues. La plupart des auteurs admettent cependant que les contusions et les phlogoses anciennes des tissus orbitaires peuvent donner lieu au lipome ; mais ceci est loin d'être démontré. On pourrait aussi assigner la scrofule comme cause générale de cette affection, puisqu'on la rencontre surtout chez les enfants scrofuleux.

Traitement. — Si le lipome est d'un petit volume, et sans action nuisible sur la vision, on cherchera à le faire disparaître sans avoir recours à l'opération. Une compression soigneusement faite, mais toujours fort difficile, est sans contredit un des meilleurs moyens. Je l'ai employée, à l'exemple de Dupuytren, auquel elle a donné de bons résultats, ainsi qu'à Demours. (Voy. obs. 407.) Les vésicatoires, les frictions mercurielles et iodées, la ciguë, etc., sont des médicaments qui ont été indiqués, mais ils n'ont certainement aucune efficacité ; aussi, si le lipome a une marche progressive, s'il menace la vision par un volume considérable, devra-t-on se hâter d'en faire l'ablation.

J'ai décrit le manuel opératoire de l'ablation de ces tumeurs à propos des cancers de l'orbite.

§ II. PÉRIOSTOSES DE L'ORBITE.

Les *périostoses* sont des tumeurs fibreuses, qui se rencontrent dans l'orbite comme dans toute autre région. Leurs causes peuvent être ou locales et traumatiques, ou générales, et dépendre du vice scrofuleux, rhumatismal ou syphilitique.

J'ai vu, comme Mackenzie, les périostoses devenir le siége d'une inflammation secondaire ; alors elles se tuméfient et deviennent douloureuses au toucher ; bientôt elles communiquent une sensation de fluctuation, et en les incisant il se fait un écoulement de liquide constitué par du pus ou bien une sérosité rougeâtre.

D'après M. Velpeau, les tumeurs fibreuses de l'orbite peuvent avoir leur source, tantôt dans les narines, tantôt dans le sinus maxillaire, dans le pharynx et la fosse ptérygo-maxillaire.

Lorsque la maladie se développe dans le fond de la cavité orbitaire, le diagnostic en est extrêmement difficile, à moins qu'il n'existe une cause générale à laquelle on puisse rapporter la tumeur, tel est le cas suivant signalé par Mackenzie (*loc. cit.* p. 33).

Périostose syphilitique du sommet de l'orbite. — Exophthalmos. Guérison.

Le sujet de l'observation est une femme de trente-trois ans qui se présenta au docteur Hamilton de Dublin avec une douleur intolérable dans l'œil et la tête du côté gauche. Procidence de l'œil, gonflement et empâtement des paupières ; iritis, affaiblissement de la vue. M. Hamilton soupçonna d'abord un fongus hématode, puis la présence d'un abcès ou de toute autre tumeur. On se proposait d'opérer la malade lorsqu'elle voulut quitter l'hôpital. Huit jours après sa sortie, ayant avancé pour la première fois qu'elle avait eu des accidents syphilitiques huit ans auparavant (éruption, mal à la gorge), la maladie fut alors diagnostiquée et un traitement spécifique fut prescrit. — Il s'agissait d'une périostose orbitaire ; le mercure doux ayant été administré, au bout de six semaines les douleurs avaient cessé, la santé et la gaieté étaient revenues, et l'œil avait repris sa place dans l'orbite.

§ III. EXOSTOSES DE L'ORBITE.

L'exostose est une tumeur circonscrite, constituée par une substance osseuse nouvelle.

ANATOMIE PATHOLOGIQUE. — La formation des exostoses a pour phénomènes préparatoires la sécrétion d'une matière cartilagineuse ; c'est pourquoi ces tumeurs ont été rencontrées tantôt entièrement à l'état de cartilages, tantôt en partie osseuses et en partie cartilagineuses ; ce n'est que graduellement que la substance cartilagineuse subit le changement qui doit la convertir en tissu osseux.

D'après leurs caractères anatomiques on divise les exostoses en deux espèces : les exostoses *osseuses* et les exostoses *ostéo-cartilagineuses*.

Les premières sont formées par du tissu osseux qui peut se présenter sous les différentes formes qui appartiennent au tissu osseux normal ; ainsi les unes (*exostoses celluleuses*) sont formées par un tissu celluleux ou spongieux, ordinairement enveloppé par une lame mince de tissu compacte; les autres sont constituées par un tissu compacte qui offre une densité considérable (*exostoses éburnées*).

Les secondes offrent la réunion des tissus osseux et cartilagineux. Dans celles-ci, tantôt le tissu cartilagineux forme la partie périphérique de la tumeur qui est osseuse dans son centre, tantôt le tissu cartilagineux est déposé par masses irrégulières dans l'intérieur des cavités anfractueuses dont est creusé le tissu osseux. (Voy. Nélaton, *op. cit.*, t. II, p. 3.)

SYMPTOMATOLOGIE. — L'exostose naît quelquefois du bord de l'orbite; on reconnaît le plus souvent sa nature par le toucher; à mesure qu'elle grossit, elle arrive à couvrir l'œil en partie et à l'enclaver. Quoique, en général, le toucher puisse faire distinguer une exostose dans cette situation de toute autre espèce de productions morbides, il arrive quelquefois que cette distinction est difficile. Mackenzie a vu une tumeur squirreuse fixée au bord orbitaire et située en partie dans cette cavité, être d'une consistance si ferme et si adhérente, qu'elle fut prise pour une exostose jusqu'au moment où la peau fut divisée pour son extirpation.

Ces tumeurs peuvent naître de tous les points de l'orbite. On pourrait supposer qu'elles se forment plutôt sur le plancher ou la paroi temporale que sur les os minces qui forment la voûte et la paroi nasale; mais il n'en est rien.

Lucas (*Journal médical et chirurgical d'Édimbourg*, 1805, vol. I, p. 405) décrit une exostose d'un pouce de diamètre vertical et d'un pouce et demi de diamètre transversal qui s'était développée au côté interne de l'orbite à la suite d'un coup donné par la corne d'une vache.

D'après Chélius (*loc. cit.*, p. 428), Schott rapporte le cas d'un jeune homme chez lequel le globe oculaire était entièrement poussé au dehors par une exostose qui remplissait les cinq sixièmes de l'orbite. On creusa un nouvel orbite avec la gouge et le maillet, et le globe fut reporté dans la cavité, sans qu'il eût souffert, ni dans sa forme ni dans ses fonctions. Le succès fut durable, et, certes, cela paraîtra à tout le monde bien extraordinaire !!!

Quand il y a *exophthalmos* ou procidence de l'œil, le plus souvent le globe est chassé du côté opposé à la tumeur, mais quelquefois il est expulsé directement en avant, même lorsque l'exostose se trouve située sur un des côtés de l'orbite et non à son sommet. La *douleur* est variable, elle est en rapport avec le développement de la tumeur; cependant quelquefois elle est nulle ou très sourde; elle est nocturne, intermittente et augmentée par la pression et le contact du froid dans les exostoses spécifiques. L'*amaurose* est quelquefois le premier symptôme observé; elle débute le plus souvent lentement; il y a d'abord obscurité de la vue, puis cécité.

L'exostose atteint quelquefois un tel volume, qu'elle déforme et remplit l'orbite; dans ces cas elle peut expulser l'œil entièrement, mais auparavant elle cause son inflammation et sa phthisie.

Toutes les exostoses de l'orbite n'ont pas leur origine dans les parois même de cette cavité; il est assez ordinaire d'en voir qui émanent du sinus maxillaire, de la base du crâne ou des fosses nasales.

Suivant M. Rognetta d'autres tumeurs osseuses peuvent également se former dans l'orbite : telles sont les *hyperostoses;* mais cette maladie étant ordinairement une dépendance d'un travail hypertrophique général des os du crâne ou de la face, nous n'avons pas à en parler ici.

Diagnostic. — Tant que la tumeur est comprise dans le fond de la cavité orbitaire et qu'elle ne se manifeste que par un exophthalmos léger, il est bien difficile de reconnaître sa nature. On la soupçonnerait cependant si le malade était à la période tertiaire d'une syphilis constitutionnelle et, *à fortiori*, s'il existait déjà des tumeurs de ce genre sur d'autres parties du corps. Lorsque la tumeur fait saillie au bord orbitaire, le diagnostic sera moins obscur; alors on pourra constater son adhérence intime avec les os, sa dureté particulière et le caractère de ses douleurs, signes qui pourront, dans certains cas, la différencier des tumeurs enkystées, le plus souvent mobiles et fluctuantes, et des tumeurs cancéreuses, quelquefois très adhérentes et très dures, mais donnant lieu à des douleurs aiguës et lancinantes.

Étiologie. — Outre la syphilis, les scrofules, le scorbut, la goutte, l'hérédité, les coups et autres lésions traumatiques peuvent aussi donner lieu à l'exostose.

Traitement. — Il est *médical* et *chirurgical.*

A. Le *traitement médical* convient lorsque la tumeur dépend d'une cause générale contre laquelle la médecine a quelque prise; au second appartiennent les exostoses qui résistent aux médications internes et aux topiques propres à amener la résolution.

Si l'exostose est sous l'influence de la syphilis tertiaire, la résolution s'obtiendra dans un espace de temps assez court; l'iodure de potassium à la dose de un, deux et trois grammes par jour fera seul les frais du traitement; rien n'empêche, cependant, d'y joindre quelques frictions avec des pommades iodurées, si la tumeur était saillante et superficielle.

Lorsque l'exostose est le résultat de la scrofule, la thérapeutique est loin d'être aussi facile. On essaiera d'abord une médication interne, telle que les préparations iodées, les toniques de différents genres; enfin on emploiera simultanément les vésicatoires, les frictions mercurielles et iodées, etc. S'il survenait des symptômes d'inflammation, on devrait les combattre par un traitement antiphlogistique local. S'il se formait un abcès, il réclamerait les mêmes moyens thérapeutiques que toutes les collections purulentes à marche aiguë.

Pour les exostoses scorbutiques, le traitement interne consistera dans l'usage des antiscorbutiques pris dans les substances acides, les amers, les plantes de la famille des crucifères, etc.

Si ces moyens échouent et que la tumeur reste stationnaire et indolente, sans gêner les organes de la vision, on s'abstiendra d'y toucher, mais dans le cas contraire il faudra avoir recours à la chirurgie.

B. Le *traitement chirurgical* comprend l'excision, la dénudation et la cautérisation.

1° *Excision.* — Pour pratiquer cette opération, on fait tantôt une incision simple, tantôt une incision cruciale divisant tous les tissus jusqu'à la tumeur; on dissèque les lambeaux, puis on les tient écartés à l'aide de crochets mousses; alors si la tumeur est pédiculée, on peut l'exciser à l'aide de fortes pinces tranchantes ou d'une petite scie. Si, au contraire, la tumeur tient à l'os par une large base, Boyer conseille de la diviser en plusieurs segments par plusieurs traits de scie perpendiculaires à sa surface, puis de les faire sauter avec la gouge et le maillet. Mais ce procédé n'est plus employé, aujourd'hui qu'on possède l'ostéotome de Heyne et la scie à mollettes perfectionnée par M. Charrière.

2° *Dénudation.*— Cette opération, proposée par Astley-Cooper pour guérir les exostoses, a eu pour but d'imiter un mode de guérison spontanée que l'on observe quelquefois dans ces tumeurs. Il consiste à enlever avec soin tout le périoste qui la recouvre, de manière à la priver de ses éléments de nutrition et à en provoquer la nécrose. Suivant quelques chirurgiens, et en particulier M. Nélaton, cette opération est mauvaise, et l'on doit lui préférer l'excision.

3° *Cautérisation.* — Quoique plus énergique que la précédente, elle peut en être rapprochée par la manière dont elle agit. Pour la pratiquer, on porte à la surface de la tumeur un pinceau trempé dans un acide concentré, tel que l'acide azotique ou le nitrate acide de mercure. Elle a la plupart des inconvénients de la précédente. Cependant, voici un cas où cette opération a été suivie de succès :

Brassant (*Mém. de l'Acad. de chirur.*, vol. V, p. 171) cautérisa une exostose de la grosseur d'un œuf qui pressait le globe de l'œil de côté et le poussait hors de l'orbite, en sorte qu'il se trouvait pour ainsi dire couché sur la joue. Après un traitement de trois à quatre mois une partie considérable de l'os tuméfié s'exfolia, l'œil reprit sa position normale et une guérison complète s'ensuivit.

§ IV. TUMEURS MÉLANIQUES.

L'histoire de ces tumeurs est encore très obscure, aussi en parlerons-nous très brièvement.

Ces tumeurs s'observent quelquefois dans l'orbite, où on les a confondues avec le cancer mélané, dont elles diffèrent essentiellement par leur structure; en effet, dans les premières, suivant M. Lebert, on ne trouve d'autres éléments microscopiques que des granules et des grains pigmentaires et quelquefois des cristaux de cholestérine, tandis que dans le cancer mélané, la cellule cancéreuse est des mieux caractérisée. Le tissu mélané est dur et a quelque chose de plus sec, de plus franchement noirâtre que le tissu du cancer mélané, qui au contraire est mou, pulpeux, boueux, grisâtre, et dans lequel, à part la coloration différente, on reconnaît les caractères les plus tranchés du cancer (Lebert) (1).

SYMPTOMATOLOGIE. — La tumeur mélanique est rare dans l'or-

(1) Lebert, *Traité pratique des maladies cancéreuses*. Paris, 1851.

bite, cependant M. Rognetta en a observé un cas à la clinique de M. Roux.

Le mal s'offrait avec les apparences d'un squirre de l'orbite; sa nature ne fut reconnue qu'après l'extirpation de l'œil; il y avait exophthalmie et cécité complète.

Ces tumeurs se rapprochent surtout des tumeurs cancéreuses, dont elles offrent la plupart des symptômes. Elles forment des bosselures plus ou moins volumineuses qui soulèvent la conjonctive, et laissent voir une couleur noirâtre en tout semblable à celle du cancer mélané; cependant les douleurs paraissent être moins aiguës, moins lancinantes que dans cette dernière affection. Ajoutons aussi qu'elles ont moins de tendance à envahir les parties voisines, et qu'elles peuvent même rester dans un *statu quo* sans danger pour la vie du malade.

Leur *marche* est plus lente que celle du cancer, et leur *pronostic* beaucoup moins grave, comme on le voit.

Diagnostic. — Il présente d'assez grandes difficultés; cependant, en procédant par exclusion, dans un cas de ce genre, on arriverait, par les signes que nous avons indiqués, à séparer la tumeur mélanique de toutes les tumeurs liquides dans lesquelles on constate de la fluctuation, des tumeurs sanguines qui ont des phénomènes particuliers, et des tumeurs gazeuses crépitantes. La confusion ne pourrait exister qu'avec les autres tumeurs solides: parmi celles-ci, l'exostose et la périostose ont une dureté et une immobilité qu'on ne rencontre pas dans la mélanose; le lipome est mou, mobile, sans modification des téguments à sa surface. Resteraient donc les tumeurs malignes ou cancéreuses; or, entre ces deux ordres d'affections, dans l'état actuel de la science, il nous paraît difficile d'admettre qu'on puisse porter un diagnostic rigoureux.

Traitement. — Qu'il y ait simple tumeur mélanique ou tumeur maligne, le chirurgien se conduira d'après les principes que nous avons énoncés en parlant des tumeurs en général. S'il y a une exophthalmie considérable, des douleurs intenses et incessantes; en un mot, si les symptômes sont assez graves pour altérer la santé du malade, on aura recours à l'extirpation; sinon, on essaiera les moyens employés en pareil cas, tels que la compression, les pommades résolutives, les médicaments altérants à l'intérieur, etc.

ARTICLE XII.

TUMEURS KYSTEUSES.

Ces tumeurs sont de deux espèces, les *tumeurs enkystées* et les *kystes* proprement dits.

Les premières comprennent les tumeurs *fibro-plastiques* ou athéromateuses (Lebert), dont nous ne connaissons pas d'exemple dans l'orbite, et certains cancers que nous décrirons plus loin.

Les secondes, les kystes, vont seules nous occuper ici.

Les kystes de l'orbite sont certainement les tumeurs qu'on observe le plus fréquemment dans cette région. Les produits variés qu'ils renferment les ont fait désigner par les noms de *kystes hydatiques*, *kystes séreux*, *kystes mélicériques*, *kystes purulents* (abcès enkystés, gomme syphilitique), et *kystes stéatomateux*, etc. Il paraît prouvé que la substance qu'ils contiennent est un produit de sécrétion de la membrane d'enveloppe ; membrane qui, suivant M. Gendrin (*Hist. anat. de l'inflammation*), serait un organe de nouvelle formation capable de s'enflammer à la manière des organes analogues de l'économie.

La physiologie pathologique démontre qu'il peut naître accidentellement dans leur intérieur des organes dentaires ou pileux (1). Barnes (2) (*Case of a double enkysted tumour in the orbit, containing a tooth*) a vu une tumeur congénitale située derrière la paupière inférieure, tumeur composée de deux kystes, dont l'un était garni à sa face interne et externe d'une masse calcaire inégale ; l'autre, plus grand, renfermait un liquide laiteux, une substance jaune coagulée et *une dent* au collet de laquelle s'était insérée une partie du sac, et dont la racine était liée au plancher de l'orbite par un canal distinct qui sortait du kyste et renfermait des vaisseaux particuliers.

La face externe de ces tumeurs est cellulaire et généralement peu adhérente aux parties voisines, tandis que la face interne est lisse, serrée, et plus ou moins anfractueuse.

Le *siége* précis des kystes est important à connaître, car suivant les différents rapports qu'ils affecteront avec les parties environnantes, on pourra être conduit à pratiquer l'opération d'une

(1) Voy. l'observation de M. Kerst, *Annal. ocul.*, t. XII, p. 41.

(2) Voy. Barnes, *Medico-chir. transactions*, vol. IV, p. 318-24. London, 1819.

certaine façon et non pas d'une autre, dans le but de ménager telle ou telle partie importante aux fonctions de l'appareil de la vision. Ils naissent tantôt du périoste, tantôt du bulbe, des muscles, des nerfs ou de plusieurs parties à la fois. Delpech (*Clinique chirurgicale de Montpellier*, t. II, p. 505) décrit une tumeur enkystée de l'orbite qui donna lieu à la mort, et qu'on a trouvée saillante dans la cavité cranienne à travers le trou optique considérablement dilaté.

La glande lacrymale et la caroncule peuvent aussi être le siége de kystes; on trouvera leur description aux maladies de ces organes.

Quoique situées dans l'orbite, ces tumeurs peuvent avoir quelquefois une origine assez éloignée, telle que les sinus frontaux sous-maxillaires, la cavité nasale, la boîte cranienne, etc. Dans ces cas, on en soupçonnera le point de départ par les symptômes qui sont propres aux maladies de ces régions.

Voici quelques exemples de ces origines éloignées :

La *Gazette médicale* (année 1838, p. 775) publie l'observation suivante de M. Riberi, où l'on décrit une *tumeur enkystée de l'orbite ayant son origine au sinus frontal.*

Tumeur enkystée de l'orbite ayant son origine au sinus frontal.

« Il s'agit d'une femme âgée de quarante-cinq ans, douée d'une bonne constitution, qui s'était toujours bien portée jusqu'à quarante-deux ans. Depuis cette époque, bronchite grave, suppression des menstrues, palpitations et dyspnée, inflammation et suppuration du sinus frontal gauche. Trois mois après, une tumeur fluctuante du volume d'une noisette se manifeste à la partie interne de l'orbite, et au bout d'une année occupe la moitié de cette cavité. La communication du sinus et de la narine est libre.

» Le chirurgien pratique une incision semi-circulaire s'étendant de l'angle interne de la paupière inférieure au milieu de ce voile membraneux. Le doigt, introduit dans le foyer, a reconnu ses limites et le trou de communication avec le sinus; ce trou était profondément situé à la partie interne de la paroi supérieure de l'orbite, derrière l'apophyse orbitaire interne de l'os frontal. Aucune trace de carie autour de cette ouverture, qui se convertit bientôt en fistule.

» Un mois et demi après, cette fistule persistait encore malgré divers moyens employés. M. Riberi, pensant qu'il y a stagnation du pus à cause du manque de déclivité du foyer, lui ouvre une nouvelle voie en enfonçant la lame carrée de l'ethmoïde avec la gouge et le marteau. La brèche est assez large pour y laisser passer le doigt annulaire. Le canal lacrymal osseux a été respecté. Dès lors le pus coule librement, les parois de l'abcès se rapprochent, et l'ouverture extérieure se ferme vingt-quatre jours après. L'air passait de la narine dans le fond de l'orbite et y produisait une sorte d'écho. La compression et le temps ont complété la cure; l'œil et les voies lacrymales sont restés intacts. »

Mackenzie (*loc. cit.*, p. 48) cite, d'après le professeur Langenbeck, deux cas de kystes du sinus frontal qui, comprimant l'orbite, pouvaient faire croire à une tumeur de cette cavité.

Dans le premier, il s'agit d'une fille de dix-sept ans qui, ayant fait une chute dans laquelle la région temporale droite porta sur l'angle d'une table, vit une tumeur se développer dans la région du sinus frontal. Quand la malade fut présentée à l'hôpital de Gottingue, les symptômes étaient les suivants : « Le bord orbitaire de l'os frontal, le globe et l'orbite étaient comprimés de haut en bas, l'œil était couvert par les paupières et n'était pas chassé hors de l'orbite, de sorte qu'il n'y avait pas, à proprement parler, exophthalmos; mais plutôt l'orbite, conjointement avec l'œil, était poussé en avant, en dehors et en bas, de telle sorte que l'œil était au niveau de la pointe du nez. Le globe oculaire jouissait à peine d'un léger mouvement vers le nez; il n'était pas atrophié, mais amaurotique. » La tumeur fut ouverte par une perforation du sinus; on trouva un kyste contenant un liquide clair et visqueux.

Dans le second cas, il s'agit d'un garçon de charrue âgé de vingt ans qui reçut à neuf ans un coup de raquette sur le nez et l'œil du côté gauche. « Lorsque le malade vint à l'hôpital, Langenbeck trouva le globe de l'œil de forme naturelle, la vision intacte et la pupille très mobile. Cependant l'œil était poussé en dehors et en bas par une tumeur considérable de l'angle interne. Comme aucune couche osseuse ne recouvrait la tumeur, qui était molle et fluctuante, il n'était pas aisé de porter un jugement exact sur son siége. Cependant comme elle s'étendait de bas en haut vers le sinus frontal, Langenbeck en conclut que cette cavité était le siége de la maladie. La tumeur ayant été ouverte largement, il fut constaté qu'il existait un kyste qui avait débuté par le sinus et était descendu le long du côté de la narine. Un sac fermé, distinct de la membrane du sinus, contenait une matière tenace d'un blanc grisâtre. »

SYMPTOMATOLOGIE. — Nous pouvons résumer ainsi ces symptômes : Exorbitisme et ses conséquences (c'est-à-dire diplopie ou ambliopie, photophobie, ectropion, épiphora, ulcération, douleur), présence d'une tumeur préoculaire, saillante sous la paupière, appréciable à la vue et au toucher, rénitente, fluctuante, quelquefois accompagnée d'un sentiment de distension plus ou moins incommode et de trouble de la vision pouvant aller jusqu'à la cécité.

D'après Schwartz, cité par Himly, dans certains cas, les kystes de l'orbite pourraient se rompre d'eux-mêmes ou par une violence intérieure, puis passer à la suppuration et s'éliminer. D'autres fois, le kyste peut contracter des adhérences solides avec les surfaces osseuses voisines, les parties molles peuvent être refoulées et atrophiées. Il arrive que l'œil, refoulé par le kyste, glisse sur lui sans lui imprimer le moindre déplacement ; ou bien la tumeur contracte des adhérences avec la sclérotique, suit les mouvements du globe oculaire, et simule une tumeur de l'organe oculaire.

Les désordres causés par les kystes ne s'arrêtent pas toujours là ; s'ils atteignent un volume considérable, ils peuvent élargir l'orbite et en déplacer les parois. On a vu un kyste de l'orbite pénétrer dans le crâne par le trou optique et venir couvrir la face inférieure du lobe cérébral dans l'étendue de trois pouces, comme dans le fait de Delpech, cité précédemment. Enfin, Auguste Bérard (1) a rencontré la paroi orbitaire supérieure altérée et en partie détruite par la pression d'une tumeur semblable, de telle sorte qu'à la longue une communication pouvait s'établir entre le crâne et l'orbite.

Voici plusieurs variétés de kystes de l'orbite rapportées par Mackenzie (*loc. cit.*, p. 247).

1° *Tumeur enkystée offrant trois cavités.* — « Une jeune fille de douze ans portait au-dessous du globe de l'œil une tumeur qui tournait la pupille en haut et faisait faire à la paupière inférieure une saillie de plus d'un demi-pouce. La tumeur s'étendait vers la joue dans l'étendue d'un pouce. Saint-Yves divisa la peau et le muscle orbiculaire par une incision semi-lunaire qui s'étendait dans toute la longueur de la tumeur ; ensuite, il la saisit avec une

(1) *Recherches pratiques sur les tumeurs enkystées de l'orbite.* — *Annal. d'ocul.*, t. XII, p. 238.

érigne, la sépara de ses attaches avec un bistouri et l'enleva. Après treize jours la plaie était cicatrisée. L'œil rentra dans sa place et recouvra la vision. La tumeur présentait trois cavités : celle qui était voisine de la peau contenait un liquide purulent ; la seconde était remplie par une matière plus épaisse, en partie calcaire, et la troisième renfermait une matière semblable à du blanc d'œuf. »

2° *Kyste de l'orbite compliqué de symblépharon.* — « L'œil d'un homme de vingt-neuf ans était refoulé en bas et en dedans par une tumeur qui occupait le côté supérieur et externe de l'orbite. La tumeur offrait de la fluctuation et formait une grande saillie. Consécutivement à une inflammation antérieure, la cornée était opaque et les paupières étaient unies au globe de l'œil. Le professeur Langenbeck divisa la paupière supérieure sur la tumeur qui, mise à découvert, se présenta aussitôt sous la forme d'un kyste luisant et transparent qu'il retira parfaitement entier. Ce kyste avait environ le volume d'un œuf de pigeon et était rempli d'un liquide. Les bords de la plaie furent réunis, et après la cicatrisation on divisa les adhérences morbides des paupières avec le globe de l'œil, de sorte que cet organe recouvra sa position naturelle et ses fonctions. »

3° *Kyste stéatomateux de l'œil gauche.* — « Une femme de quarante ans environ fut admise à l'hôpital de Gottingue pour une procidence de l'œil gauche, qui en même temps était comprimé en haut et en dedans. Le pli inférieur de la conjonctive était soulevé par une tumeur dure qui refoulait en bas la paupière inférieure et entourait le globe de l'œil de l'angle interne à l'angle externe, et de ce point au bord supérieur de l'orbite. Cette tumeur était un peu mobile et pouvait être entourée par les doigts. L'œil proéminent avait un aspect normal, la pupille était régulière, et l'iris se dilatait et se contractait ; mais la vision était nulle. Après l'opération, on reconnut que c'était une tumeur stéatomateuse. L'œil rentra graduellement, la faculté de voir se rétablit complétement, et la difformité fut dissipée. »

Enfin, je terminerai ces citations par l'observation suivante des *Annales d'oculistique* (t. XII, p. 41) :

Tumeur enkystée de l'orbite renfermant des poils. — Cette tumeur, située à côté de la glande lacrymale, au côté externe de la paupière supérieure droite, prenait sa racine assez profondément dans l'orbite. Elle était sphérique, du volume d'un marron, et contenait de la matière ressemblant à du pus coagulé, ainsi qu'une infinité de petits poils ayant beaucoup de ressemblance avec les cils. Elle fut enlevée en totalité.

DIAGNOSTIC. — Les kystes se distinguent des tumeurs inflammatoires par l'absence totale de phénomènes généraux ainsi que par leur marche extrêmement lente et leur longue durée. Cependant, certains abcès à marche chronique, comme ceux qui sont symptomatiques de périostite ou d'affections du tissu osseux, pourraient aisément simuler la présence d'un kyste. La forme de la tumeur, sa fluctuation et les phénomènes physiologiques exercés sur l'œil sont identiques dans les deux cas; cependant, s'il s'agit d'un kyste, la tumeur restera stationnaire ou bien son développement sera extrêmement lent, et si c'est un abcès, après un temps moins long, on verra les téguments s'altérer, s'amincir, et le pus se faire jour spontanément.

L'*exostose* et la *périostose* constituant des tumeurs dures, ne seront pas confondues avec les kystes, à moins qu'elles ne siégent dans un point de l'orbite incapable d'être exploré par les sens du chirurgien.

Le *lipome* est une affection rare; néanmoins il peut s'en rencontrer dans cette région. Quoique solide, cette tumeur peut simuler la fluctuation du kyste; dans certains cas, la ponction exploratrice pourra seule résoudre la difficulté.

Les *tumeurs érectiles* seront facilement reconnues, puisqu'elles envoient le plus souvent des prolongements jusqu'aux paupières, et qu'il est de leur nature d'éprouver des phénomènes intimement liés à la circulation.

Enfin, les tumeurs cancéreuses elles-mêmes peuvent, dans certains cas, être difficilement différenciées des kystes, soit à cause de leur ramollissement, soit à cause de leur forme et de leur développement. Mais l'altération profonde des organes de l'orbite qui se rencontre lorsque ces tumeurs ont fait assez de progrès pour devenir superficielles, les douleurs caractéristiques qui les accompagnent, et l'état cachectique général concomitant, sont autant de signes différentiels.

TRAITEMENT. — Quelle que soit la méthode qu'on emploie pour la guérison des kystes, à part l'ablation, il sera bon de débuter par une ponction exploratrice. On s'assurera ainsi de la nature de la tumeur ; cependant, si le kyste est multiloculaire, il pourra se faire que le liquide d'une cellule soit seul évacué et qu'une partie de la tumeur persiste après ; dans un autre cas, il pourra arriver que le kyste précède une tumeur cancéreuse. (Observation de Told et d'A. Bérard, *loc. cit.*, t. XIII, p, 257.) Enfin, une petite tumeur lipomateuse peut être située en avant d'un kyste ; la ponction la divisera sans faire sortir du liquide, et celui-ci ne sera reconnu qu'après l'ablation de cette tumeur. La ponction exploratrice, comme on vient de le voir, ne lève donc pas toutes les difficultés.

Je suppose que le siége et la nature de la tumeur soient parfaitement établis, à quel procédé opératoire aura-t-on recours? Si elle est d'un petit volume et peu adhérente aux parties environnantes, on pourra en faire l'ablation, soit en l'énucléant, soit en la disséquant. Dans ce cas, on aura soin de faire l'incision assez éloignée des paupières, comme nous l'avons indiqué précédemment pour l'ouverture des abcès de cette région, afin d'éviter les déformations cicatricielles.

Si, au contraire, la tumeur est volumineuse, après avoir vidé le kyste par une ponction préalable, on pourra provoquer l'inflammation de sa membrane interne, soit en laissant dans son intérieur une canule à demeure, comme l'a fait avec succès A. Bérard, soit en injectant des liquides irritants, tels que du vin, de la teinture iodée, etc., ou bien encore en introduisant une mèche de charpie.

Cependant, si le kyste était multiloculaire, s'il contenait des hydatides, ou si l'on craignait de trouver derrière lui des productions cancéreuses, il faudrait avoir recours à d'autres méthodes, telles que l'*incision* et l'*excision*. La première consiste à ouvrir largement le kyste, faire écouler le liquide, puis mettre de la charpie dans le fond de la cavité pour la faire suppurer. Dans la seconde, après avoir pratiqué l'incision, on prend des parois du kyste tout ce que l'on peut saisir, et à l'aide de ciseaux, on en pratique l'excision.

ARTICLE XIII.

TUMEURS SANGUINES.

Les tumeurs sanguines de l'orbite sont de plusieurs espèces :

a. Les tumeurs produites par une *extravasion* de sang dans le tissu cellulaire.

b. Les tumeurs *anévrismales*, celles constituées par l'anévrisme de l'artère ophthalmique.

c. Les tumeurs *érectiles*.

d. Les tumeurs *variqueuses* causées par la dilatation des veines de l'orbite.

§ I. TUMEURS SANGUINES PAR EXTRAVASION DU SANG DES VAISSEAUX.

C'est une maladie rare dans la région orbitaire; le seul exemple que nous connaissions appartient au docteur Rédemans, de Bruxelles ; il est consigné dans les *Ann. d'ocul.*, t. XVII, p. 89. Il s'agit d'un nouveau-né pour la naissance duquel ce médecin appliqua le forceps. « Deux heures après l'accouchement l'œil droit de l'enfant était sorti de l'orbite. Cet œil conservait ses mouvements, ses muscles étaient fortement tendus, et les paupières paraissaient s'enfoncer dans la cavité orbitaire pour se prêter à la tension de la conjonctive qui était largement mise à découvert et offrait des traces très prononcées d'infiltration sanguine.

« J'essayai par la pression, dit l'auteur, au moyen des doigts, de faire rentrer le globe oculaire, mais il me fut impossible d'y parvenir. Espérant alors de rencontrer une poche sanguine, laquelle étant vidée me permettrait de faire rentrer l'organe dans sa cavité, je fis une petite ponction exploratrice au moyen de la lancette, à travers la conjonctive, à côté du globe oculaire, entre les muscles droit externe et oblique de l'œil ; mais je n'obtins pour résultat qu'un léger suintement insuffisant pour permettre la rentrée du globe. J'établis une légère compression sur l'œil. L'appareil fut établi méthodiquement avec des compresses graduées mouillées avec de l'eau de pluie et maintenues par un bandage circulaire. Ces dispositions ne furent suivies d'aucun résultat favorable. Bientôt la conjonctive s'enflamma, la cornée perdit sa transparence, s'ulcéra et livra passage aux milieux de l'œil. Alors seulement il y eut affaissement de la tumeur, et les paupières reprirent leur position normale pour recouvrir le moignon. »

L'auteur attribue cette diffusion sanguine au chevauchement trop prononcé des os du crâne dans le passage de l'enfant à travers le détroit rétréci.

Si l'on venait à rencontrer des cas de ce genre, on se conduirait de la même manière que s'il s'agissait d'extravasions sanguines des autres régions ; on emploierait tous les moyens capables de faciliter la résorption du sang, tels que les déplétions sanguines, la diète, les applications locales de réfrigérants, etc. On essaierait d'abord d'ouvrir une voie au sang, en divisant largement la paupière inférieure au niveau du bord orbitaire, surtout si l'on était appelé peu de temps après l'apparition du mal. Si l'on ne pouvait faire sortir le sang de cette manière, parce qu'il serait réuni en caillots, la curette serait d'une certaine utilité, et, dans tous les cas, on aurait une voie tout ouverte si une suppuration éliminatrice venait à s'établir.

§ II. TUMEURS ANÉVRISMALES DE L'ARTÈRE OPHTHALMIQUE.

Cette affection est peu commune ; cependant Guthrie, Saltet, M. Langenbech et Rosas, en ont cité des exemples.

Symptomatologie. — Elle débute par des douleurs sourdes dans l'œil et la tête ; des pulsations se font sentir dans l'orbite ; celles-ci sont accompagnées de chaleur et de bourdonnements d'oreille, de vertiges et d'affaiblissement de la vue. Tout ce qui cause la congestion céphalique augmente les pulsations. Peu à peu le globe est propulsé en avant. Suivant le degré de tiraillement ou de compression du nerf optique, il y a amblyopie ou amaurose. Le doigt, placé sur le bulbe, perçoit des battements et le sthétoscope appliqué sur la marge orbitaire, transmet à l'oreille des battements et un bruit de souffle.

L'exophthalmos grandissant, les paupières deviennent volumineuses, s'œdématient et sont sillonnées de varicosités ; la conjonctive s'enflamme. Si l'exophthalmos est direct, on ne remarque pas de tumeur à l'extérieur, mais s'il est oblique, on voit apparaître entre le bulbe et l'orbite une tumeur rouge circonscrite, du volume d'une noisette, pulsative et ayant des mouvements d'expansion. Cette tumeur est douloureuse à la pression. Si l'on comprime la carotide du côté malade, les pulsations frémissent d'abord, puis cessent et la tumeur s'affaisse (Himly).

L'observation suivante est rapportée par Guthrie. (Voy. *Lectures on the operative surgery of the eye*, p. 158.)

« J'ai vu un cas d'anévrisme vrai de l'artère ophthalmique des deux côtés, dont la terminaison a été fatale. Aucune tumeur n'était visible au dehors. L'œil était poussé hors de l'orbite, mais la vision était peu endommagée, le bruit sifflant dans la tête pouvait être distinctement entendu, et il fut attribué à l'existence de quelque anévrisme. A l'ouverture du corps, on trouva un anévrisme de l'artère ophthalmique de chaque côté, du volume d'une noix. La veine ophthalmique était très élargie et obstruée à son passage par la fente sphénoïdale. Ce double résultat dépendait de l'augmentation considérable et de la dureté tout à fait cartilagineuse des quatre muscles droits. »

Voici une seconde observation d'anévrisme probable des deux orbites. Elle appartient à M. Velpeau. (Voy. *Dict.* en 30 vol., — *Malad. de l'orb.*, p. 320.)

Il s'agit d'un homme de trente ans, qui reçut un coup de madrier sur la nuque en janvier 1839. Au bout de quelques semaines seulement, il se plaignit de douleurs de tête et de battements dans l'orbite du côté droit. Il put néanmoins continuer ses travaux et ce ne fut qu'en juillet 1839 qu'il se présenta à la Charité. A droite, la cornée et les humeurs étaient transparentes, mais la vue était profondément troublée ; des bosselures légèrement livides se distinguaient à travers la peau de la paupière supérieure au-dessous de l'arcade sus-orbitaire ; ces bosselures étaient le siége de pulsations visibles à l'œil et sensibles à la main ; l'auscultation y faisait entendre un bruit de forge extrêmement prononcé ; on en opérait l'affaissement à l'aide d'une compression modérée.

L'orbite gauche offrait exactement les mêmes particularités ; il n'y avait point encore d'exophthalmie ni de trouble de la vision, mais des bosselures et un bruit semblable y étaient facilement constatés.

En examinant les effets de la compression des carotides sur les tumeurs, M. Velpeau remarqua que la compression exercée sur la carotide droite faisait cesser instantanément les battements de la tumeur de l'orbite gauche, et la compression de la carotide gauche ceux de l'orbite droit. M. Velpeau lia la carotide droite, la tumeur gauche s'affaissa; celle du côté droit diminua d'abord mais bientôt elle reprit le volume qu'elle avait avant l'opération.

Marche. — Terminaison. — Pronostic. — Les anévrismes de l'artère ophthalmique, comme ceux des autres artères, ont en général une marche lente ; ce n'est que lorsqu'ils ont franchi l'aponévrose orbitaire et que rien ne met plus obstacle au développement de la tumeur, que leur accroissement peut se faire d'une manière rapide.

Si la chirurgie ne vient point en aide au malade, et que la tumeur fasse de rapides progrès, la mort pourrait être la conséquence de sa rupture ; de là une gravité dans le pronostic que n'ont pas, en général, les autres tumeurs sanguines.

Diagnostic. — Il est très obscur avant que la tumeur ne fasse saillie au dehors ; il devient au contraire assez facile lorsqu'elle a franchi l'orbite, du moins en partie. La forme globuleuse de la tumeur, sa teinte bleuâtre si elle est très superficielle, ses battements isochrones au pouls, ses mouvements d'expansion, ses bruits de souffle et son affaissement sous l'influence d'une compression des carotides, tels sont les signes qui feront reconnaître cette affection et la différencieront des autres espèces de tumeurs.

Étiologie. — Les causes sont les mêmes que celles des anévrismes des autres artères ; nous ne les rapporterons point ici.

Traitement. — Il se compose des mêmes moyens que nous allons indiquer pour les anévrismes par anastomose ou tumeurs érectiles. Nous y renvoyons le lecteur. (Voy. p. 238.)

§ III. TUMEURS ÉRECTILES.

Tumeurs érectiles, *tumeurs fongueuses sanguines ou fongus hématode*, *télangiectasie*, *anévrisme par anastomose*, telle est leur synonymie.

L'orbite est une des régions où l'on observe le plus souvent ce genre de tumeurs. Comme partout ailleurs, elles prennent naissance dans les téguments cutanés ou muqueux, et les tissus artériels et veineux concourent à leur structure, tantôt isolément, tantôt tous les deux à la fois.

Quoique bien différentes, sous le rapport de l'anatomie pathologique, des anévrismes de l'ophthalmique, ces tumeurs ont été cependant confondues presque toujours avec eux, sans doute à cause de la difficulté du diagnostic. Voici quels sont leurs caractères :

SYMPTOMATOLOGIE. — Les tumeurs érectiles débutent le plus fréquemment par une simple tache ou nævus d'une couleur rouge-carmin qui offre une très légère élévation au-dessus des téguments voisins ; cette tache s'agrandit peu à peu et forme un léger relief, sa surface est grenue, sa forme est souvent celle d'une plaque mince, arrondie, plus ou moins large ; quelquefois elle a des contours irréguliers, d'autres fois elle est saillante et globuleuse.

Quelles que soient la forme et l'élévation de la tumeur, on remarque qu'elle augmente de volume pendant les efforts, les cris, les accès de toux, et qu'elle prend en même temps une teinte plus foncée. Sa température est un peu plus élevée que celle des parties voisines ; elle est indolente, molle au toucher, diminue par une pression plus ou moins forte, pour se gonfler et se distendre dès qu'on cesse de la comprimer.

Quelques unes de ces tumeurs présentent des battements isochrones aux pulsations artérielles, et ces battements sont souvent accompagnés d'un susurrus. Suivant A. Bérard, qui a eu l'occasion d'en examiner un très grand nombre, ces deux symptômes se montrent très rarement ; leur accroissement peut être lent ou rapide ; il se fait uniformément ou d'une manière saccadée. On a remarqué qu'elles présentaient plus de tension à l'époque des règles et que cette période était souvent marquée par des progrès rapides. (Voy. Nélaton, *loc. cit.*, p. 536.)

Les altérations anatomiques et physiologiques consécutives à la présence de ces tumeurs dans la cavité orbitaire étant les mêmes que celles des précédentes, nous n'y reviendrons pas.

Voici quelques exemples de tumeurs érectiles de l'orbite.

Tumeur érectile de l'orbite, extraction de la tumeur et de l'œil par Dupuytren. (*Journal hebdomadaire de médecine*, janvier 1830.)

M. N... (pharmacien) portait depuis longtemps une tumeur de la grosseur d'une noix faisant saillie au-dessus de la paupière supérieure et remontant au devant du frontal. Son volume s'était accru assez rapidement depuis peu. Dupuytren hésitant à opérer parce qu'il croyait la tumeur semi-cancéreuse, semi-érectile, adressa le malade à Boyer. Ce chirurgien décida que la tumeur n'avait aucun rapport avec l'intérieur du crâne et qu'elle était opérable. Une incision fut pratiquée à la paupière supérieure de son bord libre à son bord adhérent; chaque moitié disséquée et retournée, la tumeur fut mise à nu. Dupuytren ayant fait pénétrer son bistouri entre elle et la paroi orbitaire supérieure, constata que ces adhérences n'existaient que vers le sommet de l'orbite; alors, armé d'un bistouri boutonné et de ciseaux courbes, il enleva tout le contenu de l'orbite. L'hémorrhagie, abondante d'abord, s'arrêta bientôt avec des boulettes de charpie. La tumeur, une fois enlevée, son volume diminua de moitié; incisée, elle parut composée uniquement d'un tissu érectile semblable à celui des corps caverneux mêlé à une très petite quantité de tissu cancéreux. Le globe de l'œil était sain. Guérison complète au bout de quelques jours.

Mackenzie cite plusieurs faits de tumeurs érectiles de l'orbite (*loc. cit.*, p. 256); en voici quelques exemples :

Tumeur érectile de l'angle orbitaire interne survenue pendant la grossesse. — Ligature de la carotide. — Guérison.

« Une femme de trente-quatre ans, bien portante, était enceinte de quelques mois; depuis quelques jours elle éprouvait une vive douleur de tête. Un soir elle sentit dans le côté gauche du front, un craquement soudain accompagné de douleur et suivi d'infiltration d'un liquide limpide dans le tissu cellulaire des paupières du même côté. Quelque temps après, l'œil fit une saillie en avant, la vue s'obscurcit et une tumeur circonscrite, élastique, du volume d'une noisette, apparut dans la crête sus-orbitaire; en même temps il s'éleva une autre tumeur, plus molle et plus diffuse, au-dessus du tendon du muscle orbiculaire des paupières. La tumeur inférieure transmettait, tant à la vue qu'au toucher, les pulsations des grosses artères. La tumeur supérieure communiquait la sensation d'un frémissement vibratoire très fort. Tels furent les renseignements fournis par la malade quand M. Travers la vit. Il trouva la peau des régions orbitaires épaissie d'une manière morbide et ridée, le sourcil du côté malade élevé de deux ou trois lignes plus haut que celui du côté opposé, et l'excavation de l'orbite effacée par suite de l'élévation du globe de l'œil. La moitié supérieure de l'angle interne de l'œil était remplie par la tumeur vibratile, qui au toucher, communiquait une sensation cotonneuse et vague, était très compressible, et transmettait de légères pulsations quand on la comprimait fortement. La tumeur inférieure, qui faisait saillie au-dessus du trou sous-orbitaire, était conique, ferme, mais élastique au toucher: on pouvait la vider ou la refouler en arrière dans l'orbite; mais alors les pulsations devenaient violentes; et, par suite de l'augmentation de pression du globe de l'œil sur la voûte et la paroi latérale de l'orbite, la douleur était insupportable. Une compression exacte des artères temporale, angulaire et maxillaire, ne produisait aucun effet sur l'anévrisme; lorsque le pouce était appliqué sur le tronc de la carotide commune, les pulsations cessaient entièrement et le bourdonnement de la petite tumeur devenait presque nul. M. Travers fut convaincu que cette maladie ne pouvait être qu'un anévrisme par anastomose. La carotide fut liée et la guérison s'ensuivit. »

Tumeur érectile située à la partie interne et supérieure du pourtour de l'orbite. — Début pendant la grossesse. — Guérison par la ligature de la carotide.

« Une femme de quarante-quatre ans, de complexion délicate et maladive, vint consulter M. Dalrymple, de Norwich, pour une maladie de l'œil gauche. Elle raconta que cinq mois environ auparavant, étant alors enceinte de son sixième enfant, elle avait été prise au milieu de la nuit d'une douleur violente de l'œil gauche accompagnée de bourdonnements dans la tête. Dix à douze heures après, l'œil s'enflamma et les paupières se tuméfièrent tellement, qu'elles firent une saillie considérable au delà de la base de l'orbite. La malade accoucha sans qu'il en résultât aucun accident, à part un développement plus grand de la tumeur. Bientôt la vision s'abolit complétement de ce côté.

» Trois ou quatre mois après, M. Dalrymple constatait que l'œil gauche était immobile et avait acquis un volume anormal. Il était poussé contre la paupière supérieure avec tant de force, que cette partie formait une saillie convexe qui dépassait considérablement le rebord sourcilier et le rebord sous-orbitaire. La paupière supérieure était paralysée et cachait entièrement le globe de l'œil. Cette tumeur communiquait au toucher un frémissement anévrismal; les battements devenaient évidents à la vue toutes les fois que la force de la circulation était accrue. Outre ces apparences, immédiatement au-dessus du tiers nasal de la crête sourcilière, les téguments étaient un peu élevés, de manière à former une tumeur molle, mal définie, occupant très exactement la situation de certaines branches de l'artère frontale, et battant simultanément avec l'artère au poignet. Le globe de l'œil étant découvert, il semblait, au premier coup d'œil, augmenté de volume; mais, à un examen plus attentif, on voyait qu'il était repoussé en avant et un peu en dehors et en bas. La cornée avait conservé son éclat et sa transparence; mais l'iris avait perdu toute sa mobilité, et la pupille était très dilatée et légèrement irrégulière. Derrière le cristallin, on observait quelque chose de couleur fauve. Les veines cutanées étaient remplies de sang. Quand on exerçait une forte compression sur l'artère carotide commune, le frémissement de la tumeur cessait immédiatement.

» M. Dalrymple lia le tronc commun de l'artère carotide gauche, les effets de l'opération furent immédiats et décisifs; la tumeur s'affaissa complétement, et la guérison fut assurée. »

Pronostic. — Le pronostic des tumeurs érectiles de l'orbite est généralement grave. Elles peuvent donner lieu à des hémorrhagies redoutables, détruire l'œil et s'accroître indéfiniment. Cependant, il peut arriver qu'elles restent stationnaires. En outre, avec un traitement convenable, on peut arriver dans certains cas à des guérisons certaines.

Étiologie. — Les causes des tumeurs anévrismales et érectiles sont souvent très obscures; aussi certains auteurs ont-ils été obligés d'admettre une diathèse anévrismale. Cependant on peut ranger parmi les causes éloignées et douteuses les hypertrophies du cœur et l'influence de la grossesse. Les deux dernières observations de Travers et de Dalrymple, que nous venons de citer, paraissent être un exemple de cette influence. Nous avons vu, en effet, que la maladie se déclara spontanément chez deux femmes enceintes, dont l'une avait trente-quatre et l'autre quarante ans.

Parmi les causes prochaines, nous citerons les ossifications artérielles, les blessures directes de l'artère ophthalmique, et enfin les coups sur la tête et particulièrement sur la nuque, comme le montrent l'observation de M. Velpeau (*loc. cit.*) et celle de M. Jobert. (*Bullet. de thérap.*, t. XVII, p. 127.)

Traitement. — Lorsqu'il s'agit d'une tumeur anévrismale de l'ophthalmique, il n'existe aucun autre moyen de guérison que la ligature de la carotide; mais si c'est une tumeur érectile, les moyens de traitement sont beaucoup plus variés. On peut diviser ces moyens en deux classes : les uns ont pour but d'imprimer une modification d'où résulte l'oblitération des vaisseaux; les autres ont pour effet d'enlever ou de détruire la production accidentelle.

Les premiers comprennent : 1° la compression, 2° les réfrigérants et styptiques, 3° la ligature de la carotide. Les seconds consistent : 1° dans l'acupuncture et les injections caustiques, 2° l'inoculation de la vaccine, et 3° l'ablation. Examinons rapidement chacun de ces moyens.

1° La *compression*. — Elle n'est possible que dans le cas où la tumeur serait située sur le bord orbitaire et aurait une base solide assez large, ou bien si la tumeur s'étendait profondément dans l'orbite, après avoir détruit l'œil tout entier. Dans ce cas, les parois orbitaires faciliteraient la compression ; mais la présence du nerf optique et les douleurs qui peuvent résulter de sa compression s'opposeraient sans aucun doute à l'emploi de cette méthode.

2° *Réfrigérants et styptiques*. — Abernethy (*Surgical works*, p. 228) dit avoir fait disparaître, à l'aide d'une solution d'alun et de compresses trempées dans de l'eau de rose, une tumeur érectile de l'orbite se prolongeant jusqu'au sourcil. Suivant M. Nélaton (1), cette réussite doit être considérée comme un fait exceptionnel auquel le traitement n'a peut-être eu aucune part : « Nous avons vu, en effet, dit cet auteur, que certaines de ces tumeurs disparaissaient quelquefois spontanément ; nous ne voyons là qu'une coïncidence heureuse. » Nous pourrions rapprocher de ce fait celui de Rosas (*Handb.*, vol. II, p. 422), qui guérit une fille de dix-huit ans, dysménorrhéique, d'une tumeur anévrismale de l'orbite avec des saignées répétées aux pieds, des sangsues à la vulve, des pédiluves irritants, l'usage des emménagogues, et en même temps les fomentations froides et les sangsues aux environs de l'orbite.

3° *Ligature de la carotide*. — « Une chose fort remarquable, dit M. Nélaton (*loc. cit.*, p. 540), une chose qui a été notée par presque tous les chirurgiens, c'est que les tumeurs érectiles de l'orbite donnent une proportion de guérisons plus favorable que toutes

(1) Nélaton, *Éléments de pathologie chirurgicale*, t. I, p. 540.

celles des autres régions ; ainsi, sur trente-cinq cas que j'ai cités, on trouve six tumeurs de l'orbite pour lesquelles MM. Travers, Dalrymple, Burk, Jobert, Velpeau et Roux ont lié la carotide ; sur ce nombre nous avons cinq guérisons, et le sixième cas, appartenant à M. Roux, est annoncé comme un succès complet. »

Les opérations de ligature sont toujours assez graves, il ne faut donc les entreprendre que si la tumeur a pris un volume tel, qu'elle menace la vie du malade ou constitue une difformité repoussante.

4° L'*acupuncture* est une méthode qui a donné quelques résultats seulement entre les mains de son inventeur, M. Lallemand. A. Bérard voulut la rendre plus efficace en injectant un liquide caustique dans le trajet des aiguilles, mais il renonça bientôt à ce moyen.

5° *Inoculation de la vaccine.* — Cette méthode, qui a réussi un certain nombre de fois, consiste à faire à la surface de la tumeur plusieurs piqûres avec une lancette chargée de virus-vaccin, de manière à développer une éruption vaccinale qui couvre toute sa surface.

6° *Ablation.* — Cette méthode peut être bonne quand on peut suivre le précepte de J.-L. Petit, c'est-à-dire opérer, inciser dans les tissus sains, afin de diviser les vaisseaux au-dessus du point dilaté. Or cette connaissance est-elle possible dans l'orbite? Nous ne le croyons pas. Nous ne connaissons que trois exemples où cette méthode a été employée : le premier est celui de Dupuytren, que nous avons cité précédemment : mais, dans ce cas, si l'habile chirurgien a fait infraction à une règle établie, c'est que, suivant son diagnostic, la tumeur devait être plutôt un tissu cancéreux qu'érectile (la tumeur était sans battements). Dans les deux autres cas publiés par M. Dieulafoy, de Toulouse, l'hémorrhagie fut très abondante, mais cependant elle put être arrêtée avec de la charpie.

§ IV. TUMEURS VARIQUEUSES DE L'ORBITE.

Cette affection est rarement primitive, elle est habituellement le résultat de compressions veineuses siégeant dans un point assez rapproché de l'orbite.

Suivant Chélius, ces dilatations produisent rarement la proéminence du globe oculaire. D'après Himly (*Augenheilkunde*, p. 377),

Schmidt cite l'observation d'un enfant qui portait une tumeur variqueuse d'un demi-pouce de longueur à l'angle externe de l'œil. Le bulbe était sain ; cette tumeur diminuait pendant le sommeil. Ce même auteur a vu un exophthalmos, produit sans doute par une tumeur de ce genre, qui était isochrone aux mouvements inspiratoires.

« Si la varice se montre entre le bulbe et le bord de l'orbite, dit Chélius, elle se fera reconnaître par sa couleur et sa compressibilité. Elle devra être ouverte et mise dans un état d'irritation et de suppuration ; alors elle se rétrécira et finira par s'oblitérer. » (*Traité pratique d'ophthalmologie*, t. II, p. 433.)

ARTICLE XIV.

TUMEURS GAZEUSES.

Il n'en existe qu'une seule espèce ; c'est celle qui est le résultat de l'introduction de l'air dans le tissu cellulaire sous-conjonctival et sous-cutané de l'orbite.

SYMPTOMATOLOGIE. — La tumeur emphysémateuse de l'orbite ressemble à l'infiltration séreuse de ces parties par sa tuméfaction, mais elle s'en distingue aisément par le toucher et par les symptômes commémoratifs. La tumeur, au lieu d'être pâteuse, comme dans l'infiltration séreuse, est élastique, rénitente ; pressée avec l'extrémité des doigts, elle donne la sensation de la crépitation pulmonaire, qui est le résultat du passage de l'air dans les aréoles du tissu cellulaire ; ce gaz donne lieu à des bulles qui siégent sous la conjonctive oculaire et dans le tissu sous-cutané palpébral. Ces bulles peuvent contenir de la sérosité.

L'infiltration gazeuse étant le résultat de la déchirure des voies lacrymales, il arrive que chaque fois que le malade fait un effort pour l'expulsion de l'air par les narines, celles-ci fermées, le gaz passe dans les tissus déjà infiltrés et augmente ainsi momentanément le volume de la tumeur. Mais l'air pouvant s'échapper par l'ouverture d'entrée, la tumeur revient bientôt à son volume primitif. Si du sang extravasé s'échappe par la plaie au moment de la pénétration de l'air, il pourra être entraîné avec celui-ci dans les mailles celluleuses et produire une ecchymose noirâtre de tous les tissus. J'ai été témoin de ce fait chez un employé de l'hospice de Bicêtre, qui vint me consulter en juin 1848. Un coup de poing appliqué sur l'œil gauche de ce malade avait rompu le sac lacrymal; il se produisit aussitôt un emphysème énorme de toute la paroi antérieure de l'orbite. Dans le but de me montrer comment il faisait à volonté passer de l'air dans la tumeur, le malade se moucha fortement en comprimant les narines : instantanément les paupières et le pourtour de l'orbite grossirent et devinrent d'un bleu noir ecchymotique, comme si l'on avait poussé une injection colorée dans ces tissus.

L'exophthalmos peut être la conséquence de la présence de cette tumeur; nous l'avons constatée chez le malade qui fait le sujet de la première observation de notre mémoire sur l'emphysème des paupières (voy. *Ann. d'ocul.*, t. XIV, p. 97). « Aussitôt qu'il pressait son nez entre ses doigts pour se moucher et que l'air était poussé dans le canal nasal, on voyait l'œil gauche projeté en avant dans une étendue d'un centimètre et demi au moins, poussé par l'air qui s'introduisait en arrière du globe à chaque effort du malade pour se moucher. Dès que la compression des narines cessait, le globe reprenait sa place et se trouvait au niveau de son congénère. En même temps qu'il était poussé en avant, l'œil était dirigé de haut en bas et de dehors en dedans, et pour un instant il y avait de la diplopie. Lorsque l'on cachait l'autre œil à ce moment, la vision double cessait immédiatement, et l'image perçue était unique et distincte ; elle se déplaçait seulement et suivait la direction de l'organe. »

L'emphysème peut ne pas être borné à l'orbite, mais s'étendre aussi aux téguments du front et de la joue ; d'autres fois l'emphysème, au lieu d'avoir son point de départ dans l'orbite, n'est que le résultat d'un emphysème plus étendu survenu à la suite d'une lésion des organes de la respiration.

Voici un cas très exceptionnel dans lequel l'emphysème, accompagné d'exophthalmos, s'étendait depuis la queue du sourcil droit jusque vers l'angle supérieur de l'occipital, et mesurait d'avant en arrière 23 centimètres sur 21 de largeur. Cette observation est de M. Jarjavay, professeur agrégé de la Faculté de médecine, et l'un des plus distingués parmi les jeunes chirurgiens des hôpitaux de Paris. Quoique fort longue, je crois devoir la rapporter en entier, à cause de l'intérêt qu'elle offre (1).

« Le 7 du mois de septembre 1850 entra à l'hôpital des Cliniques (où M. Jarjavay remplaçait alors, en sa qualité d'agrégé, M. le professeur J. Cloquet) un malade âgé de vingt-cinq ans, nommé Aimé Rayé, pour y être traité d'une tumeur située sur la partie latérale droite du crâne. C'est un homme dont le système musculaire est peu développé, qui est maigre, et qui a vécu au milieu des privations, dans la Bourgogne, où il a quelque temps mendié son pain. Dès l'âge de neuf ans environ, il a eu des douleurs sourdes dans la région frontale, douleurs qui l'empêchaient de porter une coiffure, quelque légère qu'elle fût. Plusieurs fois, après avoir tenté de se couvrir la tête, il a été obligé, vers le soir, de se coucher sans avoir pris son repas, ou bien de vomir les matières qu'il avait prises, s'il avait eu l'imprudence de manger. Ces douleurs n'étaient point permanentes, mais elles se renouvelaient à des intervalles inégaux, laissant au malade la faculté de travailler, de porter même d'assez lourds fardeaux.

» A l'âge de dix-huit ans, Rayé fit une chute d'un grenier à foin sur le sol et resta sans connaissance pendant quelques jours; il guérit néanmoins au bout d'un mois, époque après laquelle il remplit les occupations de domestique. Du sang était, dit-il, sorti par la bouche : il ne peut donner aucun autre renseignement précis sur son état ni sur le traitement auquel il fut soumis; toujours est-il qu'il n'avait point de plaie au front, et que plus tard il ne présentait aucune trace qui annonçât une lésion traumatique, récente ou ancienne, dans la région aujourd'hui affectée. Depuis cet accident, l'odorat a été perdu et ne s'est jamais rétabli. Néanmoins, les forces étant revenues, le malade s'est livré à ses occupations habituelles, malgré quelques migraines dont il a eu à souffrir de temps à autre. Ce n'est que vers le mois de décembre 1849 que les douleurs, devenues plus vives, ont appelé son attention sur l'apophyse orbitaire externe. Cette partie était manifestement plus volumineuse, et sur elle s'est alors développée une tumeur molle, sans changement de couleur à la peau, qui paraissait surajoutée, et qui n'a cessé de grossir peu à peu pendant tout l'hiver. Au mois de juin 1850, en même temps que

(1) *Compendium de chirurgie pratique*, par MM. Denonvilliers et Gosselin, 11e livraison, t. III, p. 100.

cette tumeur se développait vers la partie supérieure de la tête, l'œil droit est devenu plus proéminent et s'est abaissé au-dessous du niveau de l'œil gauche. Quelques troubles dans la vision se sont manifestés dans le dernier été et se sont vite dissipés. Les douleurs étant cependant devenues plus fortes et gravatives, en même temps que l'apophyse orbitaire externe et la tumeur crânienne augmentaient de volume, le malade a été forcé de cesser son travail et s'est résolu à quitter son pays pour venir à Paris demander les secours de l'art. Voici ce qu'il a présenté à l'observation :

» Une tumeur oblongue s'étend depuis la queue du sourcil droit jusque vers l'angle supérieur de l'occipital. Elle est uniforme, sans chaleur, sans changement de couleur à la peau, offre une rénitence très grande, et résonne dans tous les points de sa périphérie sous la percussion. Mesurée d'avant en arrière, le mètre appliqué sur sa convexité, elle a 23 centimètres ; elle en présente 21 dans sa plus grande largeur. A sa base, on constate par le toucher, sous la peau, des pointes osseuses, séparées les unes des autres par des intervalles anguleux, ressemblant assez bien à une série d'apophyses coronoïdes. Ces dents sont très prononcées au niveau du frontal ; elles sont petites vers la partie postérieure et supérieure de la tumeur. Une plaque osseuse se trouve détachée des os du crâne dans la partie antérieure et inférieure. Partout ailleurs le doigt constate que les téguments sont souples, amincis, sans parcelles osseuses dans leur épaisseur.

» L'apophyse orbitaire externe est aussi grosse qu'une noix ; les paupières paraissent abaissées ; l'œil droit a été repoussé au-dessous du niveau de celui du côté opposé. C'est de l'apophyse orbitaire externe et de la moitié externe de l'arcade sourcilière que semble partie la tumeur dont il vient d'être question : vers la ligne médiane du front, l'os frontal ne présente en effet aucune altération dans sa forme.

» La pression avec les doigts ne cause aucune douleur dans cette poche cutanée, qui se laisse déprimer et revient bien vite à sa forme première ; mais le malade sent comme un poids dans la partie tuméfiée, et parfois il est pris d'étourdissements. Il raconte que deux fois, au moyen d'une compression qu'il avait exercée avec son poing sur la tumeur, il avait pu la faire disparaître en grande partie. M. Jarjavay a lui-même obtenu cet affaissement de la tumeur et noté les sensations remarquables qu'éprouve le malade au moment où la compression est faite. Il lui semble sentir, pour employer son langage, *quelque chose qui court* dans l'apophyse orbitaire externe, puis profondément dans la face, au niveau de l'os malaire du côté droit. De là, ce courant gagne la partie antérieure du cou, où il cause un certain chatouillement; presque aussitôt suffocation, toux violente, rougeur de la face et larmoiement. Deux fois répétée, cette exploration a donné lieu deux fois aux mêmes phénomènes. A chaque fois, quand la compression était faite brusquement et avec force, l'angoisse qui avait son siége dans la poitrine était si grande, que le patient se débattait sous les mains des aides. Cet état pénible diminuait ou cessait entièrement quand la pression était rendue moins forte ou quand le malade ouvrait largement la bouche, sans doute parce qu'alors les gaz, trouvant une libre issue, n'étaient pas refoulés en aussi grande quantité et avec autant de force vers la cavité thoracique. L'auscultation, pratiquée pendant cet examen sur la racine du nez, permettait de percevoir un sifflement dont l'intensité était variable selon le degré de pression. Le même phénomène avait lieu au niveau de l'apophyse orbitaire externe, mais à un moindre degré. Si l'on recommandait au malade de se moucher, l'oreille étant encore appliquée sur la partie inférieure de la région frontale, on percevait le même sifflement et parfois des craquements rares comme ceux que donnerait un râle muqueux; cependant la tumeur ne se développait pas alors d'une manière très sensible.

» L'exploration des fosses nasales, faite avec une sonde, permet de constater qu'aucune tumeur n'existe dans ces cavités. Les gaz qui viennent de la poitrine passent librement dans la fosse nasale droite, pendant que la narine gauche est fermée par une pression faite avec le doigt sur l'aile correspondante du nez; ils ne passent qu'en produisant un sifflement dans la fosse nasale gauche, les mêmes précautions étant prises à l'égard de la narine droite. Rien n'apparaît dans le fond de la gorge, mais le doigt introduit derrière le voile du palais touche, vers la partie supérieure du bord externe de l'orifice postérieur de la fosse nasale gauche, une tuméfaction dure, comme osseuse, non limitée du côté de la voûte pharyngienne.

» Le sens de l'odorat est aboli; la sensibilité tactile de la membrane pituitaire est conservée. L'ouïe est intacte. Les saveurs sont intégralement perçues; mais certaines substances, telles que le fromage, le beurre, paraissent moins sapides, moins agréables qu'autrefois. Le malade fait remonter la perte de l'odorat à l'époque de la chute dont il a déjà été question. D'ailleurs l'appétit est bon, les digestions sont régulières et faciles. Rayé ne se plaindrait de rien s'il n'était sujet à des étourdissements et n'éprouvait une sensation à peu près constante de poids dans la partie antérieure et latérale droite du crâne.

» Deux jours après l'entrée du malade à l'hôpital, une ponction est pratiquée avec un trois-quarts explorateur. A peine la tige métallique est-elle ôtée de la canule, que des gaz s'échappent par ce conduit et qu'on voit la peau se déprimer. La pression sur la tumeur établit un courant de gaz rapide et que l'on peut percevoir avec la main. Immédiatement après cette petite opération, les parties molles tégumentaires s'adaptent aux parties dures sous-jacentes et en dessinent les saillies et les anfractuosités. Les dents osseuses limitent une large excavation sur laquelle on sent une série de dépressions et d'éminences mamillaires. Le 10 septembre, quarante-huit heures après cette ponction, la peau est de nouveau soulevée : des efforts avaient été faits plusieurs fois, dans la journée du 9, pour se moucher. Le 11, les mêmes efforts ayant été renouvelés, la tumeur est presque aussi volumineuse, la peau presque aussi tendue qu'au moment de l'entrée du malade à l'hôpital. Les jours suivants, la santé de Rayé n'est altérée que par une inflammation de l'amygdale gauche et des piliers correspondants, laquelle se développe le 12 septembre et disparaît complétement au bout de trois jours sous l'influence d'une application de sangsues au niveau de l'angle gauche de la mâchoire inférieure et de gargarismes astringents.

» Le 20 septembre, nouvelle ponction : mêmes résultats que le 9. Le malade, évitant de se moucher avec force, la tumeur ne reparaît pas les jours suivants ; cependant des douleurs se sont fait sentir de temps à autre dans la partie affectée. Au bout de six jours, la peau est déjà adhérente du côté du sommet de la tête ; l'angle orbitaire externe est manifestement moins volumineux ; les pointes osseuses se sont rapprochées des os dont elles s'élèvent. Ce retrait s'effectue d'une manière uniforme du 26 septembre au 8 octobre, et la peau est collée aux parties sous-jacentes dans les deux tiers supérieurs de l'étendue qu'occupait la tumeur. Rayé, ne souffrant plus, veut partir : il sort de la Clinique le 8 octobre.

» Le malade rentre à l'hôpital, et l'observation est reprise le

3 novembre suivant. A cette époque, la peau est un peu soulevée au-dessus de la queue du sourcil gauche ; les deux paupières sont toujours déprimées, ainsi que l'œil ; mais la tumeur n'est grosse que comme un petit œuf. Elle présente d'ailleurs tous les caractères des tumeurs déjà observées et qui s'étaient reproduites par deux fois. Le malade s'était plusieurs fois, dans l'intervalle de temps où nous l'avions perdu de vue, mouché avec force. Nouvelle ponction, issue de gaz et application des téguments sur les parties profondes. Les saillies osseuses, qui soulèvent encore la peau, sont manifestement moindres et affaissées.

» Le 10, Rayé s'étant livré à des travaux pénibles aux environs de Paris, la tumeur reparaît. Une incision de 1 centimètre d'étendue est pratiquée près de la racine des cheveux, vers la tempe, au-dessus des saillies osseuses de l'apophyse orbitaire externe et en arrière de la branche antérieure de l'artère temporale, dont on voit les battements. Introduction entre les lèvres de cette petite plaie d'une plaque double, sorte de bouton de chemise analogue à celui qu'employait Dupuytren dans le traitement de la grenouillette. La tige qui réunit les deux plaques, dont l'une reste au dehors, est canaliculée et donne issue au gaz, que l'on fait sortir aisément au moyen d'une compression légère. Le but que se proposait M. Jarjavay était d'éviter le retour de la tumeur en ouvrant aux gaz une issue artificielle et en favorisant l'établissement d'une fistule, qui serait devenue plus tard pour ces gaz une voie de sortie permanente ; mais ce but ne fut pas atteint, du moins de la façon que l'avait espéré notre confrère. Une inflammation très vive s'étant emparée de toute la poche, il se forma un vaste abcès, que M. Jarjavay fut forcé d'ouvrir au moyen d'une incision faite à la partie la plus déclive, au voisinage du sourcil. Le bouton à deux têtes dut alors être supprimé, et il était d'ailleurs devenu complétement inutile.

» A la suite de cette dernière opération, l'abcès se détergea, la peau se recolla, les lamelles osseuses, autrefois déjetées en dehors, parurent se rapprocher de la table interne, et le malade guérit, en conservant toutefois une fistule du sinus frontal par laquelle, chose remarquable, il ne s'échappe ni air ni gaz d'aucune sorte. Il semble donc que le sinus a cessé de communiquer avec les fosses nasales, et qu'il s'est fait, probablement par propagation de l'inflammation, une oblitération complète des voies normales.

« Nul doute que la tumeur observée sur ce malade n'ait été formée par de l'air poussé à travers une perforation de la paroi antérieure des sinus frontaux, et qu'il ne s'agisse en effet ici d'un emphysème ou pneumatocèle. Mais quelle est la cause de cette lésion? Comment et dans quelle circonstance s'est opérée la perforation de la table externe de l'os frontal? Voilà qui n'est pas facile à déterminer. En songeant que le malade avait fait, vers l'âge de dix-huit ans, une chute grave sur la tête, on pourrait être tenté de rapporter la maladie à ce premier accident..... Mais il y a bien des raisons pour rejeter cette explication. 1° Il n'existait au front aucune trace de plaie ou de fracture. 2° Ce n'est pas au moment même de l'accident, comme la chose aurait dû avoir lieu si l'emphysème eût été la conséquence d'une fracture sans plaie des parties molles, qu'est survenue la tuméfaction ; elle n'a paru que quatre ans plus tard. 3° Dans l'hypothèse d'une fracture, on ne comprendrait ni la formation de ces pointes anguleuses à la base de la tumeur, ni la saillie sentie en arrière des fosses nasales sur la voûte du pharynx, ni l'abaissement de l'œil, ni le développement de l'apophyse orbitaire externe, ni la sensation perçue par le malade d'un courant d'air qui aurait traversé cette apophyse, ni le sifflement entendu par l'oreille du chirurgien appliquée sur le même point. Si l'on rapproche d'ailleurs de ces phénomènes cette autre circonstance, que, dès l'âge de neuf ans, c'est-à-dire depuis seize années déjà, le malade éprouvait dans toute la région frontale des douleurs assez vives pour l'empêcher de porter une coiffure et provoquer des vomissements lorsqu'il négligeait cet avertissement de la nature et tenait sa tête couverte, ne sera-t-on pas disposé à faire remonter beaucoup plus loin le début et l'origine de cette singulière affection?

« Ce que pense M. Jarjavay, et nous sommes disposés à partager son opinion, c'est qu'il y a eu chez son malade développement anormal et prématuré des sinus frontaux et peut-être aussi des sinus sphénoïdaux, et que, par suite de ce développement excessif, la voûte orbitaire, refoulée en bas, a chassé l'œil au-devant d'elle, tandis que la paroi antérieure a été repoussée, distendue, amincie, et finalement perforée, probablement en vertu d'un travail d'absorption que la chute faite vers l'âge de dix-huit ans a pu contribuer à déterminer ou à accélérer, mais dont elle n'est pas la cause unique.

» Quoi qu'il en soit, ce fait est très remarquable par les troubles qu'il a occasionnés, troubles qui ont été analysés avec beaucoup de soin et de sagacité par le chirurgien qui a vu le malade, et qui ont conduit à la nécessité d'une opération. Pour ce qui concerne le traitement, nous n'avons rien à ajouter : la lecture de l'observation suffit pour apprendre ce qu'il y aurait à faire en pareille occasion. L'indication principale, celle d'ouvrir à l'air une voie de sortie, a été parfaitement saisie par M. Jarjavay : une large incision suffirait sans doute, sans qu'il fût besoin de recourir à aucun instrument spécial pour obtenir ce résultat. »

Durée, pronostic. — Cette affection, qui n'a aucune gravité lorsqu'elle est le résultat d'une simple lésion du sac lacrymal, peut être très grave lorsqu'elle coïncide avec des délabrements considérables du pourtour et des parois de l'orbite. (Voy. les exemples de MM. Baudens, Mackenzie, Lawrence, cités par M. Rognetta, *loc. cit.*, p. 125, et l'observation de M. Jarjavay, que nous venons de rapporter.)

Sa durée est variable; dans un cas, la maladie s'est guérie en dix jours; dans l'autre, elle ne l'était pas après un traitement de six semaines.

Diagnostic. — Le diagnostic de ces tumeurs est facile : la crépitation emphysémateuse et le fait du passage de l'air pendant l'action de se moucher sont des signes pathognomoniques.

Étiologie. — Les causes sont assez nombreuses. La tumeur emphysémateuse peut tenir, comme nous l'avons dit, à l'extension de l'emphysème d'une partie voisine. Le plus souvent elle est la conséquence d'une rupture des parois du sac lacrymal sans qu'il y ait de plaie aux téguments. D'autres fois il y a simple déchirure de la muqueuse pituitaire, comme dans le cas suivant, emprunté par Mackenzie à Dupuytren :

« Un jeune homme reçut sur le nez un coup violent. Quelques heures après, en se mouchant avec force, il perçut une sensation particulière qui remonta le long du nez vers l'angle interne de l'œil gauche et se répandit dans les deux paupières; on percevait dans ces parties une sensation emphysémateuse. Au bout de quatre ou cinq jours la guérison était complète. Dupuytren supposa que le coup reçu par le malade avait causé une déchirure de la pituitaire au niveau de l'union du cartilage latéral du nez, qui avait été séparé du bord inférieur de l'os nasal. »

On observe fréquemment une fracture des parois des fosses nasales ou des sinus frontaux, ou même la rupture des conduits lacrymaux par un violent éternument, ou simplement par l'action de se moucher. Weller, Carré et d'autres rapportent des cas de ce genre. Les fractures de l'angle orbitaire externe, celles des bords supérieurs et inférieurs de l'orbite, une perte de substance des parois osseuses du sinus frontal, sont autant de causes de l'emphysème orbitaire.

Traitement. — Il consiste dans la division des téguments au moyen de la lancette ou du bistouri pour donner passage à l'air infiltré. On revient de temps à autre à ce moyen, jusqu'à la réunion des parties molles si elles ont été seules intéressées, ou jusqu'à consolidation de la fracture des parois osseuses, si elle a donné lieu à la maladie. On recommande surtout au malade d'éviter de se moucher, parce que l'air, chassé fortement de bas en haut dans le sac lacrymal, maintiendrait ouverte la solution de continuité de cet organe. Des saignées générales et locales seront pratiquées s'il y a lieu.

Dans le cas d'emphysème par suite de lésion des organes respiratoires, la ponction des paupières devra encore être faite pour débarrasser momentanément le malade de sa cécité accidentelle; mais la guérison radicale ne pourra être obtenue que lorsqu'on se sera rendu maître de la lésion de la trachée-artère ou des poumons.

ARTICLE XV.

TUMEURS MALIGNES.

Les tumeurs malignes comprennent toutes celles qui, par leur nature, ont une tendance à la récidive une fois enlevées, et qui, par leur extension, peuvent causer la mort des malades. (Voy. *Tumeurs hétéromorphes* du tableau, p. 208.)

Ces tumeurs sont assez variées dans leur forme, mais dans leur structure elles peuvent se rapporter à un type unique, le cancer. Nous en excepterons cependant une seule espèce qui offre de grandes analogies avec le cancer, mais qui, suivant les consciencieux travaux des micrographes modernes, en diffère par l'absence des deux caractères essentiels : l'un anatomique, la cellule fondamentale; l'autre pathologique, la généralisation de la maladie, ou la diathèse.

Cette espèce est la tumeur cancroïde. Cette opinion n'est pas admise d'une manière générale ; mais comme elle nous a paru établie par des faits nombreux et consciencieusement observés, nous admettrons deux sortes de tissus dans les tumeurs malignes de l'orbite, le tissu cancroïdal ou épithélial, et le tissu cancéreux.

« Le *cancroïde*, dit M. Lebert (1), diffère du cancer par sa structure anatomique. Au lieu d'être le résultat de la substitution d'une substance nouvelle au tissu normal, il n'est qu'une altération du derme et des muqueuses se composant le plus souvent de papilles, d'épiderme et d'épithélium, et d'une espèce de corps particulier que nous appelons globes concentriques d'épiderme. Le cancroïde ne se propage d'après nos observations qu'aux tissus et aux glandes lymphatiques du voisinage. En un mot, le cancroïde est un faux cancer, une affection toute locale qui n'est jamais accompagnée de diathèse comme le cancer. Cependant tous les deux peuvent s'étendre notablement, reparaître sur place après une opération, et amener le dépérissement et la mort lorsqu'ils sont abandonnés à leur marche naturelle. »

Les *ulcères chancreux*, les *noli me tangere*, appartiennent à cette sorte de dégénérescence.

Le *tissu cancéreux* comprend tous les produits pathologiques désignés par les noms de tissus squirrheux, fongus médullaire, fongus hématode, tissu mélanique, colloïde, stéatomateux, cancer cérébriforme, etc.

D'après les travaux de plusieurs micrographes, il est démontré aujourd'hui que le *squirrhe* est un cancer dans lequel le tissu fibreux domine ; que l'*encéphaloïde* est un cancer plus ou moins ramolli ou combiné avec diverses substances, telles que la graisse, la gélatine, l'hématine, etc. Ainsi le *fongus hématode* est de l'encéphaloïde contenant une vascularisation uniforme et générale (c'est une forme qu'on a confondue fréquemment avec les tumeurs érectiles, et qui en diffère cependant totalement par sa structure) ; le *fongus médullaire*, ou fongus cérébriforme, n'est autre chose que l'encéphaloïde ramolli ; le cancer *mélané*, ou *mélanique*, est de l'encéphaloïde contenant de la mélanose ou pigment hématique ; enfin, le cancer *colloïde* est aussi de l'encéphaloïde ramolli, combiné avec de la gélatine.

(1) Lebert, *Traité pratique des maladies cancéreuses*, p. 207.

SYMPTOMATOLOGIE. — Quelle que soit la nature et la forme de ces tumeurs, elles ont des symptômes à peu près identiques. L'exophthalmos et ses conséquences sont un des premiers symptômes. Nous en avons parlé suffisamment à propos des autres tumeurs pour n'avoir pas besoin d'y revenir.

Ces tumeurs ont une consistance plus ou moins dure ; leur forme est irrégulière et généralement bosselée ; elles causent des douleurs d'abord sourdes et intermittentes, puis lancinantes, continues ou rémittentes.

Aucune partie de l'orbite n'est à l'abri de leur développement. Suivant Mackenzie, leur siége le plus habituel est en arrière et au-dessous de l'œil. On les rencontre moins souvent sur le côté nasal ou temporal ; dans quelques cas, on les a vues entourer le nerf optique. Le plus souvent elles prennent racine dans les parties solides de l'orbite qui jouissent peu de mobilité. Lorsqu'elles arrivent à une époque avancée, elles finissent par dépasser le pourtour orbitaire; alors elles peuvent s'ulcérer, prendre la forme d'un champignon grisâtre ; leur surface se couvre de végétations vasculaires et laisse échapper un suintement ichoreux, âcre et fétide qui excorie les paupières et les joues. A cette période, si déjà cela n'a pas eu lieu plus tôt, les ganglions péri-auriculaire et sous-maxillaire se prennent. La mort peut être le dernier terme de la maladie.

Les connexions de ces tumeurs sont très diverses. Tantôt libres et entourées d'un kyste, elles sont alors facilement mises à découvert et énucléées ; tantôt, au contraire, elles sont infiltrées dans les tissus, adhèrent aux muscles et aux nerfs, et s'insinuent entre ces parties ; dans ce dernier cas, elles sont très difficiles à opérer. Il peut arriver qu'un œdème considérable des paupières survienne et masque la tumeur de l'orbite, qu'on avait manifestement sentie auparavant. Enfin, d'autres fois, une conjonctivite peut être la conséquence de la présence de ces tumeurs.

Les tumeurs cancéreuses qui apparaissent dans l'orbite n'ont pas toutes cette cavité pour point de départ exclusif : ainsi il en est qui viennent des parties voisines, telles que l'intérieur du crâne, les fosses nasales et l'ethmoïde, les sinus maxillaire, sphénoïdiens et frontaux.

a. Les tumeurs qui viennent du crâne faire irruption dans l'orbite sont le plus souvent les fongus de la dure-mère : c'est par la fente sphénoïdale, le long des vaisseaux, qu'ils pénètrent ; une fois le canal osseux franchi, ils prennent un accroissement assez rapide pour causer une exophthalmie intense. D'autres fois ces mêmes tumeurs se font jour dans l'orbite par les parois mêmes, et surtout par la supérieure. L'os est usé, ou plutôt envahi par la tumeur elle-même.

Mackenzie cite un cas de ce genre (*loc. cit.*, p. 61) :

« Le malade était un homme de cinquante et un ans. Quatre ans après avoir fait une chute sur la tête, sa mémoire baissa, puis s'affaiblit de jour en jour. Il survint de fréquents accès d'épilepsie et une douleur de tête vive et continue. L'œil gauche se déplaça, aucune douleur n'existait de ce côté de la tête ; le malade mourut, et à l'autopsie on trouva une tumeur fongueuse adhérente à la dure-mère qui s'était frayé un passage à travers la voûte orbitaire gauche. »

Lorsque ces tumeurs ne font pas saillie dans l'orbite, leur diagnostic est assez difficile ; mais alors il existe habituellement des signes caractéristiques de la présence d'une altération organique dans la cavité crânienne. Il en est de même pour le sinus maxillaire, où l'on rencontre aussi quelquefois des masses cancéreuses. En voici un exemple emprunté à Mackenzie (voy. obs. 87, *loc. cit.*, p. 59) :

« Il s'agit d'un homme de dix-huit ans, dont les deux yeux étaient amaurotiques et sortis des orbites sans causes bien évidentes. Quelque temps après, les yeux devinrent graduellement plus saillants ; la face augmenta de volume au-dessus des orbites, à la racine du nez et dans toute l'étendue de la mâchoire supérieure. Quatre mois après la maladie s'étendit au cerveau, et le malade succomba.

» A l'examen du corps on trouva une masse charnue, partie lardacée, partie cartilagineuse, qui avait envahi la base du crâne, et par ses prolongements mous avait pénétré dans toutes les cavités. Les os maxillaires supérieurs, ainsi que leurs apophyses montantes et les os propres du nez, étaient très dilatés et amincis. Le sinus maxillaire gauche avait disparu par compression, et celui du côté droit s'ouvrait en arrière par une large fente. »

Quant aux sinus sphénoïdaux : « L'analogie, dit Mackenzie (*loc. cit.*, p. 62), conduit à penser qu'ils doivent être sujets aux mêmes maladies que le sinus frontal et le sinus maxillaire. »

Cet auteur n'en connaît aucun cas bien avéré. « Dans un exemple, dit-il, rapporté par le docteur Bright, d'un fongus qui aurait occupé ces cavités, l'état des parties n'est pas indiqué avec précision. Dans un cas où je fus consulté pour une violente névralgie de la face, qui résistait à tous les remèdes et était compliquée de paralysie des muscles de l'œil, d'ulcère à la cornée et d'amaurose, la luette était portée complétement d'un côté de l'isthme du gosier, tandis que du côté opposé et derrière le voile du palais, il y avait une tumeur solide que je supposai dépendre d'un des sinus sphénoïdaux. »

Marche, durée, pronostic. — La marche des tumeurs cancéreuses est généralement lente; relativement aux autres formes de cancer, l'encéphaloïde est celle dont la marche est la plus rapide. Ces tumeurs, à moins qu'on ne les enlève, persistent et progressent jusqu'à ce qu'elles aient amené la mort du malade. Le pronostic de ces affections est donc fort grave.

Diagnostic. — Il se déduit des signes que nous avons énoncés, tels que l'exophthalmos, le peu de mobilité de la tumeur, sa dureté, le caractère des douleurs qu'elle produit, sa marche lente, mais continue, l'engorgement des ganglions pré-auriculaires et sous-maxillaires. Cependant, dans beaucoup de cas on ne parviendra à différencier ces tumeurs de celles précédemment décrites qu'à l'aide des signes assignés à chacune d'elles.

Étiologie. — L'étiologie de ces tumeurs est très obscure. La cause éloignée est certainement la diathèse cancéreuse, qui est très souvent héréditaire.

Les causes prochaines ou occasionnelles sont encore plus obscures que les précédentes ; ce sont des coups reçus sur les parois de l'orbite ou sur le pourtour de cette cavité, l'impression du froid, et autres causes banales de ce genre.

Voici plusieurs observations de tumeurs cancéreuses de l'orbite.

Squirrhe de l'orbite, extraction par le docteur J.-M. O'Ferral, de Dublin (1).

« Un jeune homme de vingt et un ans, habituellement bien portant, s'était aperçu un an auparavant d'un gonflement de la paupière supérieure en haut et en dehors du globe de l'œil, gonflement qui s'était produit sans aucune espèce de douleur. Peu de temps après, l'œil commença à se porter en bas et en dedans vers le nez, et la vue commença à se troubler. Ce fut alors qu'il entra à l'hô-

(1) *Ann. d'ocul.*, t. XIX, p. 65.

pital, le 11 mars 1844. La saillie de l'œil et sa descente sur la joue donnaient à la figure de ce malade un aspect hideux : d'une part, le bord ciliaire de la paupière inférieure était considérablement abaissé au-dessous du niveau du bord de la même paupière, du côté opposé ; de l'autre, le globe de l'œil faisait une saillie d'au moins trois quarts de pouce.

» Bord osseux de l'orbite un peu déprimé vers la joue, vision imparfaite, possibilité d'apercevoir les objets volumineux, mais impossibilité de lire ; mouches volantes, pupille dilatée, mouvements de l'œil conservés dans de certaines limites, ainsi que ceux des paupières, pas d'altération de la sclérotique ni de la cornée. Entre le sourcil et le globe de l'œil déplacé, il existe en dehors une tumeur irrégulière, un peu élastique, d'une consistance uniforme, indolente à la pression, et que le doigt pouvait suivre à une certaine distance dans l'intérieur de l'orbite. Après avoir essayé inutilement les mercuriaux et l'iodure de potassium, je me décidai à l'opération. Pour cela, je fis une incision le long du bord supérieur de l'orbite, immédiatement au-dessous du sourcil. Je fis écarter les bords de la plaie et je disséquai rapidement une partie considérable de la tumeur ; mais je ne tardai pas à m'apercevoir qu'elle pénétrait à une grande profondeur, jusque derrière le globe oculaire. Alors j'abandonnai le bistouri, et, me servant du manche de l'instrument et d'une érigne inventée par M. Crampton, je parvins à détacher toute la masse sans intéresser le globe de l'œil ni la glande lacrymale. Il n'y eut point d'hémorrhagie importante. La cicatrisation marcha rapidement, et six semaines après l'œil s'était notablement rétracté vers l'orbite, et la vision considérablement améliorée. Un an après il n'y avait pas de récidive.

» La tumeur extirpée était irrégulièrement ovalaire, aplatie supérieurement et lobulée dans le reste de son étendue ; elle criait sous le scalpel qui la divisait, et offrait une coupe blanchâtre, comme perlée. Sous le microscope, elle offrait tous les caractères assignés par Müller aux tissus de mauvaise nature. »

Encéphaloïde de l'orbite, extraction par M. Velpeau (observation insérée dans la *Revue des spécialités*, t. I, p. 441.)

« Une fille de douze ans porte dans l'orbite gauche (30 mars 1840) une tumeur qui, depuis deux ans qu'elle a commencé à se développer, a fait des progrès continuels et a déterminé peu à peu l'expansion du globe oculaire. Au début de ce déplacement de l'œil, la vision ne fut pas troublée ; mais à partir du 15 avril, la vue commença à s'altérer et la perte de cette fonction ne fit qu'augmenter de jour en jour. L'opération fut décidée et pratiquée par M. Velpeau.

» Une incision fut pratiquée à partir du sommet de l'angle externe de l'œil ; elle contournait l'apophyse orbitaire externe et continuait sa courbure vers le front. Aussitôt que la paupière supérieure eut été relevée, le doigt de l'opérateur fut introduit entre le globe de l'œil et la paroi supérieure de l'orbite. Cette inspection lui démontra que la tumeur occupait la totalité de la cavité orbitaire, mais qu'elle était libre, en devant, au moins, de toute sorte d'adhérence intime avec les parois de cette cavité.

» Il fut impossible d'atteindre la limite postérieure de la tumeur, circonstance qui força l'opérateur à n'extirper d'abord que la base, le sommet ne put l'être qu'après ; le globe de l'œil dut être extirpé en totalité.

» L'examen de la pièce pathologique montra qu'à sa partie antérieure elle était représentée par le globe de l'œil, qui, postérieurement, est enveloppé par la tumeur, à laquelle le nerf optique sert d'axe ; à la partie postérieure de l'œil, en isolant celui-ci de la tumeur, on voit le nerf optique qui s'engage dans la masse morbide et qui en sort du côté opposé. Ce nerf ne paraît avoir subi aucune altération ; aussi la vue n'a-t-elle été altérée que tardivement par les progrès de l'exophthalmie ; la tumeur est formée de tissus encéphaloïdes.

» Pour prouver, dit ce chirurgien, combien il est difficile de se soustraire à la repullulation du cancer encéphaloïde, nous croyons devoir citer le fait suivant : Chez un de nos malades, un cinquième de l'œil seulement était envahi, et il était presque douteux que l'opération fût indispensable ; néanmoins l'œil entier, le nerf optique, le tissu cellulaire graisseux, tout fut enlevé. Ainsi avec le cancer, une grande portion des tissus sains fut extirpée ; mais malgré cela, la récidive s'était déjà déclarée avant que la cicatrisation fût achevée. Sortie de la Charité, la malade entra dans le service de M. Baffos, rue de Sèvres, où une nouvelle opération qui fut pratiquée ne tarda pas à être suivie d'une nouvelle récidive, et quelque temps après de la mort. »

A côté du fait précédent, le suivant, qui appartient à M. Maisonneuve, trouve naturellement sa place ici. Cette observation se trouve dans la *Gazette des hôpitaux* de 1841, n° 28 :

« Le malade, âgé de dix-sept ans, d'une forte constitution, exerçant la profession de tailleur, avait joui constamment d'une bonne santé jusqu'au mois d'avril 1839, où, pour la première fois, il éprouva dans l'orbite du côté droit un sentiment douloureux de tension. Bientôt après l'apparition de ces premiers symptômes, le malade s'aperçut que le globe oculaire était repoussé en avant et faisait saillie sous les paupières. N'éprouvant, du reste, aucun trouble dans la vision, il négligea de réclamer les secours de l'art; ce fut seulement au mois de juillet de la même année qu'il vint à l'Hôtel-Dieu, où il fut reçu dans le service de M. Blandin.

» A cette époque, le globe de l'œil, en partie chassé de son orbite, n'était plus qu'incomplétement recouvert par les paupières; il était en outre dévié en dehors et maintenu fixe dans cette position par une tumeur située dans le grand angle. Cette tumeur, développée dans la cavité orbitaire, faisait à l'extérieur un relief peu considérable; mais elle était comme étranglée par le tendon direct du muscle orbiculaire, au-dessus et au-dessous duquel il était facile de la sentir. M. Blandin en fit l'extirpation en conservant intact le globe oculaire, dont les fonctions n'étaient pas altérées. A l'examen de la tumeur, on constate la nature encéphaloïde de son tissu, ce qui n'empêche pas la cicatrisation de se faire avec rapidité. Six semaines après, le malade, parfaitement guéri de l'opération, sortit de l'hôpital.

» Il put reprendre ses occupations, et pendant quatre mois il n'éprouva rien qui lui fît douter de sa guérison radicale ; mais alors se manifestèrent les premiers symptômes d'une récidive. Ce fut d'abord une douleur sourde et profonde dans l'orbite ; bientôt après un embarras dans les mouvements de l'œil, la projection de cet organe en avant ; plus tard, enfin, l'apparition d'une double tumeur à la partie supérieure et inférieure du globe oculaire. Les choses en étaient là quand le malade entra à la maison royale de santé, dans le service de M. Monod.

» Après un examen approfondi, ce chirurgien diagnostiqua l'existence d'une tumeur encéphaloïde et proposa l'extirpation, mais incertain encore sur le procédé le plus convenable à mettre en usage, M. Monod crut devoir temporiser. Il eut lieu de s'en applaudir ; car huit jours à peine s'étaient écoulés que la tumeur, loin de continuer son développement progressif, prit une marche rétrograde; elle s'affaissa d'abord, et peu à peu finit par disparaître complétement, au point que le malade, ayant recouvré tous les mouvements normaux de l'œil, n'éprouvant plus ni gêne, ni douleur, sortit de l'hôpital et reprit ses travaux.

»Malheureusement ce calme ne devait pas être de longue durée. Au bout de trois mois les symptômes reparurent avec une nouvelle intensité; la tumeur reprit en quelques jours son volume primitif, puis augmenta de plus en plus. Dans ce moment elle occupe les quatre cinquièmes de la circonférence de l'orbite; elle soulève la paupière supérieure, au-dessous de laquelle on la voit recouverte de la conjonctive. En bas elle a glissé sous la paupière inférieure, et, contournant le bord inférieur de l'orbite, elle plonge jusque dans la fosse canine. Ces deux lobes principaux semblent unis, du côté de l'angle externe de l'œil, par un prolongement profond. L'angle interne seul, qui précédemment avait été le siége de la tumeur extirpée par M. Blandin, n'est pas encore envahi. Le globe oculaire, toujours intact dans sa forme et ses fonctions, n'obéit plus à l'action musculaire; il est fixe et comme enchâssé dans cette production morbide.

» M. Maisonneuve admit l'opportunité de l'opération en invoquant, d'une part les exemples rares, il est vrai, de guérison dans des cas semblables, d'autre part l'erreur possible de diagnostic sur la nature de la lésion; il pensa en outre pouvoir enlever tout le mal sans faire le sacrifice du globe oculaire : enfin, ce chirurgien préféra pour le cas particulier dont il s'agit le procédé de Dupuytren à tous les autres. Voici comment il procéda à l'opération : Une incision verticale divisa la paupière inférieure; les quatre lambeaux furent disséqués rapidement et écartés de manière à découvrir parfaitement toute la base de l'orbite, et par conséquent le globe de l'œil et les tumeurs. L'opérateur commença par isoler la supérieure; il y parvint facilement avec le doigt et quelques coups de ciseaux : il en fit immédiatement l'ablation. La tumeur inférieure n'offrait plus de difficultés; ce ne fut qu'après une patiente et laborieuse dissection que le chirurgien parvint à la détacher du rebord orbitaire sur lequel elle se recourbait pour pénétrer dans la fosse canine. Cela fait, il la poursuivit dans l'orbite, où elle plongeait à une grande profondeur. Enfin, il en atteignit les limites près la fente sphénoïdale, et il en fit l'extraction en l'énucléant.

» Après l'extirpation, les paupières furent rapprochées, leur solution de continuité réunie par quelques points de suture, et le tout maintenu par un pansement simple.

» Au bout de huit jours les sutures furent cicatrisées, le malade se trouvait dans l'état le plus satisfaisant ; l'œil était sain et la vue intacte. »

Est-il survenu depuis une récidive? je ne sais ; mais c'est probable.

TRAITEMENT. — Il est palliatif ou curatif. On aura recours au premier dans les cas où la tumeur paraîtra avoir des connexions avec les organes profonds, comme la dure-mère, les os du crâne ou même ceux de l'orbite, les cavités sphénoïdales, etc.; ou bien encore lorsque les malades s'opposeront à toute opération.

Ce traitement consistera dans l'usage des préparations iodurées, particulièrement les huiles iodées. Concurremment avec ces dernières, on fera usage des préparations toniques, telles que les tisanes tanniques (feuilles de noyer, écorce de chêne, etc.), les ferrugineux (tartrate de potasse et de fer, fer réduit par l'hydrogène, lactate de fer, etc.).

Le traitement *curatif* consiste dans l'extirpation de la tumeur. Si celle-ci a une forme enkystée, indépendante des parties voisines, l'opération sera en général assez facile; mais si, au contraire, elle est infiltrée dans les tissus, il pourra arriver que tous les organes de l'orbite soient atteints; dans ce cas, on devra s'attendre à enlever le globe de l'œil et se tenir prêt.

Lorsque la tumeur est superficielle et d'un petit volume, on pourra diviser simplement la peau ou la conjonctive au niveau de la tumeur ; mais lorsque celle-ci est volumineuse et qu'elle est profonde, il existe deux procédés pour diviser les parties superficielles. Par le premier, on fait une incision parallèle aux fibres de l'orbiculaire dans un point plus ou moins rapproché du pourtour orbitaire ; de cette manière, on évite de toucher à la conjonctive. Par le second, on divise les paupières perpendiculairement à leur bord libre et dans leur partie moyenne, puis on dissèque chacun de ces lambeaux. Mackenzie blâme ce dernier procédé et dit même qu'on doit l'éviter. Nous sommes absolument de cet avis, parce qu'il n'offre au chirurgien aucune facilité de plus pour l'extirpation de la tumeur, et qu'en outre il laisse presque constamment une difformité, le *coloboma*, que l'on ne peut éviter qu'à grand'peine au moyen des sutures même les mieux faites.

Pendant le cours de l'opération, on s'appliquera à ne laisser aucune trace de la tumeur afin de moins s'exposer à la voir se reproduire. Après l'extirpation, il peut arriver que l'œil déplacé recouvre immédiatement son droit de domicile ainsi que la liberté de ses mouvements. Mais, en général, ce retrait s'effectue lentement dans l'espace de plusieurs semaines et même de plusieurs mois.

Dans certains cas, on a vu la cessation de la compression de la tumeur être suivie du retour de la vue dans l'œil malade; mais dans d'autres, l'extirpation de la tumeur produit temporairement un déplacement plus considérable que celui qui existait auparavant, et amène la perte totale de la vue dans un œil avec lequel, malgré sa déviation, le malade avait pu voir jusqu'au moment de l'opération (Mackenzie). En outre, il ne faut pas oublier que l'inflammation qui suit quelquefois l'extirpation peut se propager au cerveau ou à ses membranes et devenir mortelle.

ARTICLE XVI.

TUMEURS AYANT LEUR ORIGINE HORS DE L'ORBITE.

Ces tumeurs ne diffèrent des précédentes absolument que par leur origine; aussi leur description a-t-elle été faite à propos de l'étude de chaque tumeur en particulier. Nous n'y revenons donc ici que pour suivre l'ordre indiqué dans notre tableau général des maladies de l'orbite. (Voy. p. 208.)

CHAPITRE II.

MALADIES DE L'APPAREIL LACRYMAL.

SECTION PREMIÈRE.

Maladies de la glande et de ses conduits.

La glande lacrymale manque généralement chez les *anophthalmes;* Seiler a observé cette anomalie en même temps que l'absence de la caroncule. — Chez les cyclopes, selon Weidele, elle occuperait la place du globe. (Voy. Cornaz, *Abnormités congén. des yeux et de leurs annexes*, 1848, 1 vol. in-8.)

Les affections de la glande lacrymale sont nombreuses, mais heureusement assez rares. On compte parmi elles les *lésions traumatiques;* l'*inflammation* et ses terminaisons, l'*abcès*, l'*induration*, la *fistule;* les *tumeurs*, dans lesquelles je classerai l'*hypertrophie*, les *kystes* et le *cancer*. On y range encore l'*oblitération* des conduits, le *dacryops* ou fistule lacrymale vraie, l'*épiphora* par excès de la sécrétion normale des larmes, les *larmes morbides*, le *larmoiement sanguinolent* ou hémorrhagie de la glande, et le *xeroma*, affection que nous renverrons aux maladies de la conjonctive.

ARTICLE PREMIER.

LÉSIONS TRAUMATIQUES DE LA GLANDE ET DE SES CONDUITS.

Les blessures isolées de la glande doivent certainement être fort rares, et en même temps fort peu dangereuses. Je n'en ai point vu d'exemple dans ma pratique, et je n'en ai pas trouvé de bien authentiques dans les auteurs qui s'en sont occupés. On peut admettre qu'un instrument pointu puisse atteindre quelquefois cet organe; mais il paraît que cela n'offre aucun danger ni pour la glande ni pour les conduits, si souvent divisés d'ailleurs sans résultat fâcheux dans les opérations pratiquées sur la conjonctive. Les pertes de substance elles-mêmes ne sont pas plus à craindre; je suis certain d'avoir blessé et vu blesser la glande de cette manière, et cependant il n'en est résulté aucun inconvénient.

La blessure de la glande qui semble être la plus fréquente et qui est commune à cet organe, en même temps qu'à l'œil et aux parois orbitaires, est celle produite par les armes à feu. J'ai rapporté plus haut (voy. p. 124 et suiv.) plusieurs cas dans lesquels une balle, enfilant obliquement ou transversalement l'orbite, y avait commis des désordres des plus graves, et à coup sûr avait intéressé la glande. Mais cela était sans importance, car l'œil avait été détruit, et la glande, n'eût-elle pas été blessée, se serait atrophiée certainement comme l'orbite lui-même.

Les *corps étrangers* de la glande sont aussi rares que les blessures isolées; je n'en connais qu'un seul cas appartenant à Larrey (1). Ce célèbre chirurgien rapporte qu'un soldat reçut une balle vers l'angle externe de l'orbite gauche, et que ce projectile s'étant divisé, une moitié fila vers la tempe tandis que l'autre pénétra dans l'orbite et s'engagea dans la glande lacrymale. La plaie fut débridée, et l'on fit en même temps l'extraction du plomb et de la glande.

Les *brûlures* profondes de la conjonctive par des acides ou par le feu auraient dû produire, dans quelques cas que j'ai observés, une atrésie des conduits de la glande lacrymale; il n'en fut rien cependant; quoi qu'il en soit, l'œil, ou le moignon quand l'œil avait été détruit, continua d'être lubréfié comme à l'état physiologique. (Voyez *Brûlures de la conjonctive.*) Cette atrésie accidentelle des conduits de la glande me rappelle que Jurine croit avoir observé un cas d'atrésie congéniale; mais cela est fort douteux. (Voy. *Journ. de méd. de Paris*, 1791, vol. 89; voy. aussi Cornaz, p. 25.)

Les *fistules* de la glande lacrymale consécutives aux blessures de cet organe sont tout aussi rares, et je n'en connais d'autre cas que celui rapporté par Beer; aussi je crois être fondé à penser qu'on les a admises le plus souvent par simple assimilation, bien qu'en réalité elles puissent exister, surtout si les os du voisinage s'enflamment, se nécrosent ou se carient; mais dans ce dernier cas, il s'agit d'une autre affection que de la fistule de la glande proprement dite.

(1) Larrey, *loc. cit.*, t. I.

ARTICLE II.

INFLAMMATION DE LA GLANDE LACRYMALE (DACRYADÉNITIS).

Cette maladie se présente à l'état aigu et à l'état chronique.

Étiologie. — La forme aiguë est certainement fort rare, car dans une pratique fort étendue et déjà longue, je n'en ai pas observé un seul cas. Beer, Reil et Mackenzie sont aussi de cet avis, que ne partage pas Schmidt, qui, malgré son grand mérite, me paraît avoir trop souvent vu des faits d'exception.

Selon Todd (1), cette maladie se développerait le plus souvent à la suite des inflammations de la conjonctive ou de quelque autre forme d'ophthalmie. Chez les nouveaux-nés atteints de conjonctivite purulente intense, elle se montrerait sous l'influence de l'usage inconsidéré des applications stimulantes ou astringentes; cela est possible sans doute, mais je n'ai rien vu de semblable.

Le même auteur admet que l'inflammation qui nous occupe, méconnue le plus souvent des praticiens, précéderait ou accompagnerait les ophthalmies ordinaires, et que c'est à cette affection qu'il faudrait rapporter la douleur que les malades ressentent au front et à la tempe. Le larmoiement abondant, la pesanteur et le sentiment de plénitude de la paupière supérieure devraient aussi être rattachés à la même cause. Mais si cela était, l'inflammation de la glande lacrymale se terminerait donc toujours par résolution?

Quoi qu'il en soit, l'impression du froid et les coups sur la tempe figurent au nombre des causes les plus actives admises par les auteurs.

Symptomes. — L'inflammation *aiguë* se dessine par les symptômes suivants : Une tumeur rouge et tendue se montre peu à peu au côté externe de la paupière supérieure et pousse celle-ci en avant en même temps qu'elle comprime l'œil à son côté externe. Un chémosis séreux survient en même temps que l'infiltration œdémateuse des paupières et l'œil tout entier est couvert par la muqueuse. Plus tard, l'inflammation pousse l'œil en avant et en bas, la paupière se tend davantage et devient de plus en plus dou-

(1) *Mélanges de chirurgie étrangère*, t. Ier, 1824, p. 393.

loureuse; la joue est prise à son tour d'un gonflement notable, et l'œil se trouve atteint bientôt de divers accidents souvent fort graves.

On voit qu'il n'y a rien dans tout ceci qui distingue l'inflammation de la glande lacrymale d'un phlegmon partiel de l'orbite et que tous ces symptômes n'ont qu'une valeur relative.

En même temps que l'on constate ces phénomènes, le patient se plaint, dès le début, d'une douleur vive dont le siége correspond à celui de la glande, et qui augmente par les mouvements de l'œil et de la paupière supérieure. Bientôt cette douleur s'étend au crâne, dans le fond de l'orbite, à toute la face, et ne laisse plus aucun repos au malade qui est atteint de fièvre et quelquefois de délire. Les larmes se suppriment ou leur sécrétion est augmentée, mais ce dernier cas est le plus fréquent; après quelques jours ces larmes excorient les paupières et la joue, et augmentent ainsi la douleur déjà si insupportable.

Lorsque l'inflammation a atteint ce degré élevé, il n'y a plus à compter sur une résolution, mais sur un *abcès*. En effet, du troisième au sixième jour, et à mesure que les symptômes se prononcent avec une intensité croissante, le malade ressent des frissons qui annoncent la suppuration que vient d'ailleurs mettre en évidence une fluctuation manifeste dans la paupière supérieure. C'est alors que l'on doit se hâter d'ouvrir, car il pourrait arriver, à cause de la grande quantité de tissu cellulaire contenu dans l'orbite, que l'abcès de la glande s'étendît vers le fond de cette cavité et se transformât en un phlegmon orbitaire.

L'inflammation *chronique* n'atteint, selon Todd, que des enfants d'une mauvaise constitution, et spécialement les scrofuleux. Les symptômes de la maladie sont assez obscurs dans beaucoup de cas. La glande est tuméfiée, le malade n'éprouve pas de douleurs, du moins ce symptôme est rare; mais il accuse une sensation pénible au-dessous de l'œil, de la gêne dans les mouvements et quand l'inflammation est plus élevée, un peu de strabisme interne et de diplopie. Si la tumeur devenait volumineuse, il y aurait, au contraire, un strabisme externe. Les enfants atteints de cette maladie seraient plus exposés que d'autres enfants scrofuleux aux ophthalmies pustuleuses, etc., etc.

Mais l'inflammation ne reste pas toujours dans ces limites : après un gonflement plus grand que de coutume et durant déjà depuis quelque temps avec peu de douleurs, on constate une fluctuation qui devient de plus en plus manifeste et soulève peu à peu la peau. Abandonné le plus souvent à lui-même, comme les abcès froids de petit volume, cet abcès s'ouvre seul et suppure longtemps. Dans d'autres cas l'abcès, sans être véritablement aigu, occasionne assez de douleurs et de réaction pour que le médecin soit appelé à temps et l'ouvre avant que la peau ait souffert dans une grande étendue.

J'ai vu, comme Todd et comme Anderson (1), une tumeur siégeant à la partie supérieure externe de l'orbite chez des enfants scrofuleux, souvent atteints d'ophthalmie; la paupière supérieure était plus ou moins soulevée à son angle externe; on sentait, en la palpant, une tumeur mollasse, mal limitée, fuyant sous le doigt et nullement douloureuse. C'était pour moi, moins une inflammation chronique, qu'une hypertrophie.

TERMINAISONS. — Que l'inflammation de la glande ait été aiguë ou chronique, elle peut se terminer par une *induration;* mais c'est encore là une maladie fort rare et difficile d'ailleurs à diagnostiquer. Au reste, et en les étudiant un à un et avec soin, on reconnaîtra que tous ces caractères que nous venons d'énumérer à l'état *aigu* comme à l'état *chronique*, sont loin d'être suffisants, et qu'ils se confondent absolument avec ceux des inflammations partielles de l'orbite que nous avons décrites ailleurs.

Il en est de même des *fistules;* cependant Beer en a vu une qui présentait plusieurs trajets qu'il a cautérisés avec une aiguille rougie au feu, et qui paraissait bien être une véritable fistule de la glande lacrymale.

TRAITEMENT. — L'inflammation aiguë de la glande lacrymale ne peut être attaquée que par un traitement antiphlogistique énergique, mais mesuré cependant sur la constitution et l'âge des malades. Les saignées générales sont indiquées quand la fièvre s'allume et devient intense; les applications de sangsues, le tartre stibié, les purgatifs, les lotions, ou mieux les irrigations d'eau froide et les applications sur la tempe de vessies remplies de glace conviennent surtout au début de l'affection.

Plus tard, lorsque le pus est formé, des cataplasmes émollients, et, aussitôt que possible, l'ouverture de l'*abcès*, remédieront au mal.

(1) *Annales d'oculist.*, t. XIX, p. 247.

Si après cette ouverture une ou plusieurs fistules se déclarent, fistules résultant de la lésion d'un canal excréteur et donnant des larmes limpides, on imitera la conduite de Beer, en les cautérisant avec une aiguille rougie au feu, après les avoir réunies en un seul trajet et après s'être bien assuré que les os ne sont pas attaqués.

L'*induration* et l'engorgement chronique seront combattus par des onctions mercurielles et iodurées sur la région temporale, par l'iode à l'intérieur et par un traitement général convenable.

ARTICLE III.

TUMEURS DE LA GLANDE LACRYMALE ET DE SES CONDUITS.

Nous rangerons parmi ces tumeurs l'*hypertrophie* de la glande, les kystes et le *cancer*.

§ I. HYPERTROPHIE DE LA GLANDE LACRYMALE.

Cette maladie est assez rare ; elle est congénitale ou acquise.

Hypertrophie congénitale.

La seule observation d'hypertrophie congénitale que je connaisse se trouve dans les *Annales d'oculistique*, t. XXIII, p. 146 ; elle est de M. le docteur Gluge, professeur à la Faculté de médecine de Bruxelles.

Dans le fait rapporté, il s'agit d'un enfant chez lequel on remarqua dès la naissance une tumeur dans la région de la glande lacrymale, du côté gauche. Cette tumeur, en prenant un plus grand volume, s'étendit progressivement, et en juillet 1849 (l'enfant ayant cinq ans et demi), faisait saillie sous la paupière supérieure et envoyait des prolongements au front et à la tempe.

M. Cunier fit l'extraction de la tumeur, dont le volume égalait celui d'un œuf de poule, et la remit par morceaux à M. Gluge, qui en fit l'examen.

On y distinguait deux substances :

L'une, dit l'auteur, « la substance de la glande, était constituée par des granulations du volume de la tête d'une épingle, assez dures, d'un jaune blanchâtre, d'un diamètre de 1 à 2 millimètres.

Ces granulations étaient entourées de tissu cellulaire et formées par les vésicules glandulaires qui, groupées ensemble, constituaient un lobule de la glande. »

L'auteur donne là deux dessins. « Le premier représente une partie d'un lobule glandulaire vue sous un faible grossissement.

» La face interne des vésicules glandulaires était tapissée par des cellules épithéliales qui devenaient visibles sous un grossissement plus fort. Le dessin 2 est destiné à faire voir l'extrémité fermée de ces vésicules.

» La structure de l'agglomération des vésicules formant un lobule de la glande était donc normale ; seulement leur volume était augmenté.

» La seconde substance se composait de canaux se subdivisant, lisses, d'un rouge pâle, arrondis, présentant, après leur coupure, une ouverture centrale facilement appréciable.

» Ces canaux présentaient un diamètre de 2 à 6 millimètres ; les plus étroits provenaient directement du lobule glandulaire et se rendaient dans les plus larges. Quelques fragments de ces derniers avaient encore 30 millimètres de longueur. On remarquait dans ces canaux quelques dilatations en forme d'ampoules.

» Ces canaux avaient deux membranes ; l'une *externe*, formée par un tissu cellulaire très fin ; l'autre *interne*, beaucoup plus épaisse, fibreuse, dont il n'était pas possible d'isoler les fibres.

» Il existait donc une hypertrophie extraordinaire des canaux excréteurs de la glande... »

L'auteur ajoute que « le petit malade de Bruges paraissait dans un état très satisfaisant en novembre dernier (quatre mois après l'extraction) ; la paupière continuait de prolaber, beaucoup moins toutefois qu'avant l'opération ; elle conservait un peu de l'hypertrophie qu'elle avait acquise autrefois ; il subsistait sous la paupière supérieure, vers le canthe interne, un cordon qui n'est qu'une portion hypertrophiée des canaux excréteurs, qui n'a pu être atteinte dans l'opération et qui devra sans doute être extirpée plus tard. »

Hypertrophie acquise de la glande lacrymale.

Cette description est tirée des notes de M. le docteur Lebert, qui a bien voulu nous la communiquer.

« Cette maladie très rare, dit-il, n'a point encore été décrite dans les Traités de chirurgie et d'ophthalmologie. Cependant je ne doute pas que l'affection décrite sous le nom de *squirrhe de la glande lacrymale* n'ait souvent été tout simplement une hypertrophie. Beer (1), dans son excellent *Traité des maladies des yeux*, décrit le squirrhe de la glande lacrymale sous le nom de *xérophthalmos*, et il résulte de sa description qu'il a confondu le véritable carcinôme et l'hypertrophie simple, car il dit que cette maladie est fort grave lorsqu'elle passe à l'état cancéreux ; il ajoute que si, au contraire, cette dégénération n'avait pas lieu et si on n'y touchait pas, le malade pourrait porter une tumeur de ce genre pendant de longues années, ce que le célèbre ophthalmologiste dit avoir observé plus d'une fois. Nous trouvons, dans la 17e livraison de l'*Atlas pathologique* de Gluge (2), une observation qui paraît se rapprocher de la nôtre, mais qui est trop incomplétement rapportée pour ne pas laisser quelque doute.

« Le fait que nous allons rapporter est par conséquent le seul de ce genre qui ait été étudié d'une manière assez complète sous le rapport clinique, anatomique et microscopique. Nous ne donnons ici qu'un très court extrait de l'observation qui sera publiée avec la planche dans notre grande iconographie pathologique.

» Le 22 octobre 1851, M. Chassaignac a présenté à la Société de chirurgie une malade, âgée de vingt-six ans, atteinte d'exophthalmie de l'œil droit par suite d'une tumeur qui poussait l'œil hors de l'orbite, en avant et en dedans, et l'on sentait très distinctement une tumeur dure élastique, saillante, arrondie sur toute la moitié supérieure externe et inférieure de l'orbite. La tumeur, point douloureuse du reste, n'était pas mobile. La malade s'était aperçue de la proéminence anormale de l'œil dès l'âge de vingt ans. Dès lors, dans l'espace de six ans, la tumeur s'est lentement accrue, l'exophthalmie a fait des progrès et la vision a été peu à peu abolie, un bruissement sourd et continu s'entendait à l'auscultation de cette région et la malade elle-même l'éprouva de temps en temps, surtout aux époques menstruelles. Le 28 octobre, M. Chassaignac fit l'extirpation de cette tumeur qui s'étendit profondément dans l'orbite, tout en ménageant complétement l'œil qui a pu être replacé et prendre son aspect normal. »

La tumeur fraîche avait environ 35 millimètres de long sur

(1) Beer, *Lehre von den Augenkrankheiten*, Wien. 1817, t. II, p. 242-46.

(2) Gluge, *Atlas der pathologischen Anatomie*. Livr. 17e, pl. III, fig. 20 à 22; explication et texte, p. 3, n° 5.

2 centimètres de large et à peu près autant d'épaisseur. Elle était presque conique aux deux extrémités, dont l'une constituait une espèce de pédicule de 5 à 6 millimètres de long sur 3 à 4 de large. La forme de la tumeur se rapprochait beaucoup de celle du testicule. Extérieurement elle était entourée d'une enveloppe fibro-celluleuse peu vasculaire. Sur une coupe fraîche on constate un aspect grenu, rougeâtre, ayant la ressemblance la plus frappante avec la structure des glandes en grappes ; à la pression on obtient de nombreux grumeaux qui sous le microscope se montrent être des culs-de-sac glandulaires. Avec de faibles grossissements microscopiques, on voit bien la réunion de ces culs-de-sac allongés, en groupes et lobulés. Les cœcums terminaux sont allongés et varient entre 1/12 et 1/2 millimètre de largeur. Avec de forts grossissements on reconnaît leur membrane propre finement grenue, recouverte de fibres très ténues, éloignées les unes des autres ; à la face interne on voit beaucoup de noyaux d'épithélium de 1/200 de millimètre renfermant un ou deux nucléoles punctiformes. On ne voit qu'un petit nombre de cellules rondes de 1/100 de millimètre, mais un grand nombre de corps allongés, cylindriques ou cunéiformes de 1/20 de millimètre de longueur sur 1/130 à 1/120 au plus de large, leur intérieur est homogène et opalescent. L'acide acétique ainsi que la solution de potasse ne les altèrent point, et tout me fait croire qu'il s'agit là de cellules d'épithélium cylindriques à la fois carnifiées et infiltrées d'une substance qui offre l'aspect opalescent de la graisse.

Il résulte de l'ensemble de ces détails qu'il s'agit d'une hypertrophie de la glande lacrymale. L'extension de la tumeur vers la partie inférieure et externe du plancher orbitaire pourrait faire supposer que l'hypertrophie a pris son point de départ dans la partie inférieure de la portion de la glande qui a été si bien décrite par Monro et que les anatomistes allemands ont appelée glande lacrymale de Rosenmüller. D'un autre côté la position anormale de la tumeur n'exclurait nullement la possibilité d'une hypertrophie de la glande lacrymale dans sa totalité qui, à mesure qu'elle prenait des dimensions plus considérables, s'est étendue davantage en bas, en avant et en dedans (1).

(1) Voy. le 2e paragraphe de la page 264 pour compléter cet article.

§ II. KYSTES DE LA GLANDE LACRYMALE.

C'est encore là une affection assez rare et dont on ne doit trouver que peu d'exemples ; car il ne s'en est jamais offert un seul cas jusqu'ici à mon observation. J'ai vu des kystes de l'orbite au côté supérieur comme au côté externe de l'œil, et, peu amateur de l'exception, j'ai vu dans ces derniers non le kyste de la glande, mais celui de l'orbite. Tels sont, à mon avis, les cas rapportés par Schmidt (et surtout celui dont j'ai dû parler plus loin sous le nom d'hydatide de la glande, bien qu'il ne s'agisse que d'un kyste). Dans sa première observation, c'est un jeune homme de vingt-six ans qui, après s'être exposé au froid en novembre 1800, est pris de fièvre et de douleurs dans l'œil. Trois semaines après, ces douleurs deviennent intolérables ; à la quatrième semaine l'œil est poussé en avant, et Schmidt reconnaît qu'il s'agit d'une tumeur située dans l'orbite. On ne fait rien d'actif, et le soir du 6 février le malade meurt. Tous les désordres sont notés avec soin ; arrivé à la glande, l'auteur se borne à dire ceci : « La glande était plus petite qu'à l'ordinaire, et la tumeur fluctuante lui était unie. Les grains glandulaires les plus éloignés de la tumeur et situés vers la paupière supérieure étaient plus gros et plus cohérents, tandis que ceux qui reposaient sur la tumeur étaient plus petits et paraissaient, tant à l'œil qu'au toucher, plus clairsemés que dans l'état naturel. »

Ces caractères suffisent-ils pour faire admettre que la tumeur enkystée fluctuante qui a produit tous les désordres et occasionné la mort ait pris naissance dans la glande lacrymale ? Évidemment non ; il s'agissait là d'un kyste de l'orbite. La seconde observation de Schmidt, celle dans laquelle il a cru voir une hydatide, n'était pas autre chose non plus, cela est certain, et il me paraît en être ainsi de l'observation de M. Spry (Voy. Mackenzie, p. 80), de celle d'A. Bérard (*Annal. d'oculist.*, t. XII, p. 259), et de tous les autres cas analogues ; d'où je conclus que les kystes de la glande lacrymale n'ont pas été observés jusqu'ici.

Hydatide de la glande lacrymale.

C'est une maladie aussi exceptionnelle que dangereuse, que Schmidt a décrite le premier, qui ne me semble être, comme à Mackenzie, qu'une tumeur enkystée, et « qu'on attribue, dit

Stœber, à la formation d'un épanchement d'humeur lacrymale dans une cellule du tissu cellulaire qui joint ensemble les grains de la glande lacrymale. » On voit dans l'atlas de M. d'Ammon (1) un dessin de cette tumeur emprunté à Schmidt.

Au début de la maladie, il n'y a à noter que la sécheresse de l'œil, accompagnée d'une douleur sourde du côté de la région lacrymale ; mais bientôt, la tumeur augmentant, des douleurs horribles tourmentent le malade, et l'œil, qui avait d'abord conservé la faculté de voir, est poussé dans le grand angle par la tumeur, et se trouve bientôt chassé de l'orbite et frappé d'amaurose. Arrivée à ce point, l'hydatide provoque l'insomnie et la fièvre, altère de plus en plus la constitution, et d'autres fois se termine par l'apoplexie.

La ponction de la tumeur est le seul moyen à employer pour arrêter le marche de cette maladie. Lorsque l'hydatide est déjà développée à un certain degré, c'est à son extirpation complète qu'il convient d'avoir recours. On entretient l'ouverture qu'on a pratiquée en y introduisant des mèches de charpie, et l'on finit par obtenir ainsi une guérison radicale.

§ III. SQUIRRHE ET CANCER DE LA GLANDE LACRYMALE.

Rien n'est plus rare que le squirrhe isolé de la glande lacrymale ; mais j'ai vu assez souvent cette glande comprise dans la dégénérescence des parties voisines ; quelquefois le squirrhe est accompagné d'un kyste (A. Bérard, *Annales d'oculist.*, t. XII, pag. 257).

Le squirrhe isolé de la glande lacrymale se reconnaît à une tumeur bosselée, d'abord indolore, mais qui parfois devient bientôt le siége d'élancements très vifs, et par son volume refoule le globe de l'œil en bas et en dedans. Presque constamment alors la cornée prend une couleur terne, et l'œil, *devenu sec*, disent les auteurs, par la suppression de la sécrétion lacrymale qui certainement, n'est pas indispensable à sa complète lubrifaction, perd avec son éclat l'usage de ses fonctions. Le squirrhe ne tarde pas dans ce cas à passer à l'état cancéreux, et la tumeur ulcérée laisse écouler un ichor fétide et irritant, qui finit par excorier les parties qu'il touche.

(1) D'Ammon, 2e partie, pl. X, fig. 7.

La marche du squirrhe de la glande lacrymale est d'ordinaire très lente, et la durée de la maladie illimitée. On a vu la glande rester pendant de longues années à l'état squirrheux, sans occasionner de douleurs, mais ce n'était certainement qu'une simple hypertrophie ; la sécrétion lacrymale était beaucoup diminuée, et la vue affaiblie.

Quoi qu'il en soit, presque tous les auteurs admettent quatre périodes dans le cancer de la glande.

Dans la première, il y a une chaleur brûlante vers l'angle orbitaire externe accompagnée d'épiphora et d'une douleur sourde s'irradiant au loin.

Dans la deuxième, on constate la présence d'une tumeur dure, bosselée, qui soulève la paupière.

Dans la troisième, la vue s'altère par suite d'un exophthalmos et d'une déviation marquée du globe en dedans.

Dans la quatrième, on observe tous les caractères du cancer ulcéré de l'orbite ; l'œil s'ouvre avant ou après que les os de l'orbite et du crâne sont attaqués, la tumeur devient horrible à voir, des accidents cérébraux se déclarent et déterminent tôt ou tard la mort.

Si l'on étudie avec attention les faits publiés sur l'extirpation de la glande lacrymale devenue cancéreuse, on ne tarde pas à reconnaître qu'il y a eu très certainement erreur dans le diagnostic, car dans la plupart des cas cette opération n'a pas été suivie de récidives. Il convient donc d'être très réservé en ce qui touche le pronostic, et, malgré les accidents locaux, de ne pas se hâter de croire à une terminaison funeste. Tels sont, entre autres faits, ceux rapportés par Todd (1). Dans l'un, celui de Jane Worthington, qui fut admise en 1821 à l'hôpital de Richmond et opérée par Todd, la glande extraite fut trouvée plus grosse qu'une noix : « Elle présentait à la face tournée vers l'œil plusieurs éminences ou lobes qui étaient séparés par des interstices profonds ; elle était presque aussi dure et élastique qu'un cartilage. La section de cette glande mit à découvert plusieurs petits kystes (2) contenant un fluide glaireux ; les interstices étaient remplis par une substance graisseuse, traversée par quelques bandes membraneuses. » La malade guérit, sortit de l'hôpital sans qu'il y eût

(1) Todd, *loc. cit.*

(2) C'étaient sans doute de simples cloisons fibreuses.

aucune apparence de récidive. Plus tard, Todd eut des nouvelles de cette malade. L'œil était toujours privé de la vue, un peu plus gros que l'autre; la malade n'y avait plus ressenti aucune douleur depuis sa sortie de l'hôpital.

Dans un autre fait communiqué à M. Todd par O'Beirn, « la glande présentait des granulations, elle était de couleur brune, son tissu était membraneux et cartilagineux, surtout dans le centre d'où partaient des *cloisons membraneuses*, qui arrivaient jusqu'à la circonférence; il n'y avait aucune sanie. La glande avait au moins six fois sa grandeur naturelle. »

Est-ce bien là un cancer? N'est-ce pas plutôt une de ces dégénérescences fibreuses que l'on rencontre si souvent dans la glande mammaire, et qui, une fois extirpées, ne reparaissent plus? Voyez d'ailleurs les caractères anatomiques suivants donnés par M. Anderson (*Annal. d'oculist.*, t. XIX, p. 246) à une glande *hypertrophiée* dont il a fait l'extraction. « La tumeur était dure, dit-il, ovale, un peu mamelonnée, du volume d'une châtaigne, et enveloppée d'une membrane fibreuse; elle avait une structure uniformément granulée et était traversée par quelques *cloisons fibreuses*, les parties centrales étant les plus résistantes. L'examen microscopique lui donnait une structure fibreuse fine. » Ces caractères ne sont-ils pas les mêmes que ceux de l'observation d'O'Beirn? Je ne prétends pas nier évidemment le cancer isolé de la glande lacrymale; cependant on reconnaîtra que ce doit être une affection bien rare, et qu'une bonne et complète observation est encore à faire.

Dans tous les cas, le pronostic est grave, car la vue est toujours menacée; il le devient encore plus si, ce qui doit être bien rare, l'ulcération se manifeste.

La terminaison par induration de la dacryadénite est, dit-on, bien que les faits ne justifient pas cette manière de voir, assez souvent suivie du squirrhe; d'autres fois, cette affection se développerait spontanément, sous l'influence de la diathèse cancéreuse, sans pouvoir être rattachée à aucune cause directe.

Tant que le squirrhe est peu volumineux et ne tend pas à s'ulcérer, il n'y a lieu d'employer aucun traitement local. On se borne à prescrire des moyens généraux capables d'agir sur la constitution ordinairement mauvaise des malades. Mais si la tumeur est volumineuse, que le globe soit poussé dans le côté interne de l'orbite, ou chassé au dehors, il faut procéder à l'extirpation de la glande dégénérée, et, à l'exemple de Guérin de Bordeaux, de Charles Todd, d'O'Beirn, de Carron du Villards et de tous les bons chirurgiens, mettre tous ses soins à ménager l'œil.

Extirpation de la glande lacrymale.

Cette opération a été pratiquée le plus souvent pour des cas d'hypertrophie ou d'induration de la glande pris pour des squirrhes; aussi a-t-elle généralement réussi.

Nous décrirons trois procédés : celui d'Acrel, celui de M. Halpin et celui de M. Velpeau.

a. *Procédé d'Acrel.* — Les paupières sont divisées dans le sens naturel de leur courbure, près de leur racine, sur le point correspondant à la partie la plus saillante du mal et dans toute leur épaisseur. Les lèvres de la plaie étant écartées par un aide, le chirurgien isole la tumeur de l'orbite à l'aide d'un bistouri étroit conduit sur l'indicateur, la saisit avec une érigne, en dissèque la face interne, soit avec le manche ou le tranchant de l'instrument, soit avec le doigt, et l'attire au dehors de son sommet vers la base. Daviel et Guérin ont pratiqué ce procédé, et aucun de leurs malades n'a succombé. Quoique chez l'un la tumeur parût présenter une rainure moulée sur le nerf optique, que chez un autre il survînt une fièvre grave avec gonflement énorme des paupières, l'œil conserva la faculté de voir.

b. *Procédé de M. Halpin.* — Ce chirurgien tire fortement en bas la paupière malade jusqu'à ce que le sourcil, préalablement rasé, soit descendu au-dessous du bord de l'arcade sourcilière. Un aide fixe la peau dans cette situation. Une incision commencée immédiatement au-dessus du tendon de l'orbiculaire divise le sourcil dans toute son étendue et vient s'arrêter à un demi-pouce au-dessus de la commissure externe. Cette longueur de l'incision est nécessaire pour assurer le plus d'espace possible à la dissection de la glande. On renverse en bas le lambeau palpébral en le disséquant pour augmenter encore cet espace; on passe une ligature autour de la glande quand elle se prête à cette manœuvre, et on la détache des os partie avec le doigt, partie avec le bistouri. La plaie est rapprochée par quelques points de suture.

C'est sans contredit le procédé le plus facile à exécuter et celui aussi qui laisse le moins de traces quand, ce qui est très commun après l'extraction de la glande lacrymale, la réunion ne se fait pas par première intention. Je l'ai mis en pratique une seule foi sur une dame qui présentait une tumeur de la grosseur d'une petit noix dans la région lacrymale ; l'extraction fut facile, mais il sui vint un phlegmon du tissu cellulaire de l'orbite qui entraîna l perte de l'œil. Malgré cet accident, la plaie pratiquée sur le sourc se réunit bien après quelques semaines et ne laissa rien à désirer La pauvre dame porte maintenant un œil artificiel.

Procédé de M. Velpeau. — Ce chirurgien pense que si l'o divise la commissure externe des paupières en prolongeant l'inc sion vers la tempe, on atteint mieux le but que par le procéd d'Acrel, et que par ce moyen, qu'il a mis plusieurs fois en pra tique, on met à découvert les deux tiers externes de la circonfé rence orbitaire. Cette incision étant faite, on renverse les pau pières et l'on sépare la tumeur des parties voisines, comme dar les autres procédés.

On a reproché à tort, et sans doute par inadvertance, à ce pro cédé d'exposer trop à blesser les conduits de la glande lacrymale puisqu'ils deviennent inutiles après l'extraction de cet organe mais je ferai remarquer qu'il n'est pas indifférent de diviser l'angl externe des paupières, parce que, lorsque la réunion est de quelqu durée, on n'est pas certain que le rapprochement se fera asse exactement pour ne rien laisser à désirer. J'ai toujours vu, a contraire, lorsque j'ai été obligé d'agrandir ainsi l'ouverture pal pébrale, que la réunion par seconde intention dérangeait l'angl externe, et qu'il en résultait une certaine difformité. Je vois en core que, dans le procédé de M. Velpeau, on est absolumer obligé, pour renverser les paupières et pour prendre l'espace con venable, d'inciser largement la conjonctive, et que ce n'est pa nécessaire dans le procédé de M. Halpin, à moins, bien entendu que la muqueuse n'ait contracté des adhérences avec la tumeur J'insiste d'autant plus sur la première de ces observations, qu M. Velpeau dit lui-même « que la réunion immédiate ne doit êtr tentée ni par l'un ni par l'autre procédé (celui d'Acrel et le sien) attendu que le vide opéré dans l'orbite ne peut pas être remp sur-le-champ, et que les tissus, déchirés plutôt que coupés, or besoin de suppurer... Que chez un sujet dont la plaie se ferm trop promptement, Guérin vit naître des symptômes si redouta bles, qu'il crut devoir rompre la cicatrice avec la sonde (1)... »

(1) Velpeau, *Médecine opératoire*, t. III, p. 373.

ARTICLE IV.

OBLITÉRATION DES CONDUITS DE LA GLANDE LACRYMALE.

On admet généralement que l'oblitération de ces conduits puisse survenir à la suite de plaies et de brûlures de la conjonctive; cependant une observation bien authentique est nécessaire pour prouver l'existence de cette maladie.

Les signes indiqués sont ceux que l'on note dans la plus légère conjonctivite : une sécheresse plus ou moins marquée de la surface du globe ressentie par le malade, mais non appréciable par le médecin, et une certaine difficulté de mouvoir l'œil avec sensation d'un corps étranger roulant sous la paupière.

Le pronostic est très favorable, car en admettant l'oblitération complète des conduits et même l'atrophie ou la disparition complète de la glande, l'œil n'en serait pas moins lubrifié comme à l'état normal.

Il n'y a donc point de traitement à faire, et les collyres mucilagineux, conseillés par Weller (p. 180) dans cette maladie, doivent être réservés pour la xérophthalmie, affection dont nous nous occuperons plus loin.

ARTICLE V.

TUMEUR ET FISTULE LACRYMALES DE LA PAUPIÈRE SUPÉRIEURE (DACRYOPS).

Le dacryops est une maladie fort rare, que Schmidt a bien décrite, qu'il n'a observée que deux fois, et que personne n'a vue depuis ce médecin célèbre.

Elle consiste en une tumeur circonscrite, élastique, indolore, de la grosseur, selon Chélius, d'une noisette à une aveline, et qui, d'après Stœber, peut atteindre le volume d'un œuf de pigeon. D'ordinaire l'œil est plus sec qu'à l'état normal, mais ce caractère n'existe pas toujours. Si le malade pleure, il est facile de remarquer une augmentation de la tumeur. Les mouvements de l'œil ne sont pas gênés sensiblement par le dacryops; pourtant quelquefois, mais seulement par instants, le malade se plaint d'une certaine roideur dans les parties, surtout quand il veut regarder en haut et en dehors.

Schmidt considère cette affection comme provenant de la dilatation d'un des conduits excréteurs de la glande lacrymale ; quelques autres supposent que le conduit, par sa rupture, a distendu le tissu cellulaire voisin et formé un kyste. Le dacryops, d'après la remarque fort judicieuse de Chélius, est en tout point comparable à la grenouillette, ou à certaines affections semblables des conduits de Sténon.

Le dacryops n'est nullement dangereux, mais en revanche il guérit très difficilement. On extirpe la tumeur du côté de la conjonctive ou de celui de la peau, selon que la saillie qu'elle fait est plus prononcée en dedans ou en dehors ; mais, presque toujours, lorsque la plaie s'est fermée, l'affection se reproduit.

Dans quelques cas de dacryops ou de tumeurs de l'orbite, surtout dans ceux où la peau a été ouverte, la tumeur est remplacée par une petite fistule capillaire (*fistule de la glande lacrymale*), qui, par la pression, donne issue à un jet de larmes, et plus fréquemment encore à l'écoulement d'une matière semblable à l'albumine, pour la consistance et les autres caractères. Le chirurgien doit souvent se contenter de cette cure palliative ; tel est du moins le conseil que donnent la plupart des auteurs qui ont pu observer cette rare maladie. Cependant Beer a guéri une fistule semblable par l'application d'une aiguille rougie au feu.

ARTICLE VI.

ÉPIPHORA OU HYPERSÉCRÉTION DES LARMES.

Depuis Adam Schmidt on a établi avec raison une distinction entre l'état dans lequel les larmes sont sécrétées en trop grande abondance et cette autre condition dépendant de l'obstruction des voies lacrymales, dans laquelle elles s'échappent également sur les joues.

Le premier de ces états est l'*épiphora* proprement dit, symptomatique, soit, ce qui est rare, d'une maladie propre à la glande lacrymale ; soit, ce qui est très commun, d'une affection de la cornée, de la conjonctive ou de quelques unes des membranes internes.

Le deuxième, décrit par tous les auteurs sous le nom de *larmoiement*, sera étudié plus loin, lorsque nous nous occuperons des affections des organes excréteurs des larmes.

Symptomes. — L'épiphora se reconnaît aux signes suivants, qui ne sont autres que ceux de la photophobie :

Le malade est atteint d'un spasme plus ou moins prononcé des orbiculaires ; la lumière occasionne une douleur très vive, et, au moment où les paupières se contractent, il s'en échappe une quantité très grande de larmes qui ruissellent sur la joue. Si le malade ne peut parvenir à ouvrir l'œil, comme cela se voit chez les enfants et chez des personnes irritables, et qu'on écarte les paupières avec les doigts, il n'est pas rare de voir un jet de larmes très abondant s'élancer à une certaine distance et atteindre même quelquefois le visage et les yeux de l'observateur. Trois fois déjà, depuis que j'exerce la médecine oculaire, et malgré l'extrême attention que je mets à les éviter, j'ai reçu dans les yeux des larmes et des mucosités sous l'influence desquelles j'ai contracté des ophthalmies contagieuses. Si l'on met le malade dans l'obscurité, l'écoulement des larmes diminue bientôt et finit par disparaître presque complétement pour se montrer de nouveau aussitôt qu'on met le patient en rapport avec la lumière.

Causes. — L'épiphora doit se montrer nécessairement au début des inflammations de la glande ; mais comme ces affections sont excessivement rares, il faut presque toujours en chercher la cause ailleurs. Dans les inflammations un peu fortes de la conjonctive, surtout dans les conjonctivites pustuleuses, lorsque la pustule est placée par moitié sur la cornée et sur la conjonctive, dans la plupart des maladies de la cornée, spécialement dans les ulcérations de cette membrane, les abcès au début, quelques cas d'iritis, de choroïdites, de rétinites, etc., il y aura un épiphora d'une intensité variable.

Comme on le voit, l'écoulement des larmes n'est plus ici qu'un symptôme commun à un grand nombre de maladies.

Il y aura encore épiphora dans les inflammations des annexes de l'œil, et plus particulièrement dans celles du sac lacrymal, moins parce qu'il y aura obstruction de cet organe que par la surexcitation sympathique de la glande.

L'épiphora, dans tous les cas d'inflammation, s'explique par les rapports anatomiques qui existent entre les paupières, la conjonctive et la glande lacrymale. On se rappellera que le nerf lacrymal, branche de la première division de la cinquième paire, après avoir traversé la glande, envoie ses dernières ramifications dans la conjonctive, l'orbiculaire des paupières et la peau de la paupière supérieure.

TRAITEMENT. — Il doit être dirigé d'après les signes anatomiques que l'on aura observés ; les conjonctivites, les ulcérations de la cornée, les iritis, les choroïdites, etc., exigeant des moyens particuliers, selon leur intensité et leurs complications, nous renvoyons à l'étude que nous avons faite plus loin de chacune de ces affections en particulier.

ARTICLE VII.

LARMES MORBIDES.

Les larmes, dans quelques conditions particulières et jusqu'ici inconnues ou à peu près, paraissent changer de nature et devenir assez irritantes pour produire l'excoriation de la peau des joues. Weller dit que dans ce cas elles deviennent plus riches en principes salins que de coutume ; mais une analyse bien exacte n'ayant pas encore été faite jusqu'ici, on doit, à cet égard, conserver quelque doute.

Quoi qu'il en soit, il est certain que, ne fût-ce que sous l'influence de leur quantité, singulièrement augmentée dans certaines maladies des yeux longtemps accompagnées de photophobie, et peut-être aussi par le fait de frottements répétés pour les essuyer, j'ai vu souvent la peau des joues s'enflammer, et, chez les enfants lymphatiques, se couvrir de croûtes eczémateuses. Ces croûtes et l'inflammation de la peau devenaient à leur tour, par le seul fait de leur présence dans le voisinage de l'œil, une nouvelle cause d'irritation de cet organe, et entretenaient ainsi, quoique secondairement, la cause principale du mal. Mackenzie rapporte (*loc. cit.*, p. 82) que dans un cas supposé de ce genre qui, il y a quelques années, excita à Glascow une vive sensation, un enfant présenta des excoriations profondes produites non par les larmes, mais par de l'acide sulfurique qu'une femme chargée de le garder lui appliquait sur les joues avec une révoltante cruauté.

Il paraîtrait aussi, au dire de Weller (*loc. cit.*, p. 178, t. I), que les larmes prendraient une teinte manifestement jaunâtre dans l'ictère ; du moins il affirme l'avoir observé dans un cas. Jusqu'ici je n'ai rien vu de semblable, et je ne sache pas que ce fait ait été de nouveau constaté. Au reste, tout le monde sait que les larmes prennent une teinte d'un jaune-citron manifeste au début des ophthalmies purulentes, et qu'elles sont alors le signe précurseur d'accidents souvent fort graves ; mais comme cette teinte ne vient pas de la glande lacrymale, qu'elle est produite par la sécrétion de la conjonctive, nous n'avons pas à nous en occuper ici.

ARTICLE VIII.

HÉMORRHAGIE DE LA GLANDE LACRYMALE. — LARMES SANGUINOLENTES.

Mackenzie rapporte le fait suivant : « Le docteur Clopton Havers cite le cas d'une femme ictérique et chagrine qui, voulant mourir, rejeta tout à fait les secours de la médecine. Étant bien près de sa fin, il lui survint un écoulement de sang par la glandule lacrymale de l'un de ses yeux sans aucune blessure extérieure. Elle perdit ainsi deux livres de sang dans l'espace de trente heures. Huit jours après, la même hémorrhagie se renouvela et amena la mort. »

Le sang venait-il certainement de la glande lacrymale dans ce fait extraordinaire? Je suis porté à croire que non, et qu'il s'échappait bien plus probablement de la surface de la conjonctive.

Il en est de même pour trois cas d'hémorrhagies semblables rapportés par le professeur Rosas. Dans l'un qu'il a observé, il s'agissait d'un enfant de neuf ans manifestement scorbutique, et chez lequel l'accident disparut sous l'influence d'un traitement bien dirigé. Dans le second, rapporté par Dodonæus, l'hémorrhagie coïncidait avec la suppression des règles, et dans le troisième, observé par Lanzoni, il s'agissait d'une garçon de douze ans qui mourut peu de temps après d'une fièvre maligne.

A ces faits d'hémorrhagies, plutôt conjonctivales que lacrymales proprement dites, j'ajouterai seulement que j'ai observé assez souvent le larmoiement sanguinolent chez des individus atteints de granulations considérables; mais cela ne présentait aucun danger. Les larmes, dans ce cas, sont rougeâtres, tachent le linge comme du sang étendu d'eau, et ne paraissent se montrer d'ailleurs que lorsque le malade, tourmenté de cuissons dans les yeux, frotte ses paupières avec ses mains et fait suinter ainsi le sang de ses granulations par des pressions souvent assez rudes et répétées.

SECTION DEUXIÈME.

Maladies des points et des conduits lacrymaux.

Les points lacrymaux et les conduits peuvent cesser de fonctionner sous l'influence de causes diverses qui, pour la plupart, entraînent à leur suite le *larmoiement.*

Le *larmoiement* doit être distingué de l'*épiphora*, dont nous avons parlé plus haut : celui-ci est l'écoulement actif de larmes abondantes provoqué par l'excitation idiopathique ou symptomatique de la glande ; celui-là, auquel je consacrerai plus loin un paragraphe spécial, est l'écoulement passif des larmes sécrétées le plus souvent en quantité normale, et tombant sur les joues par suite de l'obstruction ou de la disparition des canaux destinés à les recevoir.

ARTICLE PREMIER.

ABSENCE CONGÉNIALE DES POINTS ET DES CONDUITS.

Il paraît, d'après plusieurs auteurs, que ce vice de conformation est loin d'être rare : Seiler, Schoen, Chélius, Carron, et bien d'autres encore, l'ont noté, mais pour la plupart en même temps que l'absence de l'œil.

J'ai observé bon nombre de malades atteints de larmoiement, chez lesquels les conduits lacrymaux manquaient : ils ne portaient point de traces d'ophthalmies ; cependant tous avaient eu dans leur jeunesse des maux d'yeux qui avaient duré quelque temps. Les conduits manquaient-ils chez eux congénialement, ou bien s'étaient-ils fermés pendant la durée de quelque inflammation? Je ne sais. Quoi qu'il en soit, je ne dirai que j'ai vu l'absence congéniale des conduits (que je suis loin de nier d'ailleurs) que lorsque je l'aurai observée sur un nouveau-né. Quelquefois, au lieu de l'absence des conduits, on les trouve en nombre plus grand qu'à l'état normal : ainsi M. Rau a vu deux points lacrymaux à la paupière inférieure d'une femme chez laquelle les autres conduits n'offraient rien d'anormal. (Cornaz, *loc. cit.*, p. 26.)

ARTICLE II.

ÉTROITESSE CONGÉNIALE DES POINTS ET DES CONDUITS.

J'ai rencontré bien des fois cette maladie ; les personnes qui en sont atteintes et qui se plaignent de larmoiement n'ont pas souffert d'ophthalmies ni de blépharites. Les yeux sont sains, les paupières ont leur forme et leur coloration physiologiques ; mais des larmes viennent troubler la vue et s'échappent quelquefois sur les joues.

L'examen fait reconnaître que les bords palpébraux sont parfaitement lisses et brillants comme de coutume ; mais il faut chercher quelques instants pour y découvrir le mamelon lacrymal. Cette recherche est même quelquefois si laborieuse, que l'on ne porte le stylet sur l'ouverture qu'avec une certaine hésitation. Lorsqu'on la trouve enfin, la difficulté n'est pas encore vaincue ; l'instrument glisse sur l'arête de la paupière et ne pénètre pas, bien que l'on cherche à surprendre en quelque sorte le conduit par une pénétration un peu brusque... On donne quelques instants de repos au patient, on recommence, et l'on ne réussit pas davantage. J'ai recours alors à un expédient que je ne saurais trop recommander ; j'enlève l'olive du stylet d'un coup de ciseaux, je m'assure que la section est nette et que l'extrémité ne présente aucune rugosité capable de blesser la muqueuse, et, le plus ordinairement, je pénètre dans le conduit du premier coup, mais seulement à la profondeur d'une ligne tout au plus.

Cette difficulté vaincue, je laisse le stylet dans le conduit pendant une ou deux minutes pour l'agrandir, puis je le remplace par un autre stylet à olive ou par la seringue d'Anel, selon que je veux faire le cathétérisme ou une injection.

J'ai essayé bien des fois et sur bon nombre de malades de dilater les conduits lacrymaux sans jamais obtenir une guérison définitive.

Un jeune homme de vingt-sept ans, attaché à une ambassade, m'ayant demandé avis en 1849 sur un larmoiement dont il était incommodé depuis son enfance, et qui me parut reconnaître pour cause unique l'étroitesse congéniale des points et des conduits, résolut d'épuiser toutes les chances d'un traitement long et ennuyeux. Je pénétrai dans les conduits avec une difficulté extrême en me servant d'abord du stylet brisé, puis je fis une injection qui arriva dans les narines. Il n'y avait donc point d'obstruction, et je m'étais assuré qu'il n'y avait rien de particulier à noter sur l'état du sac.

Je fis faire quatre petits stylets très courts, longs chacun d'un centimètre et demi tout au plus, et tous les jours pendant plusieurs semaines, je les plaçai dans les conduits, les laissant en place tantôt une demi-heure, tantôt une heure, selon que M. X... était plus ou moins fatigué.

Une interruption forcée ayant suspendu ce traitement pendant quelques jours, le malade vint me dire tout joyeux que pendant huit jours il n'avait pas eu de larmoiement, mais que depuis trois ou quatre cette incommodité commençait à reparaître. Nous recommençâmes courageusement, et la même chose arriva chaque fois que nous suspendîmes la dilatation : une amélioration bientôt suivie de la réapparition du mal. Fatigué enfin après plus de six mois, j'abandonnai le traitement que le patient aurait encore voulu continuer.

ARTICLE III.

BLESSURES ET BRULURES DES CONDUITS.

Les blessures par coupure, déchirure et contusion occasionnent quelquefois l'obstruction des conduits lacrymaux. J'ai été à même d'en observer plusieurs exemples, et entre autres le suivant : Un jeune homme, dont je parlerai ailleurs, reçut sur l'œil la baguette d'une fusée ; l'œil fut gravement atteint, et la paupière inférieure déchirée près du grand angle dans une assez grande étendue, en même temps que le conduit lacrymal. J'introduisis dans ce conduit une soie de sanglier, et l'y maintins pendant plusieurs jours, mais sans pouvoir obtenir le résultat que j'attendais : le conduit demeura oblitéré.

Les *brûlures* du grand angle atteignent assez fréquemment les mamelons lacrymaux et les détruisent ; j'ai vu un assez grand nombre de malades dont je n'ai pu retrouver les points lacrymaux, après des brûlures qui, selon toute apparence, avaient dû être légères.

Les blessures et les brûlures des mamelons et des conduits lacrymaux sont loin d'avoir toujours pour conséquence un larmoiement incommode ; les personnes qui présentent ces conditions ne s'en aperçoivent pas le plus souvent. Aussi est-ce là une observation encourageante pour la destruction totale du sac et des conduits dans les fistules lacrymales rebelles.

ARTICLE IV.

INFLAMMATION DES POINTS ET DES CONDUITS.

Cette inflammation produit assez souvent de graves désordres ; ses principales terminaisons, en dehors de la résolution qui est très fréquente, sont : l'abcès, l'ulcération, les fistules, l'hypertrophie de la muqueuse, les callosités.

a. Abcès des conduits.

L'inflammation des points et des conduits lacrymaux est très commune ; on en trouve de fréquents exemples dans les conjonctivites granuleuses et dans les plus simples coryzas, surtout lorsque en même temps la peau de la paupière s'enflamme dans le grand angle et présente une rougeur étendue.

Le plus ordinairement la phlogose des points et des conduits disparaît promptement par résolution ; cependant elle s'accompagne exceptionnellement d'accidents très sérieux pour ces parties délicates. Je l'ai vue en effet plusieurs fois poussée si loin, qu'un *abcès* s'est formé dans le conduit, l'a rompu (comme je m'en suis assuré plus tard en pratiquant des injections avec la seringue d'Anel), et que j'ai été forcé de donner issue au liquide en ouvrant la conjonctive avec la lancette. La pression de la tumeur, en faisant refluer une certaine quantité de pus par le point, ne laissait dans ces cas aucun doute sur le siége de l'inflammation.

D'autres fois, ce n'est pas du conduit, mais du tissu cellulaire qui l'environne que vient le mal; une tumeur de peu de volume, siégeant fort près du petit canal, le détruit en le faisant suppurer: cette dernière affection est en tous points comparable aux maladies du sac lacrymal qu'on voit suivre l'apparition d'une tumeur furonculaire dans la peau qui recouvre cet organe.

b. Ulcérations des conduits.

J'ai vu plusieurs fois cette maladie après les abcès des conduits. Cette observation a déjà été faite par J.-L. Petit, qui a bien remarqué, contrairement à l'opinion du célèbre Boyer, qu'elle peut survenir après la tumeur des conduits comme la fistule lacrymale ordinaire après la tumeur lacrymale.

Cette ulcération est étroite, à bords renversés; la peau qui recouvre le conduit est rouge, tuméfiée dans une plus ou moins grande étendue, le plus souvent recouverte de croûtes. En introduisant un stylet dans le conduit, on parvient quelquefois à le faire sortir à travers l'ulcération, qui n'est autre chose, dès lors, qu'une fistule du conduit. Une injection est encore plus sûre et moins douloureuse, et c'est à ce moyen qu'il convient de recourir d'abord pour établir le diagnostic.

La cautérisation avec le nitrate d'argent, ou, s'il y a fistule, avec une aiguille rougie au feu, suffit pour débarrasser rapidement le malade. Cependant on peut encore, comme je l'ai fait sur le jeune homme dont il va être question dans le paragraphe suivant, introduire un fil métallique dans le conduit pour le conserver; mais le plus souvent on le détruit en même temps que l'ulcération fistuleuse.

c. Fistules des conduits.

M. Jobert a vu une *fistule* d'un conduit après l'extraction d'une tumeur de la conjonctive (1); le plus souvent, cependant, la maladie est le résultat d'une inflammation dans le cas suivant :

Un jeune homme scrofuleux, atteint d'une tumeur lacrymale qui se compliqua plus tard d'une maladie des os, se présente à ma clinique avec une tumeur fluctuante siégeant dans la région du conduit lacrymal inférieur gauche, et s'étendant de dehors en dedans vers la moitié inférieure du bord de l'orbite, dont elle suit

(1) V. *Gazette des hôpitaux*, 1845.

la forme. La peau de cette tumeur est un peu violacée, bien qu'elle ne soit pas tendue, et se trouve recouverte de croûtes jaunâtres très fines, en tout point semblables à celles qu'on voit sur la joue dans les ophthalmies granuleuses.

Si l'on comprime légèrement la tumeur de bas en haut, le mamelon lacrymal, largement dilaté, laisse écouler au dehors une assez grande quantité de pus mêlé de larmes, en même temps qu'une certaine partie de ces liquides s'échappe à travers une fistule capillaire, qui se trouve au milieu du bord inférieur de l'orbite. De l'eau lancée avec la seringue d'Anel par la fistule ou par le conduit reconstitue la tumeur dans son volume primitif. J'ouvre la peau avec précaution jusqu'à l'endroit où le conduit est rompu ; la plaie est d'abord pansée à plat avec de petites mèches de charpie, puis cautérisée avec le nitrate d'argent en crayon. Je fais ainsi disparaître la fistule du conduit, dans lequel j'ai engagé pendant le pansement un fil d'argent recuit ; mais, après la guérison, je m'assure que, malgré tout le soin que j'y ai mis, il ne peut plus communiquer avec le sac lacrymal.

L'inflammation des points et des conduits produit encore, lorsqu'elle ne disparaît pas très vite par résolution, les deux affections suivantes : l'*hypertrophie* et les *callosités*.

d. Hypertrophie de la muqueuse des conduits.

Cette cause d'occlusion est fort commune : à la suite d'inflammations granuleuses chroniques, et surtout après les ophthalmies blennorrhagiques, il n'est pas rare que la muqueuse des conduits s'épaississe, et qu'elle forme en dehors des points lacrymaux une sorte de hernie reconnaissable à une petite tumeur rouge sale couvrant entièrement l'ouverture des conduits. Au volume près, cette tumeur ressemble très exactement à la procidence du rectum ; presque toujours elle est accompagnée d'un certain degré de renversement des paupières, produit soit par la présence d'énormes granulations sur la conjonctive, soit par l'inflammation de la peau, qui survient toujours lorsque les larmes ne sont plus absorbées et qu'elles s'échappent sur la joue.

L'hypertrophie de la muqueuse des points et des conduits a été décrite par la plupart des chirurgiens qui ont étudié les maladies des voies lacrymales ; d'Ammon, entre autres, en donne trois exemples dans son Atlas (1).

(1) D'Ammon, *loc. cit.*, pl. IX, 2e partie, fig. 3, 4, 5.

Le traitement présente beaucoup de difficultés : on conseille, en général, soit les collyres astringents, comme ceux de sulfates de zinc, de cuivre, de cadmium ou les collyres de sublimé ; soit les pommades résolutives, comme celles de précipité rouge ou blanc, etc. Mais ces moyens sont, pour la plupart du temps, inutiles, de même que tous ceux qui auraient pour but de produire la dilatation mécanique des parties.

e. Callosités des conduits.

L'ophthalmie varioleuse, et surtout la blépharite glandulaire chronique, développent, dans les points et les conduits, des callosités qui en ferment la lumière. Tantôt l'occlusion est complète, et alors les larmes se répandent en totalité sur les joues ; tantôt elle est incomplète, et une partie des larmes est absorbée.

Dans les cas d'oblitération incomplète, j'ai essayé souvent, en introduisant dans les conduits la sonde d'Anel, des soies de sanglier ou de petits fils d'argent très flexibles, d'en rétablir le diamètre primitif, mais je n'ai jamais pu y réussir. Presque toujours j'ai remarqué, au contraire, que l'état des malades empirait sous l'influence de ce moyen, probablement par suite de l'irritation qui résultait pour les parties du contact de corps étrangers.

ARTICLE V.

CORPS ÉTRANGERS DES CONDUITS.

Cette cause de larmoiement par obstruction des conduits est assez rare : Anel, Méjean, Demours, Carron du Villards en citent des exemples remarquables. Demours, entre autres, a extrait d'un conduit lacrymal un cheveu de plusieurs pouces de long, qui occasionnait un larmoiement continuel.

Plusieurs fois j'ai été consulté pour une incommodité semblable, qui ne reconnaissait pour cause que la présence d'un cil engagé par sa base dans le conduit, où il avait été entraîné par les larmes. Une fois j'en ai extrait une barbe de plume d'un demi-centimètre de longueur ; une autre fois un petit fil de soie. D'autres y ont vu des fragments d'épis de blé, des parcelles métalliques ou pierreuses, etc., etc.

ARTICLE VI.

DACRYOLITHES DES CONDUITS.

Il est extrêmement rare de trouver dans les conduits lacrymaux des pierres formées par les larmes. Je ne connais que deux auteurs, Césoin (1) et Sandifort (2), qui en aient observé avant moi. Le premier, selon Schurigius (3), a vu sortir de l'angle d'un œil affecté d'ægilops deux calculs gros comme une graine de chènevis, et d'une couleur rougeâtre semblable à celle de l'orange ; le second a fait par le sac lacrymal, préalablement incisé, l'extraction d'un calcul piriforme qui s'était développé dans le conduit lacrymal. Le 22 octobre 1840, j'ai extrait une pierre semblable à celles dont parlent Césoin, Sandifort et M. Syme (voy. *Ann. d'oculist.*, t. XVI, p. 103), et j'en ai publié, dans mon mémoire sur les dacryolithes et les rhinolithes (4), l'observation que je crois devoir rapporter ici.

OBSERV. *Calcul extrait du conduit lacrymal inférieur droit.*

« Madame Mégemont, propriétaire, âgée de soixante-six ans, d'une bonne constitution, n'ayant jamais eu de maladie, à part quelques légères attaques de goutte qui ont laissé des concrétions peu élevées sur les articulations des orteils et sur celles des doigts, vient me consulter en août 1840.

« Depuis plus de deux ans elle est incommodée d'un larmoiement de l'œil droit, qui s'est transformé plus tard en un écoulement de matières jaunâtres puriformes. Vers la même époque, la malade a remarqué « que dans le coin de son œil, en bas, du côté du nez, il s'était formé une petite grosseur qui a augmenté depuis, et qu'on n'a pu faire disparaître. » Elle ressent, du côté qu'occupe cette grosseur, une démangeaison incommode qui lui donne de vives envies de gratter l'œil.

« L'examen me fait reconnaître que les paupières sont rouges,

(1) Voy. Nicol. Blégny, Zodiac. ann. I, mens. sept., obs. II, p. m. 140.

(2) Sandifort, *Obs. anat. pathol.*, lib. III, cap. III et IV, p. 72 à 79. Lugdun. Batav., M. DCC. LXXIX.

(3) Schurigius, *Litholog.*, p. 97.

(4) Desmarres, *Mémoire sur les dacryolithes et les rhinolithes.* — Voy. *Annales d'oculistique*, t. VII, p. 149 ; t. VIII, p. 85 et 205 ; t. IX, p. 20.

gonflées, et que les cils, collés à leurs sommets par du mucus concret, sont réunis en petits pinceaux. La conjonctive palpébro-oculaire est rouge, enflammée, surtout en bas et du côté de l'angle interne de l'œil. La sclérotique est injectée en dedans; l'iris est beaucoup moins mobile que de l'autre côté, probablement à cause de l'irritation de l'organe. Le jour où j'examine la malade, la lumière ne peut pas être supportée, ce qui arrive de temps en temps. Il y a dans chaque œil une cataracte corticale postéro-antérieure peu avancée, et dont madame Mégemont ne soupçonne pas l'existence, sa vue étant bonne.

» Le point lacrymal supérieur est sain; l'inférieur, dilaté et présentant trois fois son diamètre normal, laisse écouler une matière séro-purulente, dont la quantité n'est pas augmentée par la pression. La vue et le toucher me font reconnaître que dans la direction du conduit lacrymal inférieur il y a une tumeur circonscrite, indolente, sans notable coloration inflammatoire de la peau, faisant en dehors une saillie, comparable pour la grosseur à celle d'une petite noisette.

» En renversant la paupière de haut en bas avec l'index, je constate que la tumeur forme sous la muqueuse, très saine d'ailleurs, à part l'injection dont j'ai parlé, une saillie semblable à celle qu'on reconnaît en dehors, ce qui lui donne une forme tout à fait sphérique.

» L'angle interne de l'œil est rempli de mucosités jaunâtres que les larmes charrient sur la joue, dont le derme, mis à nu dans plusieurs endroits, est recouvert dans d'autres places de croûtes épaisses.

» Depuis près de dix-huit mois la malade porte toujours à la main un petit mouchoir destiné à essuyer son œil et sa joue, et aussi à masquer la difformité de son visage. Quand la démangeaison est trop vive, madame Mégemont bassine son œil avec de l'eau de guimauve et y applique des cataplasmes émollients. La narine droite est sèche, l'odorat presque nul.

» Je me proposais d'introduire un stylet mousse assez fort dans le conduit lacrymal inférieur, qui, comme je l'ai dit, était dilaté; mais la malade s'y étant absolument refusée, je me bornai à prescrire un collyre astringent, quelques bains de pieds et un purgatif salin. Je demeurai pour le moment fort incertain sur le diagnostic, car la tumeur n'offrait pas l'aspect d'un chalazion enflammé, et encore moins celui d'un orgelet, etc.

« 20 octobre 1840. — Deux mois se passent sans que je revoie la malade. Elle ne revient me consulter pour la deuxième fois que le 20 octobre, me promettant bien qu'elle se soumettra cette fois-ci à tout ce que je voudrai lui ordonner.

» L'œil est à peu de chose près dans l'état que j'ai décrit plus haut; la photophobie est peut-être plus forte, et l'injection des membranes externes plus prononcée. La peau qui recouvre la tumeur est un peu plus rouge, plus tendue; la malade y ressent plus de douleurs; le point lacrymal inférieur, toujours très dilaté, laisse écouler à la pression quelques gouttelettes de mucus purulent; en dedans, il me semble que la saillie de la tumeur est mieux dessinée.

» Toutes ces circonstances me font présumer qu'un travail inflammatoire commence à se développer dans la tumeur ou dans la peau qui la recouvre. Un stylet introduit dans le conduit lacrymal par le point inférieur pénètre à 3 millimètres environ, et est arrêté là par un corps résistant qui, frappé à plusieurs reprises avec l'instrument métallique, ne rend qu'un son obscur. Je propose à la malade de faire tout de suite l'extraction du corps reconnu, mais elle s'y refuse nettement et veut attendre deux jours. Elle se refuse également à une injection par les points lacrymaux avec la seringue d'Anel.

» 22 octobre. — Je revois la malade chez elle; je constate de nouveau la présence d'un corps dur dans le conduit lacrymal, au moyen d'une petite sonde cannelée sur laquelle j'introduis aussitôt l'une des lames d'une paire de ciseaux droits assez forts, avec lesquels je divise en dedans, du côté du globe, toute la paroi postérieure de la tumeur, en même temps, bien entendu, que la conjonctive.

» L'incision est à peine achevée, qu'*un corps dur, jaunâtre, de la grosseur d'un pois vert, s'échappe de la tumeur et roule de la face de la malade sur ses habits et les miens jusqu'à terre*. Quelques débris d'une matière jaunâtre, un peu huileuse, et assez facile à écraser entre les doigts, restent au fond de la plaie; je les enlève avec une curette.

» Le sang s'étant bientôt arrêté, et la plaie étant nettoyée, je reconnais, au fond de l'entonnoir étroit par lequel elle se termine, le conduit lacrymal, en apparence parfaitement sain. Les parois de ce conduit qui étaient en rapport avec le corps étranger, singulièrement agrandies par sa présence, sont rouges, parcourues de nombreux vaisseaux et recouvertes par places de granulations.

» Sans m'inquiéter si la cautérisation avec le nitrate d'argent aura l'inconvénient d'oblitérer on non le conduit lacrymal inférieur ; ou plutôt pensant que le supérieur est sain, que des individus manquant congénialement de sac lacrymal, comme l'a vu Dupuytren, ou ayant une oblitération artificielle de ce sac, à la suite du traitement recommandé dans les cas de fistule par le professeur Camicci et par M. Biangini, ne sont pas tourmentés pour cela de larmoiement ; possédant enfin un exemple d'oblitération complète des points sans que cet inconvénient en soit résulté, je cautérise largement les parois du conduit. Malheureusement la malade, malgré la recommandation que je lui ai faite de rester paisible, recule vivement en arrière et échappe aux mains de l'aide qui la soutenait; cette circonstance m'empêche d'enlever l'excédant du caustique, qui se répand dans une grande étendue de la conjonctive, du côté interne, après avoir été dissous et entraîné par les larmes. Je fais baigner l'œil dans de l'eau fraîche, et je recommande d'y tenir des compresses d'eau glacée pendant toute la nuit.

» 23 octobre. — La malade a beaucoup souffet de l'œil toute la nuit; un chémosis inflammatoire est survenu. (20 *sangsues en avant de l'oreille droite ; potion gommeuse laudanisée ; continuer les applications d'eau glacée tout le jour et même pendant la nuit. Le lendemain matin, une bouteille d'eau de Sedlitz à* 50 *grammes.*)

» Du 24 au 30 octobre, l'ophthalmie a suivi une marche croissante, malgré un énergique traitement antiphlogistique, l'excision du chémosis et l'administration des mercuriaux à l'intérieur; elle s'arrête enfin, sans causer, au reste, aucun dommage à l'œil.

» Le 6 novembre suivant, la cicatrisation de la plaie est assez avancée, et le 14 elle est complète. Il ne reste plus alors qu'une légère conjonctivite, qui finit par disparaître plus tard.

» 22 avril 1842. — Je revois la malade à l'occasion de la publication de ce travail, pour vérifier si les résultats de l'opération se sont soutenus. Madame Mégemont est couchée, atteinte d'une fluxion de poitrine depuis quelques jours. Elle a eu, pendant les deux années qui se sont passées sans que je l'aie vue, plusieurs attaques de goutte, particulièrement aux pieds et aux mains. Jamais ces attaques n'ont été assez fortes pour l'empêcher absolument de marcher ; mais elles la réveillaient la nuit, la tourmentaient jusqu'à lui faire pousser des cris, et disparaissaient après deux ou trois jours.

» Les deux yeux présentent aux grands angles une assez grande quantité de matière jaunâtre desséchée, dont on voit de nombreuses traces sur les joues. Depuis l'extraction de la pierre, « la grosseur » n'a plus reparu; seulement, de temps à autre, l'œil a continué de rougir, sans que la lumière fît jamais mal. Parfois les paupières étaient collées le matin au réveil, comme il arrive depuis plusieurs jours; mais des lotions d'eau fraîche faisaient disparaître cet inconvénient. Quelques semaines après la petite opération, la peau de la joue a repris sa coloration normale, qu'elle a conservée depuis. Le larmoiement ne s'est plus rencontré qu'accidentellement; l'odorat est devenu meilleur, la narine n'est plus sèche. Le tubercule lacrymal est ouvert, mais j'ignore s'il en est de même du conduit, l'état de la malade ne me permettant pas de proposer de faire une injection avec la seringue d'Anel. La difformité a disparu complétement.

» La malade insistant pour que je lui donne quelque chose qui fasse disparaître l'écoulement puriforme que j'ai remarqué, je prescris un collyre de plomb, et je l'engage à communiquer mon ordonnance à son médecin, M. le docteur Braillard.

» Les deux cataractes dont elle est atteinte n'ont presque pas fait de progrès; la vision est toujours bonne. »

J'ai revu madame Mégemont en janvier 1847; la guérison s'est soutenue, il n'y a plus de larmoiement.

Examen et analyse du calcul par M. Bouchardat. — Cette concrétion est d'une forme irrégulièrement ronde, un peu triangulaire. Sa couleur est grisâtre. Sa surface, raboteuse, présente une multitude de petites aspérités séparées par des enfoncements de couleur plus foncée que les saillies, même en plein jour. Divisé en deux moitiés, on voit dans l'endroit de la section une multitude de petits points élevés, semblables à la surface du sable. La densité de la concrétion est de 1,14; sa consistance, beaucoup plus ferme que celle de la cire la plus dure; son poids est de 4 centigrammes (1).

(1) L'analyse a été faite le 20 mai 1842 : le calcul était alors conservé dans l'alcool depuis près de deux ans, circonstance qui explique peut-être la légèreté de la concrétion. Pesait-elle davantage immédiatement après son extraction? Je l'ignore; je n'ai pas pensé alors à en rechercher le poids.

Sa composition à l'état sec est de :

1° Matière albumineuse concrète	25 parties.
2° Matière muqueuse.	18 —
3° Graisse.	traces.
4° Carbonate de chaux.	48 parties.
5° Phosphate de chaux et de magnésie. .	9 —
6° Chlorure de sodium	traces.

Fig. 21.

Le calcul est exactement représenté dans la figure 21.

ARTICLE VII.

POLYPES DES CONDUITS.

Il est excessivement rare de trouver des polypes dans les conduits lacrymaux ; pour mon compte, cependant, j'en ai observé plusieurs, et, entre autres, un sur une femme âgée, demeurant rue Saint-Sébastien, à Paris, et qui, en 1845, est venue pendant quelque temps à ma clinique.

Le conduit lacrymal gauche et le mamelon étaient très distendus; il en sortait une petite tumeur rougeâtre, grosse comme deux grains de millet et un peu aplatie sur elle-même, qui recouvrait en totalité l'orifice du conduit, dont on pouvait néanmoins reconnaître qu'elle était séparée, si l'on exerçait une traction légère sur la paupière, tout en soutenant la tumeur avec l'ongle d'un doigt de la main demeurée libre.

J'essayai de tordre cette excroissance, qui me paraissait pédiculée ; mais comme elle était trop molle, elle se déchira, et je fus obligé de fendre le conduit du côté de la peau. Je pus alors enlever une plus grande partie de la tumeur, et je cautérisai avec la pierre infernale la muqueuse tapissant le conduit, parce qu'elle était couverte de granulations.

La petite plaie se réunit bien, mais la malade, fort pusillanime et craignant sans doute quelque cautérisation nouvelle, ne reparut plus à ma clinique, de sorte qu'il me fut impossible de constater le résultat. Je pense que le conduit a dû demeurer fermé.

D'autres fois j'ai pu extraire le polype ; mais soit qu'il n'eût pas été enlevé entièrement, soit qu'il eût occasionné quelque désordre impossible à constater, le conduit demeura fermé, ce dont je m'assurai par une injection.

Demours a publié dans son ouvrage une observation de polype

d'un conduit, et dans la *Gazette des hôpitaux* on en trouve un autre rapporté par M. Jobert.

ARTICLE VIII.

KYSTES DES CONDUITS ET DES POINTS.

J'ai vu plusieurs fois l'un des mamelons lacrymaux recouvert par de petits kystes, qui n'étaient en définitive que ces *vésicules* transparentes, blanches et de la grosseur d'une tête d'épingle, dont je donnerai la description en m'occupant des maladies des paupières.

Je n'ai jamais observé en cet endroit de kystes d'une autre espèce.

Je soupçonne que ces kystes transparents prennent leur origine dans la présence d'une de ces *écailles épidermiques* dont je vais parler.

On peut les ouvrir et les enlever ensuite avec des ciseaux fins, sans qu'il en résulte le moindre danger pour l'orifice du conduit lacrymal.

Je ne pense pas que la cautérisation soit utile ici; je la considère même comme presque toujours nuisible.

ARTICLE IX.

OBSTRUCTION DES POINTS PAR DES PRODUCTIONS ÉPIDERMIQUES.

Lorsque les malades souffrent depuis longtemps d'une blépharite glandulaire, il n'est pas rare de trouver le mamelon lacrymal oblitéré par une pellicule qui a l'aspect d'une membrane desséchée, et n'est en réalité qu'une exfoliation épidermique. Il est impossible alors de reconnaître s'il existe ou non une ouverture aux conduits ; le plus souvent le bord libre est lisse, uni du côté du grand angle ; mais avec un peu d'attention, et en regardant de près, on reconnaît que ces parties sont sèches, légèrement rugueuses et recouvertes de la même pellicule, qui présente à sa surface une multitude de plis et de rides. Quelquefois sous cette membrane on voit une saillie formée par le mamelon lacrymal.

Chez quelques individus, j'ai vu les écailles recouvrir les quatre points lacrymaux ; chez l'un d'eux j'ai pu facilement en découvrir trois, en enlevant les pellicules avec une pince fine, ou en pressant avec le siphon d'Anel sur l'orifice des conduits. Mais le larmoiement ne s'est pas guéri immédiatement, parce qu'il tenait en outre à une hypertrophie et à un certain degré de renversement de la paupière qu'il m'a fallu traiter ensuite, en prenant soin de faire tous les jours des injections dans le sac, afin d'entretenir les conduits convenablement ouverts.

C'est donc en enlevant les écailles épidermiques, et en faisant des injections avec la seringue d'Anel, qu'on pourra espérer de rétablir le jeu des mamelons lacrymaux, pourvu toutefois qu'on s'occupe en même temps de la maladie des paupières qui en a déterminé l'oblitération.

ARTICLE X.

DÉVIATION DES POINTS LACRYMAUX.

Lorsque la peau des paupières s'est enflammée, comme cela arrive pendant le cours de certaines ophthalmies (conjonctivites granuleuses et purulentes, blépharites glandulaires), le bord libre se renverse en avant, de sorte que l'orifice du conduit ne se trouve plus avec le globe dans le rapport voulu pour l'absorption des larmes. Quand l'*ectropion* est complet, cette disposition vicieuse des parties est des plus faciles à reconnaître ; aussi n'en dirai-je rien de plus.

Mais lorsque le renversement est encore insensible ; que les paupières, quand le malade regarde droit devant lui ou en bas, sont dans un rapport convenable avec le globe, et que pourtant il y a larmoiement, il est fort important de faire regarder en haut, parce qu'alors seulement on voit la cause de l'écoulement irrégulier des larmes (voy. *Blépharite glandulaire*). Dans ce mouvement de l'œil, en effet, l'arête postérieure du tarse cesse de toucher le globe, qu'un petit sillon rempli de larmes sépare de la paupière, et l'on constate que le point lacrymal n'est plus en contact avec la conjonctive bulbaire. Qu'on recherche alors la cause de ce renversement si léger, et on la trouvera soit dans une inflammation du bord libre, ou plus souvent de la peau de la paupière, soit dans le relâchement de la peau et de l'orbiculaire. Ce relâchement s'observe aussi bien sur des jeunes gens que sur des personnes avancées en âge.

Les causes du renversement des conduits sont nombreuses : les tumeurs des paupières, surtout celles qui siégent près du grand angle, et qui ont un certain volume, repoussent le mamelon lacrymal en dehors, et déterminent ainsi le larmoiement; les entropions et les brides vicieuses de la conjonctive, qui replient le conduit d'avant en arrière, produisent le même effet. Il faut encore compter parmi ces causes les pertes de substance dans la peau du grand angle, occasionnées par les blessures, les brûlures, les abcès, la carie de l'orbite, etc. Enfin je dois noter l'hypertrophie du tissu cellulaire qui environne le point et le conduit lacrymal : c'est là une cause que j'ai souvent reconnue, et que je n'ai vue mentionnée par personne. Dans cette dernière maladie, indépendamment de la direction vicieuse du conduit, on reconnaît que la paupière, vers le grand angle seulement, a pris une épaisseur si grande, qu'au premier coup d'œil il semble qu'une tumeur fibreuse enveloppe le conduit.

Il serait superflu d'indiquer ici le traitement du renversement des conduits lacrymaux; c'est en en recherchant la cause qu'on pourra quelquefois le faire cesser. Je rappellerai seulement que s'il est occasionné par une inflammation chronique de la peau, les cataplasmes émollients, et les onctions avec la pommade de concombre, ou avec celle d'onguent napolitain, m'ont été fort utiles; que quelquefois dans le larmoiement par relâchement de la peau et de l'orbiculaire j'ai cru réussir en enlevant une petite portion de la muqueuse dans sa partie correspondant au conduit, mais qu'en définitive le résultat a été mauvais, et que d'autres fois la cautérisation de la conjonctive dans le même endroit m'a moins satisfait que je ne m'y étais attendu.

Le larmoiement par déviation a été guéri par M. Bowman (1) en fendant le conduit inférieur et en en plaçant ainsi l'ouverture vers le milieu de la paupière. Je reviendrai sur cette opération. (Voy. *Larmoiement.*)

ARTICLE XI.

ATONIE, PARALYSIE, DILATATION DES POINTS ET DES CONDUITS.

C'est une affection très fréquente, et toujours incurable quand elle est portée à un certain degré.

(1) *Revue méd.-chir. de Paris* du professeur Malgaigne, février 1853.

Les points lacrymaux sont quelquefois beaucoup plus dilatés que de coutume : j'en ai vu dont le diamètre était quatre ou cinq fois plus grand qu'à l'état normal ; si on les touche, comme cela arrive lorsqu'on cherche à y introduire un stylet ou la canule de la seringue d'Anel, ils ne se contractent pas.

On observe ordinairement cette maladie à la suite des ophthalmies de longue durée, ou bien après un commencement d'engorgement des voies lacrymales, datant déjà de loin.

Comme M. Stœber (*loc. cit.*, page 27), jai vu la paralysie des points accompagner la paralysie des muscles de la face. Mais le plus souvent elle existe chez les vieillards, et n'est alors qu'un des symptômes du relâchement général qui caractérise la décrépitude. Lorsque cette affection se rencontre chez les jeunes gens, elle est produite, ainsi que je l'ai dit tout à l'heure, par les maladies du sac, et par l'introduction, trop souvent répétée, de canules à injection ou de sondes dans les conduits.

Le traitement de la dilatation des points lacrymaux consiste dans l'emploi des collyres astringents, et surtout dans celui de quelques pommades légèrement excitantes, qu'on introduit dans l'œil. Les frictions spiritueuses sur les paupières avec l'eau de Cologne, le baume de Fioraventi, l'eau-de-vie, les huiles essentielles, de même que les douches avec mon irrigateur oculaire, m'ont quelquefois réussi dans les cas encore peu avancés, et ont fait complétement disparaître le larmoiement ; mais j'ai toujours échoué sur les vieillards et sur les personnes atteintes de paralysie incurable d'un côté de la face.

SECTION TROISIÈME.

Maladies des parties molles avoisinant le sac lacrymal.

Le grand angle de l'œil, plus fréquemment peut-être que d'autres parties de la face, est atteint de maladies diverses, presque toutes légères, il est vrai, sauf les affections cancéreuses, et qui prennent un intérêt véritable aux yeux du praticien à cause du voisinage du sac lacrymal et des conduits. Quelques unes de ces maladies, en effet, peuvent être assez facilement confondues, les unes avec les inflammations aiguës du sac et les fistules, les autres avec les tumeurs lacrymales.

C'est donc surtout au point de vue du diagnostic différentiel, par conséquent du pronostic et du traitement, que nous allons nous occuper très brièvement de ces maladies, parmi lesquelles nous décrirons l'*inflammation* avec ses suites, l'*abcès* et la *fistule* cutanée, et les *tumeurs*.

ARTICLE PREMIER.

INFLAMMATION DE LA PEAU ET DU TISSU CELLULAIRE DU GRAND ANGLE.

Cette inflammation n'a rien qui puisse la différencier de la même maladie sur d'autres régions. La peau du grand angle de l'œil rougit, devient douloureuse, se tuméfie dans une étendue ordinairement limitée en haut par le tendon de l'orbiculaire, et en dedans par le dos du nez. Les parties voisines sont œdématiées plus ou moins loin, selon l'intensité du mal et la constitution des malades. Les paupières deviennent rouges, l'œil larmoyant, et une sécrétion assez abondante, fournie par la conjonctive, vient se coller aux cils.

Au premier coup d'œil, on est frappé de l'idée que le sac lacrymal s'est enflammé et que l'on a affaire à une inflammation aiguë de cet organe.

Si, pour s'éclairer sur le diagnostic, on touche la peau immédiatement au-dessous du tendon de l'orbiculaire en la pressant légèrement, le malade recule vivement à cause de la douleur qu'on lui occasionne. La pression ne fait rien refluer par les conduits, et malgré cela, cependant, le diagnostic demeure fort obscur. Il devient donc indispensable de pousser plus loin les recherches.

Interrogé sur ses antécédents, le malade répond que son œil n'était pas larmoyant avant cette inflammation; mais comme beaucoup de malades s'observent mal, et que quelques personnes, atteintes sans s'en douter d'une obstruction du sac, sont prises tout à coup de dacryocystite et de fistule, le chirurgien n'est pas encore suffisamment éclairé. Il devient donc indispensable de faire avec la seringue d'Anel une injection qui, le plus souvent, lèvera tous les doutes. Si l'eau parvient aisément dans les narines, on en devra conclure que le sac n'est pas intéressé et que la maladie se borne à une inflammation phlegmoneuse de la peau et du tissu cellulaire du grand angle, à cette maladie que les auteurs ont nommée *anchilops*, et que le plus grand nombre ont confondue avec l'inflammation du sac lacrymal.

Il est des cas assez nombreux cependant, et je me hâte de le dire, dans lesquels la peau est tellement tendue, que le sac se trouve légèrement comprimé et que l'injection ne peut passer dans les narines, et d'autres où la sensibilité du malade est telle que toute tentative d'injection doit être différée.

L'inflammation qui nous occupe, arrivée aux limites que nous lui avons assignées, s'accompagnera assez souvent de fièvre, de céphalalgie, de perte d'appétit et de sommeil, et devra être traitée d'abord par quelques sangsues appliquées sur le siége du mal, par des cataplasmes émollients, des pommades résolutives, comme l'onguent napolitain, des purgatifs et une diète convenable. Après quelques jours elle se terminera assez souvent par la résolution, que l'on favorisera par les moyens ordinaires, ou par un abcès et par une fistule sans communication avec le sac lacrymal. C'est cette double terminaison qu'il nous reste à étudier.

ARTICLE II.

ABCÈS DE LA PEAU ET DU TISSU CELLULAIRE DU GRAND ANGLE.

L'inflammation que nous venons de décrire, au lieu de diminuer et de disparaître peu à peu, augmente quelquefois avec une rapidité assez vive; le centre de la partie enflammée rougit de plus en plus et s'élève; les parties voisines sont souvent alors frappées d'un érysipèle qui s'accompagne d'un malaise général, de fièvre et d'une céphalalgie insupportable. Les paupières rougissent davantage, les conjonctives sont baignées de larmes et de mucosités très abondantes; le malade *a la narine très humide* et est obligé de se moucher à chaque instant, ce que l'on ne voit pas toujours, mais ce que l'on observe pourtant quelquefois dans l'inflammation aiguë du sac.

Enfin, et si l'on n'a pas ouvert la tumeur, ce que l'on doit toujours faire aussitôt que possible pour éviter de plus grands désordres du côté de la peau, celle-ci s'élève de plus en plus, devient luisante en même temps que la rougeur est plus foncée; on sent une fluctuation distincte, et l'on aperçoit plus ou moins loin du tendon de l'orbiculaire, ordinairement dans la région du sac, un point jaunâtre ramolli qui va bientôt donner issue au pus contenu entre le sac et la peau.

C'est au moment d'ouvrir avec le bistouri et de commettre la grave erreur de pratiquer l'opération de la fistule qu'il convient de se rappeler l'existence de la maladie que nous décrivons; qu'il faut, avant de se servir de l'instrument tranchant, s'assurer par la pression que le pus ne reflue pas par les conduits lacrymaux, et que l'on doit se hâter de faire une injection. Si, malgré ces moyens d'exploration, on demeure encore dans le doute, il faut au moins ponctionner superficiellement, et dans une petite étendue, pour ne pas attaquer le sac qui n'est pas malade, et ne pas regretter d'avoir commis une erreur dont les suites sont véritablement déplorables, car on est ainsi conduit à faire le pansement de la fistule.

L'injection d'eau tiède faite par les points aussitôt après l'évacuation du pus par une ponction superficielle lèvera immédiatement tous les doutes; s'il n'y a pas fistule du sac, cet organe, n'étant plus comprimé, le liquide pénétrera aisément dans les narines; s'il y a fistule, au contraire, l'eau passera avec le reste du pus par la petite plaie pratiquée à la peau.

Une fois qu'on a ouvert l'abcès et qu'on s'est assuré qu'il n'y a point de communication avec le sac, on panse à plat avec un peu de charpie sèche, et la guérison s'obtient en quelques jours.

ARTICLE III.

ULCÉRATION FISTULEUSE DE LA PEAU DU GRAND ANGLE.

Lorsque l'abcès dont nous venons de nous occuper s'est ouvert seul et que le pus s'est écoulé, la peau, amincie et décollée dans une assez grande étendue quelquefois, présente une ulcération à bords frangés, de couleur sombre, et offrant un trajet fistuleux que le stylet ne peut pas toujours parcourir complétement, comme cela arrive pour les fistules du sac. Les parties voisines sont engorgées plus ou moins loin, et la ressemblance de l'ulcération qui nous occupe avec la fistule est telle, au toucher et à la vue, que si l'on ne fait une injection dans les conduits, il est impossible de savoir si le sac est ou non intéressé.

On me pardonnera, je l'espère, de rester si longtemps sur un sujet en apparence si peu important, et qui pourtant mérite toute l'attention du praticien, car j'ai vu de ces fistules mal traitées durer plusieurs mois. En voici un exemple :

Observation. — Un ouvrier d'environ trente ans se présente à ma clinique dans le commencement du dernier semestre de 1852. Il me raconte qu'il a été pris d'une violente inflammation au grand angle de l'œil gauche il y a trois mois, que la peau s'est ouverte après quelques jours, et que depuis lors il lui est resté l'ulcération que je vois. Il a consulté plusieurs médecins, tous lui ont proposé de l'opérer de sa fistule en lui disant que le traitement durerait peut-être six à huit mois, et il ajoute qu'ayant besoin de son travail il a reculé devant la proposition qui lui était faite.

J'examine de près l'ulcération et je reconnais qu'elle présente de nombreuses sinuosités que le stylet ne peut pas facilement parcourir. Je presse sur ses bords, rien ne reflue par les conduits d'ailleurs d'apparence normale ; et soupçonnant que le sac n'est pas intéressé, je pratique dans le conduit inférieur une injection qui passe tout entière dans la narine.

Complétement rassuré sur l'état du malade, j'enlève à coups de ciseaux ce que je puis atteindre des bords de l'ulcération, puis j'en cautérise le fond avec du nitrate acide de mercure coupé avec 10 parties d'eau. Huit jours après la cicatrice était complète.

Guérin a observé un cas tout semblable.

Observation. — « J'ai vu, dit-il (1), durer le traitement d'une fistule au grand angle près de trois mois ; on n'était point étonné de cette longueur, parce que la fistule passait pour lacrymale. L'occasion me permit de désabuser les gens intéressés, et de les convaincre ou de l'ignorance, ou de la fourberie de celui qui s'était chargé de la cure. Je craignis d'autant moins de dire mon sentiment que ce chirurgien prétendu, qui ne tenait à rien, avait déjà donné prise à sa conduite. La fistule fut guérie en peu de jours. »

Observation. — Une jeune fille de six ans me fut adressée par M. de Barthez, médecin des hôpitaux, dans le commencement de l'année 1852, pour une affection semblable. Il y avait dans le grand angle de l'œil une ulcération assez étendue, accompagnée de gonflement des parties voisines, donnant une certaine quantité de pus et ne se cicatrisant pas. Etait-ce une fistule lacrymale? L'aspect des parties, le commémoratif, la constitution de l'enfant,

(1) *Traité des maladies des yeux*, p. 91, note.

tout pouvait le faire croire; mais comme l'œil n'était pas larmoyant, que la pression ne faisait rien sortir par les conduits, j'eus recours à une injection.

Cette petite opération, bien difficile à pratiquer sur un enfant, me donna la conviction que mes doutes étaient fondés et que le sac était intact. En effet, je fis quelques cautérisations, je pansai à plat, et après une quinzaine de jours la petite malade fut guérie.

Observation. — Le 20 décembre 1852 on apporte à ma clinique le garçon Mathieu, âgé de trois ans et demi, demeurant route de Montreuil, 141.

Cet enfant est atteint d'une ulcération fistuleuse de la peau au-dessous du tendon de l'orbiculaire; depuis plus d'un mois, malgré les soins qu'il a reçus, la plaie ne se guérit pas et continue à donner du pus en petite quantité.

Je crus d'abord, comme les médecins présents, avoir affaire à une fistule lacrymale; mais quelques doutes s'étant élevés dans mon esprit, je pratiquai une injection et me convainquis, comme dans les cas précédents, que le sac lacrymal était sain.

Le petit malade se guérit complétement par les mêmes moyens et en quelques jours.

Lorsque l'abcès a envahi tout le tissu cellulaire placé entre la peau et le sac, et que la première a subi de grands désordres, il arrive le plus souvent que l'on remarque au-dessous du tendon de l'orbiculaire une certaine dépression assez analogue à celle que l'on voit, dans la même région, après les dacryokystites suppurées. Si l'on touche ces parties, on reconnaît aisément que la peau est adhérente au sac dans le point le plus déprimé, et, par une injection, on constate que les voies lacrymales sont parfaitement libres. Tel fut le cas de l'homme qui fait le sujet de l'une des observations que je viens de rapporter et du sujet dont l'œil a été représenté par d'Ammon dans son Atlas (voy. pl. 26, fig. 8). Le même auteur a représenté encore l'abcès et l'ulcération (*anchilops* et *œgilops*) dans les figures 5, 6 et 7 de la même planche.

ARTICLE IV.

TUMEURS ENKYSTÉES DU GRAND ANGLE DE L'ŒIL.

On trouve dans le grand angle de l'œil, de même que dans d'autres régions, des exemples de tumeurs diverses. On y rencontre aussi certaines tumeurs enkystées que leurs caractères extérieurs, leur couleur, leur volume, le lieu qu'elles occupent, la fluctuation qu'on y remarque, etc., peuvent faire prendre tout d'abord pour des tumeurs lacrymales anciennes, et spécialement pour la variété que l'on a nommée tumeur lacrymale enkystée ou *mucocèle*. On désigne ainsi une tumeur formée dans le sac, mais que la pression ne peut plus vider ni par les points lacrymaux, ni par les narines.

Je me bornerai à citer deux faits de ce genre : l'un observé par moi sur le vivant, à ma clinique ; l'autre sur le cadavre, par M. le professeur Hubert Rodrigues, de Montpellier, qui considère comme une bourse synoviale au-devant du sac lacrymal la tumeur dont il a fait la description, et qui, en même temps, semble mettre en doute l'existence du mucocèle.

Voici d'abord le cas que j'ai observé récemment et qui ressemble à un assez grand nombre de faits semblables que j'ai eu l'occasion d'étudier, cette maladie étant loin d'être rare.

Observation. — Le garçon Fauchard, âgé de onze ans, rue du Bois, 5, à Chaillot, est conduit à ma clinique le 24 novembre 1852.

Il est atteint depuis plusieurs mois déjà de l'affection pour laquelle on vient me consulter. La tumeur dont on voudrait le débarrasser, et qui est placée dans le grand angle de l'œil, aurait pris depuis un mois ou deux un plus grand développement.

Ce garçon est très fort pour son âge, il se porte bien et n'est pas incommodé par sa maladie. L'œil est sec, il ne pleure pas, et la pression de la tumeur ne fait pas refluer de larmes par les conduits.

Cette tumeur, du volume et à peu près de la forme d'un haricot, est placée au-dessous du tendon de l'orbiculaire et s'étend exactement sur le sac lacrymal. Elle est indolente, insensible à la pression, fluctuante ; la peau qui la recouvre paraît amincie et est parcourue de vaisseaux capillaires assez nombreux, ce qui lui donne une couleur violacée générale très prononcée.

Le sac lacrymal est-il intéressé dans cette affection, dont la ressemblance avec certaines tumeurs lacrymales est frappante? C'est ce que je me mets en devoir de rechercher. Je comprime avec soin la tumeur sans pouvoir la vider ; les conduits sont sains, la narine entièrement libre; une injection pénètre sans difficulté, le sac est donc parfaitement sain.

Cette recherche faite, la tumeur est ouverte dans toute son

étendue; il en sort un liquide filant, fort épais, de couleur un peu jaunâtre; un crayon de nitrate d'argent est promené dans la cavité, et, après douze ou quinze jours, la guérison est complète.

Voici maintenant le fait de M. Rodrigues (1), observé sur le cadavre.

Observation. — « Un homme âgé de soixante-dix ans, portant depuis longues années une tumeur à la racine du nez, dans l'angle interne palpébral, mourut des suites d'une fracture du col du fémur. Une dissection attentive de la tumeur nous montra, au-dessous de la peau, quelques fibres musculaires pâles et écartées les unes des autres appartenant au muscle orbiculaire; un sac olivaire distendu par un liquide, sa grosse extrémité située au-dessous du tendon de l'orbiculaire, sa petite extrémité soulevant ce tendon; le liquide contenu était une sérosité trouble. Ce kyste, ayant été vidé par sa face antérieure, semblait être le sac lacrymal lui-même; mais par une expérience bien simple, il nous fut facile de nous assurer qu'il n'en tenait que la place et que le sac était bien conservé. Ainsi, ayant poussé une injection d'eau par le canal correspondant, le sac lacrymal se remplit et refoula en avant la paroi postérieure du kyste ouvert. Il y avait isolement complet du sac lacrymal et du kyste; leurs parois correspondantes étaient unies par un tissu cellulaire serré.

» Ce fait, continue l'auteur, observé en 1833, fut communiqué à plusieurs de mes amis, et il en fut question dans une thèse soutenue à Montpellier. Je vous le signale, monsieur le rédacteur, parce que je lui crois une grande importance. Vous savez que Weller a appelé *hydropisie du sac* la tumeur lacrymale qui semble formée par un kyste complet, la compression ne faisant refluer l'humeur qu'il contient ni par le nez ni par les points lacrymaux. Je crois que l'hydropisie du sac, c'est-à-dire la transformation du sac en un kyste imperforé contenant un liquide, est une maladie rare; mais ce que je crois plus fréquent, c'est la présence d'un kyste séreux entre la face antérieure du sac et le tendon réfléchi du muscle orbiculaire, kyste qui efface le sac par son développement. Je crois, en outre, que ce kyste n'est que l'expression pathologique d'une petite poche synoviale existant normalement entre la paroi fibreuse du sac et le muscle orbiculaire, au-dessous du tendon direct. »

(1) Voy. *Annales d'oculistique*, t. XIV, p. 25.

Cette observation de M. Rodrigues présente en effet un grand intérêt, car elle prouve que le sac lacrymal peut être tellement comprimé par les kystes qui se développent à sa face antérieure, que les larmes n'arrivent plus dans les narines. Je regrette cependant que l'auteur, tout en disant que l'injection poussée avec force refoulait la paroi antérieure du sac contre celle du kyste, ne paraisse pas s'être assuré qu'elle finissait par arriver à l'extrémité de ce conduit.

Je dois encore faire cette remarque, que certainement les kystes comprimant le sac comme dans l'observation de M. Rodrigues sont beaucoup plus rares que le mucocèle, variété de tumeur lacrymale enkystée signalée par Weller et d'autres auteurs, et dont l'existence ne peut être mise en doute.

ARTICLE V.

CANCROÏDE ET CANCER DU GRAND ANGLE DE L'ŒIL.

Le *cancroïde*, si bien décrit par M. Lebert (*loc. cit.*, p. 611), attaque assez fréquemment le grand angle de l'œil, et je m'étonne de n'en pas trouver d'exemples dans les cas cités dans l'ouvrage de ce savant et consciencieux médecin. Au début, là comme ailleurs, on aperçoit une petite papule ou un petit bouton d'apparence verruqueuse, le plus ordinairement aplati, jaunâtre, à base assez large et s'élevant à peine au-dessus du niveau de la peau. Les contours de ce petit bouton sont quelquefois très minces et peuvent être assez facilement soulevés avec l'ongle ; d'autres fois le contraire arrive, et ces contours sont de tout point fixés sur la peau.

La tumeur, à peine visible, n'attire pas l'attention des malades, qu'elle ne gêne pas ; mais les frottements ou toute autre cause en irritent la surface, et l'on voit alors survenir une desquamation plus ou moins étendue. Bientôt la peau se fendille au niveau de la tumeur, de petites crevasses se forment ; la tumeur, jusque-là unique, se lobule, et conséquemment se multiplie ; elle devient rougeâtre, plus saillante, et peut demeurer en cet état un temps excessivement long.

Mais assez souvent, au contraire, elle s'étend rapidement en largeur, couvre bientôt toute la région du sac, et enveloppe peu à peu le grand angle de l'œil, passant ainsi de la paupière inférieure à la supérieure. Il y a des démangeaisons, des cuissons plus ou moins vives. C'est alors que la surface s'ulcère dans un point ou dans plusieurs points à la fois, et qu'elle se recouvre de croûtes que le malade enlève en vain, car elles se reproduisent avec une désespérante ténacité.

L'ulcération, une fois formée, fait quelquefois de rapides progrès ; j'ai vu plusieurs fois tout le grand angle de l'œil, le sac et le tendon de l'orbiculaire à nu, dans d'autres la caroncule et la muqueuse envahies par le mal et même l'œil complétement détruit.

Le *cancer* de la peau du grand angle venant presque constamment de l'extension du cancer de la caroncule ou de celui des paupières, nous ne nous en occuperons pas ici. (Voy. *Encanthis et cancer des paupières.*)

Le cancroïde doit être enlevé de bonne heure avec le bistouri en ayant le plus grand soin de le circonscrire dans les parties saines ; autrement il se reproduirait souvent avec une grande rapidité. Je l'ai assez souvent guéri par plusieurs applications successives de la pâte arsenicale du frère Côme, modifiée par M. Manec, et par le chlorure de zinc. Chez une femme qui s'est présentée cette année à ma clinique avec une ulcération étendue et assez profonde, dans laquelle tout le grand angle de l'œil était engagé, j'ai d'abord employé la pâte arsenicale et plus tard le caustique de Vienne solidifié par Filhos. La guérison se fit attendre pendant plus de deux mois. J'avais craint longtemps, en employant ces caustiques, de voir survenir un renversement des paupières en dehors (*ectropion*), mais cela n'arriva point. Six mois après sa guérison, que j'avais crue complète, je revis cette femme ; elle présentait à la paupière supérieure un commencement de récidive. J'eus recours cette fois encore au caustique Filhos, que je portai jusque dans les parties saines, et je suis fondé à croire que le mal a tout à fait disparu. (J'ai revu cette femme aujourd'hui, 15 septembre 1853 ; elle est complétement guérie.)

SECTION QUATRIÈME.

Maladies des os du canal nasal et des os voisins.

ARTICLE PREMIER.

CONSIDÉRATIONS ANATOMIQUES.

Les os qui concourent à former le canal nasal, comme ceux de la cavité orbitaire, dont nous nous sommes occupé plus haut, sont sujets à des maladies qui exercent une grande influence sur l'état des parties molles, qu'ils sont destinés à protéger.

Il est donc opportun de s'occuper spécialement de ces maladies, qui occasionnent assez souvent la tumeur et la fistule lacrymales.

Avant tout, jetons un coup d'œil anatomique sur cette petite cavité et sur les parties qui l'avoisinent.

Le canal nasal est presque entièrement formé aux dépens du maxillaire supérieur, dans lequel il est pour ainsi dire sculpté; deux autres os, l'unguis et le cornet inférieur, concourent également un peu à sa circonscription.

Il n'a guère que 5 ou 6 lignes de longueur, commence à la gouttière lacrymale et se termine dans le méat inférieur, en arrière de la base de l'apophyse fronto-nasale de l'os maxillaire supérieur.

Son axe offre une courbure à convexité antérieure plus ou moins grande et tout à fait individuelle.

Sous le rapport chirurgical, la longueur du canal est importante à connaître, quand il s'agit surtout d'opérer la fistule par le procédé de Dupuytren. Il ne faudrait pourtant pas croire, comme l'ont avancé quelques chirurgiens, Blandin entre autres, qu'une canule dont la longueur excéderait celle du canal serait pour ces motifs défectueuse.

L'axe du canal varie, ainsi que nous venons de le dire, suivant les individus; on reconnaît que la courbure est très prononcée ou qu'elle l'est peu, selon qu'on pénètre dans les voies lacrymales par le conduit supérieur avec un stylet très courbé ou avec un stylet droit. C'est cette variation de courbure qui a donné à M. A. de Grœfe, de Berlin, l'idée de construire un assez grand nombre de modèles différents de sondes pour pratiquer le cathétérisme inférieur selon la méthode de Gensoul. Nous reviendrons sur les détails.

Le canal nasal répond en dehors et en arrière au sinus maxillaire, dans lequel il forme un relief sensible, d'où il résulte que certaines affections de cette cavité pourront comprimer le canal, le faire disparaître complétement, et donner naissance ainsi à la tumeur et à la fistule lacrymales.

En avant, le canal est en rapport avec l'apophyse fronto-nasale du maxillaire supérieur : les ostéites, les périostites de cette partie, où on les remarque souvent, deviendront encore des causes de maladies du sac. En dedans le canal est séparé par une lame osseuse mince de la partie antérieure du méat moyen ; l'altération de cette lame par des inflammations diverses ou par des affections dont l'origine serait dans les fosses nasales, deviendra à son tour et assez fréquemment une cause de tumeur lacrymale.

L'unguis en haut et en dedans, l'ethmoïde qui l'avoisine, les os du nez ; en bas le cornet inférieur et la narine, subiront aussi très souvent des désordres qui, agissant plus ou moins directement sur le canal, deviendront ainsi l'une des causes principales du larmoiement.

Le canal nasal varie dans sa forme de telle sorte, qu'il n'est pas facile, je crois, de rencontrer plusieurs individus qui en présentent un exactement semblable ; il est situé plus ou moins haut, s'ouvre un peu plus ou un peu moins en avant ou en arrière ; tantôt il est large et évasé à sa partie supérieure ; tantôt, au contraire, il est étroit et très allongé ; ici il est très convexe en avant, là il est presque droit. Toutes ces variations rendent la tâche du chirurgien moins facile ; quelques unes doivent nécessairement exercer une certaine influence sur les maladies que l'on observe dans cette partie.

ARTICLE II.

ANOMALIES CONGÉNIALES DU CANAL NASAL.

Nous venons de voir que le canal nasal présente de très nombreuses différences, sous l'influence desquelles les os qui le constituent se trouvent plus exposés à certaines maladies. Dans quelques cas cette disposition est telle à l'état congénial, que le canal se trouve atteint d'une *dilatation* très considérable. Cette maladie a été observée et dessinée par Osborne (Voy. Ammon, *Klinische Darstellungen*, 2e partie, pl. 2, fig. 9). Cet auteur, ainsi que Fischer, a trouvé parfois des élargissements en forme de poche à la partie supérieure du canal et en même temps des plis à la muqueuse.

L'affection contraire a été aussi observée, je veux dire l'*obstruction* congéniale; elle est complète ou incomplète, c'est-à-dire qu'elle porte, tantôt sur toute la longueur, tantôt seulement sur la partie inférieure du canal.

L'*absence* congéniale du canal nasal a été observée : Jurine a trouvé à la place du canal de la matière osseuse, et Dupuytren a vu un cas d'absence congéniale du canal nasal avec complication d'une fistule du sac lacrymal, qui en était la conséquence probable. (Voy. Cornaz, *loc. cit.*, p. 2-28.)

Les mêmes dispositions du canal ont été remarquées aussi sur les animaux et en particulier sur le cheval. (Voy. Le Blanc, *Traité des maladies des yeux observées sur les animaux domestiques.*

Mais toutes ces affections sont rares et ne présentent véritablement que peu d'intérêt au point de vue pratique; certains vices de conformation, que nous nous bornerons simplement à signaler, sont beaucoup plus importants à connaître.

Parmi les plus communs, je noterai la déviation totale du nez dans le sens latéral; je la crois le plus ordinairement congéniale. Cependant j'ai quelques raisons de penser qu'elle est encore assez souvent acquise, surtout chez les personnes qui ont l'habitude de se moucher très fréquemment et toujours de la même main, et en particulier chez les priseurs; que l'on porte l'attention sur ces personnes, et l'on verra que la déviation est presque toujours à droite.

Dans cette déviation du nez, la cloison est déplacée, l'une des narines est en quelque sorte écrasée ou au moins fort étroite, et le plus souvent de ce côté il y a un obstacle au cours des larmes. Je dois pourtant me hâter de dire qu'assez souvent j'ai vu une affection des voies lacrymales exister du côté opposé à la déviation.

La déviation congéniale du nez est quelquefois poussée excessivement loin; ainsi Dieffenbach raconte que chez un individu qu'il opéra, la partie cartilagineuse du nez était si fortement tournée du côté de la joue, que les deux narines étaient comme placées l'une au-dessus de l'autre. Le chirurgien remédia à cette difformité par une opération sous-cutanée; il conduisit au-dessous de la peau un ténotome avec lequel il sépara les cartilages de l'œil et du dos du nez des os avec lesquels ils étaient en rapport; il en fit ensuite autant de l'autre côté. L'organe acquit de cette manière une grande mobilité qui permit de le ramener dans une meilleure direction; on le maintint avec des bandelettes de diachylon; aucun accident n'arriva, et l'auteur prétend que le succès fut complet. (*Gaz. méd.*, 1841, p. 774 et *Compend.*, *loc. cit.*, p. 34.)

L'étroitesse des narines doit être aussi signalée ici : j'ai cru, en effet, reconnaître que cet état coïncidait avec l'obstruction du canal à sa partie inférieure.

On notera encore l'écartement des orbites ou leur trop grand rapprochement; le premier coïncidant avec l'aplatissement des os propres du nez; le second, au contraire, avec leur saillie exagérée. Dans ces deux cas, le canal peut être plus ou moins rétréci; il ne faudrait pas se laisser aller à croire cependant, par exemple en ce qui touche l'aplatissement des os du nez, que la fistule et l'épicanthus en seraient une conséquence fréquente, la saine observation démontrant le contraire. D'ailleurs, l'aplatissement des os du nez à l'état congénial est fréquent, et les individus qui en sont atteints ne paraissent guère plus souvent que d'autres exposés à la fistule.

ARTICLE III.

BLESSURES DU CANAL NASAL.

Bien que le canal nasal soit protégé dans toute son étendue par des parties molles et dures, il n'en est pas moins quelquefois atteint en même temps que le sac lacrymal par diverses blessures. Ces blessures sont d'autant plus graves, que les os dans lesquels il est creusé sont fracassés en même temps que les os voisins, et que les parois du canal se trouvent ainsi tout naturellement atteintes.

Diverses lésions de ce genre ont été notées; j'ai rapporté plus haut l'histoire d'un jeune homme qui avait reçu un coup droit d'un parapluie ferré sur le bord orbitaire inférieur près du grand angle de l'œil gauche; l'os maxillaire avait été brisé, un éclat osseux se dirigeait entre l'œil et la paroi interne de l'orbite, empêchait les mouvements de l'œil dans cette direction, et provoquait un larmoiement. La partie supérieure du sac et du canal avait été atteinte, et il fut impossible de rétablir le cours des larmes (1).

Dans un autre cas, semblable à ceux cités par Dupuytren, un violent coup de poing sur le grand angle de l'œil provoque une fracture et un emphysème que le repos guérit assez facilement. Chez un autre, un coup de fleuret blesse l'angle interne de l'œil, une paralysie survient, se dissipe. Dupuytren prédit un larmoiement incurable ; il n'en est rien pourtant, car la guérison est parfaite. (Voyez plus haut, p. 143.)

Bernarding rapporte que l'unguis est fracturé par un coup de fleuret ainsi que l'apophyse montante du maxillaire supérieur ; il signale en outre beaucoup d'autres lésions produites du même coup. (Voyez l'observation citée plus haut, p. 118.)

Mackenzie a vu une fois le canal écrasé par un coup de pied de cheval reçu sur le côté du nez. « La conséquence de cette lésion, dit l'auteur (*loc. cit.*, p. 192), fut que le passage des larmes hors du sac lacrymal fut complétement empêché. Les larmes se rassemblèrent dans les conduits lacrymaux et dans le sac, et, comme elles n'avaient aucune issue, elles déterminaient fréquemment dans le sac une inflammation qui se terminait par un abcès, et cet abcès s'ouvrait à travers la peau. Le malade entra à l'hôpital ophthalmique de Glasgow, dans le service du docteur Monteath, qui, trouvant impossible de pratiquer un nouveau passage pour les larmes, même à travers l'os unguis, essaya par des caustiques de diverses espèces, et même par le cautère actuel, mais sans succès, d'oblitérer le sac lacrymal et les conduits lacrymaux. Dans de telles circonstances, en divisant transversalement les derniers conduits, on pourrait empêcher les larmes d'arriver dans le sac lacrymal.

Le docteur Rognetta donne le conseil dans tous les cas de fracture du nez où il y a lieu de craindre l'oblitération du conduit nasal, de sonder ce canal par l'orifice inférieur avec la sonde de Laforest perfectionnée par Gensoul, et de laisser cet instrument dans le conduit pendant au moins un jour. C'est un très bon moyen que la saine chirurgie conseille et que je ne puis qu'approuver.

(1) Deux ou trois ans après sa blessure, ce jeune homme s'est présenté dans le service du professeur Nélaton, et une extrémité ferrée du parapluie, devenue certainement plus mobile par la suppuration des os, fut extraite. J'avais fait des recherches dans ce sens dix-huit mois au moins avant ce moment, mais je n'avais rien trouvé.

ARTICLE IV.

CORPS ÉTRANGERS DU CANAL NASAL ET RHINOLITHES.

Il y a des exemples encore assez nombreux de corps étrangers introduits ou se développant spontanément dans le canal nasal. Ces derniers sont beaucoup plus importants à étudier. Nous l'avons déjà fait dans notre mémoire déjà cité sur les dacryolithes et les rhinolithes (1), d'où nous allons extraire tout ce qui concerne ce sujet. Nous étudierons d'abord les dacryolithes formés spontanément dans le canal nasal, et ensuite ceux qui ont pour base un corps étranger.

§ I. — DACRYOLITHES FORMÉS SPONTANÉMENT DANS LE CANAL NASAL.

Observation première. — Jo. Mathias de Gradi, *Practica, Venet.*, 1502, fol. part. 2, cap. 14, p. 303, col. b.

(L'ouvrage de Jean de Gradi a été écrit en 1471 (voy. p. 183, verso, à la fin de la dédicace) et publié pour la première fois en 1497.)

« Un confrère digne de foi m'a rapporté qu'il a vu une pierre qui s'était formée autour des caroncules mamillaires (*circa caruncula mamillares*) ; elle était de la grosseur d'une forte pomme de pin, très dure, et avait été expulsée par la narine. »

Observation deuxième. — « J'ai vu un calcul qui s'était formé sous l'œil (*sub oculo*) d'une femme ; il était couleur de cendre et d'une très grande dureté ; il fut enfin rejeté par la bouche après avoir descendu peu à peu sur la mâchoire supérieure et en causant de la douleur (*supra maxillam superiorem descendens*...). » (D. Panarolus, *Obs. med. Pentecost* 1. obs. 38, p. 24, Hanov., 1654.)

Observation troisième. — « On trouve dans les auteurs plusieurs observations prouvant que de petites pierres peuvent se former dans les intestins : je ne parlerai que de celles de la tête et des poumons. Dans le Danemark, ma patrie, une jeune fille de haute naissance rendit par les narines des calculs ayant la forme et la grosseur de dattes. Je tiens ce fait d'une dame très noble et très savante appelée Brigitta Tottia. Ce qui prouve que cela venait de la tête, c'est que chaque excrétion était précédée de

(1) Desmarres, *Mém. cit.*, *Annales d'oculistique*, t. VIII, p. 207.

céphalalgie. » (Thomas Bartholin, *Hist. anat. rar.* cent. 1. Hist. XXXIII, p. 53, 1654.)

Observation quatrième. — « .... Il arrive souvent qu'une pituite épaisse, distillée par le cerveau et trop longtemps retenue, devient plus visqueuse et empêche l'olfaction.... Il en est ainsi pour le malade jusqu'au moment où, soit en se mouchant, soit en éternuant fortement, il se débarrasse de ce corps étranger.

» L'examen des matières ainsi rejetées nous a montré que quelquefois la maladie avait été occasionnée par une matière plâtreuse ou crayeuse, et même par un calcul qui s'était formé dans ces étroits conduits. » (Félix Plater, *loc. cit.*, *De olfactus lesione*, lib. 1, cap. IX, 1656.)

(Plater revient sur le même fait à la page 409, col. a, du même ouvrage, sans donner de détails plus précis sur les faits qu'il semble avoir observés. Remarquons en passant que cet auteur ne paraît que peu surpris de la présence de calculs dans le nez, ce qui pourrait donner à penser peut-être que ses observations à ce sujet ont été faites un peu légèrement. D.)

Observation cinquième.— « Une femme de soixante ans, sujette aux affections catarrhales, était atteinte, particulièrement au printemps, depuis quelques années, d'un écoulement abondant par les narines de mucosités assez liquides qui s'accompagnait d'une obstruction douloureuse et d'un empêchement dans la narine droite, qui siégeait près de la lame criblée, circonstance qui rendait la parole de la malade obscure et voilée, comme celle des enfants dont le nez est rempli de mucosités.

» Comme le chirurgien reconnut l'existence d'une tumeur au moyen d'un stylet, nous craignîmes le commencement d'un polype; cependant nous restâmes dans le doute, parce que cette tumeur était loin de céder sous l'instrument, comme a coutume de le faire la substance charnue du polype; que touchée elle rendait plutôt un son, et qu'elle présentait de la résistance. Divers remèdes furent prescrits sans succès, comme les laxatifs, les sudorifiques, les sternutatoires, les purgatifs salins, alcalins et végétaux, le castoréum, etc., etc. Enfin, un éternument plus violent détacha ce calcul, qui, après avoir été extrait par le chirurgien au moyen d'un instrument, égalait le volume d'une aveline, mais dont la forme, cependant, était plus ronde. Ce calcul était comme ailé de chaque côté ou doué de larges excroissances, dont la dureté était si grande qu'on pouvait à peine le briser par les coups d'un marteau pointu. » (Gabr. Clauder, *Ephemer. Germ.*, t. XV, p. 176, obs. LXXIX, 1739.)

Observation sixième. — Vitus Riedlinus (*Ephem. Germ.*, t. XXV, p. 268, obs. CXLV, 1739).

(Le fait rapporté par cet auteur étant absolument semblable au précédent, nous avons cru devoir nous borner à cette simple indication. D.)

Observation septième. — « ... Une jeune fille rendit par les narines quelques pierres oblongues, de la grosseur d'un pois, après avoir éternué. » (Jean-Frédéric Khern, *Misc. nat. cur.*, dec. III, an. 5 et 6, obs. XLVI, p. 100, citation de Schurigius, *loc. cit.*, 1744.)

(Je n'ai pas pu vérifier cette observation, l'ouvrage n'étant pas dans les bibliothèques de Paris. D.)

Observation huitième. — « Une jeune fille rendit par la bouche plus de mille petites pierres assez semblables à des noyaux de nèfles ou à des pépins d'orange. » (Georg. Abraham Mercklin, *ibidem*, dec. II, an. 1, obs. XCXVI, p. 221 ; Schurigius, *loc. cit.*, 1744.)

(Même remarque que pour l'observation V. D.)

Observation neuvième. — « Ce cas a été observé il y a plusieurs années par le célèbre de Græfe.

» N. N., homme de moyen âge, n'ayant souffert de temps à autre que de quelques attaques de goutte, se plaignait depuis quelque temps d'une sensation de sécheresse désagréable et douloureuse vers le milieu du nez, qui augmenta peu à peu, et fut suivie de douleurs d'abord dans l'endroit même où le conduit nasal s'ouvre dans le méat inférieur des narines ; plus tard, ces douleurs se firent sentir dans l'œil et vers la région frontale du même côté ; l'œil était très enflammé, la photophobie était grande et la rougeur marquée. Les larmes ne coulaient pas sur les joues, bien qu'elles étaient sécrétées en plus grande quantité qu'auparavant, ce qu'on reconnaissait à ce que l'œil semblait nager au milieu d'elles ; mais de temps en temps il s'en écoulait une ou deux sur les joues ; la plus grande partie était absorbée cependant par les points lacrymaux. Presque toujours le malade sentait le besoin d'éternuer et était souvent forcé d'y céder ; il n'y avait aucun accès pour l'air dans le nez ; la compression faite en dehors ne faisait descendre aucun liquide dans le nez ; mais elle augmentait beaucoup les douleurs.

» Vers le même temps environ apparut en dehors une tumeur de la grosseur d'une fève, sans limites distinctes, mais élevée également de tous côtés. La peau qui la recouvrait était peu différente, sous le rapport de la couleur, de celle de la face. Alors le malade vint demander secours ; après un instant d'examen, on découvrit dans le méat inférieur des narines un petit corps blanc, dentelé en apparence, et qui non seulement résistait à la sonde fortement introduite, mais encore renvoyait un son quand on le touchait avec l'instrument métallique. Il était donc de la dernière évidence que le malade était tourmenté par la présence d'un corps étranger et solide, pour l'extraction duquel on fit l'opération qui a été indiquée pour l'extirpation des polypes, opération qui fut suivie de bons résultats, de sorte qu'on retira une concrétion pierreuse non ovale, mais presque ronde, surmontée de petites élévations comme dentelées, de couleur blanc-verdâtre. Le calcul étant enlevé, le malade put à l'instant, par la même narine, aspirer et expirer ; les douleurs avaient diminué, et la compression de la région du sac lacrymal était plus facilement supportée. Peu après il s'écoula pendant quelque temps une grande quantité de liquide aqueux, caustique, entremêlé parfois de sang, toujours fluide et sans mauvaise odeur.

» Pour qu'un semblable calcul ne se formât plus, on ordonna au malade du carbonate de potasse en injections dans le canal nasal, et à l'intérieur, eu égard à sa constitution arthritique ; d'où il résulta que non seulement il fut délivré de cette affection, et qu'aucune concrétion pierreuse ne se forma de nouveau (on sait combien la goutte prédispose à la formation de calculs), mais encore que cet écoulement séreux caustique diminua peu à peu et se tarit plus tard complétement ; de sorte qu'après quelques semaines le malade jouit d'une santé parfaite, à part quelques symptômes arthritiques.

» On comprend facilement, si l'on étudie les descriptions des symptômes qui ont augmenté peu à peu, que ce calcul ne s'était pas introduit dans le nez comme il s'est montré après son extraction. Aussi notre malade ne se souvient pas que depuis ses premières années un corps étranger entier ou en partie se soit introduit dans son nez, y soit resté et s'y soit incrusté. Toutes ces considérations ne nous laissent aucun doute que le calcul se soit formé dans l'endroit même où, dans la suite, comme nous l'avons vu, il causa de grandes douleurs. Je voulais le diviser par une section, et l'analyser pour apporter plus de lumière sur son origine et sur sa formation ; mais le malade désirant le conserver intact, me le refusa avec opiniâtreté.

» On ne peut pas douter que les humeurs sécrétées dans les voies lacrymales n'aient joué le principal rôle dans la formation de cette pierre, si l'on considère qu'elles sont en plus grande quantité que les autres humeurs, que les larmes absorbées dans leur plus grande partie par les points lacrymaux ne parvenaient pas dans le méat inférieur, mais séjournaient au-dessus, circonstance qui donna naissance à la période blennorrhoïque de la dacryocystite, et d'où il résulta une abondante sécrétion de mucosités. Bien que les autres liquides sécrétés dans le nez aient aidé pour leur part à la formation du calcul, certainement, comme nous l'avons démontré plus haut, les liquides du système lacrymal doivent passer en première ligne ; c'est le motif qui m'a engagé avec raison à donner à ce calcul le nom de dacryolithe. » (Ferdinand-Léopold Kersten, de Magdebourg, *Nonnulla de dacryolithis*, *Dissertatio inaug.* Berolini, 1828, p. 28-31, *et apud* Radius, *Scriptores ophthalmologici minores*, vol. III, p. 145 et suiv. Berol, 1828.)

DATES PAR ORDRE CHRONOLOGIQUE DES OBSERVATIONS CITÉES DE CALCULS FORMÉS SPONTANÉMENT DANS LE CANAL NASAL.

1° Mathias de Gradi, 1471 ; 2° Panarolus, 1654 ; 3° Bartholin, 1654 ; 4° Plater, 1656 ; 5° Clauder, 1739 ; 6° Riedlenius, 1739 ; 7° Khern, 1744 ; 8° Mercklin, 1744 ; 9° Kersten, 1828.

§ II. — DACRYOLITHES PLACÉS DANS LE CANAL NASAL ET AYANT POUR BASE UN CORPS ÉTRANGER.

Noyau de cerise avalé.

Observation. — « Souvent on avale sans inconvénient des noyaux de cerises qu'on rend ensuite par les selles ; mais il arrive quelquefois, cependant, ainsi que l'ouverture de plusieurs cadavres l'a prouvé, qu'ils peuvent aussi s'arrêter dans le cœcum. Quelquefois aussi ces noyaux blessent les parties qu'ils traversent, comme le pourraient faire des épines, lorsqu'ils sont arrêtés par leurs aspérités. Une dame de Helsinbourg a éprouvé cela récemment. Dans l'été dernier elle avala par imprudence, ou plutôt voulut avaler un noyau de cerise, qui resta dans l'arrière-bouche (*faucibus*) pendant plusieurs semaines, en occasionnant d'affreuses douleurs, suite de la déchirure de parties sensibles. Bientôt apparut une tumeur de la grosseur d'un œuf de pigeon, et qui augmenta jusqu'à celle d'une petite pomme ; elle diminua peu à peu et ne suppura pas. Enfin, pendant une nuit, la malade rendit dans un vase, en toussant, ce noyau qui s'était recouvert peu à peu d'une enveloppe de limon et de matière plâtreuse, et ne souffrit plus depuis. D. Christophorus Rostius Poliater, homme d'un grand savoir, et mon ami, m'envoya ce noyau avec l'observation ; malheureusement le noyau avait été brisé par la malade, qui, voulant voir ce que c'était, l'avait cassé à coups de marteau.

» L'enveloppe calcaire recouvrait de toutes parts le noyau ; elle était inégale et irrégulière, présentait çà et là des aspérités pointues, avait la dureté de la pierre et une couleur tirant sur le vert. » (Thomas Bartholin, *Hist. cent.*, IV, p. 404 *et seq.*, Histor. LXXXV, 1654.)

(Ce noyau était-il logé dans l'ouverture postérieure des fosses nasales, ou simplement dans l'arrière-bouche? D.)

Graine de succin recouverte d'incrustations terreuses après un long séjour dans les narines.

Observation. — « Une petite fille de cinq ans, en jouant, introduisit profondément dans ses narines une graine de succin d'une grosseur considérable, comme on peut en juger par la fig. A, et en éprouva de grandes douleurs et diverses incommodités. Personne ne put deviner la cause de son mal, lorsqu'à l'âge de quatorze ans elle rendit tout à coup par les narines, en éternuant, la graine de succin qui s'y était logée. Il est à remarquer que cette graine ne ressemblait guère à celle du succin, car elle était recouverte d'une enveloppe pierreuse ; on brisa une partie de cette enveloppe, et l'on trouva une cavité au milieu de la graine. Il est difficile de s'expliquer comment cette substance pierreuse a pu s'y fixer. Cependant plusieurs exemples montrent qu'il se forme dans la vessie de ces dépôts calcaires, et l'on peut lire de semblables faits dans Beverovic et d'autres auteurs ; mais je ne me rappelle pas qu'on en ait observé jusqu'ici dans les narines, à l'exception pourtant d'un noyau de cerise, que m'a montré le chirurgien Pierre, fils d'Adrien. Ce noyau, après avoir longtemps séjourné dans le haut des narines, avait enfin été rejeté, mais recouvert d'une couche pierreuse. » (Ruysch, *Obs. anat.*, Amsterdam, 1691.)

Voyez fig. 22, A, graine de succin en partie entourée de l'enveloppe pierreuse et en partie nue.

B, B, B. Fragments de l'enveloppe pierreuse.

Fig. 22.

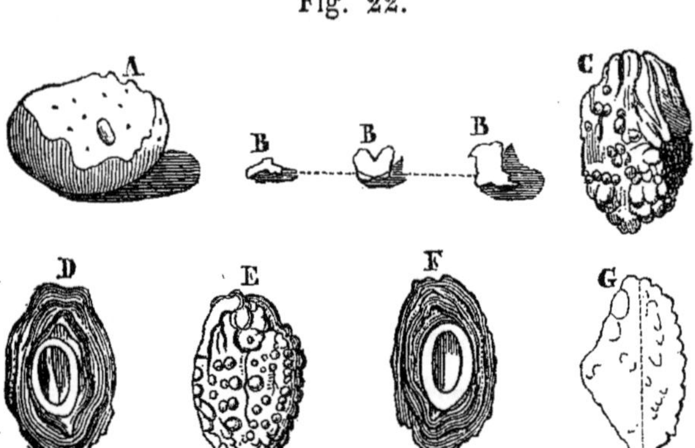

Noyaux de cerise devenant la base d'un calcul.

Observation première. — « Un meunier avait été regardé comme affecté d'un polype du nez ; la narine droite était complétement obstruée. Une pince à polype introduite ne ramenait qu'un peu de sang caillé et des débris membraneux. Entre les mors de la pince on sentait quelque chose de dur qui s'écrasait et ressemblait au toucher à du sable. On fit introduire dans la narine de la charpie enduite d'ammoniaque (p. 290). Le mal empira de plus en plus. La pince à polype, introduite, ramena encore des débris semblables, et finalement un calcul enveloppé dans une membrane sanguinolente. Un examen exact montra dans la partie antérieure de ce calcul, là où sa substance avait été écrasée, un noyau de cerise. Il avait déjà été mis à nu lors des premières tentatives d'extraction, car il était à moitié noirci par l'ammoniaque. Primitivement ce calcul devait avoir été plus volumineux, et le noyau en devait avoir occupé le centre. Le malade se rappela qu'un jour en mangeant des cerises cuites il avait été pris d'éternuments répétés. Depuis ce temps, — il y avait dix-huit mois, — il avait (p. 291) éprouvé continuellement une sensation de pression « comme s'il avait eu un corps étranger dans le nez. » A la seconde visite le calcul obstruait entièrement une des narines et l'autre en grande partie. La cloison en éprouvait une courbure, et, du côté droit, près de l'œil, on pouvait apercevoir au dehors une élévation sensible. Depuis l'extraction du calcul le malade fut entièrement guéri. »

Après avoir raconté le fait précédent, qui appartient à Horn, Schmucker ajoute ce qui suit : « Le calcul en question m'a été envoyé. Il est très peu consistant, très inégal, et offre différentes petites élévations et des enfoncements. Il a 7 lignes de longueur sur 5 de largeur et 3 d'épaisseur ; le noyau en avait occupé le milieu ; mais par les fréquentes tractions faites à l'aide de la pince à polype, quelque chose en avait été chaque fois cassé. Cependant la cavité que le noyau avait occupée était encore facile à voir. Le calcul pèse 35 grains. [Horn, dans Schmucker, *loc. cit.*, p. 289, obs. 22, 1788. — *Observation d'un calcul qu'un noyau de cerise avait produit dans le nez* (*Extrait*)].

Observation deuxième. — « Guilelma Hertel, âgée de quarante ans, d'une constitution arthritique, jusque-là bien réglée, n'a jamais eu d'enfants ; il y a un an et demi, après des symptômes de coryza et après un écoulement de mucus très âcre par les narines, elle ressentit dans le canal nasal gauche une douleur qui augmenta peu à peu et s'étendit de là à l'œil du même côté et à toute la région frontale. A cette époque, le canal nasal était tellement obstrué, que les larmes, d'une part, ne pouvaient plus parvenir dans le méat inférieur, ce qu'on pouvait facilement reconnaître à sa sécheresse, et que, d'un autre côté, mais assez rarement, elles s'écoulaient sur la joue, ce qui faisait paraître l'œil beaucoup plus humide que l'œil sain. Ce léger épiphora, la sécheresse du nez et l'occlusion du passage de l'air étaient accompagnés d'un besoin presque incessant d'éternuer, ce qui tourmentait la malade nuit et jour. La région dorsale du nez s'élevait peu à peu, la pression avec le doigt augmentait beaucoup les douleurs, mais pendant qu'on l'exerçait ni les larmes, ni le mucus ne descendaient dans la cavité du nez qui, ainsi que nous l'avons dit plus haut, était toujours sec. La peau qui recouvrait la tumeur était un peu plus rouge qu'à l'état normal, sans présenter pourtant aucune trace d'inflammation.

» La malade supporta pendant un an et quarante jours les douleurs de ce mal sans recourir à aucun médecin, lorsqu'un jour qu'elle avait éternué longtemps et très fort elle sentit quelque chose se mouvoir dans son nez et descendre, puis bientôt reprendre une nouvelle fixité, après quoi les douleurs devinrent beaucoup plus insupportables. Alors le besoin d'éternuer devint continuel, et trois jours après que la malade avait senti l'ébranlement d'un corps étranger, une forte pierre tomba de son nez sur son sein et fut suivie aussitôt de l'écoulement d'une grande quantité de liquide aqueux. A partir du moment où le corps étranger tomba, la malade fut moins tourmentée d'éternuments et de douleurs; la tumeur diminua peu à peu sans disparaître entièrement, un passage étroit s'ouvrit à l'air, mais il fut loin de devenir aussi large que du côté sain.

» Les larmes cessèrent de couler sur la joue, mais l'œil en était encore rempli. Un autre mal survint alors; la narine gauche offrait un écoulement presque continuel d'un liquide aqueux, quelquefois rougeâtre, sans fétidité, mais très caustique; ce liquide était sécrété en très grande quantité en fort peu de temps; la pituitaire était corrodée par la causticité de cet écoulement, circonstance qui provoqua des douleurs en quelque sorte plus vives que celles qui avaient tourmenté la malade auparavant. . . . .

. . . .

» Ce fut alors, enfin, que la malade demanda secours à la clinique chirurgicale et ophthalmique de l'Université de Berlin, dirigée alors par l'illustre de Graefe. Ce chirurgien, après avoir examiné la malade et reconnu l'affection, prescrivit le carbonate de potasse à l'intérieur et à l'extérieur.

» La constitution goutteuse de la malade explique les motifs pour lesquels les antiarthritiques les plus énergiques furent prescrits. Les médicaments ayant été longtemps continués et la dose du carbonate de potasse ayant été augmentée, l'état morbide fut de beaucoup amélioré, de sorte que non seulement la sécrétion du liquide diminua, mais encore qu'il perdit sa propriété corrosive, ce qui fit disparaître les douleurs presque entièrement. Cependant la tumeur ne s'effaça pas complétement; la sécrétion d'un liquide sans âcreté, plus souvent mêlé de sang, continua et le passage de l'air demeura encore difficile, ce qu'on peut expliquer par ce motif, que la muqueuse, dans l'endroit qu'occupait le calcul avant sa chute, était dégénérée en une excroissance polypeuse contre laquelle les remèdes internes n'ont été d'aucun secours, ainsi que l'expérience l'a suffisamment démontré dans d'autres cas.

» Le calcul que la malade nous a montré est ovale, de 9 lignes de hauteur et de 5 1/2 de diamètre. Sa surface est recouverte d'un grand nombre d'aspérités plus ou moins élevées, dont la plus grande a une ligne de hauteur; la surface elle-même, terreuse, n'est aucunement brillante, mais mate; les aspérités sont recouvertes d'une matière verdâtre; les anfractuosités, au contraire, sont d'une couleur plus blanche parce qu'entre elles et les aspérités il y a un dépôt de matière très semblable à la chaux. Le calcul ayant été divisé si heureusement qu'il fut partagé en deux moitiés égales, nous trouvâmes en dedans, ayant sa forme ordinaire, un noyau de cerise dont les cotylédons, entièrement desséchés, restèrent attachés à l'une de ses moitiés.

» Le diamètre de ce noyau est de 3 lignes, sa hauteur de 4 1/4; la forme du calcul répond si parfaitement à celle de ce noyau, que la plus grande partie de la matière accumulée l'est selon la hauteur, de sorte que les couches supérieure et inférieure qui l'entourent ont presque 3 lignes, tandis que les couches latérales en ont à peine 1 à 1 1/2. La surface de la section est très brillante; on y reconnaît des couches distinctes, serrées, presque parallèles, de couleur verdâtre et blanche, qui tantôt se confondent entre elles, tantôt, au contraire, sont séparées par des couches noires; mais les couches qui entourent immédiatement le noyau de cerise semblent avoir préparé la forme externe du corps étranger.

» Bien que la malade nous ait souvent affirmé qu'elle ne se souvenait pas de l'époque à laquelle elle aurait mangé des cerises, et qu'elle n'en avait même pas désiré depuis son enfance, on peut supposer avec quelque vraisemblance que le noyau s'est introduit dans son nez, pendant le rire ou le vomissement, seulement depuis le moment qu'elle y ressent de la gêne ou des douleurs, et que dans la suite ce noyau s'y entoura de concrétions pierreuses apportées par la constitution goutteuse du sujet, jusqu'au point d'empêcher la respiration et de faire naître de vives douleurs. Mais comme avant la malade faisait peu d'attention à elle, il se peut que le noyau se soit introduit dans le nez depuis son enfance, et que peu à peu, et principalement dans le temps où la goutte commença à l'atteindre, époque à laquelle l'organisme tend à la formation des pierres, la croûte pierreuse qui enveloppait le noyau, augmentant, causa les premières douleurs, surtout quand elle parvint à une certaine grosseur.

» On aura moins de doute sur l'origine de la concrétion si l'on jette un coup d'œil sur la planche 22 (voy. fig. *c*, *d*, *e*, *f*, *g*), et si l'on a bien étudié et compris la description que nous en avons donnée plus haut. Les couches sont de couleur verte et blanche alternant entre elles, et se confondent de temps en temps; mais quelquefois elles sont séparées nettement par une ligne noire; les couches vertes sont probablement formées par du mucus concret, et les blanches par une masse terreuse précipitée par les humeurs.

» Ces humeurs, destinées à lubrifier le nez, arrêtées par le noyau de cerise, ne pouvaient ni parvenir à leur destination, ni remplir leur but, d'où la sensation de sécheresse accusée par la malade, et il était donc impossible que cette matière ne séjournât pas là, et qu'ainsi le noyau ne se couvrît pas d'incrustations.

» En première ligne vient le mucus sécrété dans le sac lacrymal lui-même; sans aucun doute l'irritation causée par le corps étranger amena une dacryocystite dans la période catarrhale de laquelle, celle d'inflammation étant passée, une grande masse de mucus fut sécrétée.

» Ensuite viennent les larmes sécrétées en plus grande abondance qu'à l'état normal à cause de l'irritation de tout le système lacrymal, et dont une très petite quantité seulement refluait sur les joues, tandis que la plus grande partie, reçue par les points lacrymaux, était conduite dans le sac jusqu'à l'obstruction formée par le noyau de cerise, mais ne pouvait parvenir plus bas : telles sont certainement les causes de la formation de ces concrétions remarquables, la goutte particulièrement venant en aide.

» D'un autre côté, si l'on considère la sécheresse de toute la narine gauche, les humeurs sécrétées dans les sinus ont aidé encore à la formation du calcul, motif pour lequel on pourrait nommer la pierre rhinolithe; mais comme les humeurs de l'œil ont joué ici le principal rôle, il est plus convenable de lui donner le nom de dacryolithe. » (Ferd. Léopold Kersten, de Magdebourg. *Nonnulla de Dacryolithis; Dissertatio inauguralis.* Berolini, 1828, p. 22.)

Voir p. 317, planche 22, figures C, D, E, F, G.

C. L'une des surfaces extérieures du calcul avec ses aspérités et ses enfoncements.

D. Surface interne de la moitié du calcul. Au milieu du noyau sont les cotylédons desséchés.

E. Autre surface externe du calcul.

F. Surface interne.

G. Elle fait voir le plus grand diamètre du calcul.

Observation troisième. — « Je connais un cas bien remarquable de dacryocystite chronique suivie d'un *dacryops blennoïdeus* qui s'est présenté chez la femme d'un tailleur. Cette femme mangeant un jour des cerises, un noyau avait pénétré à son insu (peut-être riait-elle en ce moment) dans les fosses nasales par l'un de leurs orifices postérieurs, et s'était arrêté à la partie inférieure du canal lacrymal. La présence de ce corps avait entretenu la maladie pendant neuf mois, lorsqu'il fut découvert par mon ami, M. le docteur Bartky, qui en fit l'extraction, et la maladie cessa aussitôt. » (Weller, *Traité théorique et pratique des maladies des yeux*, traduit de l'allemand, Paris, 1828, t. I, p. 188. — Note du bas de la page.)

Il est à remarquer ici que Weller ne dit nullement que ce noyau se soit recouvert de matière calcaire, ce qui prouve que la prédisposition est réellement indispensable à la formation des calculs, et qu'il ne suffit pas qu'un corps étranger se soit arrêté dans un conduit quelconque pour qu'il en résulte une incrustation. L'observation de Weller démontre encore que l'oblitération de la partie inférieure du canal par un corps étranger peut amener à la suite une blennorrhagie du sac lacrymal. D.

DATES PAR ORDRE CHRONOLOGIQUE DES OBSERVATIONS CITÉES DE DACRYOLITHES FORMÉS DANS LE CANAL NASAL, ET AYANT POUR BASE UN CORPS ÉTRANGER.

1° D. Bartholin, 1654 ; 2° Ruysch, 1691 ; 3° Horn, 1788 ; 4° Kersten, 1828 ; 5° Weller, édition française, 1828.

ARTICLE V.

INFLAMMATION DES OS ET DU PÉRIOSTE DU CANAL NASAL ET DES OS VOISINS.

L'inflammation des os du canal nasal a été constatée par tous les chirurgiens ; mais la plupart des auteurs qui, comme Scarpa et Mackenzie, ont bien décrit les maladies des voies lacrymales, considèrent cette affection comme une conséquence du séjour du pus dans le sac, et non comme la cause primitive de la fistule. Ainsi Scarpa range la carie dans la quatrième période de la fistule lacrymale et Mackenzie dans la cinquième.

La troisième période de la fistule lacrymale se caractérise, dit Scarpa (1), « et par l'inflammation du sac lacrymal occasionnée

(1) *Scarpa*, t. I, p. 41.

par l'abondance et l'acrimonie de l'humeur qui le remplit, et plus encore peut être par l'extrême distension qu'il éprouve ; il suppure et s'ouvre au dehors : alors on voit, entre le nez et l'angle interne de l'œil, une ouverture fistuleuse qui laisse passer les larmes mêlées d'une matière puriforme et d'un véritable pus. C'est à cette troisième période que convient spécialement le nom de fistule lacrymale, surtout si l'ulcère a été longtemps négligé ou mal traité. La quatrième période n'est que la précédente, à laquelle il faut ajouter la carie de l'os unguis et quelquefois de l'ethmoïde. »

Mackenzie est aussi explicite : « Chez les malades qui ont éprouvé de fréquents abcès du sac lacrymal, dit-il (1), et chez qui l'ouverture externe a dégénéré en une fistule, si l'on introduit une sonde pour s'assurer de l'état du canal nasal, l'instrument vient quelquefois immédiatement en contact avec un os dénudé et raboteux, et au lieu de passer avec difficulté le long du trajet du canal nasal, il peut être tourné dans des directions diverses sans difficulté ou avec peu d'obstacle, par suite de la désorganisation non seulement des parties molles, mais encore des os par lesquels elles sont naturellement entourées. L'os unguis et le cornet inférieur sont particulièrement sujets à cet état de carie, qui, quelquefois aussi, s'étend à l'os ethmoïde et à l'os maxillaire supérieur.

« Il y a lieu de penser que dans de tels cas de fistule avec carie, non seulement l'inflammation s'est étendue du sac lacrymal au périoste auquel elle adhère, mais que la matière rassemblée dans le sac lacrymal a traversé la paroi postérieure de ce sac aussi bien que l'antérieure, et a produit de cette manière la désorganisation des os... »

Ces auteurs célèbres, rien n'est plus certain, ont pris ici l'effet pour la cause, et les cas nombreux d'affections du sac consécutives aux maladies des os que j'ai observés ne me laissent aucun doute à ce sujet. Pourquoi, d'ailleurs, l'os unguis, le cornet inférieur, l'ethmoïde, le maxillaire supérieur, ne s'enflammeraient-ils pas primitivement? Pourquoi le sac lacrymal en contact immédiat avec ces os malades ne serait-il pas à son tour pris de maladie? Certainement il est plus simple d'admettre que les parties molles deviennent malades à la suite d'une altération des os, que l'état contraire, que je ne nie pas, mais qui est et doit être beaucoup moins fréquent.

(1) Mackenzie, *loc. cit.*, p. 198.

D'un autre côté, le périoste qui recouvre ces os s'enflamme à l'état aigu, comme nous l'avons vu dans les affections de l'orbite, comme on le voit partout ailleurs, et provoque rapidement une inflammation très vive du sac et une fistule lacrymale chez des personnes qui, jusque-là, n'avaient jamais été incommodées de larmoiement.

Que l'on réfléchisse un instant à la succession des phénomènes morbides, et l'on verra que les os sont certainement très souvent atteints les premiers :

Ainsi dans l'*ostéite chronique*, l'os enflammé se gonfle, presse sur le sac lacrymal; celui-ci se tuméfie à son tour par suite de la phlogose dont il est frappé. Les larmes et les mucosités palpébrales qui doivent traverser le sac pour arriver dans la narine sont arrêtées dans leur cours et refluent de bas en haut. Là elles trouvent un obstacle à franchir : la valvule, les conduits, et surtout les mamelons lacrymaux; elles s'accumulent dans la partie supérieure du sac et le distendent. Le malade, pour se débarrasser du larmoiement qui l'incommode, s'éssuie l'œil, ou, quand l'affection est plus avancée, presse sur la tumeur lacrymale qui s'est développée et la vide par la narine.

Pendant ce temps, l'os malade dont le périoste a pu être enflammé le premier se dénude et se carie.

De son côté, la partie du sac lacrymal qui l'avoisine, enflammée depuis longtemps, s'ulcère, et une communication directe entre l'os et l'intérieur du sac se trouvant peu à peu établie, la tumeur lacrymale n'est plus qu'une sorte d'*abcès par congestion.* Si la suppuration de l'os et les mucosités fournies par les parties molles trouvent une issue par l'une des ouvertures naturelles du sac, on ne peut voir à l'extérieur qu'une tumeur lacrymale plus ou moins volumineuse, plus ou moins ancienne, donnant des mucosités ou du pus par la pression, pus de bonne ou mauvaise nature, selon qu'il y a au moment de l'observation une sécrétion plus active de l'os ou des parties molles.

Cet état peut durer bien longtemps, des mois, des années même, sans beaucoup de changements apparents.

Que l'on ouvre cette tumeur arrivée à l'état que nous venons de décrire, ou que le pus ne trouvant plus d'issue et jouant le rôle de corps étranger s'en pratique une à travers la peau, qu'une fistule enfin s'établisse, et l'on constatera souvent de grands désordres : le stylet pénétrera ici, à travers l'unguis, jusque dans le pharynx, comme je l'ai vu maintes fois ; là il se perdra dans diverses directions à travers l'ethmoïde et le maxillaire ; dans d'autres cas il fera reconnaître que le canal est agrandi outre mesure, et qu'on peut, à travers plusieurs fausses routes pénétrer dans diverses directions plus ou moins parallèles au canal ou plus ou moins obliques, et partout on trouvera devant soi des os cariés.

Le moindre doute ne peut plus exister, tous ces désordres sont le résultat d'une ostéite dont on devra rechercher la cause le plus souvent dans l'état général et non dans une affection ancienne des parties molles.

Si l'on veut maintenant comparer les diverses phases de l'inflammation chronique du sac, dont nous nous occuperons plus loin, aux divers symptômes que nous venons de rappeler, on les trouvera parfaitement semblables, quant à la marche de la maladie et à l'aspect qu'elle offrira. Là aussi il y a d'abord larmoiement, suivi à plus ou moins grande distance d'une tumeur lacrymale et d'une fistule. On introduit la sonde, aucun os n'est malade, il n'y a qu'un rétrécissement du sac, et l'on constate que la maladie, malgré une durée souvent de plusieurs années, n'intéresse que les parties molles.

Dans l'un comme dans l'autre cas, aussi bien lorsqu'on a affaire primitivement à une ostéite qu'à une inflammation chronique du sac, les symptômes objectifs sont les mêmes, et le chirurgien ne peut reconnaître le véritable état des choses qu'après l'ouverture spontanée ou artificielle de la tumeur (1).

On trouve une autre preuve à l'appui de mon opinion que la maladie des os est le plus souvent, sinon toujours, primitive, orsque l'on est appelé à observer une *dacryocystite aiguë*, ou une tule récente non précédée de larmoiement ni d'aucun désordre es voies lacrymales. Là, quand on a pratiqué une ouverture conenable, le stylet démontre que l'os est à nu, que le périoste s'est nflammé à l'état aigu, et que le pus s'est frayé une route à traers le sac et la peau qui la recouvrent. Les cas semblables d'affection du sac lacrymal sont très nombreux, et j'en ai vu de fréuents exemples, entre autres celui que j'ai rapporté plus haut

(1) Cependant, à l'aide d'un stylet, introduit par le conduit lacrymal supéieur, j'ai pu arriver à constater une affection des os avant l'opération. C'est un etit moyen très avantageux que je ne saurais trop recommander et sur l'emloi duquel je reviendrai.

en m'occupant des maladies de l'orbite (voy. p. 183), et qui ne laisse pas le moindre doute sur l'affection primitive des os.

En résumé, l'inflammation *primitive* des os et du périoste du canal nasal est hors de doute.

La cause de cette inflammation doit être le plus souvent, mais non pas toujours, rapportée à une diathèse scrofuleuse ou à des antécédents syphilitiques.

Si l'on ouvre une tumeur lacrymale, récente ou ancienne, et que la sonde indique une carie des os, l'affection des parties molles est le plus souvent, sinon toujours, symptomatique; le pus contenu dans le sac constitue alors une sorte d'*abcès par congestion.*

Les fistules compliquées, c'est-à-dire celles dans lesquelles les parties molles et les os sont malades, ont presque toujours pour origine une maladie de ces derniers, dont la cause doit être recherchée dans l'état général.

L'inflammation *consécutive* des os est très douteuse, et, contrairement à une opinion assez généralement reçue, ne peut dans tous les cas être admise que comme une exception.

Dès qu'une affection des os existe, un traitement général approprié à la constitution ou aux antécédents du malade est indispensable.

Nous avons rapporté et nous citerons dans la suite de ce chapitre des exemples de caries, de fistules osseuses, d'exostoses, qui compléteront ce que nous venons de dire sur l'inflammation des os du canal nasal. On reconnaîtra ainsi que des maladies de l'unguis, de l'ethmoïde, du cornet inférieur, du maxillaire supérieur, des os du nez, du vomer, du sinus maxillaire, jouent le rôle principal dans la production de la tumeur et de la fistule lacrymales. (Voy. *Tumeur*, *fistule* et *larmoiement.*)

ARTICLE VI.

OBSTRUCTION, ATRÉSIE, STÉNOCHORIE DU CANAL NASAL.

Le rétrécissement, ou même l'oblitération complète du canal nasal, est le plus souvent produit par l'inflammation de la muqueuse ; il existe cependant des cas assez nombreux dans lesquels cet état est dû à un gonflement du périoste ou des os eux-mêmes, à des exostoses le plus souvent syphilitiques, à l'écrasement du canal par des blessures de la face, à des corps étrangers, à des productions pierreuses (voy. *Rhinolithes*, p. 336 et suiv.), ou enfin à l'atrésie du canal par des maladies du sinus maxillaire ou des fosses nasales.

Les faits d'obstruction par gonflement des os cités par les auteurs, ceux que j'ai observés comme presque tous les chirurgiens, sont nombreux, mais rien n'est plus rare cependant que l'observation appuyée de recherches nécroscopiques. Cependant Travers dit qu'il a trouvé sur des crânes qu'il examinait le canal nasal complétement oblitéré à son orifice supérieur par l'inflammation des os. Mackenzie a confirmé ce fait. J'ai rencontré, dit-il (*loc. cit.*, p. 218), un cas de cette espèce à la dissection, et, ce qui est digne de remarque, c'est que ce sujet, autant que j'ai pu m'en informer, n'avait pas eu beaucoup de larmoiement, peut-être même pas du tout.

Parmi les faits d'oblitération osseuse du canal observés sur le vivant, et qui, conséquemment, laissent beaucoup de doutes fondés, je citerai d'abord ceux dont parle Chélius (1), d'après Jurine, Monro, Schmidt, les deux cas dont on trouve le récit dans la *Clinique* de Dupuytren, et qu'il dit avoir guéris par l'emploi d'un trois-quarts coudé, ceux traités de la même manière par M. Guépin de Nantes (*Annales d'oculistique*, t. XIII, p. 251, et t. XIV, p. 218; et M. Gerdy (*Annales d'oculistique*, t. XVII, p. 45).

Nous reviendrons sur ces causes de fistule lacrymale et sur le traitement lorsque nous nous occuperons de cette affection.

ARTICLE VII.

EXOSTOSES, PÉRIOSTOSES DU CANAL ET DES OS VOISINS.

Ces maladies sont loin d'être rares; cependant il n'est pas toujours facile d'en constater la présence, parce que la tumeur est parfois très petite, parfois aussi hors du toucher et de la vue.

De même que la plupart des observateurs, j'en ai vu le plus souvent sur l'apophyse montante du maxillaire supérieur chez des individus scrofuleux ou atteints de syphilis constitutionnelle; parfois aussi, chez des personnes parfaitement saines, en apparence, et bien portantes.

(1) Chélius, t. II, p. 71.

Les symptômes de la périostose, en cet endroit, sont faciles à reconnaître : on y sent par le toucher une sorte d'empâtement, de tuméfaction indolente, sans coloration morbide de la peau, qui précède ordinairement l'obstruction du sac par compression et qui ne s'accompagne alors que de larmoiement. Ce n'est que plus tard, lorsque le gonflement est devenu plus grand, qu'il se forme une tumeur lacrymale.

Si l'on voit le malade à ce moment, il ne faut pas négliger de vider la tumeur par une pression convenable, et même par une injection d'eau tiède ; autrement il deviendrait difficile, sinon impossible, de reconnaître par le toucher le gonflement morbide de l'apophyse montante du maxillaire. C'est là, d'ailleurs, une précaution à observer généralement dans l'examen de toutes les tumeurs lacrymales.

Lorsqu'on a ouvert le sac ou que la fistule est établie, on reconnaît facilement le gonflement et l'empiétement dont nous venons de parler ; mais on trouve aussi, assez souvent, quelques inégalités à la surface de l'os et, dans quelques cas de périostite et d'ostéite chroniques, une dénudation et même une carie.

Quelques chirurgiens, et surtout M. Ricord, insistent sur l'exostose du maxillaire comme cause de la tumeur lacrymale vénérienne, et appellent l'attention sur un symptôme que je n'ai que bien rarement constaté, le vacillement des dents incisives. Ce symptôme, que M. Tavignot a vu aussi (Voy. Nélaton, *loc. cit.*, p. 314), est reconnu de la manière suivante : « On imprime un mouvement de va-et-vient aux dents incisives de la mâchoire supérieure, et ces dents, bien que solidement fixées dans leurs alvéoles, vacillent néanmoins d'une manière très sensible ; cela tient à ce que le rebord maxillaire, qui supporte les dents et qui correspond à l'os intermaxillaire du fœtus, est lui-même en partie détaché du maxillaire supérieur. » J'ai vu l'exostose, mais, je le répète, je n'ai pas assez bien vu le symptôme pour l'admettre; d'ailleurs, le mouvement imprimé aux dents m'a paru exister aussi chez des scrofuleux atteints de la même maladie et même chez des personnes qui n'avaient ni tumeur lacrymale, ni fistule, et par conséquent point d'exostose à l'apophyse montante du maxillaire supérieur. C'est donc un point qui me reste à étudier.

Observation. — J'ai vu l'exostose syphilitique sur un garçon de dix ans, qui était en même temps atteint de tumeur lacrymale. Sa mère nous raconta, à moi et aux médecins présents à ma clinique, qu'il y a cinq ans son fils avait été infecté par une misérable gouvernante chargée de le surveiller. Elle nous décrivit parfaitement tous les symptômes caractéristiques d'une syphilis constitutionnelle et ajouta que M. Ricord lui avait donné des soins et l'avait guéri.

Le pauvre enfant était atteint d'une tumeur lacrymale du côté gauche, compliquée d'un gonflement assez considérable de l'apophyse montante du maxillaire supérieur et sans coloration morbide de la peau. On la vidait très aisément par la pression, et alors on sentait le gonflement et les inégalités de l'os malade. J'ordonnai des onctions mercurielles, un collyre au sublimé, l'iodure de potassium à la dose de 30, puis bientôt de 50 centigrammes matin et soir. Je n'obtins rien et, après six mois, je me décidai à ouvrir la tumeur lacrymale qui, s'étant un peu enflammée, tourmentait l'œil. Un pansement à plat fut fait pendant quelque temps, au moyen de charpie enduite d'onguent napolitain ; les parties molles revinrent sur elles-mêmes, mais l'os demeura gonflé et je ne pus obtenir la dilatation complète du canal à sa partie supérieure, malgré l'usage des clous de Scarpa. Je laissai la plaie se fermer ; il n'y avait plus de tumeur lacrymale, mais l'exostose existait toujours et continuait de provoquer le larmoiement. Je conseillai de suivre longtemps encore le traitement général.

L'exostose des os voisins du canal provoque aussi le larmoiement et des conjonctivites très rebelles, quand la compression en diminue le calibre. Entre autres cas de ce genre, le suivant est très remarquable.

Observation. — Madame la baronne S..... de R...., rue Laffitte, âgée de soixante ans au moins, que j'ai vue avec feu le docteur Cahen père, est atteinte, depuis douze ou quinze ans, d'exostoses considérables des maxillaires supérieurs et des os de la pommette. Les yeux, écartés l'un de l'autre outre mesure par le développement morbide de l'ethmoïde et des os voisins ne voient plus simultanément l'objet regardé ; le gauche divergent s'est considérablement affaibli ; pourtant, il reconnaît encore les objets ordinaires. Les narines sont fermées ; la respiration se fait par la bouche. Des tumeurs osseuses considérables, ayant à peu près la forme du bord orbitaire inférieur, remontent jusqu'à la moitié de la hauteur de la paupière correspondante et jusqu'aux deux tiers internes de son étendue, de manière à masquer la vue d'un objet placé en face. Du côté du nez ces tumeurs descendent presque jusqu'à son extrémité et le tiennent, pour ainsi dire, enseveli ; leur saillie est plus grande, de sorte que là où le nez est le plus saillant il y a un sillon.

Le larmoiement et les conjonctivites me paraissant dépendre de la compression, peut-être même de l'atrophie par aplatissement du canal, je fais une première injection d'eau tiède qui reflue en entier par le point opposé; puis une seconde, qui fait arriver quelques gouttes d'eau dans la gorge. Le canal osseux est-il comprimé, déformé outre mesure? Cela est probable, presque certain; mais comme l'air ne pénètre pas dans les narines, que ces ouvertures sont fermées, le mal peut dépendre aussi d'une obstruction du canal par épaississement de la pituitaire comme dans l'observation de M. Auzias.

L'œil droit est bon, quoique presbyte. Ses conjonctives sont très rouges; habituellement il en sort des larmes qui deviennent très brûlantes la nuit.

Pour corriger sa presbytie, la malade porte des lunettes n° 18; mais, comme la saillie de l'exostose est très considérable, que le verre est toujours éloigné de l'œil à une distance de plus de deux pouces, et qu'il n'est jamais sur un plan parallèle à celui de l'iris, il en résulte une fatigue très grande pour l'organe. Dans le but de remédier à ce sérieux inconvénient, j'ai fait mouler la face, en ma présence, par M. Charrière fils, pour construire des lunettes convenables; la branche transversale et les branches latérales s'appliquent exactement sur les sinuosités du visage et le verre du côté droit, échancré en bas pour recevoir la tumeur, est parallèle à l'iris et fixé solidement à quelques lignes de l'œil. Depuis qu'elle fait usage de ces lunettes, la malade peut lire sans se fatiguer.

ARTICLE VIII.

OZÈNE.

Un assez grand nombre de personnes atteintes de tumeurs ou de fistules lacrymales sont affectées de cette maladie dont le principal phénomène consiste dans une fétidité plus ou moins considérable de l'haleine. Cette fétidité, dans quelques cas, est portée si loin, qu'il est impossible de s'approcher des malades sans en être incommodé, et qu'on ne peut vivre avec eux dans la même chambre. Je connais quelques personnes à Paris qui, placées dans des conditions élevées par leur fortune, sont obligées de vivre seules, et l'une d'elles ne permet jamais à quelqu'un de prendre place auprès d'elle dans sa voiture.

L'ozène compliquant la fistule doit être considérée comme une affection très sérieuse.

On a comparé l'odeur de l'ozène à celle de la punaise écrasée, d'où le nom de *punais* donné à ceux qui sont atteints de ce mal ; mais il serait plus vrai de dire que c'est une odeur particulière, repoussante au plus haut point par sa fétidité qu'on ne peut comparer à aucune autre et dont la nature est inconnue.

Il y a deux variétés d'ozène :

Celle qui dépend d'un coryza chronique ou de quelques autres affections de la pituitaire, de l'étroitesse naturelle des narines et d'un manque de propreté, de la présence de vers dans les sinus du nez, de l'arrachement d'une dent, etc., est passagère et assez fréquente ; rarement elle se complique de larmoiement.

Celle qui est de nature syphilitique ou scrofuleuse.

Lorsqu'elle est de nature syphilitique, et c'est le cas le plus fréquent, elle est extrêmement rebelle et complique singulièrement le traitement de la tumeur et de la fistule lacrymales. Dans ce cas, les parties molles présentent des ulcérations le plus souvent symptomatiques de caries plus ou moins étendues et dont les produits de sécrétion paraissent produire l'odeur fétide qu'on observe. L'ethmoïde, les cornets, les os du nez, le vomer, la voûte palatine sont pris successivement ou simultanément, et alors l'odeur de l'haleine est insoutenable.

Cette variété de l'ozène se complique fréquemment d'une tumeur ou d'une fistule lacrymale, et alors le pronostic, en ce qui touche le larmoiement, est des plus sérieux, à moins qu'une large communication ne vienne à s'établir entre le sac et les fosses nasales par les progrès de la carie.

L'ozène de cause scrofuleuse n'est pas moins tenace que l'ozène syphilitique ; mais je la crois infiniment plus rare. La maladie des os qui la produit entraîne aussi des désordres dans l'écoulement des larmes.

Il y a à faire dans l'ozène, indépendamment du traitement de la fistule, un traitement local et général approprié. On combattra l'ozène localement en cautérisant les ulcérations avec le nitrate d'argent, lorsqu'on pourra toutefois les atteindre. Je me sers avec avantage, dans ce cas, d'un pinceau d'ouate fixé à l'extrémité d'une tige de baleine et trempé dans une solution de nitrate d'argent au dixième. J'apprends aux malades à porter eux-mêmes dans leurs narines, et le plus loin possible, ce léger caustique, et ils doivent se toucher plusieurs fois par jour. En même temps, on conseille d'inspirer le plus souvent possible une solution de chlorure d'oxyde de sodium et même de faire des injections pour entraîner les mucosités.

SECTION CINQUIÈME.

Maladies du sac lacrymal et du conduit nasal membraneux.

Les affections du sac lacrymal offrent un grand intérêt parce qu'elles provoquent toutes le larmoiement et une gêne plus ou moins grande pour la vision. Nous rangerons parmi ces affections l'*atrésie* congéniale et acquise du sac et du canal nasal membraneux, les *blessures*, les *corps étrangers*, parmi lesquels nous compterons les *dacryolithes* et les *rhinolithes*, les *polypes*, l'*inflammation* aiguë et chronique avec ses diverses conséquences.

Dans une section à part, nous étudierons la *tumeur* et la *fistule* lacrymale, parce que nous ne pensons pas que ces maladies, qui se développent aussi bien sous l'influence d'une affection primitive des os du canal ou des os voisins que d'une affection primitive du sac, doivent être classées dans un chapitre destiné uniquement à l'étude des maladies de ce conduit.

ARTICLE PREMIER.

ATRÉSIE DU SAC LACRYMAL ET DU CONDUIT NASAL MEMBRANEUX.

L'atrésie du sac lacrymal est rare à l'état congénial; elle est assez commune, au contraire, par suite des inflammations chroniques de cet organe.

Voici un cas d'atrésie complète du canal membraneux reconnu par l'autopsie; il appartient à M. le docteur Auzias Turenne (1):

(1) Demours a vu un fait semblable à celui de M. Auzias; M. Béraud, qui a beaucoup étudié les divers états morbides des voies lacrymales, assure qu'il a rencontré l'oblitération complète de l'orifice inférieur du canal, 15 fois sur 100. (Voy. *Archiv. génér. de médec.*, juillet 1853, p. 72.)

« Il s'agit d'une femme âgée d'environ quarante ans, ayant succombé à une affection cancéreuse de la matrice. Le cancer, constaté au microscope par M. Robin, avait envahi et désorganisé la totalité de l'organe utérin. Les seins sont flétris et même atrophiés, comme ils le sont à l'âge de soixante ans. Les os et les ligaments cèdent et se rompent aisément ; les muscles sont très rouges, la graisse est assez abondante.

» Le sujet de cette nécropsie n'a point été observé de son vivant. On constate très bien, avant toute dissection, la tumeur du côté gauche. Elle s'offre au grand angle de l'œil, sous la peau, avec la forme et le volume d'une noisette. La moindre pression exercée sur elle fait sortir par les points lacrymaux les parties les plus ténues du liquide qu'elle contient. Le cathétérisme par le canal nasal n'est pas possible, du moins sans des efforts que je n'ai pas voulu tenter, dans la crainte de rien détruire.

» Du côté droit tout paraît être parfaitement normal, à tel point que l'existence de la maladie n'est pas même soupçonnée.

» Les téguments qui recouvrent la tumeur du côté gauche étant enlevés, on voit très bien sa forme ovoïde et sa direction presque verticale. En avant et dans sa moitié inférieure, elle est recouverte par les fibres ascendantes du muscle orbiculaire ; ces fibres se portent un peu en dedans et vont, les unes s'insérer au bord inférieur du tendon direct, les autres passer au-devant de ce tendon. En avant et dans sa moitié supérieure, elle est recouverte par le tendon direct transversalement dirigé, et par l'expansion qui se détache de la partie supérieure de ce tendon. En arrière et dans son tiers supérieur, la tumeur est recouverte par le muscle de Horner transversalement dirigé ; en arrière et dans ses deux tiers inférieurs, elle est libre, pour ainsi dire, et ne correspond qu'à la membrane muqueuse oculo-palpébrale.

» En haut, son cul-de-sac est recouvert par l'accolement du faisceau ascendant du tendon de l'orbiculaire avec le muscle de Horner. Son expansion a été d'ailleurs arrêtée dans ce sens par la résistance osseuse.

» En dehors elle correspond, mais seulement par sa partie moyenne, à l'angle interne des paupières et aux points lacrymaux.

» En dedans, c'est-à-dire du côté du nez, elle n'a pas pu s'étendre, mais elle se moule sur le cadre ostéologique du sac.

» On constate aisément de ce côté, à la faveur d'une déchirure, que la membrane du sac est composée d'une partie fibreuse, qui est externe, et d'une partie muqueuse, qui est interne. On s'assure aussi très bien de l'intégrité, c'est-à-dire de l'absence de lésion pathologique de la partie fibreuse.

» Le sac étant ouvert, se vide avec difficulté d'un liquide épais et filant qu'il contenait encore en abondance. M. Robin s'assure par l'examen microscopique que ce liquide est du muco-pus dans lequel le mucus prédomine. Des lambeaux de la membrane interne de ce sac, examinés par ce micrographe habile, ne lui révèlent rien de cancéreux. C'est simplement une membrane muqueuse enflammée.

» Ce qui est plus remarquable, c'est l'absence de l'orifice inférieur du *canal nasal membraneux. La muqueuse nasale bouche l'orifice inférieur du canal osseux en passant comme elle ferait si cet orifice n'existait pas, et présente là une certaine résistance et une épaisseur qui est au moins de 3 millimètres.*

» L'examen le plus attentif ne fait constater aucune communication du sac lacrymal ni du canal nasal, soit avec les fosses nasales, soit avec l'antre d'Highmore.

» Des soies de sanglier sont introduites sans peine par les points et conduits lacrymaux; on voit que ces derniers se terminent en Y. La branche commune de ces conduits, ou inférieure de cet Y, est dilatée sous l'influence, sans doute, de l'accumulation et du reflux du muco-pus.

» Après avoir disséqué, décrit et fait dessiner cette pièce, j'ai eu la pensée d'examiner la moitié de tête du côté opposé, que je croyais dépourvue d'altérations et uniquement dans le but d'avoir un moyen de comparaison avec le côté que je croyais seul malade.

» J'ai ouvert le sac par sa partie antérieure; son ampleur m'a frappé. Il avait débordé dans tous les sens ou pressé ses limites osseuses. Il était au moins aussi dilaté que celui du côté gauche, mais il était vide. Des points et de petites plaques rouges existent çà et là sur la muqueuse, qui ressemble beaucoup et en petit à la plèvre quand, à la suite des épanchements, il y a des pseudo-membranes. Des brins de cette muqueuse, examinés au microscope, ne diffèrent aucunement de brins semblables pris de l'autre côté.

» Il ne semble pas que le canal nasal, qui est parfaitement libre, ait jamais été malade. Cela explique l'état de vacuité du sac. Ce dernier n'a dû être plein que quand le muco-pus était trop épais et trop gluant pour s'écouler librement.

« Des tentatives infructueuses sont faites pour introduire des soies de sanglier dans le sac par les points et conduits lacrymaux ; un obstacle existe à l'entrée du sac. On soulève avec l'extrémité des soies, et sans pouvoir en vaincre la résistance, des pseudo-membranes fort épaisses, eu égard au volume des parties.

« Sur ces deux moitiés de tête, le reste des voies lacrymales et les parties voisines paraissent jouir d'une intégrité complète (1). »

ARTICLE II.

BLESSURES DU SAC LACRYMAL.

Le sac lacrymal est assez souvent blessé, bien qu'il soit protégé contre les lésions extérieures par les diverses saillies que présentent autour de lui les os du nez, ceux de l'orbite et de la face.

Je l'ai vu ouvert plusieurs fois à la suite de plaies contuses avec ou sans déchirure de la peau. Je rapporterai, en m'occupant de l'*emphysème* des paupières, plusieurs cas dans lesquels un coup de poing ou une blessure analogue ayant intéressé le grand angle de l'œil et les parties voisines, le sac fut ouvert et le malade pris en se mouchant d'un gonflement emphysémateux des paupières.

Le sac lacrymal peut encore être ouvert par des plaies par instruments tranchants ou piquants, ou par des déchirures. J'ai observé ce dernier accident chez un homme qui avait reçu un coup de crochet dans le grand angle de l'œil et chez lequel le sac, la peau qui le recouvre et la moitié interne de la paupière avaient été déchirés. J'appliquai des sutures sur la peau seulement, je fermai la narine correspondante, je défendis au blessé de se moucher, et il n'y eut ni fistule ni difformité consécutives, mais seulement un peu de larmoiement occasionné par la déviation du conduit inférieur.

Les plaies du sac lacrymal sont en général fort légères et se guérissent facilement. Cependant il convient de les réunir avec soin dans la crainte de leur voir succéder une fistule, accident que Schmidt, si favorisé pour observer les cas exceptionnels, paraît avoir rencontré.

Des sutures, de l'eau froide, l'occlusion de la narine, la défense

(1) Auzias Turenne, *Note sur un sujet atteint de deux tumeurs lacrymales.*

du moucher pour que l'air chassé dans le sac et les paupières ne déchire pas la plaie et ne reproduise pas l'emphysème, tels sont les moyens à employer.

Si l'ouverture du sac se transformait en une *fistule capillaire* à bords calleux, on pourrait, après avoir échoué avec le nitrate d'argent, en cautériser les bords et même tout le trajet avec un stylet d'argent trempé dans l'acide nitrique ou rougi au feu.

En étudiant les plaies du canal nasal, je me suis occupé des cas dans lesquels il serait intéressé par une blessure d'arme à feu. Je n'y reviendrai pas ici.

ARTICLE III.

DACRYOLITHES DU SAC LACRYMAL.

On a rarement trouvé des dacryolithes dans le sac lacrymal; cela tient sans doute aussi bien à sa position verticale qu'à l'extrême étroitesse des conduits lacrymaux, qui ne permettraient guère aux calculs de la conjonctive de les traverser. On conçoit facilement, d'un autre côté, que des calculs formés dans le sac lacrymal, d'un volume encore assez petit pour traverser en partie le canal, se soient arrêtés dans la portion supérieure de celui-ci ou dans son milieu, et qu'ils aient été étudiés alors sous le nom de *rhinolithes*. Je me bornerai donc, dans ce court paragraphe, à rapporter celles des observations qui me paraîtront ne laisser que peu ou point de doute à l'égard de l'existence de pierres dans le sac lacrymal.

Ledran, dont le nom est cité par Sandifort, signale « l'existence de petites pierres qui se forment dans le sac lacrymal, et dit qu'on les y rencontre lorsqu'une dilatation du sac produit une stagnation des larmes. » Nous avons combattu plus haut cette opinion, et nous n'y reviendrons pas ici. Nous nous bornerons seulement à faire remarquer ici que cet auteur ne dit pas, comme on pourrait le croire, d'après une citation de Haller, qu'il a vu lui-même un semblable calcul, mais qu'il rapporte que quelques auteurs en ont réellement trouvé. Ceci nous donne l'occasion de noter qu'il est probable que Ledran entendait parler, dans ce passage, de rhinolithes proprement dits, plutôt que de calculs du sac lacrymal.

Observation première. — *Pierre extraite du nez.*

« Pendant l'automne de 1666, la fille d'un cultivateur, enfant de dix ans, fut atteinte d'une petite tumeur dure sur la partie gauche du nez, qu'on pensait être un cancer. Comme mon père en jugeait autrement et qu'il pensait que la tumeur pouvait être ouverte sans danger, il le fit, et une petite pierre fut extraite. » (Lachmund, *loc. cit.*, p. 72, 1669.)

Observation deuxième.

Cette observation a été donnée en extrait avec celle de Horn, que nous citerons plus loin, dans la *Bibliothèque médicale de Richter*, vol. VI, p. 417.

« J'ai extrait un calcul sur un adulte qui avait une fistule oculaire (lacrymale). Le sac lacrymal était très distendu et douloureux, particulièrement lorsqu'il était rempli de larmes et de matières muqueuses, et que le malade le comprimait pour faire sortir les liquides par les points lacrymaux. Il n'en restait pas moins toujours, même après que la pression avait expulsé tous les liquides, une élévation qui attirait mon attention. Ayant enfin pratiqué l'opération et incisé le sac lacrymal, j'y trouvai une concrétion pierreuse du poids de deux grains. En même temps, l'os unguis était carié ; je le perforai et le malade guérit complétement. » (J.-L. Schmucker, *Vermischte chirurgischte Schriften*, Frankenthal, 1788, vol. III, p. 289, obs. XXII. L'édition originale a été publiée à Berlin en 1782.)

Observation troisième. — *Fistule lacrymale guérie par l'extraction d'une concrétion pierreuse.*

Extrait. — « Dans le mois de mai 1832, une femme cachectique, d'environ trente-deux ans, vint me trouver pour une fistule lacrymale qu'elle avait depuis neuf mois. Je trouvai le sac lacrymal tuméfié, dur, la peau qui le recouvre rouge et douloureuse à la pression. Une petite ulcération à bord bleuâtre, enfoncée, conduisait dans le sac, et donnait issue avec ou sans pression à du pus mêlé de larmes. Les points lacrymaux étaient ouverts ; le canal nasal paraissait complétement obstrué. La malade assurait que depuis un an elle souffrait d'une tuméfaction douloureuse située dans l'angle interne.

» L'opération fut faite par la méthode de Beer : la paroi interne du sac lacrymal n'était pas ulcérée, le pus sortait du canal nasal. La sonde la plus fine ne pénétrait pas dans le canal plus loin que 4 lignes, et je touchais là un corps dur. Comme je pensai avoir affaire à une exsudation osseuse, je songeai à la traverser avec une sonde pointue ; mais comme je ne pouvais pas y réussir, je retirai lentement ma sonde, ce qui, à mon grand étonnement, nécessita une certaine force. J'en compris bientôt les motifs en voyant embrochée à la pointe de l'instrument une petite concrétion pierreuse de la grosseur et de la forme d'un petit pois. Il me fut ensuite facile d'introduire une sonde dans le canal, qui était parfaitement libre. C'était donc cette concrétion qui était la cause de la fistule, qui guérit parfaitement par un traitement approprié. » (Dr Krimer, *Journal für Chirurgie und Augenheilkund*, vol. X, p. 559, 1823, publiée en 1827.)

(L'auteur, remarquons-le en passant, dit : « Que la sonde la plus fine ne pénétrait pas plus loin que 4 lignes ;... qu'il la retira lentement, ce qui, à son grand étonnement, nécessita une certaine force ;... qu'il n'en comprit le motif qu'en voyant embrochée une concrétion pierreuse.... » N'est-il pas probable que, s'il a fallu employer une certaine force pour amener le calcul au dehors, il en a fallu au moins autant pour le traverser, et qu'on peut raisonnablement conclure de là que la pierre, avant l'opération, n'était pas descendue plus bas que la partie inférieure du sac, et que M. Krimer l'a poussée dans le canal ? D.)

Observation quatrième.

« M. Reveillé-Parise fait, en son nom et en celui de M. Demours, un rapport à l'Académie sur l'observation d'un calcul lacrymal envoyé par M. Leramier, chirurgien à Chambon. Ce calcul est remarquable par son volume. M. J. Cloquet, d'après l'inspection de ce calcul, élève des doutes sur sa nature ; il pense « qu'il pourrait bien n'être qu'une concrétion osseuse développée aux dépens des parois osseuses du canal lacrymal, et qui aurait pénétré dans le conduit après avoir détruit la portion sous-jacente de la membrane muqueuse. Ce calcul, en effet, ne paraît pas formé de couches concentriques, ni de rayons, mais d'un tissu qui offre la plus parfaite analogie avec celui de certaines tumeurs osseuses qui se développent dans le périoste, et que M. J. Cloquet a plusieurs fois observées. Quelques personnes partageant l'opinion émise par ce membre, la section renvoie le calcul à M. Breschet, qui doit l'examiner, en faire analyser la moitié, et en rendre compte à l'Académie. » (LERAMIER, médecin à Chambon, *Revue médicale française et étrangère*, t. II, 1824, p. 150. Acad. roy. de médecine, et *Archives générales de médecine*, t. V, 1824, p. 149.)

Nous avons demandé quelques renseignements à feu M. le professeur Breschet à l'égard de cette analyse, et il nous a répondu qu'il ne se rappelait pas qu'elle eût éclairé la question.

S'agit-il dans cette observation d'un calcul placé exactement dans le sac lacrymal? Nous ne le pensons pas; néanmoins, nous avons cru devoir la classer dans cette subdivision, que nous regardons comme un cadre qu'on pourra mieux remplir plus tard.

DATES DES OBSERVATIONS CITÉES DE PIERRES TROUVÉES DANS LE SAC LACRYMAL, PAR ORDRE CHRONOLOGIQUE.

1° Lachmund, 1669; 2° Schmucker, 1782; 3° Krimer, 1823; 4° Leramier, 1824.

ARTICLE IV.

POLYPES DU SAC LACRYMAL.

C'est une affection beaucoup moins rare qu'on ne le croit généralement. J'en ai rencontré environ une dizaine d'exemples dans ma pratique; presque toujours sur des personnes opérées de tumeur ou de fistule lacrymale par le procédé de Dupuytren. Le polype du sac lacrymal dans ce cas oblitère peu à peu la canule sur laquelle il s'applique en l'enroulant et finit, en quelque sorte, par la coiffer complétement et par prendre très exactement la forme d'un bonnet phrygien. J'en ai enlevé ainsi du sac lacrymal un assez bon nombre et j'ai toujours retrouvé cette même forme.

La tumeur n'avait rien, en elle-même, de bien remarquable en dehors de sa forme vraiment fort curieuse; elle était rouge, pédiculée, attachée contre la paroi postérieure du sac et présentait tous les caractères du polype muqueux ordinaire.

J'ai vu plusieurs fois aussi le polype se développer spontanément dans le sac lacrymal.

Une dame de cinquante ans environ, madame Piver, femme d'un parfumeur de Paris, vint me consulter pour une tumeur lacrymale qui l'incommodait beaucoup depuis plus d'un an. J'essayai longtemps sans succès le cathétérisme de haut en bas et je me décidai à opérer. Le sac étant ouvert, je fus bien surpris de reconnaître qu'il ne s'affaissait pas à la pression, et je crus un moment qu'un caillot de sang remplissait la cavité du sac; il n'en était rien cependant: c'était un polype muqueux du volume d'une petite amande, très inégal à sa surface et pédiculé. Je l'enlevai d'un coup de ciseaux et je me proposais, le sac me paraissant libre désormais, de fermer la plaie dans l'espérance d'une guérison rapide; mais je me trompais, et je dus détruire plus tard le sac par le feu, la dilatation, essayée d'abord, ayant échoué.

J'ai rencontré le même fait sur une autre femme à ma clinique; après avoir extrait le polype, j'ai mis en pratique la dilatation de Scarpa pendant trois mois et la malade guérit. On trouve un fait semblable dans la pratique de Janin et dans celle de Walther.

ARTICLE V.

INFLAMMATION AIGUE DU SAC LACRYMAL (*dacryokystite*, *dacryocystitis*).

Le sac lacrymal est atteint assez fréquemment d'une inflammation aiguë qui s'y termine, tantôt par une résolution complète, tantôt et plus souvent soit en passant à l'état chronique, soit en laissant divers désordres sur lesquels nous reviendrons.

SYMPTÔMES. — L'inflammation aiguë du sac est fort commune, bien qu'on l'observe moins fréquemment que l'inflammation chronique. Elle est ordinairement précédée d'un larmoiement ou d'une tumeur lacrymale plus ou moins ancienne; cependant je l'ai souvent observée chez des personnes qui, jusque là, ne s'étaient jamais aperçues d'aucun dérangement dans le cours régulier des larmes.

Cette inflammation se dessine au début par un sentiment de chaleur désagréable dans la direction des conduits et du grand angle de l'œil, et par un abondant écoulement de larmes accompagné de sécheresse de la narine.

Bientôt, la phlogose devenant plus intense, une douleur vague se fait sentir dans la région du sac lacrymal, où l'on voit peu à peu apparaître une tumeur circonscrite, dure, très sensible au toucher, et du volume d'une petite fève.

Plus tard la douleur augmente de plus en plus, et la rougeur s'étend aux parties voisines, qui se tuméfient peu à peu, ou avec une extrême rapidité.

En même temps la conjonctive, le tissu cellulaire sous-muqueux, les paupières, la joue, le côté du nez correspondant au sac lacrymal malade participent au gonflement inflammatoire et rougissent de manière à faire croire, au premier coup d'œil, à un large érysipèle de la face. Quelques-unes de ces parties, comme le tissu cellulaire sous-conjonctival (*chémosis séreux*) et le tissu cellulaire de la joue, sont en même temps infiltrées de sérosité.

L'œil commence, à son tour, à participer à l'inflammation des parties voisines; il se remplit de larmes brûlantes qui s'échappent sur la joue dès que la lumière vient à le frapper. La cornée semble plus luisante que de coutume, la pupille est contractée, la membrane semi-lunaire et la caroncule sont excessivement rouges, tuméfiées et douloureuses.

J'ai vu la cornée suppurer chez une dame que j'ai soignée avec feu le professeur Marjolin et l'œil détruit par la propagation de la phlogose aux membranes internes; depuis, ce même fait s'est assez souvent offert à mon observation. Dans d'autres cas, j'ai eu à combattre des kératites et surtout des blépharites excessivement rebelles.

La narine, d'abord humide par la sécrétion propre de la pituitaire, ne tarde pas à devenir sèche, non parce que le passage est intercepté, mais par suite de la propagation de l'inflammation à la membrane muqueuse qui la tapisse. C'est là une remarque que tous les praticiens ont faite, et Hasner n'a rien dit de nouveau en répétant ce fait.

L'inflammation s'étend encore, mais très rarement, jusqu'au voile du palais, aux piliers et à l'amygdale du même côté, et le malade accuse là une gêne quelquefois assez vive pour appeler l'attention du praticien.

La tumeur inflammatoire du grand angle, perdue d'abord au milieu de la rougeur des parties voisines, et impossible à reconnaître autrement que par la douleur que le toucher occasionne, s'élève peu à peu ou rapidement et devient sensible à la vue. Une sécrétion morbide abondante se développe et s'accumule dans le sac, où l'on sentira distinctement un commencement de fluctuation. A ce moment le malade perd l'appétit et le sommeil, et est tourmenté de frissons et de fièvre. Mais bientôt les douleurs deviennent pulsatives et ne lui laissent aucun moment de repos; le volume de la tumeur augmente, elle s'élève peu à peu en pointe; sa base prend une couleur violacée de plus en plus prononcée, tandis que son sommet offre, comme cela arrive pour tous les abcès, un point blanchâtre, lequel s'agrandit et donne issue à du pus d'abord fort épais, mais bientôt mêlé de larmes et de mucosités, sécrétées par la conjonctive et absorbées par les conduits lacrymaux (*fistule du sac lacrymal*).

MARCHE. — TERMINAISONS. — Tel est le tableau rapide des signes diagnostiques que fournit l'inflammation du sac lacrymal lorsqu'elle est portée à son plus haut degré d'intensité. Heureusement lorsque le pus s'est échappé la plaie se ferme souvent seule et le malade est soulagé pour longtemps. D'un autre côté, la phlogose n'est pas toujours poussée si loin; aussi, dans beaucoup de cas, voit-on succéder à des accidents d'abord très menaçants une résolution complète. Lorsque cette dernière terminaison arrive, les symptômes inflammatoires diminuent peu à peu d'intensité, et bientôt les parties reprennent leur état accoutumé.

Mais dans quelques cas l'inflammation ne marche pas franchement, et se termine par l'état chronique. On voit alors s'écouler des conduits lacrymaux, qu'on les comprime ou non, une matière puriforme abondante (*blennorrhée du sac lacrymal*), et plus tard on remarque une distension du sac lacrymal et de la peau, que nous étudierons plus bas sous le nom de *tumeur lacrymale*, affection qui précède le plus souvent pendant des mois et même de nombreuses années l'inflammation aiguë que nous venons de décrire.

La marche de cette maladie est rapide ou lente, d'après ce que nous venons de voir; quelquefois elle est extrêmement insidieuse. La muqueuse du nez et celle de l'œil sont ordinairement enflammées en même temps que celle du sac lacrymal, ce qui constitue des complications qu'il est nécessaire de surveiller.

La dacryokystite récidive souvent, et, dans ce cas, elle se termine par la fistule ou par l'obstruction complète du sac détruit par la suppuration.

Étiologie. — Les causes de la maladie qui nous occupe sont assez nombreuses : la dacryoblennorrhée chronique, l'inflammation, chronique ou aiguë, des points et des conduits, la tumeur lacrymale et ses diverses causes, l'inflammation du périoste et des os du canal, les blessures et les contusions dans la région lacrymale, les ophthalmies granuleuses, la blépharite glandulaire, le coryza chronique, l'obstruction du canal nasal à son orifice inférieur, les scrofules, puis les rhumatismes, les fièvres exanthématiques, etc., ont été notés par la plupart des auteurs.

Pronostic. — Le pronostic de l'inflammation du sac lacrymal est grave, sous le rapport des conséquences locales de la maladie. Le plus souvent, en effet, la tumeur lacrymale, l'obstruction du canal nasal (*sténochorie*), la fistule, et quelquefois l'inflammation de la conjonctive et celle de la cornée en sont le résultat. Il n'est pas rare, même après la résolution en apparence la plus franche, de voir un larmoiement à la suite de cette maladie, et plus tard une série de rechutes qui finissent le plus souvent par amener la fistule du sac lacrymal. Il n'est pas rare non plus d'avoir à traiter à la suite un ectropion plus ou moins développé par suite de l'étendue de la suppuration. Cet accident est encore assez souvent la conséquence d'un pansement trop longtemps continué et de l'application mal faite d'un caustique, lorsqu'on a voulu détruire le sac.

Traitement. — Le traitement de l'inflammation aiguë (nous étudierons le traitement de l'état chronique en nous occupant de la tumeur lacrymale) est celui de toutes les inflammations. De nombreuses applications de sangsues sur la partie enflammée ou dans la narine, répétées à de courts intervalles, la saignée générale si le malade est tourmenté de fièvre, les irrigations d'eau froide, les applications de glace, de compresses imbibées d'eau blanche, les onctions mercurielles, les purgatifs, un régime sévère, constituent toute la première partie du traitement.

Mais si, sous l'influence de ces moyens, qu'on doit se hâter de prescrire dès le début, la résolution qu'on espérait n'est pas obtenue, et que la suppuration ne puisse être évitée, des cataplasmes émollients seront appliqués sur la tumeur, qu'on ouvrira autant que possible au-dessous du tendon de l'orbiculaire, et toujours très loin de la paupière, afin de prévenir le renversement de celle-ci en avant (*ectropion*).

Je dis autant que possible, car dans beaucoup de cas le point ramolli de la tumeur se trouve fort éloigné du grand angle, et le gonflement est si considérable, qu'on ne peut apercevoir le tendon, et qu'il faut ouvrir à peu près où l'on peut.

Lorsque le pus contenu dans la tumeur s'est écoulé au dehors, on panse la plaie en y introduisant quelques brins de charpie et l'on ordonne au malade de continuer encore quelque temps les applications de cataplasmes émollients sur les parties enflammées.

Dans quelques cas heureux, l'ouverture se ferme d'elle-même; mais, le plus souvent, il y a comme terminaison une *fistule du sac lacrymal.*

Bien souvent lorsque j'ai vu l'ouverture se fermer, les voies lacrymales étaient oblitérées dans la région du sac, parce que le sac, le tissu cellulaire et la peau qui l'environnent avaient éprouvé une perte de substance par la suppuration. C'est là une des terminaisons les plus favorables, car les malades sont rarement pris dans la suite d'inflammations aiguës et même de tumeur proprement dite. Ils ont peu ou point de larmoiement comme ceux qui ont été opérés avec succès par l'un des procédés d'oblitération des voies lacrymales. Au reste, le chirurgien ne doit avoir en vue dans l'application de ces procédés que l'imitation de ce que fait la nature, lorsqu'une violente inflammation détruit le sac et les parties voisines. J'ai reconnu que dans ces cas il y avait quelquefois, un peu au-dessous du tendon de l'orbiculaire, un enfoncement assez profond, semblable à celui qu'on observe après le pansement de la fistule par le clou de Scarpa lorsqu'on l'a laissé plusieurs mois dans le canal.

ARTICLE VI.

INFLAMMATION CHRONIQUE DU SAC LACRYMAL
(*dacryokystite chronique*).

J'entends par inflammation chronique du sac non seulement la *tumeur* et la *fistule lacrymales*, que je décrirai à part, mais encore divers états particuliers produisant tous le *larmoiement*. J'ai étudié déjà quelques unes de ces maladies, et comme l'occasion de compléter ce que je dois en dire se présentera de nouveau dans ce chapitre, je m'abstiens d'y revenir ici.

SECTION SIXIÈME.

Tumeur et fistule du sac lacrymal.

On désigne sous le nom de *tumeurs lacrymales* des maladies du sac dans lesquelles cet organe est plus ou moins dilaté.

Les *fistules* du sac lacrymal sont une des terminaisons de la tumeur ou d'une inflammation aiguë du sac sans tumeur préalable, et se distinguent par une ouverture communiquant avec le réservoir des larmes.

Tumeur lacrymale.

La tumeur lacrymale se présente sous diverses formes :

Si le sac est simplement distendu, et que les larmes et les mucosités qu'il contient soient, à l'aide de la pression, facilement expulsées par les conduits demeurés sains, ou par la partie inférieure du sac, libre encore, il y a *tumeur lacrymale proprement dite*.

Mais si la pression ne fait refluer les larmes et les mucosités ni par les narines, ni par le grand angle de l'œil, et que ces liquides, séjournant dans le sac lacrymal distendu, en forment une sorte de kyste, il y a *hydropisie du sac* ou *une tumeur lacrymale enkystée*.

Lorsque le sac lacrymal s'est distendu au point de se rompre dans sa paroi antérieure, et que les mucosités se sont accumulées entre la tunique fibreuse et la peau restée saine, il y a *tumeur lacrymale avec fistule lacrymale borgne interne*.

Ces trois variétés de la tumeur lacrymale sont rangées selon leur ordre de fréquence :

La première est excessivement commune.

La seconde l'est moins, quoique je trouve, avec M. le professeur Velpeau et avec M. Vidal (de Cassis) qu'elle est beaucoup plus fréquente que ne l'ont cru quelques auteurs.

La troisième est fort rare. Entre les tumeurs de cette dernière classe qui se sont présentées dans ma pratique, j'en ai vu plusieurs dont le volume égalait celui de deux œufs de pigeon. L'un des malades portait cette tumeur depuis plus de quatorze ans;

d'après son dire, elle ne se serait jamais enflammée : la peau qui en formait la paroi antérieure était bleuâtre, amincie et parcourue de nombreux vaisseaux violacés. Il s'écoula, pendant l'opération, une masse énorme de mucosités filantes; la peau était décollée dans une grande étendue, et il y avait une carie de l'unguis. Dans d'autres cas, les parties molles étaient seules intéressées.

On peut espérer de rétablir quelquefois le cours des larmes dans la première variété; dans les deux autres, l'obstruction est incurable, et l'on ne peut arriver qu'à faire disparaître la difformité et à diminuer le larmoiement. (Voy. *Occlusion des voies lacrymales.*)

Tumeur lacrymale en gourde.

Ces trois variétés de la tumeur lacrymale, comme toutes celles que l'on pourrait admettre, présentent assez souvent une disposition particulière, très importante au point de vue chirurgical et que j'ai signalée déjà dans la première édition de cet ouvrage. Elle prend exactement la forme d'une petite gourde, dont la partie la moins grosse se trouve au-dessus du tendon de l'orbiculaire. Le sac lacrymal distendu est ainsi partagé en deux parties, dont l'inférieure est de beaucoup la plus volumineuse. Si l'on néglige de constater cette disposition lorsque l'on a résolu d'opérer, l'ouverture est pratiquée dans la partie inférieure de la tumeur et les corps dilatants, pressant sur l'angle supérieur de la plaie, l'enflamment et isolent la partie supérieure de la gourde de l'inférieure. Là, au-dessus du tendon, il se forme, quoi qu'on fasse, une tumeur lacrymale dont on ne reconnaît assez souvent l'existence que lorsque l'on abandonne complétement le pansement et que l'on compte déjà sur un résultat satisfaisant.

C'est en considération de cette forme particulière de la tumeur lacrymale que j'ai expressément soin de diviser le tendon de l'orbiculaire en travers en même temps que la partie supérieure de la gourde, lorsque je crois devoir recourir à l'oblitération des voies lacrymales par le cautère actuel.

Symptômes. — La tumeur lacrymale se caractérise par les symptômes suivants :

Au début, les malades sont atteints d'un larmoiement léger d'abord, mais qui augmente insensiblement et s'accompagne dans le grand angle d'une élévation de la peau si peu marquée, qu'il faut beaucoup d'attention pour l'apercevoir, et qu'au premier coup d'œil on croit avoir affaire à une conjonctivite granuleuse. Pourtant, si l'on a un peu d'habitude, l'état des parties est caractéristique ; avant même qu'on y ait porté le doigt pour acquérir la preuve indispensable : l'œil du côté malade est plus brillant, plus humide que l'autre ; sur l'arête du tarse inférieur et dans la région de la caroncule, il y a une faible accumulation de larmes, et en comparant le grand angle au-dessous du tendon de l'orbiculaire avec celui de l'œil sain, on reconnaît qu'il ne présente plus le léger enfoncement normal, mais qu'il forme, au contraire, le commencement d'une saillie légère. Si l'on porte le doigt sur cette petite élévation, en la pressant un peu, on fait refluer par les points lacrymaux quelques larmes transparentes mêlées de rares filaments muqueux de couleur jaunâtre.

Plus tard, c'est-à-dire pour certains malades, après des années, et pour d'autres après quelques semaines seulement, la tumeur se développe insensiblement depuis la grosseur d'un pois jusqu'à celle parfois d'un œuf de pigeon, se laisse facilement aplatir par la compression et se remplit de liquide plusieurs fois dans la même journée. La matière contenue dans le sac n'est plus constituée par des larmes pures : c'est un liquide dont l'épaisseur et la couleur varient selon sa pesanteur spécifique ; si l'on presse avec ménagement sur la grosseur, on remarque en effet que des larmes, assez claires d'abord, s'échappent des conduits, que bientôt elles sont mêlées de nombreux filaments muqueux de couleur pâle, puis que des mucosités plus épaisses et du pus sortent à leur tour. Arrivée à ce point, la tumeur peut demeurer longtemps stationnaire. Je connais une dame qui en porte une depuis plus de cinquante ans ; de temps en temps cette tumeur s'enflamme ; jamais elle ne s'est transformée en fistule.

La tumeur lacrymale gêne beaucoup plus les malades pendant l'hiver et les temps humides que pendant l'été et la sécheresse. Il en est qui disparaissent à peu près complétement lorsque le malade voyage dans les pays chauds ou qu'il se tient dans des appartements dont la température est fort élevée. Pendant la nuit la plupart des tumeurs lacrymales s'affaissent (Saint-Yves, Demours), celles-là mêmes, dit-on, qu'on désigne sous le nom d'hydropisies du sac, mais cela demande vérification, du moins en ce qui touche les dernières.

A mesure que la tumeur se développe vers le grand angle de

l'œil, elle devient le siége d'un engourdissement auquel se joint de temps en temps un peu de douleur passagère, que les malades savent bien faire disparaître en comprimant la tumeur pour la vider. Mais assez souvent celle-ci s'engorge et ne peut plus se vider par la pression, quelque effort qu'on fasse : alors la douleur augmente, la peau s'enflamme et se distend davantage; bientôt tous les phénomènes de l'inflammation aiguë du sac apparaissent; enfin une perforation survient (voy. plus haut la description de la *Dacryokystite*, p. 340). C'est ainsi que dans la majorité des cas se développe la *fistule proprement dite*.

Fistule lacrymale.

La *fistule lacrymale* n'est donc qu'une des terminaisons de la tumeur. Elle se caractérise par l'existence d'un conduit anormal parcouru par les larmes, et s'ouvrant d'un côté dans le sac lacrymal, de l'autre à la surface de la peau, plus ou moins loin du tendon de l'orbiculaire, quelquefois même au-dessus et au-dessous à la fois.

On admet plusieurs divisions pour caractériser mieux la fistule; celles qu'on a adoptées et que Chélius rapporte me semblent parfaitement bonnes; les voici :

La fistule est *vraie* si elle s'est développée de dedans en dehors, c'est-à-dire du sac à la peau.

Elle est *fausse* si elle s'est développée en sens inverse, comme cela arrive, ainsi que je l'ai dit plus haut, lorsqu'un abcès siégeant à la peau a ouvert le sac.

Elle est *incomplète* ou *borgne* si, le sac lacrymal étant perforé, la peau est demeurée intacte (nous avons parlé de cette variété en étudiant la *tumeur*); et *complète* lorsque l'ouverture s'étend du sac à la peau inclusivement.

Elle est *simple* si les deux ouvertures se correspondent exactement; *composée* s'il y a plusieurs ouvertures; *compliquée* si, comme cela arrive si souvent, il y a en même temps rétrécissement du canal nasal ou carie d'un des os (1).

A ces divisions on pourrait encore en ajouter une autre :

Elle est *capillaire* quand l'ouverture en est si étroite qu'elle ne peut en quelque sorte pas être aperçue, et que ce n'est qu'en exerçant une légère traction sur sa circonférence que le malade fait

(1) Chélius, vol. II, p. 54.

sortir une certaine quantité de mucosités filantes souvent mêlées de pus. Dans cette dernière variété de la fistule du sac, qui est très commune, il y a en même temps tumeur lacrymale.

La fistule capillaire constitue pour les malades un état des plus supportables ; d'abord elle n'offre aucune difformité et n'occasionne pour ainsi dire aucune gêne. Les larmes viennent s'accumuler dans le sac entre la fistule et le conduit, et, pendant ce temps, l'œil est exempt de toute humidité. Une ou deux fois par jour, au plus, le malade est averti par un peu de gêne dans le grand angle, gêne occasionnée par la distension de la peau, que la tumeur est remplie, et, par une pression convenable, il la vide et n'y pense plus.

La fistule capillaire ne doit pas être opérée ; j'ai cru devoir refuser souvent, en pareil cas, une opération que les malades me demandaient, parce qu'il aurait pu arriver qu'ils eussent été dans de moins bonnes conditions après l'opération.

J'ai vu la fistule capillaire succéder à la dacryokystite aiguë et aux pansements de la fistule par les divers procédés de dilatation ; j'ai souvent désiré la produire par divers moyens et dans le but d'améliorer l'état des malades ; mais j'ai toujours échoué et je l'ai bien regretté, car c'est une transformation bien favorable de la fistule ordinaire.

Marche. — D'après ce que j'ai dit plus haut, on a vu que la tumeur lacrymale doit être très variable dans sa marche. D'ordinaire elle ne se développe qu'avec la plus excessive lenteur, et demeure stationnaire à tous les degrés pendant un temps le plus souvent très considérable.

Il y a cependant des cas exceptionnels dans lesquels la tumeur lacrymale naît, se développe et passe à l'état de fistule dans l'espace de moins de huit jours, ainsi que je l'ai constaté chez bon nombre de malades qui avaient les voies lacrymales parfaitement saines et ne s'étaient jamais plaints de larmoiement.

Pronostic. — Le pronostic de la tumeur et de la fistule lacrymales ne présente point de gravité ; jamais elles ne compromettent la vie ; rarement elles occasionnent des accidents du côté de l'œil. Mais en revanche, c'est une infirmité désagréable, repoussante dans quelques cas, dont tous les malades désirent vivement se débarrasser à cause de la difformité et de l'écoulement de larmes mêlées de pus qu'ils sont constamment obligés d'essuyer sur leurs joues.

Lorsque la tumeur lacrymale est compliquée d'une carie des os, les malades portent parfois avec eux une odeur horrible (ozène), cause de dégoût pour tous ceux qui les approchent.

On peut certainement guérir la tumeur lacrymale en en provoquant la suppuration rapide ou lente ; mais alors on la transforme en une occlusion définitive. Très exceptionnellement on arrive à rétablir le cours naturel des larmes.

Étiologie. — Les causes de la tumeur lacrymale sont très nombreuses ; on peut les grouper en deux classes : *les causes inflammatoires* (ce sont les plus communes) et *les causes mécaniques.*

Dans les premières nous rangerons l'inflammation du sac lacrymal et celle de ses conduits, que cette inflammation s'y soit développée d'abord, comme on le voit dans certaines dacryokystites aiguës, ou qu'elle s'y soit propagée par continuité de tissu, comme cela arrive à la suite de certaines ophthalmies dont la marche est entravée par la mauvaise constitution des malades.

Les conjonctivites granuleuses chroniques déterminent très fréquemment cette inflammation.

Les scrofuleux, les enfants, surtout ceux qui sont très lymphatiques, sont atteints de maux d'yeux dont la durée est interminable, et pendant lesquels les voies lacrymales sont envahies par la phlogose.

Le sac lacrymal est encore enflammé assez souvent chez les jeunes gens qui portent à l'orifice des fosses nasales des croûtes eczémateuses, la pituitaire participant longtemps à l'inflammation. On sait combien chez ces individus il est important de surveiller les fosses nasales lorsqu'ils sont atteints d'ophthalmies, autrement à peine s'est-on rendu maître d'une inflammation de l'œil, qu'il y a une rechute dont le point de départ est dans les narines. Cela explique parfaitement comment à la longue le sac lacrymal peut s'enflammer, et plus tard se fermer complétement.

Scarpa, dans les premières pages de son *Traité des maladies des yeux*, s'exprime d'une façon très absolue sur la vraie cause, selon lui, dans la grande majorité des cas, des tumeurs lacrymales. Nous citerons ici ses paroles textuelles, parce qu'elles ont été souvent mal rendues :

« L'humeur visqueuse, jaunâtre, mêlée aux larmes, que l'on » exprime en pressant sur le grand angle de l'œil, ne s'engendre » pas, au moins pour sa majeure partie, dans le sac lacrymal,

» comme le croient généralement les chirurgiens peu instruits en » ces matières. Cette humeur est transmise des paupières dans » le sac par les points lacrymaux. Elle est sécrétée par la face » interne des paupières, surtout l'inférieure, et plus spécialement » par les glandes de Meibomius, etc. »

Puis, Scarpa développe les preuves de ce qu'il avance. Qu'un individu se présente avec une tumeur lacrymale d'un seul côté ; comparez alors les paupières des deux yeux, et du côté où le sac lacrymal est distendu, vous noterez toujours la rougeur, l'inflammation de la paupière inférieure.

La conséquence à laquelle Scarpa est ainsi conduit est évidente : dans le traitement de cette première période de la tumeur lacrymale, s'attaquer à la vraie cause, c'est-à-dire à l'inflammation de la paupière.

Dans ces idées de Scarpa, il faut distinguer deux choses : d'abord le transport mécanique du produit de sécrétion viciée des paupières dans les voies lacrymales et qui n'est vraiment pas discutable. Mais en second lieu, cette coïncidence obligée de l'inflammation des paupières et d'une tumeur lacrymale forme-t-elle une règle absolue, comme semble le croire Scarpa? En aucune façon. Il est bien vrai que dans bon nombre de cas un individu pris d'ophthalmie catarrhale voit l'inflammation gagner les voies lacrymales, comme aussi celle-ci peut n'être que l'extension d'un coryza. Cette marche simultanée se montre surtout chez les sujets scrofuleux : blépharite glandulo-ciliaire, tumeur lacrymale, croûtes dans les narines et autour du nez semblent chez eux n'être qu'une seule et même maladie. Mais, en dehors de ces conditions, ce que l'expérience m'a maintes fois démontré, c'est que la tumeur lacrymale apparaît en général sans qu'au début il y ait rien du côté des paupières qui, au contraire, et consécutivement, s'enflamment, deviennent granuleuses, sous l'action du traumatisme léger, mais incessant, des larmes retenues et souillées du muco-pus provenant du sac.

Dans le second ordre de causes nous trouverons : l'absence congéniale du canal nasal, que Dupuytren a vue ; sa déformation par suite d'une maladie des os ou d'une fracture ; les brides du sac lacrymal, les polypes, les granulations, les concrétions calcaires, les dacryolithes.

Parmi ces causes, nous rangerons encore certaines maladies du sinus maxillaire, dans lequel on trouve assez souvent des productions morbides, et plusieurs affections des fosses nasales, comme les polypes, les cancers, les rhinolithes, les déviations du cornet inférieur, celles de la cloison, les obstructions produites par la présence de corps étrangers dans la partie inférieure du canal. (Voyez mon Mémoire sur les dacryolithes, *loco citato.*)

Tout récemment (*Archives générales de médecine*, mars-juillet 1853), M. Béraud, prosecteur de l'amphithéâtre des hôpitaux, est arrivé à des résultats très intéressants sur le mécanisme des tumeurs et fistules lacrymales. Son travail, auquel sans doute il y aura beaucoup encore à ajouter, offre ce vrai mérite d'être entièrement fondé sur l'anatomie normale et pathologique dans un sujet où manquaient surtout les dissections.

Outre les glandes folliculeuses ordinaires de toutes les muqueuses, M. Béraud décrit dans le sac lacrymal des glandes en tout point identiques avec celles de Meibomius, sécrétant le même liquide onctueux, gras et épais, occupant l'épaisseur de la muqueuse, et véritable cause, quand elles s'enflamment, des tumeurs lacrymales sans rétrécissement ou oblitération. Tel est, du moins, ce qui semble au jeune anatomiste que nous venons de citer, rendre désormais parfaitement claire la production de ces sortes de tumeurs. Nous devons avouer, tout en reconnaissant l'importance pathologique de ces nouvelles glandes, que même avec elles la question ne nous paraît guère plus avancée. Le nouvel appareil glandulaire de M. Béraud nous dévoile sans doute une source nouvelle d'inflammation pour les voies lacrymales. Il nous explique avec quelle facilité une légère affection catarrhale du sac peut gagner l'épaisseur de ses parois. Et c'est peut-être particulièrement ainsi que naissent ces phlegmons, ces abcès sur le sac qui, gagnant d'une part la cavité de ce dernier, d'une autre part s'ouvrant à l'extérieur, produisent pour ainsi dire d'emblée des fistules lacrymales, et cela par un mécanisme analogue à celui qui donne naissance à bon nombre de fistules urétrales. Nous admettons encore que ces glandes sécrètent le liquide qui remplit le sac dans les tumeurs lacrymales ; mais pourquoi, les voies restant libres, y a-t-il rétention de ce liquide, et par conséquent dilatation du sac lacrymal? voilà ce que ne saurait expliquer M. Béraud.

Pour ce qui concerne les tumeurs et fistules entretenues par un simple rétrécissement ou une obstruction complète du canal excréteur des larmes, le mémoire de M. Béraud devient beaucoup plus concluant. Ici le rôle principal appartient aux valvules qu'offre en différents points le conduit lacrymo-nasal. Elles sont au nombre de trois (1), et, pour les préparer, il faut avoir soin d'ouvrir le sac lacrymal et le canal nasal par leur côté interne.

1° Les deux orifices des conduits lacrymaux, en s'abouchant dans le sac immédiatement l'un au-dessous de l'autre, y font une légère saillie. Chacun d'eux est plus ou moins entièrement voilé par un petit repli semi-lunaire dont le bord libre se porte en haut et en dedans. Si bien que chaque goutte lacrymale s'écoulant de l'orifice interne d'un des conduits stationne dans le cul-de-sac de la valvule, où s'amasse une quantité de larmes qui varie avec le développement du petit repli.

2° L'abouchement du canal nasal dans le méat inférieur se fait à travers un diaphragme valvulaire percé vers son centre soit d'un trou arrondi, soit d'une fente dont la direction est généralement verticale ; cette valvule est mince, transparente, très facile à déchirer. Son but, à l'état normal, paraît être d'isoler le canal des larmes du reste des fosses nasales en y empêchant l'abord de l'air.

3° Les deux replis précédents, bien qu'entièrement ignorés des médecins et assez mal connus des anatomistes, ont été indiqués par plusieurs auteurs. Celui dont il nous reste à parler a été découvert par M. Béraud (2). La valvule de M. Béraud est située à la partie inférieure du sac lacrymal. « Elle se détache de la paroi externe » de cette cavité et se dirige obliquement en haut. Épaisse à son » bord adhérent, elle s'amincit peu à peu jusque vers son bord » libre. Par son bord adhérent, elle embrasse ordinairement la » moitié de la circonférence du canal où elle s'implante. » La direction de cette valvule démontre que physiologiquement le sac lacrymal renferme toujours dans son intérieur une quantité plus ou moins grande de larmes.

On lira avec intérêt (*Archives*, juillet 1853, p. 80 et 81) l'ingénieuse théorie de M. Béraud pour expliquer la production de la tumeur lacrymale, la valvule de la partie inférieure du sac oblitérant le conduit. Il nous serait peut-être facile d'attaquer cette

(1) Nous négligeons ici la valvule décrite par M. Béraud, sous le nom de *valvule de Taillefer*, et qui siége au milieu du canal nasal, parce qu'elle est purement exceptionnelle.

(2) Janin a parfaitement vu cette valvule ; il cite même un cas d'autopsie. On sait qu'il assimilait le sac lacrymal à la vessie, et que cette valvule n'était pour lui qu'une sorte de sphincter capable de retenir quelque temps les larmes.

explication toute mécanique. Nous réservons notre jugement jusqu'au moment où M. Béraud aura publié la dernière partie de son travail. Qu'il nous suffise de dire ici que l'inflammation nous paraît toujours jouer le rôle principal dans la formation des tumeurs lacrymales; et que celle-ci une fois développée, les valvules du sac, et en particulier celle qu'a décrite M. Béraud, deviennent tout naturellement les agents du rétrécissement ou de l'obstruction complète.

Terminaison et traitement. — Le traitement de la tumeur et de la fistule du sac lacrymal est d'une grande importance ; de son omission ou de sa mauvaise direction il résulte, quant à la tumeur, qu'elle s'enflamme, passe avec le temps par toutes les phases de la dacryokystite aiguë, et aggrave parfois les désordres qui peuvent exister du côté des os ; et quant à la fistule, qu'à la longue elle peut devenir incurable. Il importe avant tout de s'assurer de la nature de la lésion organique, et de la situation qu'elle occupe ; dans cette recherche on ne devra pas se préoccuper trop, comme on l'a généralement fait depuis Scarpa, de la prédominance des causes mécaniques sur le développement de la maladie. C'est au contraire en songeant à l'extrême fréquence des inflammations du sac lacrymal, c'est en insistant sur les moyens de s'en rendre maître, avant de recourir au traitement purement chirurgical, qu'on pourra espérer de guérir l'affection, ou au moins de soulager beaucoup le malade. Le traitement sera donc seulement *médical* dans un grand nombre de cas, tandis qu'il sera à la fois *chirurgical* et *médical* dans quelques autres.

A. — TRAITEMENT MÉDICAL.

Combattre l'inflammation du sac par des moyens locaux destinés à modifier la vitalité des tissus ; soutenir l'effet de ces moyens par un traitement général en rapport avec la cause présumée de la maladie : tel est le but qu'on doit se proposer ici.

Parmi les moyens *locaux* tant vantés par Beer et ses élèves, les applications de sangsues sur la région malade, aussi bien pendant l'état chronique que pendant la période aiguë, l'eau froide, les onctions d'onguent napolitain, la pommade iodurée et la compression, tiennent le premier rang. J'ai eu souvent à me louer de ces moyens en les aidant d'inspirations de liquides émollients, et de fumigations d'eau tiède dirigées dans la narine du côté malade. J'ai guéri par ce traitement fort simple des larmoiements, des tumeurs lacrymales, des fistules même, datant de plusieurs années; mais j'ai fréquemment échoué aussi.

Il est indispensable, pour obtenir de bons résultats, de répéter les applications de sangsues à de courts intervalles, ou de faire de fréquentes scarifications sur la pituitaire. Un scarificateur exécuté, d'après mes indications, exprès pour les narines, par MM. Charrière et Lüer, m'a été très utile dans beaucoup de cas de larmoiement et de tumeurs au début. Je trouve en me servant de cet instrument le double avantage de ne tirer que le sang nécessaire, et de ne point produire, comme par les sangsues appliquées au grand angle de l'œil, des taches ecchymotiques désagréables à tous les malades, et surtout aux femmes et aux gens du monde. Mais même appliquées sur la pituitaire, où je les ai souvent fait poser, les sangsues ne me paraissent pas valoir la petite incision de cette membrane, à cause de la difficulté de les faire prendre, et de les maintenir en place chez quelques personnes qui éprouvent de fréquents éternuments sous l'influence de la piqûre.

Le traitement local a été beaucoup vanté par Demours; il est recommandé aussi par Lisfranc, et par d'autres chirurgiens de mérite. Mackenzie conseille de le borner aux collyres résolutifs pour les tumeurs simples; cependant, il est évident que si ce traitement est quelquefois suivi d'heureux résultats, il ne faut pas s'abuser sur sa valeur, surtout quand il s'agit de tumeurs déjà anciennes et d'un certain volume.

Les moyens locaux doivent surtout être employés lorsque l'on a affaire à une inflammation aiguë du sac venant de se terminer par la sortie spontanée du pus à travers la peau. Après avoir constaté au moyen du stylet explorateur que les os ne sont pas malades, il sera très avantageux de favoriser l'occlusion de la plaie par des applications de sangsues, des cataplasmes, et plus tard par des onctions mercurielles. On recommandera en même temps au malade, dans le même but, d'éviter de se moucher, et la plaie se fermant souvent en quelques jours, on aura la satisfaction de reconnaître que la tumeur lacrymale qui existait avant la dacryokystite aiguë a disparu ou notablement diminué, et que l'état du malade est devenu tout à fait supportable. Les voies lacrymales, je le sais bien, ne seront pas toujours rétablies, mais si l'on fait des injections dans les conduits en même temps que l'on emploiera les autres moyens dont il a été parlé plus haut à propos de l'inflammation du sac, on préviendra des récidives, et, dans tous les cas, on aura mieux fait dans l'intérêt du malade que de le soumettre immédiatement au traitement chirurgical toujours si douteux, si incomplet dans ses résultats. Il est d'ailleurs toujours temps d'y recourir dès que l'on reconnaît que l'ouverture à travers laquelle le pus s'est échappé du sac est devenue fistuleuse.

Quoi qu'il en soit, pour que le traitement local réussisse, ou tout au moins pour que la guérison se maintienne quand on l'a obtenue, il est indispensable, ainsi que je l'ai dit plus haut, de prescrire des moyens généraux appropriés à la constitution du malade, et ici je n'aurais qu'à répéter ce que j'ai dit tant de fois en m'occupant des ophthalmies, dont la guérison est enrayée si souvent par un vice général.

B. — TRAITEMENT CHIRURGICAL.

Je le diviserai en trois parties.

Dans la première j'étudierai les moyens dont le but est de rétablir les voies naturelles des larmes;

Dans la deuxième, ceux qui consistent à en ouvrir d'artificielles;

Dans la troisième, ceux par lesquels on parvient à fermer les voies naturelles.

§ I. Rétablissement des voies naturelles.

On cherche à l'obtenir par divers moyens, qui sont : les *injections*, le *cathétérisme*, la *dilatation*, la *cautérisation*, la *compression*. Nous indiquerons leurs diverses applications, et, autant que possible, leurs avantages et leurs inconvénients.

Injections.

On pratique l'injection de plusieurs manières et dans des cas morbides différents.

L'instrument nécessaire à cette petite opération, lorsque l'on veut faire pénétrer le liquide de haut en bas, est la seringue d'Anel.

Cette seringue est munie de canules d'or très fines, droites ou courbes, et d'une canule plus forte d'argent ; elle doit être garnie de trois anneaux, un pour le piston et deux autres pour l'index et le médius.

Les canules fines sont destinées à injecter les conduits ; la canule d'argent à faire la même opération à travers la fistule du sac, naturelle ou artificielle.

Une seringue ordinaire beaucoup plus forte que celle d'Anel, à laquelle on ajuste les sondes creuses de Gensoul, dont nous parlerons plus loin (voy. *Cathétérisme*), sert à faire des injections de bas en haut par les fosses nasales.

Injections du sac lacrymal de haut en bas.

Manuel opératoire. — Bien que d'une exécution facile en apparence, ces injections réclament beaucoup de docilité de la part du malade, et de dextérité de celle du chirurgien. Le point lacrymal inférieur est celui qu'on injecte de préférence ; d'ordinaire alors on se sert du siphon recourbé de la seringue d'Anel, et l'on se tient assis en face du malade, dont la tête est maintenue par un aide, ou appuyée contre un plan résistant. Si, pour injecter le même point, on emploie le siphon droit, qui s'engorge moins facilement, et que, pour cette raison, je trouve bien préférable, on se place derrière le malade, dont la tête s'appuie contre la poitrine de l'opérateur. Dans ce cas l'extrémité de la seringue porte sur le sourcil du patient, et y trouve le soutien nécessaire.

Pour bien pratiquer l'injection, il convient de poser l'extrémité de la canule sur le point lacrymal, et de l'y appuyer avec le plus de légèreté possible. Si par cet essai on ne pénètre pas aussitôt dans le conduit, on continue un instant encore à laisser l'instrument sur l'ouverture, et, le plus souvent, le spasme qui fermait l'orifice venant à cesser, la canule entre facilement à la profondeur voulue, c'est-à-dire à 2 millimètres environ.

Cependant, il y a des cas nombreux dans lesquels les mamelons sont si fortement contractés et le passage si étroit, que malgré ces précautions il devient impossible d'introduire la canule. On surmontera cette difficulté en remplaçant pour un moment cette canule par un stylet à olive très petite, qu'on laissera pendant quelques moments introduit dans le conduit. Puis on le retirera vivement et on le remplacera aussitôt par la canule, qui dès lors n'éprouvera plus de résistance. Il faut pourtant ajouter qu'assez souvent encore le stylet à olive est repoussé comme la canule, et que dans ces cas assez nombreux, il faut couper l'olive d'un coup de ciseaux ou prendre un stylet conique. Dès ce moment on ne rencontrera plus la moindre difficulté; mais il faudra avoir soin d'introduire ce stylet *démoucheté* avec beaucoup de précaution, et tout au plus à 2 millimètres de profondeur, dans la crainte de déchirer la muqueuse.

Enfin, dès que l'on sera parvenu à introduire la canule, on laissera la paupière reprendre exactement sa place, toute pression, même la plus légère, la courbant sur elle-même et devant nécessairement fermer ainsi les conduits. On pourra dès lors faire l'injection de la manière suivante :

On pousse une petite quantité de liquide, et l'on observe s'il en pénètre dans la gorge et les narines; dans le cas où tout revient par le point supérieur, on retire la canule, et après avoir pressé doucement sur le grand angle, afin de faire sortir les mucosités contenues dans le sac, on recommence l'injection, pour la continuer de manière à lancer dans les conduits tout le liquide contenu dans la seringue.

Il est nécessaire, dans la plupart des rétrécissements des voies lacrymales, de pousser le piston avec un peu de force, sans cela tout le liquide reviendrait par le point supérieur; il n'en pénétrerait pas dans les narines.

Mais si la voie inférieure est fermée, on devra s'attendre, qu'il y ait ou non une tumeur lacrymale, à voir le sac se distendre, et le malade se plaindre d'une douleur insupportable. On aura soin alors de soutenir la partie antérieure du sac avec le doigt, autrement les injections finiraient, si l'on devait les répéter souvent, par distendre les parties et augmenter le volume de la tumeur lacrymale. C'est une remarque que j'avais faite depuis longtemps lorsque le hasard m'a appris que Saint-Yves l'avait déjà indiquée avant moi.

D'autres fois, si l'on tient mal l'instrument, l'extrémité de la canule s'appuyant contre l'une des parois du conduit, la seringue se trouve ainsi complétement bouchée, il n'en sort pas de liquide, et, si elle est de cristal et que la pression soit forte, il n'est pas rare de la briser fort près de l'œil, qu'on peut blesser.

La mauvaise direction de la canule peut encore produire un accident au moins aussi sérieux, c'est la déchirure du conduit lacrymal. Alors l'injection passe tout entière dans le tissu cellulaire de la joue, et il peut en résulter un phlegmon ; c'est un accident que j'ai constaté deux fois.

Applications. — Lorsqu'un malade se plaint de larmoiement et que l'état des paupières, celui du grand angle de l'œil, la position des points lacrymaux, etc., n'en indiquent pas immédiatement la cause, le chirurgien aura recours aussitôt, et au point de vue du diagnostic, à l'injection des conduits lacrymaux.

L'injection, lorsqu'on la pratique dans le but de s'éclairer sur la cause du larmoiement, doit être faite successivement par le conduit supérieur et par l'inférieur, parce qu'il suffit quelquefois qu'un seul conduit, l'inférieur surtout, soit fermé pour que la maladie existe.

Lorsque l'on injecte un conduit, par exemple l'inférieur, et que le liquide revient par ce même conduit, on doit aussitôt injecter celui de l'autre paupière. Il peut alors arriver, ou que le liquide pénètre dans la narine, et l'on est dès lors assuré que le larmoiement vient de l'obstruction du conduit inférieur, ou qu'il reflue aussi par le conduit injecté, et l'on a ainsi la preuve que les conduits ne communiquent plus avec le sac. On complète dès lors le diagnostic par le cathétérisme avec un stylet fin; mais on n'en est pas plus avancé pour le traitement, du moins j'ai dans ces cas constamment échoué. Aussi, après les essais malheureux que j'ai faits sur le rétablissement des conduits, j'avoue que j'ai peine à croire aux succès de G. Pellier, qui, à l'exemple de J.-L. Petit, parvint à guérir des larmoiements en pratiquant des conduits au moyen d'une aiguille particulière, laissée en place pendant quelque temps, et en faisant des injections deux fois par jour pendant trois semaines. S'il a réussi en effet, il faut croire qu'il avait affaire dans ces cas, non à la disparition des conduits, mais à la simple oblitération du mamelon par des écailles épidermiques.

Si le liquide reflue en entier par le point que l'on n'injecte pas, ou qu'une partie arrive dans la narine après quelque temps ou avec un certain effort, on est assuré qu'il y a un obstacle complet ou incomplet au cours des larmes. Mais cet obstacle, quel est-il? où siége-t-il? L'injection ne peut l'indiquer. Il faut dès lors avoir recours à d'autres moyens d'exploration, tels que le cathétérisme par en haut et par en bas, l'examen des fosses nasales et des parties voisines, etc., etc.

L'injection des conduits lacrymaux, aidée du cathétérisme, à la manière de Dominique Anel, trouve quelquefois une application heureuse dans certains cas d'obstruction légère du sac lacrymal. On fait passer une sonde fine des conduits jusque dans la narine, puis, si l'on ne rencontre pas d'obstacle, on pratique l'injection avec divers liquides, suivant les lésions auxquelles on croit avoir affaire. Mais il faut bien l'avouer, il y a une grande difficulté dans le diagnostic, et les moyens certains d'exploration sont encore à trouver, du moins pour beaucoup de cas. Il en résulte qu'en entreprenant le traitement d'un larmoiement par obstruction, même incomplète, des voies lacrymales, on n'a aucune certitude sur le résultat.

L'injection pratiquée seule réussit quelquefois d'une manière surprenante. Une dame de province qui m'avait été adressée par un confrère pour un larmoiement déjà ancien fut guérie par une seule injection d'eau ordinaire. Je ne vis rien s'échapper des fosses nasales pendant cette petite opération, et depuis plus de deux ans la guérison s'est soutenue.

L'injection du sac trouve une application heureuse dans les tumeurs lacrymales déjà d'un certain volume. Les parois du sac, convenablement nettoyées tous les jours par le liquide, sécrètent fort peu, et les malades peuvent attendre facilement jusqu'au lendemain sans ressentir la moindre gêne dans l'œil. Ainsi répétée tous les jours, l'injection ne fait certainement pas disparaître la tumeur, mais elle la rend supportable et à coup sûr l'empêche de s'enflammer et de se terminer par la fistule. Je connais plusieurs personnes qui ont recours à ce moyen et qui pratiquent elles-mêmes l'injection devant une glace avec la plus grande facilité. Parmi elles se trouve la mère d'un grand fonctionnaire public, madame H..., que j'ai soignée avec mon regrettable ami Pasquier, ancien premier chirurgien du roi Louis-Philippe. Depuis plus de quinze ans cette dame injecte ses conduits lacrymaux tous les jours; ses paupières sont parfaitement saines et garnies de cils très forts, ce que l'on ne voit pas chez les personnes atteintes depuis longtemps de tumeur lacrymale.

L'injection des voies lacrymales trouve encore une utile application dans les cas où le chirurgien a cru devoir recourir à l'un des procédés connus de dilatation. On la pratique tantôt par les conduits avec les petites canules d'or, tantôt par l'ouverture artificielle avec la canule d'argent, et, en même temps que l'on enlève ainsi le pus ou les mucosités contenues dans les parties, on s'assûre que les conduits communiquent encore avec le sac, et celui-ci avec les fosses nasales.

J'insiste tout particulièrement sur ce point parce qu'il m'est arrivé, à moi comme à bien d'autres, d'ouvrir une tumeur lacrymale, de la panser par le clou de Scarpa ou par le séton, et, après un ou deux mois et davantage, au moment de fermer la fistule, de reconnaître que la partie supérieure du sac s'était enflammée et par suite complétement fermée. J'avais dilaté le sac de l'ouverture artificielle jusqu'en bas; mais le clou ou les mèches l'avaient enflammé en haut et séparé pour toujours en deux parties distinctes.

Injections du sac lacrymal de bas en haut.

On introduit la sonde de Gensoul comme dans le cathétérisme (voy. plus loin). Il faut avant tout reconnaître que la même sonde ne peut servir dans tous les cas immédiatement, et que la courbure de l'instrument doit être plus ou moins grande. M. A. de Graefe, de Berlin, qui a été frappé de ce fait, et qui a eu l'obligeance de me faire connaître ses recherches (22 août 1852), a fait construire six modèles de grandeurs diverses, avec lesquels, bien que ce nombre lui paraisse insuffisant, on peut franchir la valvule inférieure du canal. Ce jeune chirurgien des plus distingués pratique l'injection de cette manière dans les engorgements chroniques du sac sans rétrécissement, et se sert d'une solution d'azotate d'argent au cinquantième. Il a obtenu ainsi des résultats très favorables, et préfère de beaucoup cette injection à celle que l'on pratique par les points lacrymaux et à l'introduction du stylet à demeure, dont nous parlerons plus loin.

J'ai pratiqué bien des fois ces injections avec la sonde ordinaire de Gensoul et bien des années avant la communication de M. A. de Graefe; mais j'ai souvent été obligé de les abandonner à cause de la douleur que l'introduction de l'instrument occasionnait aux malades. J'essaierai, à la première occasion, les nouvelles sondes de M. de Graefe, et je ne doute pas, après son affirmation, d'obtenir de bons résultats. Je rappellerai encore que M. Chassaignac, chirurgien de l'hôpital Saint-Antoine, pratique aussi des injections de bas en haut avec la sonde de Gensoul, et que, pour lancer le liquide avec plus de force, il a fenêtré l'instrument à l'extrémité nasale et ajusté à l'autre bout une pompe atmosphérique. C'est une modification nouvelle, encore insuffisamment étudiée aujourd'hui (15 octobre 1853, *Bulletin général de thérapeutique.*)

Je terminerai en rappelant que les injections en général doivent être faites avec des liquides tièdes quand on injecte de haut en bas, et que ces liquides sont tantôt des astringents légers, minéraux ou végétaux, tantôt des caustiques plus ou moins forts, selon la nature de la lésion et les diverses indications à remplir. Je me bornerai à rappeler que l'on a beaucoup trop vanté, pour la guérison des tumeurs lacrymales récentes, les injections par les conduits avec une solution de nitrate d'argent concentrée ; j'ai fait de nombreux essais de ce remède, mais j'ai été beaucoup moins heureux que M. Jobert, de Lamballe, qui en a souvent prescrit l'emploi.

Si l'on se sert de ce même sel en solution très faible, on se gardera d'en continuer longtemps les injections, autrement une coloration brune de la conjonctive, que les malades conserveraient toute la vie, en serait le résultat. C'est un inconvénient que j'ai déjà eu l'occasion de signaler (1).

Cathétérisme.

Cathétérisme par les points.

Procédé d'Anel. — Ce chirurgien ne s'en tenait pas toujours à faire des injections dans les conduits lacrymaux avec la seringue qui porte son nom ; il essayait de les désobstruer en introduisant par les points un stylet fin, qui devait arriver jusque dans les narines.

Cette petite opération s'exécute plus difficilement par le conduit inférieur que par le supérieur. Le malade est assis devant une fenêtre ; sa tête est appuyée contre le mur ou contre la poitrine d'un aide, qui la fixe d'une manière convenable.

Le chirurgien est assis devant le patient ; s'il opère *sur l'œil gauche* et qu'il veuille pénétrer par le point supérieur, il relève avec le pouce de la main gauche la paupière, de manière à placer le cartilage tarse dans une position presque horizontale, pour que le point lacrymal se trouve dirigé de façon à recevoir l'extrémité du stylet.

L'instrument est enfoncé doucement dans le conduit, jusqu'à en-

(1) *Mémoire sur l'emploi du nitrate d'argent dans quelques ophthalmies.* Paris, 1842.

viron 4 millimètres, puis relevé peu à peu en dehors, par son extrémité libre, qui est ramenée vers la tête du sourcil. A ce moment, la paupière supérieure est abandonnée, et si l'on exerce sur le stylet qui a pris la direction du sac lacrymal une pression ménagée et aidée de petits mouvements de rotation, il traverse le sac et arrive dans les narines.

La manœuvre est un peu différente quand on opère sur *l'œil droit*. On peut, à la rigueur, s'exercer à faire pénétrer le stylet de la main gauche, mais j'y ai trouvé toujours plus de difficulté, très probablement parce que je n'en ai pas pris assez tôt l'habitude. Le chirurgien se place derrière le patient, dont il appuie la tête contre sa poitrine ; de la main gauche il relève la paupière supérieure et introduit le stylet de la main droite.

Le cathétérisme d'Anel s'applique, concurremment avec les injections, aux larmoiements par obstruction simple, par exemple lorsque le canal est obstrué par des mucosités desséchées, ou quand il s'y est introduit un corps étranger.

Cathètèrisme à demeure.

Le stylet d'Anel est trop mince, trop flexible, et ne pénètre en général qu'avec une extrême difficulté. C'est pour obvier aux inconvénients qu'il offre que j'ai d'abord fait construire des stylets beaucoup plus forts et d'argent, imitant en cela le conseil de Mayor pour l'urètre. Mais ayant reconnu qu'ils étaient encore trop faibles et pliaient au moment de passer au-dessus du tendon de l'orbiculaire, j'en ai fait faire d'autres d'acier et capables de résister. Là encore une autre difficulté s'est rencontrée : suivant que l'ouverture du canal est placée très antérieurement ou non, le stylet doit être droit ou présenter une courbure plus ou moins grande. J'ai donc fait construire des stylets droits et des stylets de courbure différente, et, depuis ce moment, je n'éprouve plus de sérieuse difficulté pour les faire pénétrer jusque dans la narine. Cette modification du stylet d'Anel me paraît de jour en jour plus indispensable. Elle ressemble, sous plus d'un rapport, à la modification des sondes de Gensoul, que M. A. de Graefe a jugée avec raison utile pour pénétrer aisément dans le sac par les fosses nasales. (Voy. plus haut, p. 361, et plus bas, p. 366.)

Je fais pénétrer ces stylets ainsi modifiés par le conduit supérieur, et je les pousse jusque dans les fosses nasales. Lorsque je suis certain qu'ils ont franchi la voie tout entière, je leur imprime un léger mouvement de va-et-vient pendant une ou deux secondes, et je les laisse en place d'abord quelques minutes, puis peu à peu une ou plusieurs heures. Cette petite opération, semblable à celle que l'on pratique dans certains rétrécissements de l'urètre, doit être répétée tous les jours pendant un ou deux mois. C'est, comme on le voit, un moyen de dilatation à ajouter aux autres. Lorsque les parties sont habituées à la présence du stylet, la pression de l'instrument sur la partie rétrécie du sac sera plus puissante si, sa courbure étant forte, on le fait tourner sur son axe. J'ai réussi à guérir ainsi bon nombre de larmoiements déjà bien anciens et dans lesquels on ne pouvait constater d'autre cause qu'une obstruction plus ou moins complète, reconnue à la fois par l'injection et par l'introduction du stylet.

Le cathétérisme à demeure, pratiqué ainsi de haut en bas, réussira mieux et plus complétement si on lui associe les injections avec la seringue d'Anel, et quelquefois des applications de sangsues dans les narines, des onctions résolutives sur le dos du nez, en même temps que des moyens généraux appropriés à la constitution des malades.

Le cathétérisme à demeure est applicable dans les larmoiements symptomatiques d'une obstruction simple constatée dans le sac, et actuellement non accompagnée d'inflammation. Il m'a réussi quelquefois, mais plus rarement, dans des cas de tumeur lacrymale au premier degré et déjà ancienne. Chez une dame que m'a adressée M. le docteur de Saint-Laurent, médecin des hôpitaux de Paris, et qui était atteinte d'un larmoiement ancien et fort gênant de l'œil droit, sans tumeur lacrymale même légère, le cathétérisme à demeure a réussi, après trois mois environ, à rétablir le cours des larmes. Cette dame partit pour Châlon-sur-Saône, son pays, et ne fut plus tourmentée par son incommodité pendant une année. Mais après ce temps, le mal ayant reparu, j'appliquai de nouveau le cathétérisme à demeure, et après deux mois j'obtins une nouvelle guérison que je crois durable, car depuis trois ans elle s'est parfaitement soutenue. Pendant que le stylet était introduit, cette dame s'occupait à lire ou à broder et n'en éprouvait aucune gêne. J'ai guéri de la même manière, entre autres malades, une femme qui était affligée de larmoiement depuis onze ans ; j'avoue que je n'ai jamais pu me rendre compte bien exactement comment ce stylet a pu, dans ce cas, produire en quelques semaines un résultat aussi inespéré. L'eau injectée par les conduits ne passait pas dans les narines et refluait tout entière, comme les larmes, par les paupières; après le traitement, toute altération des voies lacrymales disparut, et depuis trois ans la guérison s'est soutenue.

Je dois dire, toutefois, que le cathétérisme à demeure que Ware a pratiqué le premier d'une autre manière est, comme la plupart des autres moyens de dilatation, fort douteux dans ses résultats; il a réussi quelquefois entre mes mains, mais il a échoué bien souvent. On peut, dans tous les cas, l'employer sans inconvénient, et certes c'est là, à mes yeux, un grand mérite que n'ont pas, à beaucoup près, tous les procédés inventés jusqu'ici contre le larmoiement.

Ces stylets sont d'un grand secours dans le diagnostic. On peut, avec leur aide, non seulement constater la présence d'une stricture ou d'un corps étranger dans les voies lacrymales, mais encore reconnaître sûrement une carie de l'unguis ou de l'apophyse montante du maxillaire.

Cathétérisme par les fosses nasales.

Procédé de Laforest (1). — Ce chirurgien pénétrait dans les voies lacrymales par leur ouverture inférieure; il avait été conduit à l'exécution du procédé qu'il décrit, par une note de la Faye, placée dans l'ouvrage de Dionis. On se sert de sondes pleines, de sondes creuses et d'une seringue armée d'un long siphon. Avec l'extrémité d'une de ces sondes qu'il introduisait dans la narine, Laforest allait rechercher le méat du conduit lacrymal, pour le dilater et y porter des substances médicamenteuses.

Afin de rendre l'opération plus facile, M. Gensoul, de Lyon, qui se sert habituellement de sondes métalliques, en a approprié depuis bien des années déjà la courbure à celle des canaux qu'elles doivent parcourir. Pour les avoir d'une exactitude rigoureuse, il les a fait mouler sur le canal même, en se servant du métal fusible de d'Arcet. Il s'assure, par leur moyen, de la position et souvent de la nature de l'obstacle.

Il y a, pour la plupart des chirurgiens, une difficulté réelle à introduire ces sondes dans le canal nasal, même lorsque l'on en a pris l'habitude par un exercice fréquent. Une courbure un peu plus

(1) Voy. *Mémoires de l'Académie royale de chirurgie*, t. II, p. 175.

ou un peu moins marquée du canal, la valvule inférieure, lorsqu'elle existe, constituent des obstacles véritablement sérieux, parce que le malade accuse une gêne qui lui devient souvent insupportable. Cependant on peut toujours franchir la valvule, mais on la contusionne, et quelques gouttes de sang s'en échappent; on peut aussi pénétrer dans la partie inférieure du canal, mais alors le but est manqué, car on n'arrive pas au rétrécissement. Je suis certain que l'habile main de M. Gensoul a pu vaincre ces difficultés et que sa sonde lui suffit parfaitement bien; pourtant je suis convaincu, après avoir mis à l'œuvre bon nombre de médecins en ma présence, que pour la plupart des opérateurs, telle qu'elle est, cette sonde ne s'applique qu'avec difficulté pour le médecin et avec douleur pour le malade.

Il était donc nécessaire de faire subir à la sonde de M. Gensoul quelques modifications, et M. A. de Graefe, de Berlin, qui avait senti aussi la nécessité de la mieux approprier à la courbure du canal, si variable, si peu semblable chez divers individus, a fait faire six modèles tous de courbure différente. Depuis lors il pénètre avec plus de facilité dans le nez, et il pense qu'un plus grand nombre de modèles serait encore nécessaire, ce que je crois sans peine, car on est souvent forcé de courber la sonde, que le tâtonnement vous avait fait juger la meilleure.

Le manuel opératoire pour le cathétérisme, quand on s'y est longtemps exercé sur le cadavre, devient assez facilement praticable, bien que le reproche qu'on a fait à cette manière de pénétrer dans les voies lacrymales porte plus spécialement sur la difficulté qu'on trouve à rencontrer le méat inférieur. Le chirurgien, tenant dans sa main droite pour le côté droit, et réciproquement dans sa main gauche pour le côté gauche, la sonde de Gensoul, en place la courbure en haut, n'oubliant pas que l'instrument étant ainsi tenu, le bec doit regarder en bas et en dehors. Cela fait, il enfonce la sonde dans la narine et ne tarde pas à pénétrer dans le canal nasal. « Si l'on veut être certain de ne pas le manquer, dit M. Vidal (de Cassis) (*loc. cit.*, p. 198), on n'a qu'à enfoncer la sonde à un peu plus d'un pouce, à la tirer ensuite en avant, de manière que le bec frotte contre la paroi externe des fosses nasales; arrivé au méat inférieur du canal nasal, le bec est arrêté par une saillie; c'est alors le moment d'exécuter le « *tour de maître* » recommandé pour l'introduction régulière de la sonde. La difficulté n'existe en réalité que lorsqu'on ne s'est pas suffisamment exercé à la pratique de cette petite opération, et je suis convaincu, par mon expérience personnelle, que M. Vésigné a eu raison en avançant qu'il est toujours possible de pénétrer dans le canal avec les sondes.

Le cathétérisme des voies lacrymales par les fosses nasales est applicable à quelques cas de rétrécissement du sac et du canal. La sonde creuse est très utile pour faire des injections de divers liquides. Nous avons dit plus haut (voy. *Injections*) que M. A. de Graefe, de Berlin, employait avec succès les injections de nitrate d'argent (1 partie de sel sur 50 d'eau) dans les engorgements chroniques du sac.

Dilatation.

On la pratique de deux manières : par les *voies naturelles* ou par une *ouverture artificielle*.

a. Dilatation par les voies naturelles.

Procédé de Méjean (Séton). — Avant que la fistule fût formée, et lorsqu'il n'y avait encore qu'une tumeur lacrymale, Méjean introduisait un stylet par les points lacrymaux et le faisait pénétrer jusque dans les fosses nasales, comme cela se pratique dans le cathétérisme par le procédé d'Anel. Ce stylet, plus fin que celui d'Anel, portait à son extrémité supérieure un chas, dans lequel on engageait un fil. Arrivé dans le nez, le stylet était saisi et attiré au dehors, de sorte que le fil restait engagé dans les voies lacrymales et y faisait l'office d'une sorte de séton, dont la grosseur était progressivement augmentée ; sur ce fil, qu'on tirait de bas en haut, on déposait des substances médicamenteuses capables de modifier la vitalité des tissus malades.

Ce procédé n'atteint pas le but qu'on se propose et n'est presque jamais suivi de bons résultats. La présence du fil dans les conduits lacrymaux détermine, dans ces organes délicats, des inflammations bientôt suivies d'ulcérations qui finissent ordinairement par amener en peu de temps une obstruction complète. Lorsqu'ils ne sont pas déchirés par le fil, les conduits sont dilatés outre mesure et relâchés. J'ai obtenu quelques améliorations par le séton, mais je dois dire qu'elles ne m'ont pas complétement satisfait.

Procédé de Laforest. — Les sondes imaginées par ce chirurgien ne servent pas seulement à pratiquer le cathétérisme du canal nasal, elles sont encore utiles pour en obtenir la dilatation.

Voici comment on procède : Une sonde pleine, introduite dans le canal par les fosses nasales, y est laissée à demeure pendant quelques jours. Au bout de ce temps elle est devenue mobile, et on la remplace par une algalie creuse qui sert à faire, plusieurs fois par jour, des injections dans le canal, et qu'on laisse en place jusqu'à la fin du traitement.

Cabanis, Palucci, M. Manec, ont diversement modifié ce procédé de Laforest sans en retirer un avantage marqué. Je l'ai souvent employé et je n'ai que bien rarement réussi.

b. Dilatation par une ouverture artificielle.

On la divise en dilatation *temporaire* et en dilatation *permanente*.

I. *Dilatation temporaire.*

C'est J.-L. Petit qui en a posé les règles. Le procédé de cet auteur consiste à rétablir la voie naturelle des larmes en pénétrant dans le siphon lacrymal par une incision pratiquée sur le sac, au-dessous du tendon du muscle orbiculaire. « Je fais, dit-il, une incision au sac lacrymal ; j'y introduis une sonde cannelée ; je la pousse dans la narine, et par ce moyen je débouche le canal ; la cannelure de cette sonde me sert à conduire dans la voie qu'elle vient de tracer une bougie, avec laquelle je tiens ce canal ouvert. Je change tous les jours cette bougie ; j'en cesse l'usage quand je crois que la surface interne du canal est bien cicatrisée ; alors les larmes reprennent leur cours naturel, et la plaie extérieure se réunit en deux ou trois jours (1). »

Les procédés opératoires de Monro, Scarpa, Pouteau, Desault, Boyer, Jurine, Pamard, Fournier de Lempdes, Sanson, comme celui que j'ai adopté et que je vais décrire, ne sont que des modifications du procédé de J.-L. Petit, et ne varient que par l'étendue de l'incision, la forme et le nombre des instruments, et la différence des moyens de pansement. Tous, en définitive, sont basés sur le même principe : rétablir le cours des larmes en dilatant de haut en bas les conduits naturels, dans lesquels on pénètre par l'incision du sac lacrymal.

La dilatation est le plus souvent un moyen détestable ; compter sur un bon résultat quand on l'emploie, c'est s'exposer dans

(1) *Traité des opérations* de Garengeot, t. II, p. 81.

presque tous les cas à une déception, car les récidives ne se font pas attendre ; et sur des centaines d'opérations on constate à grand'peine quelques guérisons parfaites. N'est-il pas vraiment curieux, après cela, de lire cette phrase de J.-L. Petit, que nous venons de citer : « Les larmes reprennent leur cours naturel, et la plaie extérieure se réunit en deux ou trois jours ! »

Nous n'avons cependant pas encore abandonné tout à fait ce moyen, nous l'employons pour avoir la certitude d'avoir fait tout notre possible pour le rétablissement des voies lacrymales avant de songer à les fermer définitivement. Lors donc que nous croyons devoir recourir à la dilatation, voici le procédé que nous avons adopté ; il ne diffère de celui de J.-L. Petit que par quelques modifications qui le rendent plus facile et d'un résultat peut-être plus constant.

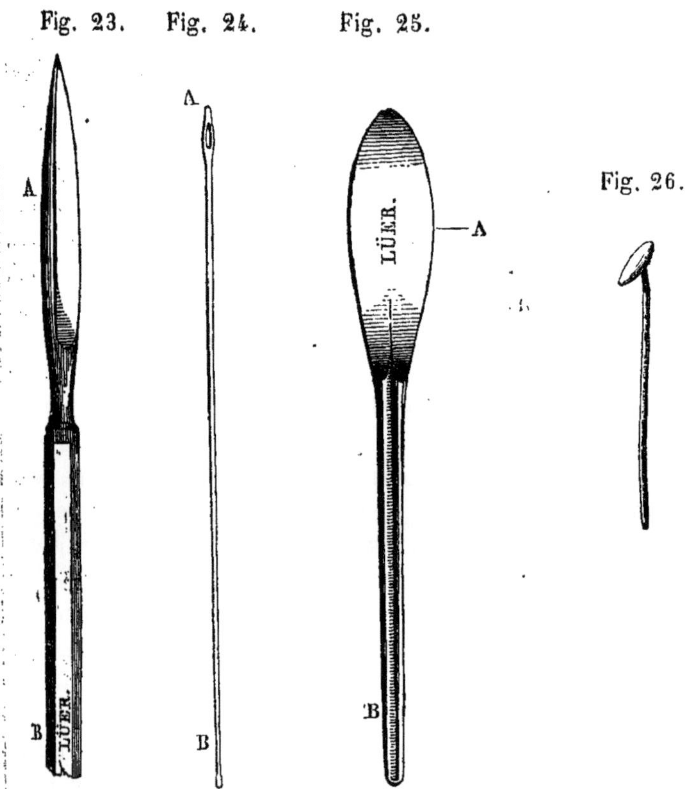

Fig. 23. Fig. 24. Fig. 25. Fig. 26.

L'appareil instrumental se compose d'un bistouri à fistule (fig. 23), d'un stylet conducteur (fig. 24), d'une sonde cannelée particulière (fig. 25), du clou de plomb de Scarpa (fig. 26) (1), qu'on trouvera ici rangés, en les comptant de gauche à droite, dans l'ordre où l'on doit s'en servir. La sonde cannelée est trop grosse, par une erreur du dessinateur. Il faut encore avoir une pièce de taffetas d'Angleterre et des clous de plomb de Scarpa de diverses grosseurs pour s'en servir dans le pansement.

Premier temps. — Ponction. — Je fais placer mon aide derrière le malade à opérer (je supposerai que l'ouverture du sac lacrymal droit devra être faite), et je lui recommande de tirer l'angle externe des paupières pour tendre les parties, et surtout pour faire saillir le tendon de l'orbiculaire.

Ce tendon représente alors une ligne horizontale, formant le côté supérieur d'un triangle dont le côté inférieur, légèrement courbe, est tracé par l'orbite. Partant du sommet du triangle, je compte de dedans en dehors 4 à 5 millimètres, et là, je tire une ligne verticale dont la hauteur, n'ayant pas plus de 5 millimètres, mesure la base du triangle dont je viens de parler. Je partage cette ligne en trois parties égales, et c'est à la réunion du deuxième tiers inférieur avec le tiers supérieur que la ponction sera faite.

Ces dispositions prises, le bistouri étant tenu de la main gauche, dont le petit doigt s'appuie sur l'os de la pommette, la pointe est portée sur l'endroit que je viens d'indiquer : le dos de l'instrument, tourné en haut, croise obliquement le sourcil, dont il est éloigné, à la base de la lame, d'environ 1 pouce, de sorte que la pointe est ainsi dirigée d'avant en arrière vers l'unguis.

J'enfonce alors doucement le bistouri presque parallèlement au tendon de l'orbiculaire sous lequel il doit passer très souvent, jusqu'à ce que je sente une résistance vaincue, puis je redresse le manche vers la tête du sourcil, qu'il touche presque au moment où je fais pénétrer la lame de 2 centimètres environ dans le sac lacrymal et le canal nasal, où d'ordinaire l'instrument se trouve engagé de manière à s'y tenir seul. Je n'ai jamais manqué le sac lacrymal en agissant de cette manière, et je n'ai pas eu besoin jusqu'ici de me guider d'après toutes les indications données à ce sujet.

S'il y a préalablement une fistule et que l'ouverture en soit éloi-

(1) J'ai définitivement abandonné la corde à boyau à cause des douleurs qu'elle occasionne, et je la remplace toujours par un clou de plomb, très fin au besoin.

gnée, on allonge l'incision de manière à diviser entièrement le trajet fistuleux.

La figure 27 représente cette partie du temps de l'opération où

Fig. 27.

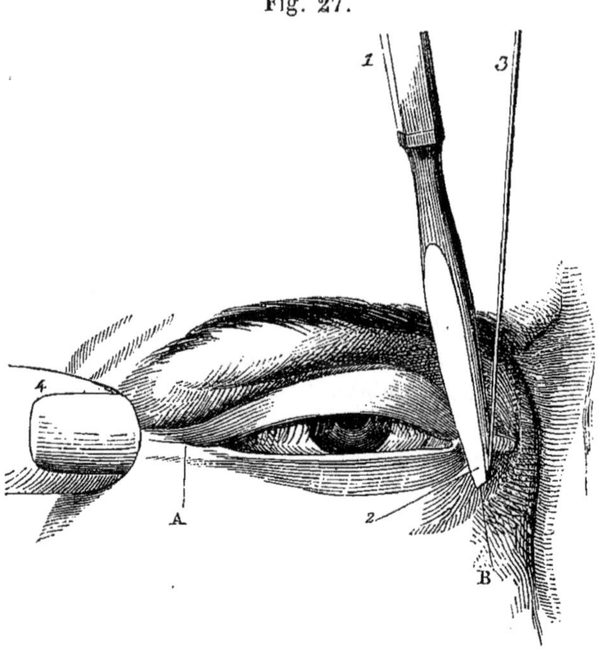

la lame 2 du bistouri 1, après avoir fait la ponction B (1), est sur le point d'être dégagée de la plaie. Le stylet 3, qui doit remplacer le bistouri, est déjà engagé dans l'ouverture et sera ramené un peu à gauche pour se trouver dans la direction du canal. L'angle externe des paupières A est tendu par le doigt de l'aide, qu'on aperçoit tout à fait à gauche ; du côté interne, entre le nez et les instruments, on voit une saillie transversale formée par le tendon de l'orbiculaire. C'est sous cette saillie qu'il faut très souvent, ainsi que je l'ai dit plus haut, introduire le couteau horizontalement ou même quelquefois de bas en haut, pour ne pas manquer l'ouverture du sac en glissant en avant de l'apophyse montante du maxillaire.

Deuxième temps. — Introduction d'un stylet sur lequel on glisse une sonde cannelée. — On retire alors à demi le bistouri,

(1) Le dessinateur a placé cette ponction 2 millimètres trop bas.

puis saisissant le stylet de la figure 24, on l'introduit dans le canal en le glissant dans la rainure du bistouri, comme dans la figure précédente ; ou bien, ce que je préfère, on commence par dégager complétement l'instrument tranchant de la plaie, et alors seulement on introduit le stylet. En le plaçant dans la direction du canal, on finit, après quelques hésitations, quelques tâtonnements inévitables, par le faire pénétrer jusque dans la narine, où il détermine une sensation de piqûre dont le malade ne manque pas de se plaindre aussitôt. Pour m'assurer qu'il est en effet parvenu jusque-là et qu'il n'a pas fait fausse route, ce qui peut arriver quelquefois dans certaines tumeurs lacrymales compliquées, je saisis la sonde cannelée (voy. fig. 25), je l'introduis dans la narine correspondant au côté opéré, et j'imprime au stylet quelques vibrations ou quelques mouvements faciles à apercevoir ou à sentir. Cela fait, je retire la sonde des narines, et je l'introduis de haut en bas dans le canal, en me servant du stylet comme d'un conducteur.

On a pris soin, tout en cherchant à introduire le stylet, de s'assurer si les os sont ou non malades. S'ils sont cariés, j'ai toujours recours à l'application du fer rouge ou au moins du chlorure de zinc. (Voy. plus bas, *Occlusion des voies lacrymales*, p. 388.)

La figure 28 indique le moment où la sonde vient d'être introduite

Fig. 28.

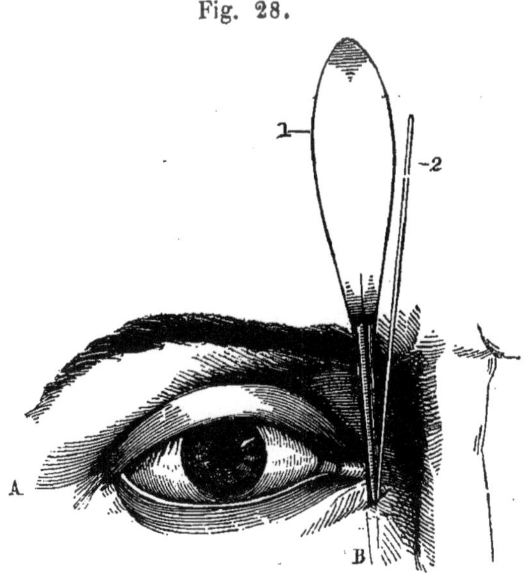

sur le stylet, que le chirurgien n'a plus qu'à enlever. L'angle temporal n'est plus tiré par l'aide comme dans la figure précédente, et les paupières sont ouvertes de même qu'à l'état normal.

1 est la sonde enfoncée dans le sac lacrymal et dans le canal nasal.

2 représente le stylet devenu maintenant inutile, et qu'on va retirer de la cannelure de la sonde où il est caché. On l'a, dans sa partie supérieure, un peu éloigné de la sonde pour rendre le dessin plus intelligible.

B est l'ouverture faite à la peau et au sac lacrymal.

Troisième temps. — *Introduction du clou.* — Je préfère l'application immédiate du clou à celle de la corde, parce que celle-ci occasionne un gonflement considérable, des douleurs et de la fièvre. On évite ainsi de décourager dès le début les malades qui ont tant besoin de patience et de persévérance dans l'application de pansements toujours très longs. Si pourtant on veut se servir d'une petite corde, ce que l'expérience m'a appris à éviter, on la coupe de la longueur du clou et on la déroule à sa partie supérieure, de manière à lui faire présenter deux petites ailes ou arêtes qui l'empêchent de tomber dans le canal nasal ; on forme aisément ces ailes en mâchant la corde à l'une de ses extrémités. On proportionne la grosseur de la corde au diamètre du canal ; les trois

Fig. 29.

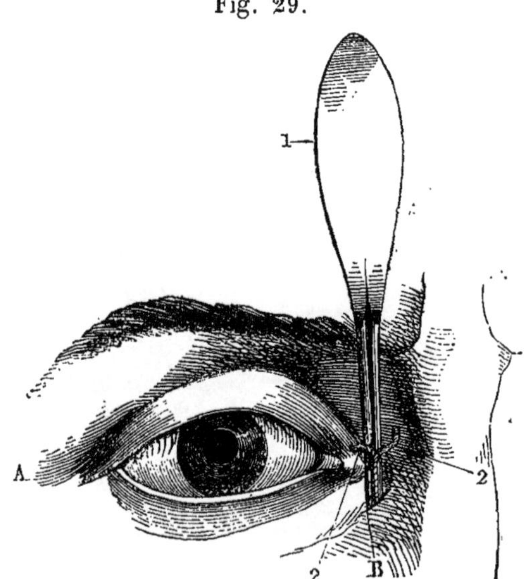

premières cordes du violon, *mi*, *la*, *ré*, sont successivement employées pour le pansement ; *mi* étant la plus fine, c'est par elle que d'ordinaire on commence.

Le stylet 2 de la figure précédente étant enlevé, le chirurgien saisit le clou par la tête (ou la corde à boyau par les petites arêtes dont il a été parlé), le fait glisser dans la rainure de la sonde cannelée, et le pousse dans le canal jusqu'à ce que la tête ou les arêtes prennent un point d'appui sur les bords de l'ouverture faite à la peau. Pressant alors du bout du doigt sur l'extrémité supérieure du clou ou de la corde, on retire lentement la sonde devenue inutile, et l'on couvre à la fois la petite plaie et la tête du clou ou les arêtes de la corde d'un très petit morceau de taffetas d'Angleterre.

La figure 29 représente le moment où la corde est presque complétement introduite ; la sonde cannelée 1 se trouve dans le canal et pénètre jusque dans les narines ; la corde est glissée dans la cannelure, et les ailes sont près de toucher la plaie B faite à la peau.

Bien que j'aie abandonné le pansement par la corde, j'ai cru devoir conserver cette figure. Lorsque je veux introduire le clou, je le pousse dans le canal après avoir retiré la sonde, et je rencontre rarement quelque difficulté.

Remarques sur le pansement. — L'introduction de cordes ou de clous de Scarpa dans le canal nasal n'offre certainement aucune difficulté, mais leur présence dans ces parties, celle des cordes surtout, occasionne souvent des accidents auxquels il est bon de remédier aussitôt, et que souvent il convient de prévenir.

Pendant les vingt-quatre premières heures qui suivent l'opération, les malades pour la plupart souffrent peu et ne ressentent qu'une cuisson légère ou un peu de gonflement dans les parties malades ; pourtant quelques uns endurent pendant la première nuit des douleurs insupportables qui provoquent la fièvre et une insomnie complète. Très probablement alors on s'est servi d'un clou trop gros ou d'une corde qui, par l'humidité, a subi un gonflement très considérable. J'ai vu des femmes, peu d'heures après une opération régulièrement faite, prises de crises nerveuses très inquiétantes qu'on ne pouvait faire cesser qu'en enlevant la corde introduite dans le canal. Quelques chirurgiens ont constaté des accidents plus sérieux ; dans la *Gazette des hôpitaux* de l'année 1846, j'ai lu l'histoire d'un opéré qui avait été pris de tétanos.

Le lendemain de l'opération, lorsqu'il s'agit de faire le premier pansement, la plaie est rouge, tendue, douloureuse. Il est alors prudent de ne pas y toucher et de se borner à la nettoyer avec de l'eau tiède, et de prescrire l'usage de cataplasmes émollients. Quelquefois on est contraint d'enlever le clou pendant quelques jours, à cause de l'intensité des douleurs, car la sensibilité s'accroît au point que quelques opérés gardent le lit, et que presque tous tombent dans le découragement.

Mais lorsque ces accidents ne surviennent pas ou qu'ils sont éloignés par un traitement convenable, tous les jours, ou tous les deux jours au plus, le clou est enlevé et des injections sont faites dans le canal par l'ouverture artificielle et par les points lacrymaux dans le but de modifier la vitalité de ces parties. D'ailleurs sans cette précaution, qui est fort importante, les mucosités séjournant d'ordinaire dans le sac lacrymal y détermineraient une irritation qu'il faudrait combattre de bonne heure si elle se montrait. D'autre part, l'injection par les conduits est un moyen de les entretenir dans de bonnes conditions et de s'assurer qu'ils ne s'engorgent ou ne s'oblitèrent pas sous l'influence de la compression, que le clou, dérangé quelquefois par les malades ou mal courbé vers sa tête, peut exercer sur ces parties et sur la peau voisine.

Le chirurgien qui a choisi ce procédé doit surveiller attentivement l'ouverture artificielle faite à la peau et veiller à ce que les bords en soient toujours dans les meilleures conditions. Je les ai vus s'enflammer au point que de petits abcès s'y formaient, et que le pansement devenait impossible, du moins pour quelque temps. Cet accident, souvent déterminé par la tête du clou, occasionne une suppuration si étendue, que lorsqu'on veut fermer plus tard la fistule, il y a une perte de substance dans la peau et même dans le sac, et que si la cicatrisation est possible, ce qui n'arrive pas toujours, on voit un enfoncement infundibuliforme là même où existait la plaie. Il y a toujours alors obstruction incurable du sac ; on a rétabli les voies lacrymales dans leur extrémité inférieure, mais on les a fermées définitivement dans leur milieu.

Pour éviter un si triste résultat, il convient de veiller à ce que la tête du clou ne repose pas sur la peau, mais soit inclinée en avant, ce qu'on peut facilement obtenir en la courbant un peu ; en outre, au premier signe de phlogose, il est indispensable d'enlever les cordes ou les clous et d'appliquer des cataplasmes émollients sur les parties enflammées. On reprend le pansement quand la phlogose a disparu, mais en recommençant on a soin de se servir de clous très petits pour éviter d'occasionner des douleurs et une inflammation nouvelle.

Les clous de Scarpa d'abord employés sont changés peu à peu contre de plus gros; on obtient ainsi sous l'influence de la compression une dilatation progressive du canal et une modification des tissus. Malheureusement ce résultat est loin d'être certain, et il n'est pas rare après deux ou trois mois de pansements réguliers, si l'on ferme la fistule au moment où l'on constate une dilatation suffisante, de reconnaître bientôt que le canal s'est oblitéré de nouveau, d'où il résulte que l'on aurait mieux fait de recourir tout de suite à l'un des procédés d'occlusion des voies lacrymales.

Fig. 31. Fig. 30.

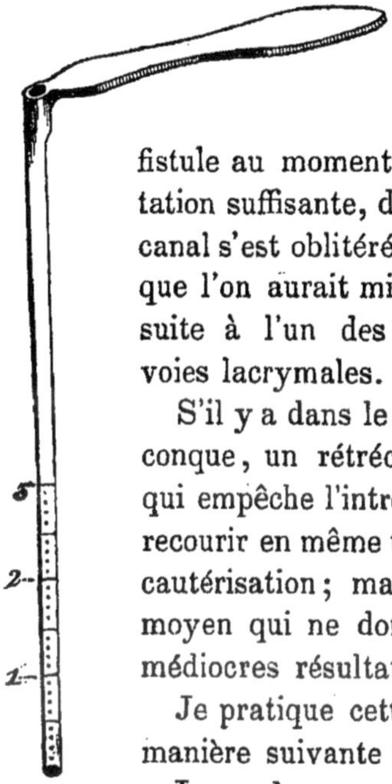

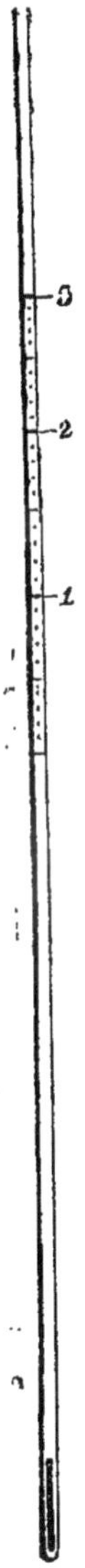

S'il y a dans le sac, à une profondeur quelconque, un rétrécissement ou quelque bride qui empêche l'introduction des clous, on peut recourir en même temps à la dilatation et à la cautérisation; mais c'est, je dois le dire, un moyen qui ne donne en général que de bien médiocres résultats.

Je pratique cette dernière opération de la manière suivante :

La sonde creuse représentée dans la figure 30 étant portée, dans le canal nasal, jusqu'à l'endroit du rétrécissement, je constate, en regardant les chiffres placés à sa surface, à quelle profondeur ce rétrécissement existe. Je suppose que l'instrument pénètre jusqu'au chiffre 2 : j'en tiens note; je prends le porte-caustique, fig. 31 (ce porte-caustique se charge en présentant à la fois la cuvette, et le crayon de nitrate d'argent à la flamme d'une bougie), et après avoir retiré la sonde creuse de 2 ou 3 millimètres, selon que je veux cautériser une surface plus ou moins étendue, j'y fais pénétrer l'instrument chargé de nitrate d'argent, jusqu'à ce que les deux ou trois premiers points se soient cachés dans l'ouverture supérieure de la sonde. Alors je fais tourner rapidement sur lui-même le porte-caustique, dont la cuvette se trouve en rapport avec les parties malades, puis le retirant de bas en haut, je le cache aussitôt dans la sonde que j'enlève, à moins que je ne me serve de cette sonde pour faire une injection sur la muqueuse cautérisée.

J'ai imaginé cet instrument parce que je pense qu'il est bien préférable de porter le caustique sur les points malades seulement, et que je ne considère pas la cautérisation des parties saines comme sans danger.

Fermeture de l'ouverture artificielle après le pansement.

Lorsqu'après un pansement régulier qui ne peut durer dans aucun cas moins de deux ou trois mois, on a des raisons de croire que la guérison est obtenue, rien n'est ordinairement plus simple que de fermer l'ouverture artificielle qui a servi à l'introduction des corps nécessaires à la dilatation progressive du canal ; pourtant dans certains cas, encore assez fréquents, on y éprouve une véritable, parfois une insurmontable difficulté.

Quand il n'y a aucune complication, il suffit de retirer le clou, de laisser les choses aller d'elles-mêmes, et bientôt la réunion de la petite plaie est complète ; d'autres fois une simple cautérisation de cette plaie, faite seulement dans le but d'en raviver les bords, la met dans des conditions de réunion convenables. D'ordinaire après deux ou trois jours dans le premier cas, après cinq ou six dans le second, l'ouverture artificielle est fermée.

Mais si, bien que le canal soit largement ouvert, il arrive que les larmes, au lieu de s'y écouler en totalité, passent en partie par l'ouverture artificielle, celle-ci ne se ferme pas et se transforme en une fistule qu'on aura la plus grande peine à détruire. La cautérisation avec la pierre infernale, répétée plusieurs fois, finira dans quelques cas par triompher de la difficulté ; mais aussi, dans beaucoup d'autres, elle demeurera inutile.

D'après les remarques que j'ai faites, cet accident provient le plus souvent de ce que le pansement avec les cordes ou avec le clou ayant été trop longtemps continué, la peau a suppuré dans une trop grande étendue, et s'est amincie au point de ne plus avoir les conditions nécessaires à une bonne réunion. La même chose s'observe lorsque la tête du clou de Scarpa a porté sur la plaie, ou que, par le fait même du contact d'un corps étranger, celle-ci s'est enflammée et a éprouvé une perte de substance.

Il convient alors de conseiller au malade, ou de se soumettre à l'opération ayant pour but d'ouvrir une voie nouvelle aux larmes à travers l'unguis, ou de fermer la voie par l'application du fer rouge (voy. p. 400), ou de ne plus rien faire pour le débarrasser de sa fistule, qui peut-être deviendra capillaire à la longue; à moins qu'on ne préfère appliquer le clou jusqu'à ce que le sac lacrymal soit oblitéré dans sa partie supérieure, ce qui ne manque pas d'arriver avec le temps, ou bien encore disséquer la peau tout autour de la plaie qu'on isole avec soin du sac lacrymal, et qu'on réunit avec une épingle et une suture convenable, de manière à fermer complétement l'ouverture. Ce n'est pas toujours chose facile de fermer l'ouverture artificielle en employant ce moyen assez douloureux, et il n'est pas rare, même en donnant aux parties toute l'immobilité nécessaire, par la compression au besoin, d'échouer complétement et de ne pas obtenir de réunion.

Quoi qu'il en soit, lorsque je crois devoir fermer l'ouverture que j'ai pratiquée pour le pansement, je recommande au malade de se nourrir d'aliments liquides, de ne pas parler, de tenir les muscles de la face dans un repos absolu, et surtout d'éviter de se moucher pendant quelques jours, en se bornant à s'essuyer. Cette dernière précaution est des plus importantes, parce que l'air remontant par le méat inférieur, dont la valvule est souvent aplatie ou même résorbée par la présence prolongée du clou dans le canal, maintient l'ouverture de la peau béante, ou même déchire la cicatrice lorsqu'elle est sur le point de s'organiser.

Il est si rare d'obtenir une guérison complète à l'aide de ce triste procédé de dilatation, que l'on me saura gré, je l'espère, de citer le cas suivant pris dans ma pratique. Je le donne comme une exception heureuse.

OBS. *Guérison par le procédé de dilatation* (méthode de Scarpa).

N° 8584 de ma clinique, 23 octobre 1849. Demoiselle Champauvi, quinze ans, quai Lepelletier, n° 42. Constitution lymphatique, pas encore réglée, est atteinte d'une blépharite glandulaire de l'œil droit accompagnée d'une kératite panniforme avec nombreux épanchements dans les lames de la cornée. Le sac lacrymal est à peine distendu ; la pression en fait sortir quelques mucosités mêlées à des larmes ; une injection faite aussitôt dans les conduits reflue en entier.

Depuis trois ans cette enfant est soignée par un oculiste de Paris qui traite la kératite et la blépharite, et qui n'a pas vu que cette double affection était symptomatique de l'engorgement du sac.

Le 8 novembre, je pratique l'opération et j'introduis le clou de Scarpa.

La cornée devient claire, la vue, qui était détruite depuis si longtemps, revient peu à peu.

Le clou est enlevé dans le courant du mois de septembre 1850, *sept mois après l'opération.*

Je revois la malade le 12 décembre 1852. C'est une grande jeune fille, bien développée ; elle s'est réglée et se porte bien. Son père me l'amène parce qu'elle a voulu m'exprimer elle-même sa reconnaissance. Son œil est très beau, elle en voit parfaitement, il n'est pas du tout larmoyant, pas plus que l'autre ; la vue en est seulement un peu moins longue.

Il n'y a d'autre trace de l'opération qu'un léger enfoncement de la peau au-dessous du tendon de l'orbiculaire.

Une injection pratiquée ce même jour pénètre en entier dans la narine.

La guérison est radicale ; mais je dois le dire, parmi tant d'opérations que j'ai faites, je ne compterais peut-être pas un aussi beau résultat.

II. *Dilatation permanente.*

C'est à Foubert qu'on rapporte généralement l'idée de placer une canule à demeure dans le canal nasal, bien que Woolhouse semble l'avoir eue avant lui. Cette méthode, préconisée par Dupuytren, qui l'essaya en 1812, porte aujourd'hui le nom de ce grand chirurgien.

Procédé de Dupuytren. — Les instruments nécessaires sont : 1° le bistouri à fistule ordinaire, représenté plus haut, fig. 23 ; 2° une canule conique d'or, d'argent ou de platine, longue de 20 à 25 millimètres, sur 4 à 5 millimètres de diamètre, taillée en bec de flûte à son extrémité inférieure, et garnie d'un bourrelet à son extrémité supérieure ; cette canule est, en outre, un peu recourbée dans sa longueur pour qu'elle s'adapte plus aisément à la direction du canal dans lequel elle doit être introduite ; 3° un mandrin coudé à angle presque droit, effilé à son bout inférieur, et s'adaptant exactement à la canule dans laquelle il doit pouvoir entrer, et d'où il doit se dégager aisément; 4° un stylet long et assez fort qui sert de conducteur à la canule.

La canule a subi plusieurs modifications sans importance sérieuse : les principales sont celles de MM. Van Onsenoort, Pétrequin, Bourjot Saint-Hilaire et Lenoir. Quelque forme qu'elle ait, on opère toujours de même.

J'exécute ce procédé de la manière suivante :

Le malade étant placé comme pour le procédé de J.-L. Petit, et le sac lacrymal, ouvert de la même manière, le chirurgien, retirant le bistouri de l'incision qu'il vient de faire, presse sur l'une des lèvres pour entr'ouvrir la plaie, et glisse dans le canal un stylet qu'il fait pénétrer jusque dans les fosses nasales. Se servant ensuite de ce stylet comme d'un conducteur, il le coiffe de la canule, et, à l'aide des deux pouces, il fait descendre celle-ci aussi loin que possible, puis il enlève le stylet et le remplace par le mandrin.

Dès que le bourrelet de la canule s'est caché profondément sous la peau, ce qu'on n'obtient le plus souvent qu'en appuyant sur le mandrin avec une certaine force, on dégage celui-ci, en retenant la canule en place au moyen de l'index de la main gauche.

Pour s'assurer que la communication entre le sac et la narine est rétablie, on recommande au malade, dont la bouche et le nez sont maintenus fermés un instant, d'expirer l'air avec une certaine force, et tout aussitôt, si la voie est libre, on voit sortir de la plaie quelques bulles d'air et un peu de sang, qu'il est prudent d'enlever par une injection afin de favoriser la réunion de la plaie.

On n'a plus, pour terminer l'opération, qu'à placer une petite mouche de taffetas d'Angleterre sur la plaie, qui se réunit d'ordinaire après vingt-quatre heures.

Ce procédé présente de nombreux inconvénients et n'est plus employé aujourd'hui que par un très petit nombre de chirurgiens.

Quelquefois, le lendemain ou le surlendemain, la canule remonte, compromet la cicatrisation de la plaie et même le résultat définitif de l'opération ; d'autres fois, elle tombe dans les fosses nasales ou l'arrière-gorge, et de là dans l'œsophage ou la trachée. Je l'ai vu provoquer des abcès au grand angle de l'œil, des ophthalmies, des érysipèles, des accidents nerveux qui m'ont obligé de l'enlever promptement. Dans d'autres cas malheureux, elle traverse la voûte palatine. J'ai constaté ce résultat chez un homme opéré trois fois par M. Velpeau, et chez lequel j'ai appliqué le fer rouge. Chez une dame que m'a envoyée M. Vernois, médecin des hôpitaux, la canule a été extraite aussi par cette voie (1). J. Cloquet, Lisfranc, Bourjot Saint-Hilaire, ont vu des faits semblables. (Voy. Thèse de M. Malgaigne et celle de Darcet.)

La canule s'oblitère très souvent. On en a trouvé qui étaient remplies de tabac, et même de concrétions pierreuses. Fl. Cunier en a extrait bon nombre qui se trouvaient dans ce dernier cas. (Voy. mon mémoire cité sur les *Dacryolithes* et les *Rhinolithes*, dans les *Annales d'oculistique*.) J'en ai vu aussi quelques cas. Parmi ceux rapportés par Cunier, j'ai surtout remarqué le suivant (la canule est représentée dans la fig. 32.)

Fig. 32.

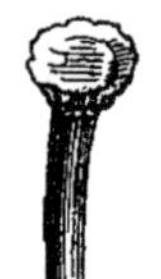

« La canule extraite, dit-il (*Annales*, vol. IX, p. 23), avait 11 lignes 1/2 de longueur; son bourrelet avait 2 lignes 1/2 de diamètre. L'orifice en était entièrement oblitéré par une masse qui s'épanouissait sur le bourrelet, en forme de champignon. Cette masse était constituée de plusieurs couches superposées; sa surface était inégale, plus élevée à sa circonférence qu'à son centre; ses

(1) Voici la note que M. Vernois a eu l'obligeance de me remettre : « Madame C... se fit opérer en 1837 par Sanson d'une fistule lacrymale gauche. On plaça une canule. Le lendemain de l'opération, la malade éternua et fit ressortir en partie la canule. On la réintroduisit avec peine, et la malade alla pendant plusieurs jours de suite voir Sanson, qui lui imprimait des mouvements de pression assez violents. La malade pense que la canule avait fait fausse route. Elle ajoute que Sanson lui avait dit que les voies naturelles étaient oblitérées, et qu'il avait été obligé d'attaquer un os pour placer la canule et lui faire un chemin.

» En 1846, c'est-à-dire neuf ans après, madame C... sentit comme un bouton très dur qui faisait saillie au côté gauche du palais. Elle alla voir M. Pernet, son dentiste, qui fit une incision assez étendue et extirpa la canule. Aucun accident n'a suivi cette extirpation. La cicatrisation de la petite plaie s'opère rapidement.

» Aujourd'hui (juin 1853), on voit encore la trace de cette opération. Aucun désordre n'a eu lieu dans les parties qui s'étendent à gauche, du sac lacrymal au palais.

» L'oblitération des conduits lacrymaux est complète. Les larmes coulent un peu sur la joue. La malade est obligée de s'essuyer souvent; mais ces larmes sont très peu abondantes.

» La canule a été extraite en deux morceaux; je vous les envoie... »

J'ai vu la malade en septembre de la même année, et je lui ai conseillé de ne rien faire contre son larmoiement qui, bien que les conduits soient entièrement oblitérés, est parfaitement supportable. La capsule était assez petite de diamètre; les deux morceaux sont tordus sur eux-mêmes.

bords, endommagés pendant l'extraction, se repliaient sur le col de la canule. Irrégulièrement ronde, sur un diamètre de 3 lignes 1/2, elle était épaisse d'une ligne à sa partie supérieure ainsi qu'en bas, et de moitié plus étroite dans sa portion transverse. Elle était d'un gris cendré, mêlé de stries jaunâtres constituant des espèces de canaux qui la parcouraient. Dure, pierreuse, elle pesait, détachée de la canule, ce qui n'eut lieu qu'avec difficulté et en la cassant à ras de l'orifice, 1 grain 1/10.

» Le conduit de la canule se trouvait rempli, sans cependant être oblitéré, jusqu'à son extrémité nasale, par la même concrétion.

» L'analyse qui a porté sur la portion renfermée dans ce conduit, et sur un fragment de la portion qui existait dans le sac, a démontré à M. Pasquier que le calcul se composait surtout de carbonate de chaux avec traces de phosphate de chaux et de chlorure de sodium. Il se proposait d'opérer sur le calcul entier et de vérifier ses premiers résultats, mais je n'ai pu me décider à le lui livrer..... »

Il faut encore compter dans ces accidents de la dilatation permanente, ceux qui dépendent de l'opérateur; ainsi les fausses routes dans le sinus maxillaire, à travers l'unguis, entre la muqueuse et l'os, etc.

Pourtant, quelque défectueux qu'il soit, ce procédé a aussi ses avantages : entre autres celui-ci, que les malades sont guéris immédiatement et quelquefois pour longtemps de leur tumeur lacrymale et de leur larmoiement, et ne risquent, en définitive, qu'une chose, c'est qu'on soit obligé d'enlever la canule au premier signe d'inflammation, et de recourir ensuite à un autre procédé.

J'ai suivi bien souvent et j'emploie encore quelquefois ce procédé, et, mécontent des résultats que j'ai obtenus, j'en suis revenu, lorsque j'espérais encore pouvoir rétablir les voies lacrymales, à la dilatation par celui de Petit, avec les modifications que j'ai indiquées plus haut; mais je dois dire que je n'ai pas encore été satisfait et qu'il m'a fallu en définitive, et le plus souvent, oblitérer les voies lacrymales.

Cautérisation.

La cautérisation du canal de l'urètre, selon les indications de Ducamp, a donné l'idée à quelques chirurgiens de pratiquer des cautérisations dans le canal nasal. Heister, le premier, selon M. Velpeau, avait conseillé d'employer dans ce but le nitrate d'argent; mais cette méthode était complétement oubliée, lorsque, en 1822, M. Harveng essaya de la remettre en honneur, et, en 1828, écrivit un mémoire sur son procédé (1).

M. Harveng ouvre le sac comme on le fait d'ordinaire, et porte sur le point malade un cautère rougi à blanc ou une mèche enduite de nitrate d'argent, qu'il introduit de haut en bas à travers une canule.

D'autres chirurgiens, comme MM. Deslandes et Bermond, ont modifié de diverses manières le procédé du chirurgien de Manheim, mais sans en tirer un grand avantage. M. Gensoul, cependant, cautérise le canal nasal avec de bons résultats, en introduisant par les narines ses sondes courbes changées en porte-caustique.

Comme dans les rétrécissements des parties malades, la cautérisation me paraît ne devoir être considérée que comme un moyen auxiliaire, je ne la pratique jamais sans avoir préalablement dilaté le sac lacrymal par le procédé que j'ai décrit plus haut. Le porte-caustique gradué et la sonde creuse représentés page 376 remplissent parfaitement le but.

Compression.

C'est un moyen presque tombé dans l'oubli; cependant, comme il conserve encore quelques partisans, il ne sera peut-être pas inutile d'en dire quelques mots ici.

On ne peut employer la compression qu'assez rarement; on la réserve presque exclusivement aux cas de tumeur lacrymale dans lesquels le sac, trop dilaté par la présence du pus ou des mucosités, a perdu son élasticité, et ne peut plus revenir sur lui-même, après que l'on a fait disparaître l'obstacle au cours régulier des larmes. C'est donc un moyen auxiliaire que l'on met en pratique lorsqu'une récidive est imminente par suite des conditions dont nous venons de parler, et d'où peut dépendre, selon ceux qui en vantent l'emploi, le succès de l'opération la mieux faite.

(1) Harveng, *Mémoire sur l'opération de la fistule lacrymale et description d'une nouvelle méthode opératoire* (*Archives générales de médecine*, t. XVIII, année 1828).

On peut encore appliquer la compression dans le cas de tumeur lacrymale simple, lorsque par la pression cette tumeur se vide aisément dans les narines. Il est bon, pour s'éclairer convenablement, de rechercher à l'aide du stylet introduit par le point supérieur, et la nature de l'obstacle, et surtout si le mal ne proviendrait pas de quelque affection des os. Dans ce dernier cas, évidemment, la compression ne serait pas indiquée, et l'on se garderait bien d'y recourir.

S'il n'y a qu'une tumeur lacrymale simple, on associera avec beaucoup d'avantage la méthode des injections et du cathétérisme à la compression; mais en ce qui touche les injections, on aura soin, ainsi que nous l'avons recommandé plus haut, de pousser le liquide avec précaution et même de soutenir le sac avec le doigt par une pression légère afin d'éviter une distension plus grande qui finirait par donner à la tumeur un volume plus considérable.

Si l'on a opéré une tumeur lacrymale volumineuse dans laquelle la distension de la peau et du sac soit devenue fort grande, on doit sans hésiter retrancher un lambeau de ces parties, non pas avant de fermer l'ouverture artificielle lorsqu'on aura rétabli le cours des larmes jusque dans la narine, mais immédiatement et avant tout pansement; on évite ainsi la reproduction du mal, et dans tous les cas on n'a pas à recourir plus tard à la compression. On trouvera plus loin un fait dans lequel nous avons cru devoir agir de cette manière. (Voy. fig. 37.)

La compression est de date fort ancienne; elle était encore en honneur dans le siècle dernier. Le célèbre J.-L. Petit l'a beaucoup recommandée, et a présenté à l'Académie des sciences en 1745 (*Mémoires*, p. 152) la description d'un bandage compressif imaginé par lui. Le bandage de Heister, cependant (1), paraît avoir moins d'inconvénients. C'est une branche d'acier dont une extrémité, garnie d'une pelote, prend un point d'appui sur le sac et l'autre sur le crâne ou sur le front. Une bande fixe la branche d'acier autour de la tête. Je ne connais guère que M. Alessi, de Rome, qui emploie encore la compression aujourd'hui. Son bandage a quelque ressemblance avec celui de J.-L. Petit. Autant que j'en ai pu juger par le dessin qu'il m'a fait voir, c'est une bande d'acier flexible qui s'attache solidement sur la tête en l'entourant, et sur laquelle, au moyen d'un mécanisme particulier,

(1) Guérin, *Traité sur les maladies des yeux*, 1769, p. 163.

deux tiges garnies de pelotes destinées à comprimer le sac viennent prendre un point d'appui. Ce bandage peut être employé dans les tumeurs simples ou doubles, à volonté ; sous ce rapport, il fait voir l'esprit ingénieux de son auteur.

On a encore recommandé de comprimer le sac avec le doigt; et en vérité on ne peut garder son sérieux quand on songe au genre de supplice infligé au malade s'il s'agit de faire une compression permanente. Recommander de vider le sac est certainement tout ce que l'on peut faire. D'autres font la compression à l'aide de compresses graduées et de bandes, mais cet échafaudage ne tient pas en place et gêne singulièrement les malades.

Quel que soit le bandage, quelles que soient ses qualités, comment espérer qu'un malade atteint d'une tumeur lacrymale, affection qu'on peut à la rigueur rendre moins gênante par une pression répétée, se soumette à porter jour et nuit, plusieurs mois de suite, un appareil semblable ! Et pourtant il s'en est trouvé qui l'ont porté deux années !

Un pareil inconvénient suffit, à notre sentiment, pour rejeter complétement le moyen ; cependant on en a noté bien d'autres que voici :

1° Le bandage même le mieux fait se dérange, ou au moins est dérangé par le malade. Il ne s'agit pas seulement ici de celui composé de compresses graduées, mais encore de tous les autres, parce qu'il est impossible au patient de supporter longtemps sans en souffrir la compression du front nécessaire au point d'appui.

2° Si le bandage est appliqué dans un cas où le sac se trouve fermé à l'orifice supérieur du canal, ou que celui-ci soit oblitéré complétement ou en très grande partie, au lieu d'affaisser la tumeur on la distend davantage, parce que les larmes s'y accumulent et qu'elles pressent sur le sac dans un point où la pelote exerce une compression plus faible.

3° Lorsque l'on a eu recours à la compression pendant un temps fort long, on est exposé le plus souvent à la récidive de la tumeur. J.-L. Petit l'a vue survenir après six mois, mais il est juste de dire que ce n'est pas lui qui avait appliqué le bandage. Il a essayé, en établissant une pelote plus élevée du côté des points, d'empêcher les larmes d'entrer dans les conduits ; mais il fut obligé d'y renoncer, parce qu'il reconnut bientôt qu'il ne réussirait pas, et que son bandage, pressant sur l'œil, y occasionnait des douleurs insupportables.

4° La compression longtemps continuée amène l'occlusion des conduits ou celle du sac. J.-L. Petit a vu une dame qui s'est trouvée dans ce cas après avoir porté un bandage pendant deux ans. Le larmoiement ne devenait gênant que dans les temps froids. « C'est ce qui en impose, dit Petit; car quand ceux qui sont dans » ce cas *ont naturellement peu de larmes*, ils paraissent guéris, » quoi qu'ils ne le soient pas. » Mais qu'importe au chirurgien que cela en impose, si l'occlusion obtenue ainsi ou autrement met les malades dans un état fort satisfaisant ! Ne vaut-il pas mieux y recourir dès que les premiers moyens, par exemple les injections et le cathétérisme, ont échoué?

§ II. Ouverture d'une voie artificielle aux larmes.

Lorsque le conduit nasal est fermé et que les moyens ordinaires demeurent insuffisants, quelques chirurgiens, et Woolhouse en particulier, ont, à l'exemple d'Albucasis, qui opérait ainsi, et d'Archigène, comme on le voit dans Aétius et Paul d'Egine, ouvert aux larmes une voie nouvelle à travers les os, qu'ils brisent ou auxquels ils font subir une perte de substance au moyen d'instruments particuliers ou même du fer rouge. On compte cinq procédés principaux : ce sont ceux de Woolhouse, Hunter, M. Reybard (de Lyon), M. Laugier et Wathen.

Procédé de Woolhouse. — Une incision semi-elliptique est pratiquée sur le sac lacrymal, qui est largement ouvert, et extirpé dans une grande étendue. La plaie est alors remplie de charpie et pansée pendant deux ou trois jours, puis le chirurgien, armé d'une tige pointue, l'enfonce de haut en bas, de dehors en dedans et un peu d'avant en arrière dans l'os unguis, et pénètre ainsi dans les fosses nasales. Une tente de charpie est ensuite introduite dans l'ouverture osseuse, pour l'empêcher de se fermer, et on la remplace un peu plus tard par une canule d'or un peu moins large à sa partie moyenne qu'à ses extrémités.

Procédé de Hunter. — Ce chirurgien a changé la tige pointue de Woolhouse contre un emporte-pièce destiné à faire éprouver à l'unguis une perte de substance. Une plaque de corne, introduite dans le méat moyen, donnerait, selon lui, un point d'appui convenable à la lame osseuse. C'est un procédé inexécutable et tombé dans l'oubli. On le remplacera toujours avec avantage par le suivant.

Procédé de M. Reybard, de Lyon. — Là encore il s'agit d'attaquer l'unguis et de le détruire dans une grande étendue, afin de créer un canal artificiel conduisant directement les larmes aux fosses nasales.

L'instrument dont on se sert est une sorte d'emporte-pièce très ingénieux, composé de deux parties assemblées, mobiles l'une sur l'autre et parfaitement distinctes dans leur usage : l'une est une sorte de vrille qui, tout en traversant l'unguis, lui offre cependant un point d'appui ; l'autre est une canule tranchante avec laquelle on coupe l'unguis, ainsi que les membranes adhérentes.

M. Reybard exécute son procédé en quatre temps : dans le premier il ouvre le sac comme dans la méthode de J.-L. Petit ; dans le second, il introduit l'instrument dans le sac lacrymal ; dans le troisième, il fait pénétrer la vrille dans la cavité nasale, et dans le quatrième, il coupe l'unguis aussi largement qu'il le désire.

L'ouverture pratiquée se cicatrise sans le secours d'aucun pansement ; suivant l'auteur, elle ne serait pas susceptible de se rétrécir, encore moins de se fermer, ce qui équivaut, selon lui, à la guérison radicale de la fistule. (Voy. le journal de M. Malgaigne, année 1848.)

Procédé de M. Laugier. — Le chirurgien de l'hôpital de la Pitié conseille de faire pénétrer un trois-quarts dans le sinus maxillaire et de briser au besoin toute la paroi qui sépare le canal nasal du sinus, si la petite ouverture montre quelque tendance à se fermer.

L'idée de M. Laugier a été sévèrement jugée par Sanson, quand il a dit : « C'est une proposition qui n'a pas encore eu de suite ; et malgré la réserve extrême que l'on doit apporter en de pareilles matières, il est permis de faire observer qu'elle ne présente pas de grandes probabilités de succès (1). »

Ce procédé a cependant donné quelques bons résultats à son auteur. M. Laugier a ainsi, en 1834, guéri entre autres une femme de soixante-douze ans, atteinte à l'œil gauche d'une fistule lacrymale ; malheureusement il ne paraît pas que depuis ces vingt

(1) Sanson, *Dict. de médec. et de chirurg. pratiq.*, t. VIII, p. 208.

dernières années ce procédé ait été mis en pratique par l'auteur.

Procédé de Wathen. — On en attribue la priorité à Dupuytren, et en vérité je le regrette pour ce grand chirurgien; je ne le rappelle donc que pour mémoire. Il consiste à pratiquer, à l'aide d'un petit foret, dans le cas d'oblitération du canal nasal par une exostose, un canal nouveau à travers les os. L'ouverture est agrandie par un foret plus gros, puis maintenue ouverte au moyen d'une canule à demeure ou d'une tente. Peut-on croire au succès d'un pareil moyen?

§ III. Occlusion des voies naturelles.

Historique. — Angelo Nannoni, chirurgien en chef de l'hôpital de Florence pendant toute la moitié du dernier siècle, est le créateur de la méthode qui a pour but l'oblitération du sac, et il a fallu, pour l'instituer, une grande hardiesse et une véritable hauteur de vues (1).

L'occlusion du sac a été vivement blâmée du temps même de Nannoni, comme elle l'est encore aujourd'hui par la plupart de ceux qui n'en ont pas vu les heureux effets. Parmi les chirurgiens qui montrèrent le plus d'antipathie pour cette méthode au commencement de ce siècle, nous trouvons au premier rang l'illustre Scarpa. « Ce chirurgien, dit-il (2) en parlant de Nannoni le père, détruisait le sac lacrymal avec les caustiques pour le transformer en un corps solide et calleux, et il agissait avec d'autant plus d'assurance, qu'il était persuadé qu'après cette transformation du sac le larmoiement était impossible. Personne assurément ne sera de son avis. » Et plus loin, tout en reconnaissant que cette méthode comptait des succès, il ajoute : « Qu'on peut assurer, d'après les données anatomiques les plus certaines, que dans les cas heureux le caustique n'avait fait que détruire une portion de la surface interne du sac sans effacer sa cavité... ou que son action s'était étendue jusqu'à l'os unguis et la membrane interne du nez, et avait ouvert aux larmes une route artificielle, pour ainsi dire, *à la honte de l'opérateur*, dont tous les efforts tendaient à laisser au malade un larmoiement perpétuel. » Évidemment le chirurgien

(1) *Dissertazioni chirurgiche, civè della fistola lagrimale, delle cateratte...*, etc. Paris, 1748.

(2) Scarpa, traduction française, vol. I, p. 39-40.

de Pavie a mis ici plus de passion que de justice, plus d'idées théoriques que de vues pratiques, et nous espérons que la suite de ce travail démontrera, non certes que l'obstruction des voies lacrymales est une opération sans inconvénients ; mais que dans l'état actuel de la science, si pauvre à l'endroit du traitement des tumeurs et des fistules lacrymales, c'est encore le moyen le plus rapide et le plus sûr de débarrasser les malades d'une affection des plus gênantes et de l'aspect souvent le plus repoussant.

Les anciens et les chirurgiens de toutes les époques ont guéri la fistule lacrymale en détruisant le sac ; mais ils obtenaient ce résultat sans le savoir et sans le chercher, ignorant le trajet des larmes : ils appliquaient à la fistule lacrymale le traitement de tout ulcère fistuleux, excisant le trajet, comme le faisait Archigène, qui pratiquait à l'os plusieurs trous, *cum tenui perforato terebello*, puis cautérisant, soit avec le fer rouge ou tous les escarrotiques possibles, soit même en coulant dans l'ulcère du plomb fondu.

Telle fut, depuis Celse et Galien, la pratique habituelle des opérateurs : transmise des Arabes aux chirurgiens du moyen âge, on la revoit encore au temps d'Ambroise Paré, et il est vraiment bien curieux de retrouver chez les auteurs les plus anciens, malgré leur ignorance du véritable cours des larmes, l'indication du précepte très important, fondé pour nous sur l'anatomie minutieuse des parties et sur des observations pratiques nombreuses, de détruire l'angle *supérieur* de l'ulcère par l'application énergique du cautère, sous peine, dit Aétius, d'après un certain Severus, « de laisser là un trou d'où suinterait un liquide clair qui perpétuerait la maladie. »

Quoi qu'il en soit, et sans nous occuper davantage de l'origine des divers procédés d'occlusion du sac, nous allons décrire ceux que nous mettons en pratique, en indiquant avec tout le soin possible leurs avantages et leurs inconvénients.

Nous pratiquons l'occlusion du sac par deux procédés différents. Dans l'un, que nous mettons très souvent en pratique, nous employons le cautère actuel. Dans l'autre, auquel nous recourons bien plus rarement maintenant, nous appliquons des caustiques comme le faisait ou à peu près Nannoni.

Nous complétons le résultat, dans quelques cas particuliers, par l'oblitération ou la destruction totale des conduits.

Un mot sur les résultats obtenus par les autres procédés.

En énumérant tous les procédés inventés et mis en pratique pour la guérison de la tumeur et de la fistule lacrymale, on est tout d'abord disposé à croire qu'il y a fort peu de ces maladies qu'on ne puisse guérir radicalement, et qu'il suffit d'opérer convenablement pour obtenir ce résultat.

Et pourtant je ne connais aucun chirurgien qui, s'étant consciencieusement occupé de mettre tous ces moyens en pratique, ne se soit découragé peu à peu et n'ait fini par les abandonner ou par n'avoir confiance dans l'application d'aucun, tout en continuant d'en employer un par une sorte de routine ou de découragement.

Il faut avoir, comme Anel à ses débuts, quelques malades seulement à traiter, obtenir quelques améliorations, quelques guérisons même, pour s'imaginer que tel procédé est préférable à tout autre et qu'il suffit à toutes les exigences ; mais comme Anel aussi, à mesure que l'on en généralise l'emploi, on finit par en reconnaître l'insuffisance et l'infidélité.

Parler d'Anel, c'est rechercher la valeur des *injections* et du *cathétérisme*. Il les appliquait l'un et l'autre, fondant sa théorie sur ces deux points : « Ulcérations du sac lacrymal, obstruction du canal nasal ; les injections cicatrisaient les premières, le stylet débouchait l'autre. L'obstruction précédait la tumeur et l'ulcération ; celle-ci n'arrivait même qu'à la fin et par l'âcreté que contractaient les larmes retenues. Anel parlait ainsi en 1713 ; il n'avait encore vu que des tumeurs lacrymales purulentes qui cédaient fort bien à ses injections. » (Malgaigne, *loc. cit.*, p. 9.) Mais plus tard il rencontra une autre forme de la maladie, l'hydropisie du sac ; les conduits étant fermés, il ne put cette fois faire disparaître la tumeur ; il commença dès lors à comprendre l'insuffisance de son procédé, y ajouta la compression, et, malgré cet autre moyen, éprouva dès lors de nombreux insuccès.

En réalité, Anel obtint-il d'abord autant de succès qu'il l'a cru lui-même ? Cela est fort douteux. On améliore vite l'état d'un malade atteint de tumeur lacrymale par l'injection et le cathétérisme appliqués chaque jour, parce qu'on enlève à la fois le pus et l'irritation qu'il occasionne à la surface de l'œil ; la tumeur, régulièrement vidée, reçoit les larmes, et le larmoiement excessif qui gênait les malades disparaît rapidement. Mais les voies lacrymales sont-elles rétablies en réalité? Non, le plus souvent; oui, dans quelques cas bien rares, et c'est par l'application de ces moyens que le chirurgien doit toujours, en pareils cas, commencer le traitement. On s'étonnerait, en vérité, quand on a étudié pratiquement la question, du bruit que fit la méthode d'Anel, si l'on ne savait qu'il était déjà connu comme un très habile chirurgien, et qu'il traita tout d'abord deux grands personnages. « Il eut un moment de vogue et de prospérité, et, dit J.-L. Petit, longtemps avant sa mort, la fortune et la réputation l'avaient abandonné. » (Voy. Malgaigne, *loc. cit.*, p. 55.) J.-L. Petit ne voulait-il pas dire par là que c'était la fortune de la méthode des injections et du cathétérisme qui avait sombré?

On guérit donc quelques cas de tumeur et même de fistule lacrymale par les *injections* et par le *cathétérisme* seuls ou combinés, mais quand ces moyens ont échoué, que convient-il de faire?

Si l'on suppose que l'affection soit déterminée par un engorgement chronique des parties molles, ont peut avoir recours à la cautérisation de bas en haut, comme le fait M. A. de Græfe, avec ses sondes de Gensoul modifiées. (Voy. plus haut, p. 361.) Mais après quelque temps de cette pratique, après avoir eu recours aux antiphlogistiques sous toutes les formes, s'il y a de l'inflammation; à tous les modificateurs généraux, si l'on croit la maladie produite et entretenue par une cause générale, on n'est pas plus avancé qu'au commencement du traitement, et l'on se trouve en face d'une tumeur lacrymale ou d'une fistule déjà traitée pendant un ou plusieurs mois sans aucun résultat.

Il faudra bien alors ouvrir le sac, ce que beaucoup de chirurgiens eussent, à tort, commencé par faire.

On explore les parties avec le stylet; les os ne sont pas malades, il y a un rétrécissement assez considérable, et tout d'abord on songe à le combattre par la dilatation.

Quelle méthode choisira-t-on? la dilatation provisoire ou la dilatation permanente? Par cette dernière, on aura un résultat immédiat, et si elle échoue, on aura agi pendant quelque temps sur le rétrécissement. Je suppose donc que la canule soit appliquée. Est-on sûr ici de ce que l'on va faire? ne sera-t-on pas forcé de l'enlever? ne s'échappera-t-elle pas toute seule? Elle peut rester quinze ans et davantage, rien n'est plus vrai; mais combien de fois sur cent cela arrive-t-il? Enfin il faut enlever cette canule, ou bien elle s'est échappée, et tout est à recommencer.

On a encore affaire à une tumeur ou à une fistule lacrymale dans les mêmes conditions anatomiques, et cette fois, ce que d'autres ont pu faire immédiatement, on aura recours à la dilatation ordinaire par des cordes, des mèches ou des clous. Plusieur mois de pansement quotidien se passent; on croit le mal vaincu, car les injections envoyées par les conduits pénètrent bien dans le sac et dans le canal. On enlève les mèches ou le clou, et souvent on s'aperçoit, et ceci s'applique encore aussi bien à la tumeur qu'à la fistule, qu'une récidive sera le prix de toute la peine qu'on se sera donnée. On se hâte de reprendre le traitement avant la cicatrisation de la plaie, et l'on ne sait plus ou l'on ne sait que trop quel pronostic on devra porter. Quelques rares malades guérissent cependant; mais suivez-les tous, et vous reconnaîtrez que chez la plupart, après quelques mois, le larmoiement muqueux ou purulent se sera reproduit. Je laisse aux jeunes chirurgiens les guérisons complètes et durables; car personne ne niera que l'insuccès soit la règle. Eh bien, quel parti prendra-t-on?

Que fera-t-on encore dans les rétrécissements organiques du sac, si la canule de Dupuytren a échoué?

Quel moyen prendra-t-on dans ceux où le sac a subi une perte de substance irréparable au-dessous du tendon de l'orbiculaire, par suite de pansements trop prolongés pendant la dilatation, quel qu'ait été le moyen employé?

Que fera-t-on enfin dans les obstructions complètes du canal, dans les caries des os, etc.?

Aura-t-on recours au procédé de Woolhouse (destruction de l'unguis) ou aux procédés analogues? Ils échouent encore à distance de l'opération comme tous les autres, et plus encore que tous les autres procédés.

Pensera-t-on aux procédés qui consistent à trépaner les os pour faire un nouveau canal à la manière de Wathen et de Dupuytren, lorsque le canal sera fermé?

Ouvrira-t-on avec les mêmes conditions le sinus maxillaire, comme l'a fait une fois le professeur Laugier?

Tous ces procédés n'indiquent-ils pas l'insuffisance des autres?

Évidemment des chirurgiens comme ceux que je viens de nommer n'ont imaginé toutes ces déplorables choses qu'en désespoir de cause et après avoir compté de bien nombreux insuccès.

C'est dans tous ces cas que l'occlusion est applicable.

Reste maintenant à examiner la question de temps que chaque procédé exige et la somme de sécurité qu'il offre au chirurgien contre les récidives.

Le larmoiement étant la règle, après l'emploi de tous les procédés, pourquoi dans la plupart des cas ne pas recourir à l'occlusion, quand c'est le seul reproche qu'on lui adresse? Elle n'est ni longue, ni fastidieuse, quoi qu'en dise M. Malgaigne; de plus, elle est certaine : je l'ai le plus souvent appliquée à ma clinique sur des ouvriers, et tous se sont applaudis d'avoir mis très peu de temps pour obtenir un aussi complet résultat. Les uns ont été guéris en quinze à vingt jours, les autres en un mois, cinq semaines, et l'on doit noter encore qu'à partir de l'application du fer rouge *aucun pansement n'est nécessaire.* Il faut en excepter, bien entendu, les cas compliqués d'affection des os; là comme ailleurs, la maladie a une durée toujours illimitée et proportionnée à l'étendue des désordres. C'est évidemment de ces cas que Nannoni fils parlait, quand il disait que la guérison se faisait attendre de quarante jours à six mois; j'ajouterai, de mon côté, que ces cas sont évidemment exceptionnels, et que le chirurgien, après avoir exploré les parties malades, les reconnaît toujours parfaitement bien, et qu'en conséquence il peut dès ce moment établir son pronostic, quant à la durée du traitement. Si les os malades sont à portée du cautère actuel, on détruira le mal avec une grande rapidité relative, et, sans nul doute, c'est encore, quant à présent, le meilleur moyen à employer.

Si l'on détruit le sac lacrymal, que deviennent les larmes?

Telle est la première question que fait naturellement tout médecin à propos de la destruction du sac lacrymal; tel est aussi le principal argument des adversaires de l'occlusion des voies lacrymales.

Il semble, en effet, de prime abord, que si les larmes sont arrêtées dans leur cours, depuis le grand angle jusqu'aux fosses nasales, elles doivent nécessairement couler sur la joue, et que si conséquemment on détruit le sac, on doit établir un larmoiement perpétuel au lieu de faire disparaître la maladie qu'on est appelé à guérir. Les plus célèbres praticiens comme les plus obscurs font cette même erreur : ainsi de Walther dit en parlant de l'extirpation du sac proposée par Platner, que « le moindre inconvénient serait de laisser au malade un larmoiement absolument incurable (1). »

Pour résoudre la question, il faut examiner :

1° Quelle est la source des larmes.

2° Si leur sécrétion a lieu d'une manière continuelle.

3° Quel est le rôle du canal lacrymal dans l'excrétion de ce liquide.

Voici la réponse à la *première question*.

Des travaux importants ont dernièrement encore démenti l'opinion qui regardait la glande lacrymale comme la source unique des larmes. Les expériences de Magendie, celles de Martini sur les animaux, ont démontré qu'après l'extirpation de cette glande, la sécrétion des larmes n'en persistait pas moins. Martini (2) va même plus loin ; il refuse à la glande lacrymale la moindre part dans la sécrétion des larmes, et nie les conduits excréteurs de cette glande, conduits dont l'existence a été tout récemment encore reconnue par les meilleurs micrographes, tels que Gerlach et Kölliker.

L'extirpation de la glande lacrymale sur l'homme a donné les mêmes résultats. Dans toutes les observations, encore assez peu nombreuses il est vrai, on n'a jamais remarqué après l'opération la moindre sécheresse de l'œil, la moindre perturbation de l'acte visuel. Dans quelques cas même, l'œil était encore capable de pleurer ; ainsi dans le fait rapporté par Harpin, « on toucha après l'opération la conjonctive avec le bout d'une sonde mousse trempée dans la teinture d'opium, et immédiatement l'œil se remplit de larmes qui coulèrent sur la joue (3). » Dans celui de Daviel, « cet œil était aussi humide que l'autre et (si l'auteur de cette observation ne se trompe pas) capable de pleurer comme si la glande lacrymale eût existé encore (4). » L'extirpation de la glande pratiquée par O'Beirne et Lawrence (5) a été de la même innocuité

(1) *System der Chirurgie*, Band III, § 739.

(2) *Von dem Einflusse der secretions Flüssigkeiten auf dem menschlichen Koerper, und insbesondern von dem Einflusse der Thraenen auf das menschliche Auge*. Leipzig, 1844.

(3) *Annal. d'oculist.*, t. IX, p. 159.

(4) Mackenzie, *loc. cit.*, p. 76.

(5) *Idem.*

pour l'œil ; il en est de même de celle faite par M. A. de Graefe pour détruire des douleurs insupportables qu'occasionnait une hypertrophie, et par MM. Bernard (1) et Textor (2) pour guérir des larmoiements rebelles. M. le docteur Anagnostakis m'a raconté qu'il a vu en 1852, chez le professeur Langenbeck, à Berlin, l'extirpation d'une glande lacrymale hypertrophiée, et que plusieurs jours après l'opération l'œil conservait parfaitement son humidité et la cornée sa transparence normale.

Ces faits mettent en évidence que la glande lacrymale ne joue qu'un rôle secondaire dans la sécrétion des larmes ; cependant ce serait peut-être une grande exagération d'admettre avec M. Rognetta (3) qu'elle n'en fournit que la huitième partie. Recherchons donc d'où elles viennent réellement.

Sans parler de ceux qui regardent les larmes comme une transsudation de l'humeur aqueuse à travers la cornée, opinion que Frerichs (4) a parfaitement réfutée, tout le monde est à présent d'accord avec Haller (5) et Zinn (6) qu'une grande partie des larmes est sécrétée par les vaisseaux de la conjonctive. En effet, si l'on essuie cette muqueuse, on voit bientôt suinter à sa surface des gouttelettes fines d'un liquide aqueux, que l'on reconnaît aisément pour celui des larmes. C'est là, évidemment, leur source principale, et maintenant, si l'on tient compte des expériences que nous avons rappelées, on ne conservera aucun doute en ce qui touche l'origine de cette sécrétion.

Un dernier exemple servira encore à peser l'importance relative de la glande et de la conjonctive dans la production des larmes. Les affections de la glande, encore assez mal connues d'ailleurs, ne donnent jamais lieu au *xérosis*, sécheresse de l'œil si dangereuse pour cet organe, et qui survient au contraire dès que, par suite d'une inflammation continuelle, la muqueuse conjonctivale s'est transformée en tissu cicatriciel, incapable de sécréter.

Ces premières considérations rendent très facile la solution de

(1) *Annal. d'oculist.*, t. X, p. 493.

(2) *Idem*, t. XVIII, p. 258.

(3) Rognetta, *Traité philosoph. et cliniq.*, 1844, p. 706.

(4) *Die Thraenen Secretion, in R. Wahners Handwoerterbuch der Physiologie*, Bd. III, Abthl. 1. Braumschwig, 1846.

(5) *Element. physiolog.*, t. V, p. 324.

(6) *De viis lacrym.*, cap. xviij, § 1.

la *seconde question*, celle qui consiste à savoir si la sécrétion des larmes a lieu ou non d'une manière continuelle.

On comprend, en effet, que la sécrétion conjonctivale, comme toutes celles des membranes sécrétantes, ne peut avoir lieu que d'une manière continuelle et régulière, sauf les cas d'excitation anormale. La glande lacrymale, au contraire, qui par sa structure se rapproche tout à fait des glandes salivaires (1), ne sécrète comme elles que périodiquement, en vertu de cette loi physiologique que toutes les glandes sécrétantes ne fonctionnent qu'à la suite de l'irritation des surfaces sur lesquelles elles versent leur produit.

Par sa composition chimique, le liquide lacrymal est d'une très grande âcreté. Martini, qui a fait des expériences comparatives sur l'action de cette humeur, l'a prouvé en démontrant qu'elle altère profondément la cornée dépourvue de son épithélium, la membrane de Descemet, la capsule cristalline et le corps vitré. Il suffit, dit-il, d'introduire dans l'humeur vitrée une ou deux gouttes du liquide lacrymal pour déterminer le développement d'un hypopyon qui a bientôt pour résultat la destruction de l'œil. (*Loc. cit.*)

Sans aller aussi loin, on n'a qu'à observer ce qui se passe pendant les pleurs. Les yeux s'injectent, la muqueuse nasale rougit et sécrète plus qu'à l'état normal, la peau elle-même des paupières rougit et s'excorie, et il devient évident qu'un liquide d'une pareille âcreté ne pourrait couler incessamment sur les yeux sans y entretenir une inflammation continuelle qui finirait par les détruire.

La sécrétion de la glande lacrymale ne se fait donc que périodiquement et à la suite d'excitations particulières agissant sur la conjonctive ou se propageant sympathiquement à la glande, en prenant leur point d'origine dans d'autres organes qui se trouvent en connexion nerveuse avec elle. Elle constitue dès lors une sorte d'appareil de réserve, destiné à fournir un flot de liquide abondant et se renouvelant toujours toutes les fois que la conjonctive irritée l'appelle à son secours pour expulser le corps étranger qui la gêne.

Dans les cas ordinaires, au contraire, la glande reste inerte, laissant à la conjonctive le soin de fournir par elle-même le liquide

(1) Kölliker, *Handbuch der gewebelehre.* Leipzig, 1852, f. scit. 617.

propre à tenir l'œil humide, ou du moins n'y prenant qu'une part insignifiante.

Lorsqu'il y a longtemps j'ai commencé à professer cette théorie dans mes cours d'ophthalmologie, je ne savais pas que M. Hyrtl, de Vienne, avait émis la même opinion dans son ouvrage d'*Anatomie topographique* (1), et je suis très satisfait, maintenant, de pouvoir apporter en faveur de mon opinion une autorité aussi imposante.

Reste à étudier le rôle que jouent les conduits et le canal lacrymal dans l'excrétion des larmes, après quoi nous aurons à répondre à la *troisième question*.

Il est tout d'abord aisé de comprendre que, dans l'état ordinaire, l'évaporation seule suffit pour faire disparaître la couche mince du liquide qui tapisse la surface oculaire. En effet, dans ces conditions, comme le remarque très bien M. Hyrtl, on trouve les points et les conduits lacrymaux parfaitement vides, et l'on ne peut en exprimer aucun liquide.

Ce n'est donc que dans les cas d'hypersécrétion de larmes, d'épiphora, que ces conduits sont en action, encore sont-ils alors le plus souvent insuffisants pour livrer issue à tout le liquide sécrété qui déborde et s'échappe de la fente palpébrale pour s'écouler sur la joue en constituant les pleurs.

Les faits pathologiques journaliers prouvent la vérité de cette proposition. Quand les voies lacrymales sont fermées, s'il n'y a en même temps aucun état d'irritation, on ne voit pas le moindre larmoiement, ou, s'il existe, il est fort léger ; au contraire, il suffit d'une ophthalmie ou d'un catarrhe nasal pour donner lieu à un écoulement considérable de larmes, malgré la perméabilité parfaite des voies lacrymales.

L'obstruction des points lacrymaux, sans état inflammatoire des parties, la destruction du sac qui, comme nous l'avons déjà vu, constitue le plus souvent, malgré les opérateurs, la guérison de la fistule lacrymale traitée par les méthodes ordinaires, ne donnent jamais lieu à un larmoiement véritablement incommode, tandis que les larmes s'écoulent abondamment lorsqu'il y a une tumeur lacrymale enflammée, et cela malgré l'ouverture du sac et la voie anormale que l'on a établie artificiellement.

Il suffit dans tous ces cas de guérir l'inflammation de l'œil, du

(1) Hyrtl, *Topographische Anatomie*, Band I, S. 128.

canal ou de la pituitaire, pour voir disparaître l'écoulement des larmes.

La sécheresse du nez, que l'on voit dans quelques cas de maladies de l'appareil lacrymal, ne saurait être attribuée à l'appareil lui-même, car on l'observe même dans l'état normal de ces voies, chez quelques individus. Elle ne tient sans doute qu'à l'inflammation de la pituitaire, qui complique le plus souvent ces affections, et qui même est fréquemment leur point de départ.

Les considérations qui précèdent nous paraissent avoir démontré jusqu'à l'évidence :

Que le canal lacrymal n'est pas d'une assez haute importance en ce qui touche l'excrétion des larmes pour qu'il soit absolument nécessaire de le respecter ; qu'il existe sous ce point de vue peu d'analogie entre lui et l'urètre, avec lequel quelques chirurgiens se complaisent encore à le comparer aujourd'hui pour faire ressortir les inconvénients de sa destruction ;

Que la destruction du sac ne laisse après elle qu'un larmoiement à peu près nul, et qu'elle constitue peut-être le meilleur moyen de guérir la tumeur et la fistule, parce qu'elle enlève définitivement l'état inflammatoire qui provoque l'hypersécrétion des larmes et entretient l'écoulement du pus.

Des faits nombreux viennent à l'appui de notre assertion. Depuis bien des années nous pratiquons la destruction du sac sur une très grande échelle. Eh bien, après la cicatrisation définitive de la plaie, nous avons souvent observé la disparition du larmoiement, et, dans tous les cas, toujours transformé l'hypersécrétion des larmes et l'état purulent en un larmoiement éventuel très supportable qui survient lorsque les malades sont exposés à l'impression de causes irritantes, comme l'action brusque d'un vent froid, la poussière, un catarrhe, cas dans lesquels cet inconvénient se présenterait même dans l'état normal du canal.

D'un autre côté, la cicatrice n'est pas apparente, et rien ne pourrait faire soupçonner qu'une opération aussi sérieuse a été pratiquée (1).

(1) Tous ces faits démontrent à quoi il faut s'en tenir sur la proposition de M. Bernard, d'extirper la glande lacrymale après la destruction du sac, pour prévenir le larmoiement perpétuel, qui en serait la conséquence. Pour justifier une pareille proposition, il faudrait des faits nombreux et concluants, que M. Bernard ne nous a pas donnés.

L'inflammation spontanée du sac guérit la tumeur et la fistule lacrymales.

Une remarque fort importante à faire sur la valeur de l'occlusion des voies lacrymales, c'est ce qui se passe avec le temps chez les individus atteints de tumeur ou de fistule.

Au début de leur maladie, ils ont commencé par souffrir d'un larmoiement incommode et plus tard d'un larmoiement purulent. Une tumeur lacrymale s'est formée, on l'a vidée par la pression pendant des années sans qu'il en résultât le moindre inconvénient. Mais tout à coup le sac s'enflamme à l'état aigu, la peau du grand angle suppure, et pendant quelque temps le malade est soulagé. On fait la remarque qu'à partir de ce moment la tumeur est moins volumineuse et que le pus est moins abondant. Un temps plus ou moins long se passe encore, et la même inflammation se répète jusqu'à ce que les voies lacrymales se soient complétement oblitérées par le fait de la destruction inflammatoire du sac.

Chez d'autres, et c'est le cas le plus ordinaire, la tumeur lacrymale se transforme en fistule dès la première dacryokystite ; la suppuration, au début, est très abondante et très incommode, elle augmente ou diminue de temps en temps, suivant l'état inflammatoire des parties, puis finit, à la longue, par disparaître complétement. Que l'on examine alors le grand angle, et l'on reconnaîtra que l'amélioration de l'état des malades coïncide tantôt avec une occlusion complète des voies lacrymales, tantôt avec une fistule capillaire et un amincissement considérable de la peau, devenue assez semblable à du parchemin. Le sac a été peu à peu détruit dans ce dernier cas et s'est transformé en une sorte de petit cloaque dans lequel, après avoir séjourné quelque temps, les larmes s'échappent sur la joue. Cautérisez ce cloaque qui entretient l'irritation de l'œil, et quelque temps après il n'y aura plus de larmoiement. Je dis « quelque temps après » parce que le larmoiement est provoqué après l'occlusion par l'irritation traumatique des parties cautérisées, et surtout parce qu'il faut un certain temps pour que la glande lacrymale, habituée pour ainsi dire à donner une très grande quantité de larmes, reprenne peu à peu sous ce rapport ses conditions physiologiques.

On voit qu'abandonnée à elle-même pendant longues années, la fistule lacrymale se guérit par l'occlusion des voies lacrymales, occlusion qui survient par la destruction lente des parties qui fournissent la suppuration.

Autre fait très fréquent, pris dans l'observation pratique : le sac s'enflamme à l'état suraigu, ainsi que les parties voisines, une suppuration abondante s'établit, et, après douze ou quinze jours, la plaie s'est fermée. On injecte les conduits, il y a occlusion du sac, la suppuration l'a détruit. A plusieurs mois de là on revient à l'injection et l'on trouve le même résultat, le liquide ne pénètre pas et le malade est guéri ; très rarement il larmoie un peu, encore n'est-ce qu'accidentellement, et se trouve heureux d'un pareil résultat.

L'occlusion chirurgicale imite donc parfaitement ce que fait la nature dans les cas les plus favorables.

Remarquons enfin que la plupart des guérisons que l'on croit avoir obtenues par la dilatation ne sont, en définitive, que le résultat d'une occlusion amenée peu à peu par la suppuration des parties si longtemps en contact avec les mèches, les cordes ou les clous de Scarpa, qui jouent le rôle de corps étrangers.

a. OCCLUSION PAR LE FER ROUGE.

Premier temps. — Le malade et le chirurgien se placent comme dans le procédé de J.-L. Petit. L'aide soutient la tête contre sa poitrine, et en supposant que l'on opère l'œil gauche, tend la commissure externe de sa main gauche, et de sa main droite relève le plus possible la tête du sourcil.

Après avoir recherché le tendon de l'orbiculaire, devenu saillant sous la tension de la peau, ainsi que le contour osseux de l'orbite, le chirurgien, armé d'un bistouri à lame assez forte et un peu effilée à la pointe, pratique l'incision de la peau. Il tient l'instrument en première position, c'est-à-dire dans la main, l'index allongé sur le dos de la lame très près de la pointe, le porte à un centimètre au-dessus du tendon et l'enfonce avec force jusqu'à ce qu'il sente la résistance formée par les os ; puis, sans s'arrêter, il continue l'incision de la peau en suivant exactement le contour de l'orbite, jusqu'à ce qu'elle ait assez exactement 3 centimètres d'étendue d'un angle à l'autre.

La figure 33 donnera une idée exacte de la longueur de cette incision. A, B, extrémité de l'incision; D, points indiquant le contour de l'orbite.

Fig. 33.

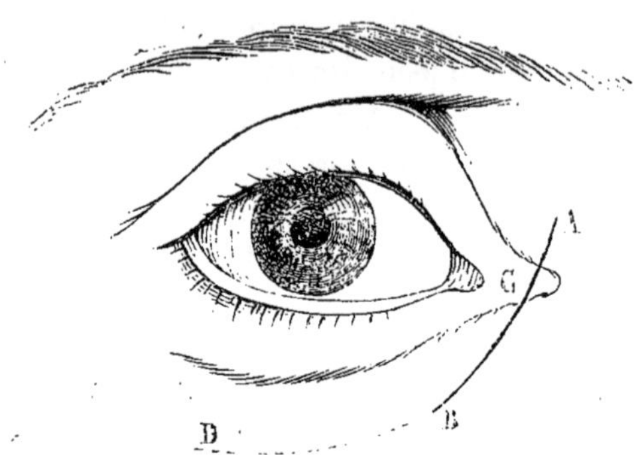

Si l'incision a exactement cette longueur et que le bistouri ait tout divisé sur son passage, la plaie sera suffisamment large et le premier temps de l'opération sera terminé; mais si le contraire est arrivé, on portera le bistouri plus profondément, surtout vers les angles de la plaie, et jusqu'à ce que l'on soit bien certain d'avoir mis tout à nu devant soi.

L'incision ainsi faite est courbe et présente sa concavité en dehors. Elle comprend à la fois la peau, le sac et le tendon de l'orbiculaire, qui doit être toujours divisé en travers.

Si, comme on le voit après une inflammation aiguë du sac plusieurs fois répétée, ou après un ou plusieurs traitements malheureux par les procédés de dilatation, la peau est devenue adhérente dans une assez grande étendue, on aura soin de la disséquer largement et de manière à obtenir un écartement suffisant.

D'un autre côté, si une fistule existe depuis longtemps, on ne devra pas se préoccuper de la diviser en deux par l'incision, comme on le recommande généralement, mais au contraire pratiquer celle-ci le plus loin possible de la paupière inférieure; autrement, s'il survenait de la suppuration, l'ectropion pourrait résulter du raccourcissement de la peau.

Deuxième temps. — On applique le cautère actuel séance tenante, après avoir épongé convenablement la plaie et lorsque le sang a cessé de couler. Cependant il est préférable d'attendre au lendemain, parce qu'on voit beaucoup mieux ainsi le fond de la plaie et des divers tissus que l'on doit détruire.

Lorsque tout est disposé pour l'application du fer rouge, on commence par écarter convenablement les lèvres de la plaie au moyen de deux érignes simples et dont la pointe a été préalablement émoussée, parce que si elle était acérée, on aurait du sang et il faudrait éponger de nouveau ou attendre.

Mais si après l'application de ces érignes simples on s'aperçoit que les lèvres de la plaie sont trop rapprochées vers les angles et qu'elles pourraient être touchées par le cautère, on les remplace par deux érignes assez semblables à deux petits râteaux et dont la figure 34 donnera une idée très exacte. Les pointes de ces érignes doivent être émoussées aussi pour ménager le malade et éviter un nouvel écoulement de sang.

Fig. 34. Fig. 35.

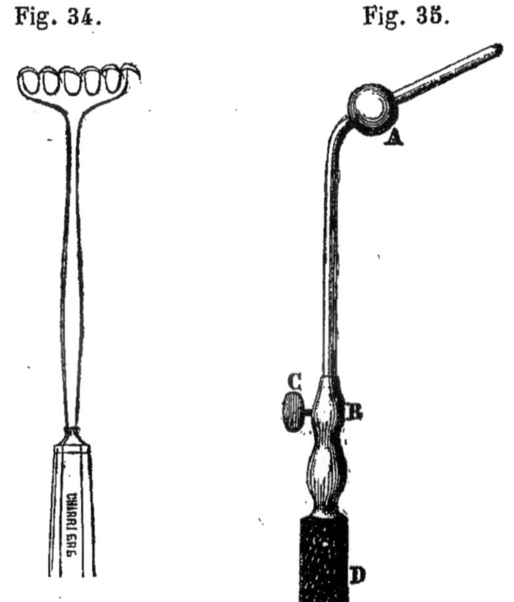

On n'a plus ensuite qu'à cautériser.

L'instrument dont je me sers depuis cinq ans et que je n'ai pas eu besoin de modifier ressemble beaucoup à la tête de moineau d'Ambroise Paré ; il est représenté dans la figure 35, à demi-grandeur environ. (La boule est un peu petite dans le dessin.) A est une boule de fer pleine servant de réservoir ; la branche verticale est retenue en B par une vis C. Le manche de l'instrument est de corne et représenté par la lettre D.

La tige qui supporte la boule A est placée dans un fourneau, saisie avec une pince ordinaire quand elle est convenablement chauffée et placée comme dans la figure au moment de l'opération. Le manche doit être enveloppé d'un linge mouillé pour que la chaleur ne se communique pas à la main.

L'aide, placé derrière le malade, comme dans l'opération de la cataracte, appuie la tête de celui-ci contre sa poitrine, engage les érignes dans la plaie et glisse un linge mouillé entre l'érigne externe et la paupière. Il a soin de prendre un point d'appui avec ses deux mains sur les tempes du malade afin de suivre la tête du patient dans le cas de mouvements involontaires. Les mains du malade sont retenues par une autre personne.

Le chirurgien, placé à la gauche du malade s'il opère une fistule du côté gauche, s'étant assuré que le fond de la plaie est convenablement éclairé, saisit le cautère de la main droite et s'approche en prenant un point d'appui sur le poignet de sa main gauche. Il introduit rapidement le cautère dans la plaie, cautérise avec soin au-dessus du tendon, descend jusqu'à l'entrée du canal, puis se retire.

On dégage les érignes et l'on recommande au malade d'appliquer sur la plaie, d'abord des compresses d'eau froide, puis des compresses d'eau glacée ou de la glace jusqu'au lendemain.

La figure suivante représente fidèlement cette opération. La plaie est peut-être un peu trop grande ; mais les instruments sont de grandeur naturelle.

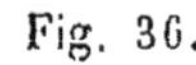
Fig. 36.

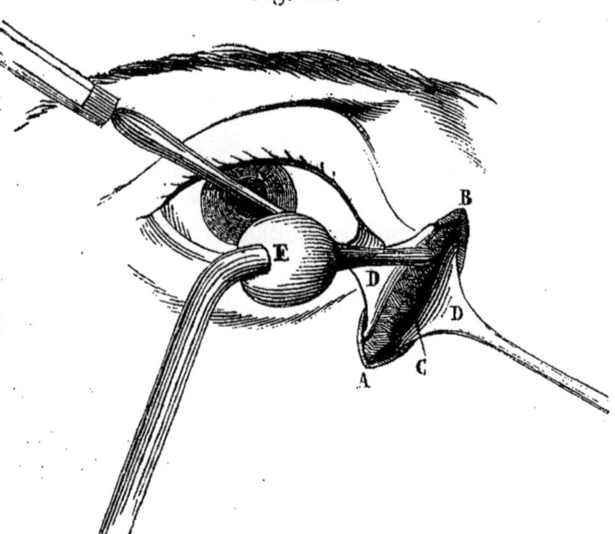

A, angle inférieur de la plaie ; B, angle supérieur ; C, fond de la plaie; D, érignes écartant les lèvres de la plaie; E, boule-réservoir du cautère.

L'application du feu est-elle très douloureuse?

Les chirurgiens savent tous à quoi s'en tenir là-dessus : le moyen est effrayant, il faut en convenir, mais il n'occasionne qu'une douleur véritablement légère; on a d'ailleurs le chloroforme pour les personnes pusillanimes.

Je me suis beaucoup occupé de cette question, et je suis certain que tous mes opérés, — ils le disent eux-mêmes, — ont eu plus de peur que de mal. Il faut cependant en excepter ceux qui, très effrayés au moment où j'approchais d'eux le cautère, se sont agités et ont ainsi occasionné la brûlure de la peau. Tous se plaignent des érignes et de l'incision, et disent que le feu, qu'ils craignaient le plus, leur a fait le moins de mal. Il n'y a donc pas lieu de partager les craintes de Guérin (1) qui, à propos de l'application du feu pour détruire l'unguis, s'exprime ainsi : « Compte-t-on pour rien l'idée affreuse que se font les malades du cautère actuel : la crainte que leur inspire l'usage d'un pareil moyen de guérison est capable de les déterminer souvent à supporter leur mal toute la vie. » Puis il se jette dans l'hypothèse pour justifier son horreur pour le cautère actuel, et ajoute : « D'ailleurs le feu peut faire escarre, détruire plus qu'on ne cherche à le faire, du muscle orbiculaire et de la peau des paupières : cet accident doit être compté pour beaucoup. » Heureusement l'expérience n'offre rien de semblable, et l'on peut affirmer au contraire qu'aucun de ces accidents n'est à craindre. Quant à la douleur que le feu occasionne, elle est, je le répète, très faible, très supportable, et n'est certes pas comparable à celle des caustiques employés pour obtenir l'occlusion des voies lacrymales. Puis, avantage bien grand, cette douleur disparaît aussitôt qu'on retire le cautère, tandis que celle occasionnée par les caustiques augmente indéfiniment.

Précautions à prendre pour l'application du cautère. — Cas dans lesquels il est ou non applicable.

Le cautère doit être chauffé à divers degrés et être laissé plus ou moins longtemps dans la plaie, suivant l'état des parties.

On ne doit jamais le porter sur la paroi externe de la muqueuse, autrement on atteindrait la sclérotique.

(1) Guérin, *Traité sur les maladies des yeux*, 1769, p. 144, note.

Lorsque l'on n'a affaire qu'à une tumeur lacrymale symptomatique d'un engorgement chronique du sac, sans aucune complication du côté des os, il est inutile de chauffer le cautère à blanc et de le laisser longtemps en contact avec les tissus malades. Dans ce cas il suffit du rouge-cerise et de promener rapidement le fer sur la muqueuse. Si l'on a fait une erreur de diagnostic, on ne tardera pas à la reconnaître, car la plaie ne se fermera pas, et l'on constatera alors une dénudation ou une carie plus ou moins étendue des os.

Au contraire, si l'unguis est à nu et que l'on constate surtout une carie de l'apophyse montante du maxillaire, le cautère est chauffé le plus possible et appliqué d'abord avec énergie sur les parties osseuses malades pour les détruire complétement ou au moins accélérer leur élimination par suppuration ou par nécrose. Presque aussitôt le fer passe au rouge-cerise, et alors seulement on le promène avec rapidité sur les parties molles. On a toujours soin, dans cette partie de l'opération, de porter le fer le plus haut possible, au-dessus du tendon divisé de l'orbiculaire, afin de détruire complétement la partie du sac lacrymal qui est en cet endroit, et qui, communiquant avec les conduits, ne tarderait pas, si elle était épargnée, à provoquer une récidive. J'insiste sur cette précaution, parce qu'elle est des plus importantes.

Mais si la maladie des os est hors de portée, je veux dire dans le canal même, on ne doit pas songer à en accélérer la guérison par l'application du cautère; il faut simplement détruire le sac par le fer chauffé au rouge-cerise, c'est-à-dire fermer complétement les voies lacrymales à leur partie supérieure, la suppuration des os trouvant une issue facile dans les narines.

Il y a des cas dans lesquels l'application du feu ne doit pas être faite : ceux, par exemple, qui se compliquent de plusieurs trajets fistuleux dans les os, trajets ne communiquant pas encore, soit avec le canal ou le sinus maxillaire, soit avec les fosses nasales. En pareille circonstance, on doit toujours recourir d'abord à l'introduction de petites mèches ou de cordes, et tenir la fistule ouverte pour l'écoulement des liquides fournis par les tissus malades. Plus tard, lorsqu'une communication s'est établie, on détruit le sac si la fistule ne se guérit pas.

Dans tous ces cas, on s'aide d'un traitement général en rapport avec les causes probables ou certaines de la maladie. (Voyez plus loin *Récidives*, p. 410.)

Une application pratique du cautère actuel pendant ces cinq dernières années m'a beaucoup appris, et je crois bien connaître maintenant la conduite que doit tenir le chirurgien dans cette opération.

Les premières fois que j'ai eu recours à ce moyen, j'ai été très timide ; mon incision était trop petite, la cautérisation du sac, beaucoup trop rapide, était incomplète ; j'obtenais bien une occlusion au niveau de la partie supérieure du canal, mais j'avais très souvent une récidive, parce que le tendon de l'orbiculaire me faisait obstacle et que je ne pouvais atteindre la partie du sac qu'il recouvre, encore moins celle qui est au-dessus.

J'allongeai mon incision en bas en contournant l'orbite ; j'y gagnai de ne plus toucher la peau avec le fer rouge et de pouvoir glisser mon cautère un peu plus haut sous le tendon.

Dans quelques cas j'obtins une guérison rapide, et je crus que mon procédé n'avait plus aucun changement à subir. Mais après quelque temps, je vis bien que l'incision était toujours incomplète, et je me déterminai enfin à diviser le tendon de l'orbiculaire. Quelques cas de suppuration de ce tendon dans l'application des caustiques, la nécessité de le couper en travers pour l'ablation de tumeurs orbitaires, m'avaient enlevé toute crainte. L'incision fut donc notablement agrandie aussi bien en haut qu'en bas; je l'étendis jusqu'à 1 centimètre au-dessus du tendon et 2 centimètres au-dessous, comme dans la figure 33 (p. 401), et à partir de ce moment, qui date déjà de plus de trois ans, je n'eus plus de récidives dans les cas de tumeurs ou de fistules symptomatiques d'une affection des parties molles, sauf lorsque l'application avait été ou trop faible, ou trop énergique.

Cela me conduit naturellement à rappeler que j'ai dit plus haut comment on doit régler l'application du feu, et je n'y reviens ici que pour prévenir les praticiens qui voudraient l'employer, qu'ils pourraient, avec le fer trop rouge (ce qui m'est arrivé lorsque je suis devenu plus hardi dans l'application), provoquer une affection des os, une nécrose, cas dans lequel la maladie devient excessivement longue et exige alors une nouvelle application du feu, qu'on aurait pu éviter avec un peu plus d'expérience.

Remarques sur l'état des malades à partir du moment de l'opération.

Lorsque la peau n'a pas été touchée par le fer rouge et qu'il n'est survenu aucun accident du fait du chirurgien, les opérés se trouvent dans les conditions suivantes :

Immédiatement après l'application du feu, toute douleur cesse pour ne plus reparaître. Il y a seulement dans le grand angle de l'œil, pendant la nuit et le jour suivant, une gêne légère et si supportable qu'elle ne trouble pas le sommeil.

Le plus souvent, à la visite du lendemain, on est presque surpris, — dans les premières opérations du moins, — de ne trouver aucun gonflement et de reconnaître que l'œil est ouvert et net comme de coutume. Les malades sont gais et ont de l'appétit. Dans quelques cas, cependant, les bords de la plaie sont rouges, un peu tuméfiés, et il y a un peu d'œdème dans le voisinage ; plus rarement encore la conjonctive est enflammée ; dans ce cas, la langue est un peu blanche et l'appétit à peu près nul. Après vingt-quatre ou quarante-huit heures, le gonflement diminue beaucoup et disparaît peu à peu.

Dans beaucoup de cas, dès le lendemain, la plaie est réunie par première intention ; mais comme la suppuration des parties cautérisées doit survenir bientôt, on l'ouvre à sa partie moyenne parce qu'en cet endroit la déclivité est suffisante et que l'on conserve l'avantage de pouvoir explorer avec le stylet, ce qu'on ne pourrait pas faire si l'on tenait ouvert l'angle inférieur de la plaie.

Du cinquième au dixième jour, la suppuration commence à s'échapper de la plaie et continue jusqu'à la guérison, que l'on n'obtient pas, dans les cas les plus heureux, avant le quinzième ou le trentième jour.

Si, passé ce temps, la plaie ne se ferme pas, on ne doit pas pour cela désespérer encore du succès, car j'ai vu après un mois et demi, deux mois même, toute suppuration disparaître et la plaie se fermer complétement (voy. *Récidives*, p. 410). Évidemment alors il y avait maladie des os.

Un fait remarquable, c'est qu'après la guérison la cicatrice de l'incision n'est pas visible, et que la peau conserve en cet endroit toute sa mobilité.

Remarques sur les accidents qui surviennent pendant et après l'opération.

Brûlure de la peau. — Lorsque l'ouverture pratiquée au grand angle est trop petite ou que le malade s'agite au moment de l'application du cautère, il peut en résulter une brûlure des lèvres de la plaie. Cet accident est fort peu grave; mais j'ai remarqué, lorsqu'il arrive, que le lendemain de l'opération la plaie est tuméfiée, et qu'il y a un œdème plus ou moins marqué des paupières et de la joue. J'ai noté aussi, comme conséquence éloignée, une cicatrice visible, un peu blanchâtre et dure, et qu'on ne voit pas lorsque la peau n'a pas été touchée.

C'est pour éviter cet accident que j'ai fait construire les érignes dessinées plus haut, figure 34; elles protégent la peau convenablement dans toute l'étendue de l'incision, et ne laissent que les angles à découvert. Mais comme le cautère doit être porté dans l'angle supérieur, au-dessus du tendon de l'orbiculaire, sous peine de récidive du mal, j'ai l'attention, pour ne pas toucher la peau, de porter d'abord le feu au centre de la plaie, puis, comme après le premier contact le malade devient calme, de remonter vers l'angle supérieur avec toute la lenteur et l'attention convenables. J'ai dit plus haut, et je crois devoir répéter ici, que ma main gauche est placée en travers sous le poignet de ma main droite, qui porte le cautère, et que l'avant-bras gauche prend aussi un point d'appui sur la face du malade, autant que possible sur la mâchoire supérieure et non sur l'inférieure, qui est mobile. Je trouve ainsi l'avantage certain de suivre les mouvements brusques de l'opéré et d'éviter l'accident qui nous occupe.

Érysipèle. — Accidents généraux. — Sur un nombre considérable d'opérés, je n'ai observé aucun accident sérieux. Deux femmes, cependant, m'ont donné un peu d'inquiétude : le lendemain de l'opération, elles avaient un érysipèle de la face, déjà assez étendu et accompagné de fièvre; mais heureusement ces accidents disparurent bien vite sous l'influence d'une émission sanguine, de boissons délayantes, du repos au lit et d'amidon appliqué localement. J'ai appris cependant de M. A. de Graefe, de Berlin, qui s'applaudit beaucoup de l'application de mon procédé, qu'il a observé un cas de péri-orbitite qui s'est heureusement terminé; et de M. Adolphe Richard, chirurgien des hôpitaux de Paris, qu'une femme opérée par lui à l'hôpital Saint-Louis, dans le service du professeur Malgaigne, a succombé à la suite d'un érysipèle survenu aussitôt après l'application du fer rouge.

Voilà certainement des accidents qui m'auraient découragé si je les eusse observés lors de mes premières applications du cautère actuel; mais comme les opérations se sont multipliées à ma clinique à ce point que depuis plusieurs années je ne tiens plus de notes, et que loin d'avoir de pareils faits à regretter je débarrasse mes malades de leur infirmité bien plus rapidement que par tous les autres procédés, j'en conclus qu'une opération qui n'est qu'exceptionnellement suivie d'accidents est bonne, et il paraît que M. A. de Graefe l'a jugée comme moi, car il m'a écrit qu'il a renoncé complétement à la dilatation, et qu'il compte déjà une trentaine de guérisons par mon procédé.

Ectropion inférieur. — Cet accident est impossible par l'application du feu, à moins qu'on n'ait affaire à une fistule qui l'aurait déjà produit, préalablement à l'opération, ou bien que l'on ait commis à la fois la double faute d'inciser la peau trop près de la paupière inférieure et de cautériser les lèvres de la plaie, de manière à en provoquer la suppuration.

Si l'ectropion préexiste à l'application du feu, la dissection de la peau sera faite aussi loin que possible, en dehors de la fistule, et, dès ce moment, la paupière sera convenablement redressée si, comme cela arrive habituellement, elle n'est qu'à demi-renversée à sa partie interne seulement.

D'une autre part, si l'on a, indépendamment de l'ectropion, un infundibulum au-dessous du tendon de l'orbiculaire, comme cela arrive si souvent à la suite des pansements nécessaires dans les procédés de dilatation, et quelquefois dans l'occlusion par les caustiques, le meilleur moyen de le faire disparaître, en même temps que la fistule qui le complique, sera de disséquer la peau le plus possible en dehors de la fistule et du sommet de l'infundibulum (voy. *Occlusion par les caustiques*, p. 414), et après avoir appliqué le feu, de donner issue aux liquides par la plaie que l'on aura faite.

L'application du fer rouge ne peut donc produire l'ectropion que par une maladresse de l'opérateur, et elle guérit l'infundibulum consécutif à l'emploi des moyens de dilatation.

Récidives. — Lorsque l'on a affaire à une tumeur lacrymale ou à une fistule entretenue par une inflammation chronique et rebelle des parties molles, on peut être certain de fermer les voies lacrymales par une seule application du cautère, si l'on a acquis l'expérience convenable pour cette opération.

Si la tumeur, préalablement examinée avec soin, ne présente

pas un volume trop considérable au dehors, et qu'après l'avoir ponctionnée, on trouve une sorte de cloaque très profond limité en avant par la peau, qui tombe affaissée après la sortie des liquides contenus dans la tumeur, on aura certainement une récidive si l'on applique le cautère sans précaution et sans traitement préalable.

J'évite dans ce cas l'inconvénient que je signale en remplissant la tumeur de charpie tous les jours, jusqu'à ce que les proportions de la cavité qu'elle présente deviennent convenablement étroites, et que l'ouverture artificiellement faite ressemble à peu près, quant à la profondeur, à une fistule simple, ordinaire. Il se passe ainsi deux ou trois semaines, après lesquelles l'application du feu devient possible. Pour la pratiquer, il faut agrandir la plaie, qui s'est rétrécie malgré les précautions que l'on a pu prendre. Je me sers pour cela de ciseaux courbes assez forts et pointus; placé derrière le malade, la concavité de l'instrument étant tournée en dehors, j'agrandis la plaie en bas, d'un seul coup, et parallèlement au pourtour de l'orbite; puis venant me placer en face du patient, je glisse la branche dans l'angle supérieur de la plaie sous le tendon de l'orbiculaire, et j'incise de la même manière. J'ai toujours trouvé pour cela les ciseaux préférables au bistouri; leur action est plus prompte, plus sûre et l'incision toujours plus régulière.

Mais si la tumeur présente un volume énorme, que la peau soit distendue, amincie, il n'y a pas à hésiter : on en enlève une partie convenable par une double incision, et l'on fait une perte de substance de la forme d'une feuille de myrte, en essayant toujours de conserver le plus possible de tissu cutané du côté de la paupière inférieure pour éviter l'ectropion.

C'est ainsi que j'ai dû agir chez un assez grand nombre d'individus, parmi lesquels j'ai surtout remarqué M. M..., âgé de cinquante-deux ans, et que j'ai opéré le 2 février 1850. Ce malade s'était aperçu du commencement de sa maladie, dix-huit mois avant cette époque. Il avait seulement dans le grand angle de l'œil une légère grosseur qui donnait des larmes sous la pression; il n'a rien fait pendant un an environ; mais à cette époque, la tumeur a été ouverte par son médecin, et elle s'est reproduite depuis, de temps en temps, à partir de ce moment. En examinant avec soin la surface de cette énorme tumeur, je reconnus qu'elle se vidait par une fistule très étroite établie en bas et en dedans. Depuis près d'un mois elle ne s'était pas vidée ; elle avait acquis plus que le volume d'un œuf de pigeon, entraînant en haut la paupière inférieure et recouvrant ainsi la moitié interne de la cornée et de la pupille. L'ensemble de la tumeur avait une couleur rouge brunâtre foncé ; elle était indolore, fluctuante dans toute son étendue. La pression ne faisait rien sortir ni par les points lacrymaux ni par la fistule. Lorsque le malade regardait à gauche, à peu près dans l'étendue d'un quart de cercle, l'œil droit se trouvait masqué derrière la tumeur et n'était plus en rapport avec l'objet. Je pratiquai une large perte de substance dans la peau, et je trouvai dans le fond de la plaie un polype à peu près du volume d'une petite noisette, adhérant à la muqueuse du côté de la peau. L'unguis était dénudé dans une grande étendue. La plaie fut pansée avec un peu de charpie, et trois semaines après le cautère actuel fut appliqué. J'aurais dû attendre encore, certainement, car, après six semaines (il est vrai que l'unguis était dénudé) la suppuration était considérable au moment où le malade, embarrassé dans ses affaires, fut conduit à la prison pour dettes. Je ne l'ai plus revu depuis.

Voici le dessin, pris d'après nature, au moment de l'opération (fig. 37) :

Fig. 37.

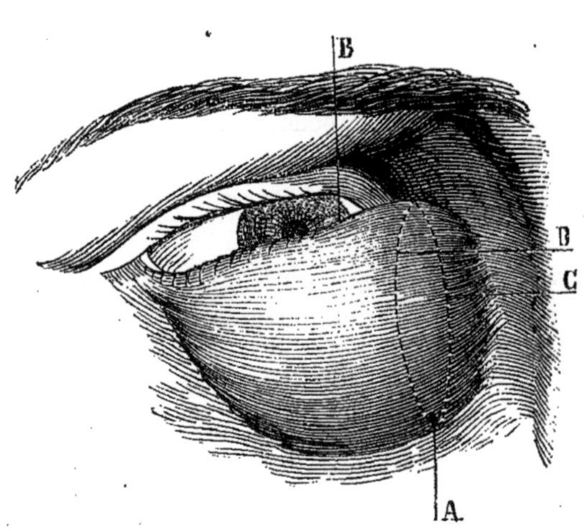

A, fistule ; B, paupière inférieure masquée par la tumeur ; C, D, points indiquant le lieu et l'étendue de la perte de substance.

Dans les cas de fistule simple, il n'y a aucune perte de substance à faire subir à la peau ; l'incision faite, on dissèque largement les lèvres de la plaie, et séance tenante ou le lendemain, ce qui est préférable, ainsi qu'on l'a vu plus haut, on applique le cautère actuel. Cependant il serait préférable, si l'on trouvait là une cavité trop grande, comme on en voit dans les fistules récentes et consécutives à ces énormes tumeurs dont nous venons de parler, il serait préférable, dis-je, de panser encore pendant quelque temps avec la charpie, et l'on éviterait ainsi, et à coup sûr, une récidive qui, autrement, ne manquerait pas de survenir.

La récidive de la maladie, après l'application du feu, dans le cas de tumeur ou de fistule lacrymale entretenue par une affection des parties molles, vient nécessairement de l'impossibilité d'étendre l'action du cautère à tous les tissus malades. En effet, non seulement les surfaces, dans le cas particulier, sont trop larges, mais le côté externe du sac, celui qui est en contact avec le globe oculaire, ne doit pas être touché par le fer rouge, de crainte d'accidents, que je n'ai d'ailleurs jamais eu à regretter.

Or voici ce qui arrive : cette partie externe du sac ménagée par le feu est encore en communication, le plus souvent, avec les conduits lacrymaux ; son bord antérieur et son bord postérieur, entraînés l'un vers l'autre en dedans par suite de la destruction du côté interne du sac, se rapprochent bientôt, et tout aussitôt des liquides s'accumulent et reproduisent dans ce nouveau sac, plus petit que l'ancien et formé à ses dépens, une nouvelle tumeur lacrymale. Cette tumeur est plus petite, sans doute, et moins gênante que celle qui l'a précédée, mais elle l'est assez certainement pour agir sur la glande lacrymale et la conjonctive par l'irritation qu'elle occasionne, et produire ainsi de la suppuration et un larmoiement très incommode.

Pour éviter cette récidive, on ne saurait trop le répéter, il faut, avant l'application du feu, *réduire la cavité aux plus petites proportions*, en y introduisant tous les jours, pendant le temps convenable, une certaine quantité de charpie sèche.

Mais lorsqu'on a appliqué le fer rouge un peu trop tôt, et que cette récidive, si désagréable, est imminente, on ne doit pas hésiter, non à cautériser de nouveau avec le feu, mais à introduire dans la plaie, à diverses reprises et à quelques jours d'intervalle, gros comme une tête d'épingle de chlorure de zinc. J'ai eu quelquefois recours à ce moyen, et le sac a été bientôt détruit en totalité et la guérison parfaite. L'azotate d'argent, dans ce cas, est le plus souvent infidèle.

Dans la tumeur et la fistule compliquées de dénudation ou de carie des os, la récidive est fréquente, et le diagnostic étant fait, je préviens toujours les malades qu'une application du fer rouge sera très probablement nécessaire. Ménager les lèvres de la plaie est un point surtout indispensable dans ces cas, parce que la suppuration sera longue et que la peau ne doit subir aucune perte de substance pour recouvrir complétement et sans difformité, la région du grand angle de l'œil.

C'est pour remplir cette indication qu'il est indispensable ici, avant comme après l'application du feu, de s'abstenir absolument de toute introduction de mèches ou d'autres corps étrangers. On laisse la plaie suppurer, et tous les jours le médecin ou le malade en écarte les lèvres pour laisser s'échapper les liquides qui peuvent y être renfermés.

On se garde bien, dans tous les cas, de laisser la plaie se réunir, *tant que le fond ne remonte pas jusqu'au niveau de la surface cutanée*, et que l'on y voit un liquide transparent constitué par les larmes et chargé quelquefois de mucosités ; autrement on aurait encore affaire à une tumeur lacrymale, au moment même où l'on croyait avoir obtenu une guérison complète.

Il m'a fallu, dans des cas rebelles, jusqu'à trois cautérisations par le feu, pour obtenir enfin une disparition complète de toute suppuration au grand angle de l'œil et pour ramener les choses à l'état de larmoiement simple. Ce larmoiement, sur lequel on s'est expliqué plus haut, diminue peu à peu à mesure que l'excitation des agents sécréteurs des larmes disparaît et ne se montre plus que sous l'influence de causes extérieures. Chez une jeune fille, entre autres, atteinte d'une carie de l'unguis et de l'apophyse montante du maxillaire, j'ai eu une peine extrême à arriver au résultat. Trois cautérisations furent faites, la seconde trois mois après la première, la troisième le septième mois, et ce ne fut qu'après avoir excisé les conduits lacrymaux qui s'étaient dilatés et donnaient un peu de suppuration que tout fut enfin terminé.

Il n'est pas hors de propos de dire ici que, surtout dans les fistules compliquées, on ne doit pas se hâter de recourir à une deuxième application du fer rouge, et que j'en ai vu un assez grand nombre se fermer vers le deuxième ou le troisième mois, ce que j'ai dû rapporter dans les unes aux simples progrès de la contraction du tissu cicatriciel, dans les autres à une élimination complète des parties osseuses malades.

Je noterai, en terminant, que, dans quelques cas rares, et qui datent de mes premières applications du procédé par le feu, voulant obtenir l'occlusion des voies lacrymales, j'ai donné aux larmes un cours régulier, quoique anormal, à travers l'unguis perforé à la fois par une carie préalable et par le fer rouge. J'ai retrouvé le même fait dans les applications de caustiques employés dans ce but. Trouvant les malades soulagés, quelquefois guéris, je n'ai pas cherché à obtenir l'occlusion qui était ainsi devenue inutile, parce que, sans le vouloir, j'avais obtenu un résultat analogue à celui que l'on désire dans le procédé de Woolhouse. Je ne sais si le résultat sera définitif. La cautérisation, dans ces observations, n'avait pas porté sur la partie supérieure du sac, et l'injection que j'ai toujours soin de pratiquer par les deux conduits avait pénétré dans les fosses nasales au lieu de revenir par le conduit injecté ou par l'autre, bien que, pendant le cours de la suppuration, je me fusse assuré de l'oblitération du canal à sa partie supérieure.

b. OCCLUSION PAR LES CAUSTIQUES.

Procédé. — *Premier temps.* — Le malade et le chirurgien sont placés comme dans le procédé de J.-L. Petit. Les paupières sont fermées, et l'aide tire en dehors leur angle externe pour faire saillir le tendon de l'orbiculaire. Ce temps de l'opération est représenté plus haut, page 371, fig. 27; mais on remarquera que la ponction est placée un peu trop bas et qu'elle doit être faite immédiatement au-dessous du tendon de l'orbiculaire.

Après avoir plongé le bistouri dans le sac, on allonge l'incision de haut en bas et on lui donne une étendue de 1 centimètre 1/2. On a soin de sentir toujours pendant l'incision la pointe de l'instrument appuyée contre l'orbite et de la faire sortir dans une direction exactement perpendiculaire à la peau pour éviter d'avoir une plaie plus étroite dans le fond qu'à la surface.

Un stylet est introduit dans les parties, dans le but d'en explorer les conditions et de reconnaître que la plaie du sac a une suffisante étendue.

Deuxième temps. — Le sang ayant cessé de couler, on procède aussitôt à l'application du caustique; cependant il vaut mieux la remettre au lendemain et introduire pendant vingt-quatre heures une boulette de charpie très petite dans la plaie pour la maintenir ouverte ; ou, mieux encore, enduire les bords d'un peu de suif ou d'un autre corps gras pour éviter au malade des douleurs inutiles et prévenir en même temps un gonflement assez gênant, que la charpie occasionne presque toujours.

On peut se servir de tous les caustiques. Nous en avons employé plusieurs, tels que la potasse caustique, la pâte de Vienne, l'acide sulfurique ; mais sur le conseil que nous en a donné le professeur Juenken, de Berlin, lorsqu'il nous a fait l'honneur de visiter notre clinique, nous avons essayé le chlorure de zinc, qu'il emploie exclusivement depuis dix ans, et nous en avons obtenu les meilleurs résultats.

Pour introduire ce caustique, nous nous servons d'instruments bien simples :

Une plume d'oie ordinaire, coupée en forme de tube et mâchée à celle de ses extrémités qui doit entrer dans la plaie, pour en prendre la forme allongée, reçoit de l'autre côté une boulette de charpie ou de papier, ou mieux encore un petit morceau d'éponge qui, avec une allumette ou un stylet, devra jouer bientôt le rôle du piston d'une seringue.

Cela fait, on dépose, dans la partie allongée du tube, gros comme deux ou trois grains de chènevis de chlorure de zinc, en ayant soin de n'en pas laisser sur les bords. Ensuite on écarte les lèvres de la plaie d'une main, tandis que de l'autre on introduit le tube aussi profondément que possible, et toujours sous le tendon de l'orbiculaire. Pour atteindre sûrement la partie supérieure du sac, on renverse fortement la tête du malade en arrière ; il est même prudent de le faire coucher dans la crainte que la partie supérieure du sac ne soit épargnée. On prend alors le stylet, et en poussant le petit morceau d'éponge dans la plaie, on y dépose en même temps le caustique qui s'y trouve renfermé.

On laisse l'éponge dans la plaie jusqu'au lendemain, et l'on recommande au malade d'appliquer sur le grand angle de l'œil un sachet rempli de glace, ou au moins un cataplasme de riz froid souvent renouvelé.

Remarques sur les accidents qui surviennent après l'opération.

Œdème des paupières, conjonctivite. — Accidents généraux. — Le lendemain de l'opération, on doit s'attendre à beaucoup de gonflement, et, en effet, on trouve de la rougeur, de la tuméfaction et de la douleur des bords de la plaie, en même temps qu'une infiltration œdémateuse qui s'étend aux paupières, à la conjonctive, et quelquefois même à toute la joue.

Presque tous les malades accusent, quelques minutes après l'application du caustique, une douleur vive qui ne les abandonne, les uns qu'après deux ou trois heures, les autres qu'après la nuit. La plupart ont un peu de fièvre et la langue blanchâtre le lendemain; tous perdent l'appétit pendant deux ou trois jours, quelques uns même pendant une ou deux semaines, surtout s'ils sont très nerveux et que la quantité du caustique ait été assez grande. Mais tout rentre peu à peu dans l'ordre sous l'influence d'un traitement bien dirigé. Ainsi l'eau froide, les cataplasmes froids, diminuent en même temps la douleur et la réaction sur l'économie; quelques gouttes de laudanum, un bain tiède pris le soir, calment le malade pendant la nuit. Les jours suivants on continue encore les cataplasmes émollients, et l'on fait bassiner l'œil avec des collyres légèrement astringents; rarement il faut recourir aux sangsues pour combattre la conjonctivite et la blépharite qui viennent compliquer le mal.

A partir du douzième jour environ, l'escarre commence à se détacher et à tomber d'un seul morceau ou par petites parties, suivant que l'on a employé beaucoup ou peu de caustique. Dans ce dernier cas, on conçoit que la réaction puisse manquer complétement, et que l'escarre, très superficielle, demeure en quelque sorte limitée au sac et s'échappe pour ainsi dire sans être aperçue. Enfin, le fond de la plaie se remplit, puis s'élève au niveau de la peau, et la cicatrice se complète. Le larmoiement existe encore pendant quelque temps, mais il finit par diminuer au point de ne plus gêner le malade.

Il est bon alors de s'assurer du résultat par une injection avec la seringue d'Anel : si l'obstruction est complète, le liquide reflue d'un conduit par l'autre sans entraîner de mucosités, et la guérison est certaine; dans le cas contraire, il y aura récidive, et l'on devra recommencer l'opération.

Érysipèle. — Cette complication est assez fréquente, je l'ai du moins observée assez souvent dans ma pratique.

Chez une jeune dame que j'avais opérée d'une tumeur lacrymale assez volumineuse, l'inflammation érysipélateuse s'empara rapidement de la moitié de la face du côté opéré et envahit peu à peu le cuir chevelu. La fièvre s'alluma, et j'eus pendant quelques jours beaucoup de craintes, car les accidents généraux devenaient très menaçants.

Dans d'autres cas, l'érysipèle demeura limité à la face et disparut sous l'influence des moyens les plus simples, tels que l'application de l'amidon et des purgatifs répétés. L'érysipèle étant, je le répète, une complication assez fréquente, il ne faut pas négliger de préparer le malade à l'opération par quelques jours de régime, des boissons émollientes et des bains tièdes. L'eau froide et la glace appliquées méthodiquement, suivant les conseils que donnait il y a plus de vingt ans à Lyon M. le professeur Gensoul, pour les plaies en général et un grand nombre d'opérations, seront rangés au premier rang des moyens locaux pour empêcher l'apparition de l'érysipèle ; aussi devra-t-on y recourir immédiatement après l'application du caustique. On commencera donc par appliquer pendant deux ou trois heures sur la plaie des compresses d'eau à la température ordinaire, puis cette température sera peu à peu abaissée jusqu'à zéro, et, au moyen de sachets de baudruche, on appliquera pendant deux ou trois jours la glace sur les parties malades. Passé ce temps, la température du sachet sera progressivement élevée, et, en quelques heures, ramenée à celle de l'eau conservée dans l'appartement.

Suppuration étendue. — L'application des caustiques dans le sac lacrymal détermine souvent une suppuration très inquiétante. Le fait suivant, rapporté déjà dans la première édition de cet ouvrage, mérite de l'intérêt : Une dame de Reims portait depuis bien des années une fistule lacrymale gauche et avait déjà été opérée plusieurs fois sans succès. Je l'opérai aussi en 1846, et fis le pansement par le clou de Scarpa ; mais je n'obtins rien de plus que ceux qui m'avaient précédé. Éclairé par des faits antérieurs sur la difficulté de fermer les voies lacrymales en y introduisant un morceau de nitrate d'argent, je me proposai de les détruire ici par le caustique de Vienne, et, en présence du confrère qui m'avait présenté la malade, j'en déposai une certaine quantité dans la partie supérieure du sac où je le laissai quelques instants. La cautérisation fut profonde, étendue, et suivie d'une suppuration si abondante, que pendant quelques jours je craignis qu'il n'en résultât quelque difformité vers le grand angle ; mais au contraire, la plaie se cicatrisa parfaitement et la malade guérit. Aujourd'hui cette dame est débarrassée de sa fistule ainsi que de son larmoiement, qui a complétement disparu. Bien des fois depuis j'ai employé la cautérisation du sac lacrymal avec le caustique de Vienne, mais avec plus de précaution, et je n'ai eu qu'à me louer de ses résultats.

Le chlorure de zinc, que j'ai substitué, comme je l'ai dit, sur le conseil du professeur Juenken, de Berlin, à la pâte de Vienne, produit aussi, dans quelques cas, une suppuration considérable, et bien que l'on n'en ait introduit qu'une très faible quantité dans le sac. Chez plusieurs personnes, j'ai vu une escarre, large comme celle d'un cautère ordinaire, détruire la peau et les parties sous-jacentes dans le grand angle de l'œil; cependant la plupart ont guéri sans accidents sérieux. J'ai noté chez quelques unes les accidents suivants :

Destruction de l'angle interne des paupières. — Lorsque la suppuration est très étendue, il arrive que la peau des paupières qui entoure la caroncule se trouve peu à peu détruite par la suppuration. C'est là un accident que l'on pourrait tout d'abord craindre, et cependant, lorsqu'il arrive, tout se passe ordinairement sans résultat fâcheux. L'élimination des parties atteintes par le caustique est suivie peu à peu du rapprochement des paupières, le plus souvent sans laisser de traces visibles dans le grand angle. Cependant il n'est pas rare alors, et après avoir vu à nu le tendon de l'orbiculaire, de constater les deux accidents suivants.

Ectropion inférieur. — La perte de substance subie par la peau dans l'angle interne, après la cautérisation du sac lacrymal, entraîne quelquefois à sa suite un certain degré de renversement de la paupière inférieure, particulièrement à son extrémité interne. Cet ectropion, la plupart du temps fort léger, n'occasionne, dans les premiers mois qui suivent l'opération, aucune gêne ni aucune difformité; mais plus tard ces inconvénients ne manquent pas de survenir. La conjonctive palpébrale rougit, puis se tuméfie dans les environs du point lacrymal et présente quelquefois un état sarcomateux marqué. Les astringents légers que l'on emploie, la cautérisation avec le sulfate de cuivre, quelquefois même celle avec le nitrate d'argent, n'améliorent que bien faiblement l'état de cette membrane, et peu à peu l'ectropion s'étend vers le côté externe et devient alors complet. Je vois en ce moment même, à mon dispensaire, une femme qui a été cautérisée en ville pour une fistule lacrymale, qui est atteinte d'un ectropion inférieur considérable et chez laquelle on remarque en outre un écartement très difforme des paupières à leur angle interne et une cicatrice fort large, s'étendant à 3 ou 4 centimètres au-dessous du tendon de l'orbiculaire, et parcourue de brides épaisses. Cette cicatrice est si étendue, que je ne sais trop si je pourrai relever convenablement la paupière inférieure. Évidemment, le chirurgien qui a fait l'application du caustique ne s'est pas occupé de ménager la peau et s'est conduit comme s'il se fût agi d'appliquer un large cautère près du grand angle de l'œil.

Rien n'est plus simple cependant que d'éviter ces accidents.

D'abord on doit faire la ponction le plus loin possible de la paupière, dût-on, s'il y a fistule, laisser l'ouverture en dehors de la ponction.

Ensuite, outre la précaution de porter avec un tube de plume jusque dans le sac le caustique qui doit le détruire, on peut, au préalable, enduire de suif les lèvres de la plaie, et dès que celle-ci se remplit du caustique liquéfié et de larmes, y lancer un jet d'eau au moyen d'une seringue assez forte et jusqu'à ce que tout soit entraîné. On n'a ainsi qu'une escarre convenable, et les bords de la plaie sont préservés autant que possible de l'action du caustique.

Infundibulum au-dessous du tendon. — Cet accident est encore la conséquence d'une suppuration étendue du grand angle de l'œil. Il consiste en un enfoncement de la peau au-dessous du tendon de l'orbiculaire, exactement semblable à celui que l'on voit quelquefois à la suite du pansement trop prolongé avec le clou de Scarpa. Le sac est détruit complétement dans ce cas, et la peau devenue adhérente aux os sous-jacents.

Faire disparaître cette difformité est chose facile : on ouvre la peau au moyen de deux petites incisions allongées et au centre desquelles se trouve le sommet de l'infundibulum. La portion adhérente de la peau, singulièrement amincie, est disséquée et enlevée complétement, puis on rapproche l'une de l'autre les lèvres de la plaie, et l'infundibulum disparaît aussitôt. C'est une opération très simple, d'une exécution très rapide et dont le résultat est très satisfaisant. J'oubliais de dire que les deux petites incisions doivent être, autant que possible, parallèles, et surtout pratiquées à la base de l'*infundibulum* et dans un endroit où la peau n'ait pas été amincie par la suppuration.

J'ai vu tout récemment encore (juillet 1853) l'*infundibulum* à la suite d'une application de chlorure de zinc sur une dame atteinte d'une tumeur lacrymale et qu'avait bien voulu me confier M. le docteur Vernois, médecin des hôpitaux de Paris. La peau n'avait pas été sérieusement touchée par le caustique, mais elle était considérablement amincie par le fait même de la tumeur lacrymale et de la distension qui en était depuis très longtemps la conséquence. Je regrette bien que jusqu'ici (octobre) cette dame ne m'ait pas permis, par pusillanimité, de remédier à cette difformité, que je considère comme fort désagréable.

Récidives. — On pourrait croire à la guérison certaine de la fistule par la destruction du sac, et cependant la récidive, dans quelques cas, est positivement à craindre, et je ne l'ai observée que trop souvent. Par récidive j'entends :

Qu'après avoir opéré une tumeur lacrymale j'ai eu comme résultat, ou une tumeur lacrymale moins volumineuse, il est vrai, ou une fistule ;

Ou qu'après avoir opéré une fistule la maladie ne s'est pas guérie ou s'est convertie en une tumeur.

J'ai observé la récidive dans les cas de tumeur ou de fistule compliquée d'affection des os, je l'ai vue aussi dans ceux de tumeur ou de fistule simple, c'est-à-dire dépendant seulement d'une affection des parties molles.

Lorsque les os sont malades, il faut s'attendre à cet échec et prévenir les malades de la durée de leur affection, de la nécessité où l'on sera de revenir à d'autres applications du caustique, et n'employer celui-ci qu'avec les plus grandes précautions pour éviter la suppuration de la peau. Par des applications réitérées et prudentes, quelquefois aussi en fermant les conduits lacrymaux, suivant le procédé qui sera décrit plus loin, on finira toujours par détruire les parties d'os malades et obtenir une guérison ; mais celle-ci se fera bien longtemps attendre. Dans ces cas, l'application du fer rouge serait de beaucoup préférable ; mais si l'on ne croit pas devoir y recourir, on observe avec attention la fistule ; on constate, à l'aide du stylet, l'état des choses, c'est-à-dire que les os ne sont pas guéris, et l'on introduit un petit morceau de chlorure de zinc avant que la plaie se soit trop rétrécie. On pourra se trouver ainsi dans la nécessité de revenir plusieurs fois à la cautérisation et attendre l'oblitération quelquefois pendant toute une année et même davantage, suivant que l'élimination des os malades sera ou non rapide.

Mais si l'on n'a affaire qu'à une tumeur ou à une fistule lacrymale symptomatique d'une affection des parties molles, le résultat sera plus aisément obtenu. Dès que l'on reconnaîtra que le fond de la plaie ne s'élève pas et ne tend pas à se rapprocher de la surface, que des larmes claires ou mêlées de rares mucosités continuent de s'en échapper, on sera certain de n'avoir pas suffisamment atteint la muqueuse, et l'on introduira de nouveau une certaine quantité de chlorure de zinc. Mais cette fois on aura soin de faire étendre horizontalement le malade et de renverser sa tête autant que possible en arrière et en bas, afin que le caustique agisse sur la partie la plus élevée du sac. Après l'élimination de l'escarre, le fond de la plaie se rapprochera de la surface, les larmes n'y pénétreront plus, et l'obstruction du sac sera obtenue.

c. OCCLUSION DES CONDUITS.

Je n'ai recours à ce moyen que dans quelques cas exceptionnels, alors seulement qu'après l'application du fer rouge ou des caustiques les conduits dilatés rejettent une larme par la pression.

Cependant l'occlusion des conduits lacrymaux a été proposée par Bosche, de Lyon, en 1783, pour guérir les fistules compliquées de carie et d'oblitération complète du canal nasal.

J'ai essayé pratiquement ce moyen dans ces cas, et j'ai reconnu que Pellier n'avait traité cette méthode qu'avec justice, en disant qu'elle était absurde. En effet, l'oblitération des points dans le cas de tumeur lacrymale a toujours été suivie entre mes mains d'accidents divers : ou la tumeur augmentait de volume, ou une inflammation aiguë du sac déterminait bientôt une ouverture fistuleuse de la peau. Dans les cas de fistule, l'état des choses ne m'a pas paru changer de nature, et j'ai toujours été forcé d'en finir en détruisant le sac par le feu. M. Velpeau, qui a essayé aussi la méthode de Bosche, n'en a pas été, si je suis bien informé, plus satisfait que moi, et il a dû y renoncer. J'ai vu plusieurs des malades qu'il avait opérés et qui, n'étant pas guéris, s'étaient adressés à moi ; l'un d'eux, comme ceux que j'avais traités moi-même, portait une tumeur volumineuse qui ne se vidait pas par la pression, et qui avait tous les caractères de la variété que l'on désigne sous le nom de tumeur enkystée. Chez cet homme, le sac ayant été ouvert et largement cautérisé avec le fer rouge, la guérison fut complète en douze ou quinze jours.

Ainsi l'oblitération des conduits, comme méthode de traitement de la tumeur et de la fistule lacrymales, est mauvaise, bien que l'on ait observé des faits dans lesquels les points étant oblitérés accidentellement, l'œil était demeuré sec et nullement atteint de larmoiement. Gunzius, Anel, J.-L. Petit, Demours, M. Malgaigne, citent des faits semblables, et je puis affirmer que, d'après mon expérience personnelle, ils sont loin d'être rares. Toutes les tumeurs lacrymales enkystées sont dans ce cas, et elles sont assez communes; presque toutes sont exemptes de larmoiement, très certainement parce qu'elles ne sont accompagnées d'aucune irritation du grand angle de l'œil.

Les procédés chirurgicaux pour oblitérer les conduits lacrymaux sont fort simples :

1° On trempe un stylet d'argent dans l'acide nitrique, et à diverses reprises, à trois ou quatre jours d'intervalle, par exemple, on l'introduit dans le conduit à fermer en l'y laissant quelques instants. Ce procédé est long et souvent infidèle.

2° On introduit dans le conduit un stylet ayant à deux pouces de l'œil un renflement olivaire que l'on place dans la flamme d'une bougie, en ayant soin de couvrir la face du malade d'un linge mouillé; ou, ce qui est plus simple, on se sert d'un stylet ordinaire, et, quand il est placé, on le saisit avec un fer à papillotes rougi à blanc. Il est mieux, dans ce dernier cas, que le stylet se termine par une petite palette de la largeur de l'ongle du petit doigt, parce qu'on a plus de prise et que la chaleur transmise est plus grande. On doit avoir soin, dans ces deux procédés, de conduire le stylet jusque dans le sac.

3° Le premier de ces procédés étant long et infidèle, le second exigeant un appareil en disproportion avec le résultat, il est mieux d'avoir recours à l'excision.

L'opération est simple : on accroche la paupière d'une main en ayant soin de placer l'érigne sur le trajet du conduit à exciser, et de l'autre main, armée d'un couteau à cataracte, de préférence à un bistouri, on incise à droite et à gauche, et l'on emporte un petit lambeau dans lequel se trouve le conduit. Il faut avoir soin de ne faire subir à la paupière que la moindre perte de substance possible et surtout de porter l'incision très loin vers le sac, autrement le conduit resterait béant au fond de la petite cicatrice, et l'on aurait une récidive. Aussi, quand je crois avoir ménagé malgré moi la profondeur de l'incision, je n'hésite pas à cautériser l'angle de la plaie avec le crayon de nitrate d'argent.

SECTION SEPTIÈME.

Larmoiement.

Nous avons vu plus haut (p. 276) que depuis Adam Schmidt, on a établi avec raison une distinction entre l'épiphora, état dans lequel les larmes sont sécrétées en trop grande abondance, et le larmoiement proprement dit, dans lequel elles ne suivent pas leur voie ordinaire et s'échappent en quelque sorte passivement sur la joue.

C'est de ce dernier que nous nous occupons ici ; mais en faisant remarquer que, si une division semblable à celle que nous venons d'établir est parfaitement tranchée en théorie, elle ne l'est pas toujours aussi exactement dans la pratique.

Le larmoiement, de même que l'épiphora, est un symptôme ; nous dirons donc de cet état ce que nous dirons plus tard de l'amaurose, qu'il serait mieux certainement de ne pas s'en occuper spécialement, et de le rattacher simplement à chacune des maladies qui l'occasionnent. Mais le mot est reçu dans la pratique, et ce sera d'ailleurs une occasion pour nous de présenter une sorte de résumé de la plupart des affections des voies lacrymales dont nous venons de nous occuper, et d'ajouter en même temps quelques faits à ceux que nous avons rapportés.

Il n'est pas toujours facile, assurément, de reconnaître au premier coup d'œil la cause du larmoiement, car elle est obscure, mal définie et ne devient évidente pour le praticien que lorsqu'il a fait avec méthode les recherches convenables.

De là, la nécessité d'établir des divisions spéciales. Le larmoiement est-il occasionné par une affection organique ou accidentelle de la glande, par quelque dérangement du bord libre des paupières, par une maladie des points ou des conduits lacrymaux, ou enfin par une affection du sac ou du canal?

Voilà ce que le praticien doit indispensablement rechercher; mais dans la pratique on suit l'ordre de fréquence de préférence à l'ordre anatomique.

Une personne se présente avec un larmoiement ; la première chose à faire consiste à jeter un coup d'œil général sur l'œil et ses annexes. L'œil est plus brillant que de coutume, il y a des larmes entre le globe et la paupière inférieure. Après avoir constaté du regard que cette paupière est en rapport exact avec l'œil, que celui-ci n'est pas rouge, non plus que la conjonctive, qu'il n'y a pas de saillie au-dessous du tendon de l'orbiculaire, on doit tout d'abord porter le doigt en cet endroit, appuyer légèrement de bas en haut sur le sac et surveiller attentivement pendant ce temps l'ouverture des conduits. Le plus souvent, s'il y a un engorgement même léger du sac lacrymal, une larme s'échappe, suivie ou non de mucosités, et le diagnostic se trouve en partie déjà fait ou au moins le cercle des recherches est notablement rétréci. Quelquefois, cependant, soit qu'il n'y ait pas de larmes actuellement retenues dans le sac, soit que la pression les ait chassées dans le canal, ce qui arrive dans les rétrécissements incomplets, les recherches doivent nécessairement être dirigées ailleurs. Mais avant, on fait une injection et l'on reconnaît quelquefois que le liquide, tout en arrivant dans la narine, a reflué en très petite partie ou qu'il a fallu une certaine force pour l'y pousser. Dans ce cas, le sac est malade, et il faut beaucoup de soin, beaucoup d'habitude pour le reconnaître. Une injection, faite de l'autre côté, offre assez souvent un point de comparaison utile, et il ne faut pas négliger en cas de doute, de la pratiquer. Cependant on trouve quelquefois une obstruction complète du sac en injectant le côté qui n'avait pas attiré l'attention du malade, et l'on a ainsi de précieuses indications.

Si l'on n'a rien trouvé dans le sac, il faut alors remonter aux causes plus rares du larmoiement, et, après avoir visité les narines, chercher si la glande n'offrirait pas quelque état morbide appréciable, si toutes les autres parties de l'œil et de ses annexes sont dans les conditions normales.

Il importe ici de ne pas oublier ce que nous avons dit tout à l'heure, qu'il est souvent bien difficile de distinguer s'il y a larmoiement simple ou épiphora, et ne pas trop tenir à cette division minutieuse sans motif sérieux. En effet, dès qu'il y a excès de larmes à la surface de l'œil, avec ou sans quelque dérangement anatomique, il y a presque aussitôt aussi une excitation nerveuse qui occasionne rapidement une hypérémie des tissus, et partant, des larmes plus abondantes encore. Il y a des personnes, douées d'une sensibilité nerveuse presque morbide, chez lesquelles les larmes sont à la fois faciles et abondantes ; d'autres, d'une constitution différente, qui ont toujours l'œil parfaitement sec. Chez les premières, toutes les causes d'excitation directe de l'œil, tout excès de travail de tête prolongé, produiront un larmoiement que l'on retrouvera encore chez les apoplectiques, ou chez les malades atteints de ramollissement du cerveau. Quelques autres, habituées à vivre renfermées dans l'appartement, seront atteintes de larmoiement dès que leurs yeux seront exposés à l'action de l'air froid qui joue pour elles le rôle de corps étranger ; leurs yeux s'injectent en même temps plus ou moins, et il y a bien un peu de cuisson occasionnée par cette cause. D'autres enfin, également nerveuses, atteintes, pour la plupart, de congestions de la choroïde, ne peuvent supporter une lumière un peu vive sans éprouver le phénomène qui nous occupe. Les enfants souffrant de quelque trouble du côté des voies digestives ou de vers intestinaux sont aussi très souvent affectés de larmoiement, etc., etc. Tout cela, évidemment, conduit le praticien non seulement à s'occuper de l'état de l'œil, mais avant tout à rechercher les moyens de combattre l'état morbide de l'encéphale quand il existe. Aussi n'est-on pas naturellement amené à répéter ici que le larmoiement n'est qu'un symptôme, et qu'en conséquence, il ne devrait trouver nulle part une description spéciale ? Ne voit-on pas aussi que rien ne serait moins sensé que d'inventer des formules contre le larmoiement ?

Mais il est temps de revenir à la division anatomique.

§ I. Larmoiement par maladie de la glande et de la conjonctive.

La *glande* et la *conjonctive* sécrètent les larmes : la première, appareil de secours, dans les conditions exceptionnelles de l'œil ; la seconde, appareil de nécessité, à tout instant, et pour entretenir la lubrifaction de cet organe.

Les maladies organiques de la glande, même les plus graves, ne provoquent que rarement le larmoiement ; le contraire arrive nécessairement dans celles de la conjonctive (1).

En ce qui touche la glande, cependant, on tiendra compte, dans

(1) Il ne doit être question ici d'aucune affection aiguë.

quelques cas, d'ailleurs assez rares, d'un état particulier de suractivité nerveuse.

Cet état isolé est exceptionnel, aussi l'examen attentif du malade fait-il ordinairement découvrir quelques troubles de même nature dans différents points de l'économie. On étudiera donc avec soin dans ce cas l'état du trifacial, on recherchera surtout si le malade est sujet aux névralgies.

Le plus souvent, cette exaltation nerveuse de la glande ne doit être admise que lorsqu'on s'est bien assuré qu'il n'y a aucune cause directe dans les membranes internes de l'œil, dans les conjonctives et les voies lacrymales.

Le larmoiement dépendant d'un état morbide de ces parties est fréquent : les congestions de la choroïde, les granulations les plus légères, la lithiase la moins marquée, un état morbide non encore recherché du sac ou des organes excréteurs, une inflammation à peine sensible de la pituitaire, etc., le produisent avec une extrême facilité, et cela à chaque instant, tandis que la suractivité nerveuse isolée de la glande est un état exceptionnel.

Il est évident aussi que la glande, journellement et depuis longtemps surexcitée par une affection dépendant d'une maladie de l'œil ou de ses annexes, contracte peu à peu une sorte d'habitude d'hypersécrétion en rapport peut-être avec un certain degré d'hypertrophie. Les exemples ne manquent pas dans l'étude pratique: ainsi le larmoiement persiste longtemps après la guérison d'une ophthalmie, ou bien encore après l'occlusion des voies lacrymales, pratiquée dans le but de guérir une tumeur ou une fistule. Dans ce dernier cas, et tant que l'inflammation traumatique existe encore, tout s'explique facilement ; mais quand celle-ci a entièrement disparu, qu'il n'y a plus dans le grand angle aucune cause capable de réagir sur la sécrétion lacrymale, et que les larmes coulent encore sur la joue, il faut bien rechercher la cause dans la glande même. Évidemment, il y a là, comme nous le disions tout à l'heure, une sorte d'habitude prise dont il faut tenir compte, et espérer une amélioration, parce que l'observation démontre que cette hypersécrétion diminue peu à peu et finit par rentrer dans les conditions physiologiques.

Il ne paraît pas démontré, bien que Mackenzie soit d'un avis contraire, que les autres maladies de la glande, telles que l'inflammation et les diverses tumeurs dont nous avons donné la description, produisent le larmoiement.

Les maladies de la conjonctive qui produisent le larmoiement sont nombreuses, et le praticien, consulté sur cet sujet, constatera avec attention l'état de cette membrane. Parmi ces maladies, il notera surtout les granulations (voy. *Maladies de la conjonctive*) et l'irritation de la muqueuse occasionnée par le *spasme de l'orbiculaire.*

Cette cause de larmoiement est fréquente. Les personnes qui en sont atteintes sont excessivement gênées par les contractions spasmodiques des paupières et condamnées à un clignement perpétuel et de tous les instants. Cette sorte de chorée des paupières occasionne une irritation souvent assez vive de la conjonctive, et en même temps un larmoiement fort incommode et des cuissons. Lorsque le malade est attentif, qu'il lit par exemple, le mouvement spasmodique cesse assez souvent pendant quelques instants et reparaît aussitôt que l'œil n'est plus en rapport avec un objet petit et rapproché.

J'ai vu ce larmoiement chez des personnes de tout âge et de toutes conditions. Chez un banquier que j'ai soigné avec M. le docteur Lamouroux, je n'ai pu absolument rien obtenir ni par les antispasmodiques généraux, ni par les astringents, ni par de petites cautérisations au sulfate de cuivre. Un papetier, au contraire, fut guéri immédiatement par l'application trois ou quatre fois réitérée de ce dernier moyen. Chez d'autres, lorsque toute médication locale ou générale avait échoué, la compression de l'orbiculaire d'un seul côté a réussi à merveille. Il a suffi dans ces cas heureux de recommander à quelques malades de comprimer avec le doigt, le plus souvent possible, l'un des orbiculaires pour arrêter tout mouvement spasmodique, et à quelques autres de faire porter chez eux un bandage assez semblable à ceux imaginés pour la compression du sac et garni de deux pelotes, l'une qui s'appuie sur un côté de la tête, l'autre sur l'un des orbiculaires, à l'angle externe de l'œil qu'il ne doit pas gêner.

Lorsque l'on arrête ainsi, mécaniquement et pendant quelque temps, les mouvements de l'orbiculaire, le larmoiement diminue, et l'on voit tomber peu à peu l'irritation des conjonctives. Malheureusement le mal récidive souvent.

§ II. Larmoiement par dérangement du bord palpébral.

Dès que, par une cause quelconque, le rapport qui existe à l'état physiologique entre le globe de l'œil et les paupières est rompu, les larmes s'accumulent dans la conjonctive inférieure et s'échappent bientôt sur la joue. Nous allons passer rapidement en revue les diverses causes de cette incommodité.

1° *Blessures.* — Des plaies, même fort petites, et dont la cicatrisation a été mal surveillée ou a mal réussi, provoquent souvent le défaut de rapport qui nous occupe. Nous n'entendons parler, bien évidemment, que des plaies les moins apparentes. Il suffit, pour que le larmoiement apparaisse, que l'arête postérieure du tarse ne touche plus la conjonctive bulbaire dans l'étendue de 2 ou 3 millimètres; alors les larmes s'accumulent en cet endroit et passent par-dessus la paupière pendant le clignement. En voici un exemple : Un jeune homme de vingt ans s'était déchiré la paupière inférieure à peu près vers le milieu et dans l'étendue d'un centimètre, mesurée verticalement. La cicatrice, mal surveillée, s'était faite incomplétement et un coloboma de 2 millimètres à peine en avait été la conséquence. Les larmes s'accumulaient en cet endroit et débordaient sur la joue. Je fis l'opération ordinaire du coloboma en ávivant les bords de la solution de continuité, et j'améliorai beaucoup l'état du jeune homme, sans le guérir complétement.

2° *Tumeurs.* — Rien n'est plus commun que cette cause. Des tumeurs de toute nature se développent du côté de la conjonctive, ou de la peau, ou même dans l'épaisseur du tarse. Parmi les premières, on doit surtout noter les *végétations sarcomateuses* de la conjonctive qui finissent par provoquer l'ectropion après avoir produit, au commencement, une légère déviation du bord libre. Les kystes sous-conjonctivaux, les chalazions sont également très fréquents; on doit surtout remarquer ceux, d'ailleurs assez petits, qui apparaissent vers l'angle interne et enveloppent presque complétement le conduit lacrymal. Toutes ces tumeurs écartent la paupière du globe, et, dérangeant les rapports nécessaires, occasionnent le larmoiement.

3° *Paralysie de la septième paire.* — Dans cette maladie, la paupière inférieure, plus ou moins abaissée, inerte, a perdu ses rapports normaux avec le globe, et présente une sorte de gouttière inclinée de dehors en dedans et de haut en bas, et que suivent les larmes. Le malade est occupé incessamment à s'essuyer la joue. La nuit, l'œil demeure ouvert, exposé à l'action de l'air et des corps étrangers, et souvent s'enflamme au point que la cornée est compromise.

L'indication à remplir est nette : Il faut s'adresser d'abord à la cause de la paralysie pour guérir le larmoiement, et, pendant ce temps, avoir soin de rapprocher les paupières l'une de l'autre la nuit, pour prévenir des accidents du côté de l'œil. Si l'on ne réussit pas à guérir la paralysie et que l'on perde tout espoir de la faire disparaître, on peut recourir à l'anchyloblépharon partiel, aussi bien pour protéger l'œil que pour diminuer la difformité.

Chez une jeune fille dont j'ai publié l'histoire dans la *Gazette des hôpitaux* de cette année (1853), la paralysie datait de deux ans, le larmoiement était des plus incommodes, et l'œil menacé sérieusement. Les bords palpébraux étant avivés dans l'étendue convenable, près de l'angle externe, des épingles les soutinrent parfaitement bien, et la réunion ne se fit pas attendre. Après cette petite opération que j'imaginai, l'œil paraissait ouvert dans une étendue égale à celle de l'œil sain, et la paupière supérieure touchait l'inférieure en s'abaissant naturellement ; l'œil fut parfaitement protégé pendant la nuit, le larmoiement disparut, et l'harmonie fut en même temps rétablie entre les deux yeux.

4° L'*ectropion sénile*, au début, produit un larmoiement aussi incommode que difficile à guérir complétement, à cause de l'ampleur que prend peu à peu la paupière inférieure. Les astringents, la cautérisation de la muqueuse, près du bord libre, faite avec prudence, la compression pendant la nuit, sont à peu près les seuls moyens à employer dans ce cas (voy. *Ectropion*). Dans l'entropion il y a aussi du larmoiement, mais il est ordinairement produit par la présence des cils contre le globe. Cependant, dans le degré le plus élevé de cette maladie, le tarse est roulé sur lui-même à ce point que les cils se trouvent complétement enveloppés, et que le larmoiement ne reconnaît pas d'autre cause que le dérangement des rapports qui existent entre les paupières et l'œil. Une autre maladie, l'*ampleur congéniale des paupières* (voy. ce mot) provoque aussi le larmoiement par un dérangement analogue à celui que l'on remarque dans l'ectropion sénile ; nous y reviendrons plus loin.

5° *Exophthalmos.*—*Hydrophthalmie.*—*Atrophie de l'œil.* — La propulsion de l'œil, que l'on remarque lorsqu'une tumeur est placée dans l'orbite, provoque le larmoiement en changeant les rapports des paupières et de l'œil. Il en est de même lorsque le volume de l'œil augmente, comme dans l'hydrophthalmie. Le larmoiement n'étant ici qu'un symptôme presque sans intérêt, il n'y a pas à s'en occuper.

Dans l'*atrophie* avancée de l'œil, les larmes qui s'échappent sur la joue sont peut-être encore plus incommodes. Il n'y a plus là, comme à l'état normal, une gouttière capable de les conduire directement jusqu'aux membres lacrymaux ; au contraire, les paupières sont affaissées, tournées en dedans, et les cils qui irritent les conjonctives provoquent encore une sécrétion des plus gênantes. Pour remédier à tout cela, il n'y a qu'une ressource, l'œil artificiel. Par ce moyen, les paupières seront redressées et les cils reprendront leur netteté et leur vigueur, le larmoiement sera moins abondant et disparaîtra même tout à fait chez quelques personnes.

6° *Chevauchement des paupières.* — Dans cette maladie, dont je ne connais aucune description, la paupière supérieure vient se placer entre l'œil et la paupière inférieure pendant le sommeil. Il en résulte une irritation légère de la conjonctive et, peu à peu, un certain écartement, à peine sensible, entre le globe de l'œil et la paupière du côté interne. Tout à fait au début, le malade se plaint d'un larmoiement incommode, on examine les conjonctives, les organes lacrymaux, et l'on ne trouve qu'une rougeur fort peu marquée. Des astringents légers, aidés ou non de moyens généraux, n'améliorent pas l'état du malade, et ce n'est que lorsqu'on l'a invité à fermer les yeux avec force que l'on reconnaît la cause du mal, c'est-à-dire que l'on voit la paupière supérieure passer derrière l'inférieure et glisser ainsi dans la conjonctive. Malheureusement, lorsque j'ai reconnu cette cause de larmoiement, je n'en ai guère été plus avancé, car je n'ai pu trouver aucun moyen de la faire disparaître. Tel fut le cas d'un malheureux homme d'une quarantaine d'années, revenant d'Amérique avec une grande fortune, et qui, tourmenté par cette cause de larmoiement, consulta tout le monde à Paris. Je lui fis comprendre que cela n'était nullement dangereux, et je l'engageai à aller acheter les propriétés dans lesquelles il se proposait de s'occuper d'agriculture. Dès lors, il devint fou, ou au moins monomane ; il regardait son œil dans une glace toute la journée, s'imaginait que sa maladie devenait plus grave, ce qui n'était pas, et hésitait de plus en plus à s'éloigner de moi. Il partit enfin ; mais à quelques lieues de Paris il se fit sauter la cervelle d'un coup de pistolet.

§ III. Larmoiement par maladie des conduits et du sac.

a. *Conduits*. — Nous avons vu plus haut, lorsque nous nous sommes occupés des affections des conduits, que la plupart provoquent le larmoiement.

Tels sont l'absence et l'étroitesse congéniale des points et des conduits, les blessures et les brûlures, les abcès, les ulcérations, les fistules, l'hypertrophie et les callosités de leur muqueuse, les corps étrangers, parmi lesquels on doit surtout compter les dacryolithes, les polypes, les kystes, l'obstruction des points par les écailles épidermiques, l'atonie, la paralysie, la dilatation et la déviation.

Nous ne nous occuperons pas de nouveau de ces maladies diverses, mais nous reviendrons sur la dernière, la *déviation* des conduits, dont nous avons donné la description plus haut, p. 294, § III.

Cette déviation des conduits est fort singulière et fort difficile à reconnaître tout d'abord, si l'on ne songe à la chercher. Elle est produite par un dérangement de la paupière inférieure si peu marqué, qu'il échappe au premier examen. La paupière n'a jamais été enflammée dans aucune de ses parties, la peau ne présente aucune altération, et, au lieu de s'appliquer exactement contre le globe oculaire, l'arête postérieure du tarse s'en éloigne dans une étendue qui ne devient sensible que dans le regard en haut. Cet écartement de la paupière, si léger qu'il soit, occasionne une déviation du conduit lacrymal inférieur qui devient horizontal au lieu de demeurer incliné obliquement d'avant en arrière contre le globe sous un angle d'environ 45 degrés. Dès qu'il y a une distance entre l'œil et l'arête postérieure du tarse, les larmes s'accumulent dans la conjonctive, gênent la vue, et finissent par occasionner une certaine irritation qui en provoque de plus abondantes, et, comme le mamelon est mal placé pour les recevoir, elles débordent et s'échappent sur la joue.

C'est là une cause de larmoiement fort commune et contre laquelle tous les moyens avaient échoué lorsque M. Bowman, ophthalmologiste anglais d'un grand mérite, a imaginé le procédé dont nous allons bientôt donner la description.

Lorsque la déviation d'un conduit est déjà ancienne, il se rétrécit peu à peu, et assez souvent le mamelon se recouvre d'écailles épidermiques. Il en résulte que si l'on veut s'assurer que le sac est libre, il faut d'abord se frayer un passage avec un stylet conique en prenant les précautions que nous avons indiquées plus haut. (Voy. p. 357.)

La déviation du conduit lacrymal inférieur, sans obstruction du mamelon, est fréquemment accompagnée d'un rétrécissement du sac facile à reconnaître au moyen d'une injection, aidée au besoin du cathétérisme. Ce rétrécissement est, à n'en pas douter, la conséquence de la déviation de l'ouverture du conduit en dehors; le sac, dans ce cas, subit une altération lente, comme tous les autres conduits non parcourus par les liquides physiologiques auxquels ils doivent donner passage. Il résulte de cette observation, très fréquente dans la pratique, qu'il ne suffirait pas de remédier à la déviation, mais encore qu'il faudrait rétablir le sac dans ses conditions normales. La déviation des quatre conduits lacrymaux, accompagnée d'obstruction ou de rétrécissement du sac, est loin d'être rare. En voilà un exemple.

Observation. — Une dame d'environ cinquante ans m'est envoyée par M. le docteur Becquet, de Neuilly, le 23 octobre 1853. Elle se plaint d'un larmoiement dont l'origine remonte à un grand nombre d'années. Les paupières inférieures ne touchent plus exactement le globe oculaire, et les conduits inférieurs sont un peu renversés en dehors. Du côté gauche, la déviation est moins marquée et il y a moins de larmoiement. Les points supérieurs sont légèrement déviés aussi, surtout à droite.

Une question importante se présentait ici : La déviation des conduits était-elle simple ou compliquée d'une obstruction consécutive du sac? Une injection plusieurs fois répétée donna une réponse certaine. A droite, le liquide, lancé convenablement, revint en entier par le conduit supérieur; à gauche, quelques gouttes seulement arrivèrent dans la narine. Il y avait donc obstruction complète et déjà fort ancienne à droite, et un rétrécissement très considérable à gauche.

Je pensai que l'on ne pourrait rien obtenir du côté droit par aucun traitement, que du côté gauche le procédé de M. Bowman et des injections seraient à la rigueur applicables; mais réfléchissant au temps qu'il faudrait, non pour remédier à la déviation, mais pour rétablir les conditions normales du sac, je me bornai à conseiller à la malade quelques astringents et une hygiène convenable pour ses yeux.

Quand la déviation du conduit lacrymal inférieur est la seule cause du larmoiement, le procédé de M. Bowman est applicable. On s'assure avant tout que le sac lacrymal est libre.

Procédé de M. Bowman. — Rien n'est plus simple et plus ingénieux que ce moyen, que j'ai employé deux fois seulement, et deux fois avec succès. Le conduit lacrymal étant dévié en avant, il s'agit, non de le redresser, car cela n'est pas possible, mais d'en abaisser l'ouverture en la rapprochant du repli inférieur de la conjonctive. On obtient ce résultat en fendant le conduit suivant sa longueur, du côté de l'œil. C'est l'opération la plus simple et la moins douloureuse. Il suffit, pour la pratiquer, d'introduire un stylet dans le conduit jusqu'à l'ouverture du sac, puis la paupière étant tendue du côté externe, comme dans l'opération de la fistule, de glisser un couteau à cataracte, ou tout autre instrument effilé, le long du stylet et de manière à fendre le conduit du côté de l'œil dans toute son étendue. Le lendemain et le surlendemain, on introduit le stylet dans la plaie pour empêcher la réunion, et le troisième ou le quatrième jour, on a obtenu ce résultat. A partir de ce moment, les larmes qui arrivent dans le grand angle trouvent au-dessous de leur niveau un conduit convenablement disposé pour les recevoir et les diriger dans le sac (1).

Je me propose, à la première occasion, d'appliquer ce procédé aux cas divers d'atonie et de dilatation des points et des conduits non compliqués d'obstruction du sac lacrymal.

b. *Sac.* — Nous avons étudié avec soin toutes ces maladies; il serait donc inutile d'y revenir ici. (Voy. plus haut, p. 332 et suiv.)

§ IV. Larmoiement par maladies des os.

Nous avons vu plus haut dans la section quatrième, p. 306 et suivantes, que les maladies des os du canal et de quelques os du voisinage produisent souvent des accidents divers du côté du sac et occasionnent le larmoiement. Il ne nous reste plus ici qu'à citer quelques faits.

Carie de l'unguis. — C'est une complication assez fréquente de la tumeur et de la fistule lacrymales, que l'on rencontre le plus

(1) Voy. *Revue médic.-chirurg. de Paris*, février 1853.

souvent chez des individus atteints de scrofules ou de syphilis, mais que l'on voit aussi sur des personnes dont la constitution est en apparence parfaitement bonne. Lorsque l'unguis est malade, il n'existe véritablement aucun symptôme qui puisse faire reconnaître cette complication avant l'ouverture de la tumeur. Il y a un larmoiement plus ou moins marqué, très ancien d'ordinaire, avec ou sans tumeur ou fistule, rien de plus. Dire avec Mackenzie que « la tuméfaction est située plus profondément, que les symptômes morbides qui ont leur siége dans l'appareil excréteur des larmes se développent plus lentement que dans les cas d'affection primitive du sac lacrymal, » ce n'est pas assurément indiquer de signes auxquels on puisse reconnaître cette maladie. Lorsque l'ozène existe, en même temps qu'une tumeur ou une fistule, la carie de l'unguis complique assez fréquemment le mal, mais ne l'accompagne pas nécessairement. J'ai observé plusieurs personnes qui avaient depuis longues années une tumeur lacrymale, et chez lesquelles, après avoir ouvert la peau et le sac, j'ai trouvé l'unguis malade. Là, comme dans toutes les autres circonstances, le larmoiement était symptomatique. Chez d'autres, au contraire, le mal n'était apparent que depuis fort peu de temps, ou bien il débutait brusquement avec toutes les formes de l'inflammation aiguë du sac, sans être précédé de tumeur ni même d'écoulement de larmes.

Le traitement *général* ne doit pas être négligé dans les affections des os ; il devra, suivant les cas, être dirigé contre la syphilis ou les scrofules, ou être simplement tonique.

Le traitement *local* de cette affection a beaucoup préoccupé les chirurgiens. On a essayé de détruire l'os malade avec des escarrotiques, avec le feu, avec des instruments tranchants, et l'on a noté comme toujours des succès et des insuccès (1). Mais il faut bien croire que les récidives ont été fort nombreuses, puisque les moyens sont pour la plupart abandonnés aujourd'hui. M. Reybard seul, ou à peu près, pratique le procédé de Woolhouse, et personne n'emploie le bouton de feu sur l'unguis malade en respectant le sac.

Dans le cas de carie de l'unguis, la conduite du chirurgien peut être différente, suivant que l'os est ou non perforé par le mal au moment de l'ouverture du sac.

(1) Voy. Saint-Yves, p. 54 ; Guérin, p. 148, etc.

Si la perforation existe, on peut s'abstenir quelque temps encore de recourir à l'occlusion des voies lacrymales, et se borner, en introduisant seulement un peu de charpie dans la plaie, à faire disparaître la distension du sac et de la peau. Lorsque ces parties sont revenues sur elles-mêmes, il n'y a plus qu'à fermer la fistule, et, pendant un temps assez long, il peut arriver que les larmes prennent leur cours à travers l'ouverture de l'os. Malheureusement ce n'est qu'un délai plus ou moins long, car l'ouverture de l'unguis disparaît peu à peu, et les accidents se renouvellent.

Au contraire, si l'on constate une carie, il est mieux assurément, pour éviter aux malades tous les embarras et toutes les souffrances d'un long traitement, de recourir à l'occlusion complète des voies lacrymales par l'application énergique du fer rouge. Cette opération guérit plus rapidement le mal que tous les autres moyens : l'unguis est quelquefois détruit en totalité ; d'autres fois, l'intensité de la cautérisation étant moindre, il n'est atteint que superficiellement, suppure encore quelque temps et finit toujours par se guérir. On doit seulement, en pareil cas, détruire avec soin le sac à sa partie supérieure, afin que toute communication entre l'œil et les voies lacrymales soit interceptée.

La carie de l'unguis peut être accompagnée de carie de l'ethmoïde et de l'apophyse montante du maxillaire supérieur ; le plus souvent cela arrive sur des personnes atteintes de syphilis ou de scrofules ; pourtant, on le répète à dessein, cette grave complication de la fistule se rencontre aussi sur des sujets de la meilleure constitution.

Voici un exemple de carie de l'unguis et de l'ethmoïde guérie par le fer rouge sur un vieillard très bien constitué.

OBS. *Carie de l'unguis et de l'ethmoïde sur un vieillard de soixante-quatorze ans. — Application du fer rouge. — Guérison.*

En janvier, mars et avril 1849, j'ai employé le cathétérisme à demeure sur M. B..., âgé de soixante-treize ans, et d'une excellente constitution, dans le but de détruire ou de rendre plus supportable une tumeur lacrymale gênante, occasionnant un larmoiement purulent. Il n'y a eu qu'une amélioration de courte durée, car à l'automne l'application d'une canule suivant le procédé de Dupuytren a été pratiquée.

Le larmoiement disparut pendant neuf ou dix mois ; mais passé ce temps, le mal reparut, et je reconnus aisément, avec un stylet introduit dans la narine, que la canule s'était déplacée.

Le 27 février 1851, je cherchai à extraire cet instrument ; après maints efforts je ne réussis qu'à le pousser dans la narine, d'où il s'échappa une heure après que, fatigué, j'avais abandonné mes recherches. Le malade le sentit descendre dans sa bouche et le rendit facilement.

Le 7 mars, M. B... nous réunit, MM. Andral, baron Pasquier, Michon et moi, et après avoir reconnu, au moyen d'un stylet qui pénétrait jusque dans l'arrière-bouche, une carie étendue de l'unguis et de l'ethmoïde, on décida que je pratiquerais l'application du fer rouge et que le malade se soumettrait à un régime tonique. L'iodure de potassium fut prescrit.

Le 27 mars, en présence de M. Michon, le sac fut ouvert et le feu, appliqué vigoureusement sur l'unguis, fut ensuite promené sur les parties molles. Il n'y eut pas d'accidents, et la plaie se ferma complétement après trois semaines. Dans les premiers jours de juin, le malade retourna chez lui, en province, parfaitement débarrassé de sa tumeur. Une injection faite dans les conduits refluait tout entière, le sac était donc bien fermé ; l'unguis et l'ethmoïde étaient-ils guéris ou bien la suppuration continuait-elle en arrière? Je ne sais.

Onze mois après l'opération, le malade revint me voir : « Je n'ai pas eu, m'écrivait-il alors (26 février 1852), de fluxions lacrymales depuis l'opération, seulement un léger larmoiement aux deux yeux à peu près également par le vent ou les froids de l'hiver... Je crois ma guérison complète. »

Aujourd'hui, octobre 1853, le mal n'a pas reparu.

Voici un autre cas de carie de l'unguis dans lequel deux applications du cautère actuel ont guéri le larmoiement en ouvrant en arrière une voie aux larmes, à travers l'os perforé. La partie supérieure du sac n'a pas été fermée parce que le cautère n'a pas été porté assez haut.

Obs. *Carie de l'unguis. — Obstruction du sac. — Cautérisation deux fois répétée. — Voies lacrymales demeurant ouvertes par la destruction de l'unguis.*

M. Maz..., vingt-cinq ans, atteint de tumeur lacrymale depuis un mois, avait un larmoiement depuis plusieurs années.

Le 6 avril 1851, j'incise la tumeur et je trouve l'os unguis carié dans une assez grande étendue; le sac est entièrement fermé à la hauteur du canal.

Le feu est appliqué et promené sur les parties dures et molles; la peau seule est ménagée. La plaie ne se fermant pas et la suppuration se ralentissant beaucoup, une deuxième application du fer rouge est faite le 26 mai suivant. Un mois après, le malade est renvoyé chez lui avec recommandation de tenir la plaie ouverte.

Le 12 août, la plaie n'est pas encore entièrement fermée, — il s'est établi une fistule capillaire. — Cette fistule se ferme à la fin du même mois.

Le 3 novembre, la peau du grand angle est encore un peu rouge; elle est mobile partout. Il n'y a aucune suppuration par la pression du sac et des conduits; point de mucosités dans l'œil, sinon un peu le matin et exceptionnellement; point de larmoiement, excepté au grand vent.

L'œil et les paupières sont parfaitement sains.

L'eau, lancée avec la seringue d'Anel, traverse l'unguis et passe dans la gorge.

Obs. *Tumeur lacrymale avec blépharite monoculaire et conjonctivite pustuleuse. — Cathétérisme sans résultat. — Carie des os constatée. — Cautérisation avec le feu le* 24 *novembre* 1851. *— Guérison complète après trois semaines.*

Madame D..., âgée de trente-trois ans, demeurant à Paris, rue des Lavandières-Sainte-Opportune, 31, d'une constitution assez faible, quoique rarement malade, s'est présentée à la Clinique le 12 février 1851. Elle a une tumeur lacrymale à droite avec blépharite et conjonctivite pustuleuse. Cette malade a eu la petite vérole à l'âge de douze ans, et depuis cette époque son œil droit pleurait lorsqu'elle s'exposait au froid. Mais depuis un an le larmoiement est devenu presque continuel, l'œil s'est enflammé plusieurs fois, la paupière est toujours rouge, tuméfiée, et souvent affectée d'orgelet; il y a un empâtement très marqué au niveau du tendon de l'orbiculaire, qui fait une sorte de saillie sous la peau. En pressant sur ce point, on fait refluer par les conduits lacrymaux un liquide filant très corrosif, mêlé de pus, et qui excorie la joue. L'injection par la sonde d'Anel ne passe pas. On conseille à la malade des inspirations de vapeurs d'eau, des injections, et pendant près de huit mois elle est soumise au cathétérisme des points lacrymaux et du canal nasal. Ce traitement n'ayant amené aucune amélioration, et la malade étant sans cesse tourmentée par des ophthalmies palpébrales, on lui proposa l'opération, qui fut pratiquée le 24 octobre 1851. La tumeur fut ouverte et la cautérisation faite le même jour; l'os unguis était carié et il sortit une assez grande quantité de liquide filant et puriforme, il n'y eut aucune inflammation consécutive, et, au dire de la malade, la paupière était beaucoup moins douloureuse et moins tuméfiée trois jours après l'opération. L'escarre s'est détachée et la cicatrisation a marché régulièrement. Les lèvres de la plaie ont été écartées chaque jour pour empêcher la réunion avant la cicatrisation du fond. Au bout de trois semaines, la plaie était fermée et la cicatrice bien consolidée; il y avait une très petite bride.

L'état de la malade s'est successivement amélioré; aujourd'hui 22 janvier 1852, il n'y a plus ni rougeur, ni gonflement, ni larmoiement et la vision a gagné, car sous l'influence des congestions répétées il était survenu une irritabilité rétinienne qui avait obligé cette malade de quitter son état de couturière.

J'ai souvent revu la malade, et j'ai constaté que la guérison s'est soutenue.

L'injection ne traverse pas les conduits. (Observation prise par le docteur Roumier.)

Obs. *Tumeur lacrymale. — Unguis dénudé et carié en partie. — Ulcération aiguë de la cornée droite avec hypopyon. — Ouverture de la tumeur, excision d'un lambeau de peau. — Pansement de la plaie pendant deux mois et demi. — Cautérisation avec le fer rouge. — Guérison.*

Madame M..., âgée de soixante-sept ans, journalière, demeurant à Annet-sur-Marne, d'une bonne constitution et n'ayant jamais été malade, se présenta à la Clinique le 9 août 1849. Diagnostic, ulcération aiguë de la cornée droite avec hypopyon et tumeur lacrymale. C'est cette dernière affection qui fait le sujet de la présente observation. Cette tumeur datait de trente ans et avait acquis le volume d'une grosse noix; elle recouvrait l'œil en partie, et la pression qu'elle exerçait sur le globe avait probablement déterminé l'affection aiguë de la cornée.

La tumeur fut ouverte dans la direction du sac, un peu loin de la paupière, par une large incision : il sortit une énorme quantité de pus ; l'os unguis était dénudé et carié dans une petite étendue ; on injecta de l'eau dans le sac, puis, comme la peau était distendue et amincie, on pratiqua une perte de substance au moyen des ciseaux, afin d'obtenir un rapport plus régulier entre les lèvres de la plaie. Celle-ci fut nettoyée et pansée avec de petites mèches de charpie pendant deux mois et demi. A cette époque, le cautère actuel fut porté à la manière ordinaire dans la profondeur du sac.

Le lendemain et les jours suivants il n'y a aucune réaction inflammatoire. La malade n'accuse ni douleur ni gêne ; à la chute de l'escarre, la suppuration s'est établie et la cicatrisation s'est opérée régulièrement sans infundibulum ni adhérences ; la malade, parfaitement guérie, est retournée chez elle dans les premiers jours de février.

OBS. *Antécédents spécifiques douteux. — Tumeur lacrymale compliquée d'exostose, d'ozène et de carie des os. — Cautérisation avec le fer rouge. — Guérison.*

Madame V..., âgée de soixante ans, demeurant rue de la Grande-Friperie, 2. Cette malade est pâle et d'une constitution affaiblie. Elle a depuis très longtemps un ozène, dont l'origine remonte peut-être à des accidents spécifiques ; elle s'est présentée à la Clinique dans les premiers jours de novembre 1851, ayant un larmoiement des deux yeux et une tumeur lacrymale à droite avec rougeur.

L'opération a été faite le jour même ; on a reconnu la dénudation et la carie de l'unguis dans une assez grande étendue, ainsi qu'une exostose sur l'apophyse montante de l'os maxillaire. Le cautère actuel a été fortement appliqué.

La plaie, après avoir suppuré pendant quelque temps, s'est fermée ; mais bientôt une nouvelle tumeur enflammée apparaît au niveau de l'exostose. Elle est ouverte avec la lancette, et il en sort du pus mêlé de sang. On recommande à la malade de presser chaque jour au-dessous et de mettre un cataplasme pour empêcher pendant quelque temps la fermeture de la plaie. Cette fois la tumeur n'a plus reparu, la cicatrisation a marché régulièrement, et, malgré les antécédents, au 18 septembre, la malade est aussi bien que possible.

14 janvier 1852. La malade s'est présentée pour faire constater

son état. La guérison est parfaite, le larmoiement très modéré, et il n'existe aucune difformité ; l'ozène persiste.

Le 21 janvier, cette malade est revenue : son état est parfait, elle ne se plaint plus du larmoiement qui, dit-elle, est si peu de chose, que cela ne vaut pas la peine d'en parler. En effet, l'œil n'est ni plus brillant ni plus humide que l'autre.

Elle continue toujours le traitement général prescrit, et en particulier l'iodure de potassium. (Observation prise par le docteur Roumier.)

Obs. *Tumeur lacrymale. — Unguis carié. — Application du fer rouge. — Guérison avec larmoiement.*

Madame R..., âgée de trente-huit ans, d'une constitution strumeuse, à face couperosée, a vu il y a cinq ans une tumeur se développer graduellement au côté interne du nez, à gauche. Cette tumeur, au dire de la malade, a été traitée par des cautérisations avec le nitrate d'argent faites sur la conjonctive palpébrale gauche près de la caroncule. La sclérotique, en effet, est, de ce côté surtout, d'un jaune noir verdâtre, indice certain d'applications longtemps continuées du caustique. Que ces cautérisations aient été faites ou non pour combattre cette tumeur, elle ne fut modifiée en rien dans sa marche, et la malade se présenta à la Clinique dans le milieu de l'année 1849.

La tumeur fut ouverte à cette époque, et il en sortit une grande quantité de pus ; la corde à boyau, le clou de Scarpa et la canule de Dupuytren furent successivement employés sans aucun résultat. La fistule continua à fournir une suppuration très abondante ; des adhérences de la peau aux os formèrent peu à peu un infundibulum très prononcé. Dans cet état de choses on proposa à la malade la destruction du sac par la cautérisation, et l'opération ayant été acceptée, on y procéda le 20 février 1850.

L'ouverture fut agrandie en haut et en bas comme à l'ordinaire, et la peau, enfoncée et adhérente aux os, fut disséquée avec soin ; l'unguis était carié, le cautère actuel fut promené dans le sac et le canal nasal.

Le lendemain il existe un peu de rougeur autour de l'escarre. Compresses d'eau froide ; le 26, la plaie est très étroite et tend à se fermer ; par la pression il sort un peu de pus mal lié. La plaie s'est fermée après quelques jours, mais la pression faisant refluer du pus par les points lacrymaux, une nouvelle ouverture a été pratiquée, et le cautère a été appliqué de nouveau et dirigé plus particulièrement au côté interne et supérieur de la paroi orbitaire.

Cette deuxième opération a été faite dans les premiers jours d'avril; aujourd'hui 12, l'escarre n'est point encore éliminée. L'état général est satisfaisant.

J'ai revu cette malade cinq à six mois après cette dernière opération. Il n'y avait plus aucune difformité et l'obstruction du sac était parfaite ; mais à cette époque elle conservait encore du larmoiement, surtout lorsqu'elle s'exposait au grand air ou au froid.

Obs. *Tumeur lacrymale volumineuse et ancienne. — Carie des os unguis et maxillaire.*

Monsieur P..., tourneur en cuivre, âgé de trente-cinq ans, demeurant à Paris, rue Guérin-Boisseau, d'une forte constitution et jouissant habituellement d'une bonne santé, s'est aperçu il y a six ans d'un peu de larmoiement à gauche; cet état a duré deux ans sans que le malade y portât une grande attention. A cette époque, une tumeur s'est développée dans l'angle interne, la peau s'est enflammée ainsi que le sac, et après plusieurs jours de souffrances la tumeur s'est ouverte.

Le médecin ordinaire conseilla l'opération et engagea son client à venir me consulter; mais les accidents inflammatoires s'étant dissipés, le malade recula devant l'opération.

Cependant la tumeur ne tarda pas à reparaître; le malade, en la comprimant, en faisait sortir, soit par le nez, soit par les points lacrymaux, du pus et des larmes. De temps à autre la tumeur s'enflammait et suppurait comme la première fois.

Après plusieurs années passées dans ces alternatives, le malade se décide à une opération qui est pratiquée le 12 janvier 1850. La tumeur est du volume d'une grosse noisette; une incision pratiquée de haut en bas dans la direction du sac lacrymal la vide, et une grande quantité de pus s'en échappe. L'unguis et l'apophyse du maxillaire sont cariés dans une grande étendue. La plaie, nettoyée et séchée au moyen de boulettes de charpie, est cautérisée profondément; le lendemain il n'y a aucun accident inflammatoire. Une compresse mouillée est maintenue sur la plaie ; après quelques jours l'escarre se détache et la plaie se rétrécit promptement et tend à se fermer. Cependant il reste une très petite fistule qui donne issue à du pus; le stylet introduit fait reconnaître qu'il y a encore une portion d'os dénudé ; le 20 février, la plaie est agrandie de nouveau et cautérisée pour la seconde fois.

Le 2 mars, la plaie se cicatrise. On introduit le crayon de nitrate d'argent pour réprimer quelques bourgeons charnus proéminents ; il n'y a plus de suppuration et plus de larmoiement.

Carie de l'ethmoïde et des os voisins. — C'est une affection assez commune encore, et que l'on rencontre chez les personnes scrofuleuses ou atteintes de syphilis. Assez souvent la maladie se complique d'un ozène insupportable. En voici un exemple :

Obs. M. Ch..., jeune homme de vingt-huit ans, admirablement constitué, d'une beauté et d'une vigueur remarquables, est atteint, à la suite de syphilis constitutionnelle, d'un larmoiement qui date déjà de près de deux ans, et d'un ozène qui rend sa vie fort malheureuse. Les larmes s'échappent continuellement sur la joue et, de temps en temps, distendent le sac lacrymal ; l'odeur que le nez répand est si désagréable, que le malade s'est condamné à ne plus voir personne. Une dacryocystite aiguë s'étant développée, il devint nécessaire de faire une ouverture avec le bistouri, et je reconnus alors les désordres les plus étendus. L'unguis était ouvert, il y avait des fistules osseuses nombreuses, et le stylet explorateur traversait aussi bien l'ethmoïde que le maxillaire, dans lequel surtout les fausses routes se multipliaient. De temps en temps le malade mouchait de petites parties d'os. Les cornets inférieurs, le vomer et les os du nez ne présentaient aucune altération appréciable.

La fistule cutanée se ferma aisément, et je montrai à ce malheureux jeune homme à s'injecter les conduits lacrymaux, ce qu'il parvint à faire aisément devant une glace. Je lui conseillai aussi de renifler souvent de l'eau étendue au vingtième de chlorure d'oxyde de sodium, pour diminuer l'odeur si désagréable de son nez, et, depuis plus d'un an, il répète plusieurs fois par jour les injections et les inspirations. Il prend jusqu'à 4 grammes d'iodure de potassium par jour ; mais, malgré le traitement prescrit de concert par un professeur de la Faculté et par moi, il est probable que l'ozène persistera et que les os du nez finiront par s'affaisser. C'est là une terminaison assez commune que j'ai vue plusieurs fois, et dont d'Ammon a rapporté un exemple. (Voy. *Atlas*, pl. 8, fig. 15.)

Carie du cornet inférieur. — J'ai vu cette affection un certain nombre de fois chez des individus scrofuleux ou atteints de maladies syphilitiques. Quelquefois les os voisins étaient malades; dans le cas suivant, fort heureusement, le cornet seul a été atteint par le mal.

Obs. M. X..., capitaine, âgé de trente ans, ayant eu des accidents constitutionnels, vient me trouver à la fin de l'année 1852 pour un larmoiement avec commencement de tumeur lacrymale du côté droit. Je le soumets aussitôt aux injections avec la seringue d'Anel et à l'iodure de potassium à l'intérieur. Le liquide ne passant qu'avec difficulté, je propose le cathétérisme de bas en haut, et je constate que le cornet inférieur est à découvert dans une grande étendue. Chercher à introduire la sonde étant inutile, je m'abstiens de cette manœuvre, et je me borne au traitement par les injections.

Les choses étaient, après deux mois, à peu près dans le même état, lorsque le 22 février 1853 le malade ayant senti le cornet se détacher et venir faire saillie, accourut chez moi où il ne me rencontra pas. Il eut recours alors à son père, chirurgien célèbre de Paris, qui fit aussitôt l'extraction de l'os malade. Le larmoiement persista encore pendant une quinzaine de jours et disparut complétement. Huit mois après, la guérison s'était soutenue.

Affaissement spontané du sinus maxillaire. — Larmoiement consécutif.

Cette affection est fort rare; je ne connais que le cas suivant :

Obs. « Le 22 mars 1849, M. Cooper est consulté par une femme de vingt-cinq ans, bien constituée, atteinte d'un écoulement de larmes sur les joues, également bien conformée des deux côtés de la face. Sept ans avant cette époque, elle vit paraître une tache brunâtre sous l'œil gauche, sans altération de cet organe. Cette coloration s'étendit vers le nez, puis fut suivie d'un aplatissement graduel de la joue. Elle n'a jamais éprouvé la moindre douleur. Entre le nez et l'os maxillaire, on voit, en effet, une dépression profonde, qui donne à la face un cachet spécial, ce qui paraît dû à l'affaissement de la paroi antérieure de l'os, ainsi qu'à celui de la paroi supérieure. Du même côté, l'arcade alvéolaire présente plusieurs dents gâtées, jaunies, des gencives altérées; l'arcade alvéolaire n'est pas altérée dans sa forme. La fosse nasale du même côté est libre, mais un peu sèche. Par la bouche, le doigt reconnaît une dépression correspondante au sinus maxillaire, sans autre signe de perte de la substance osseuse.

» M. Cooper fit enlever les dents malades. Il vit de nouveau cette femme en juin 1850 et en février 1851 ; la difformité était plus prononcée, la joue plus affaissée, la fosse nasale paraissait un peu atrophiée, l'arcade alvéolaire intacte, les téguments adhérents aux os. Le larmoiement persistait.

» L'auteur ne connaît pas de fait analogue, mais Otto dit en avoir vu quelques exemples. » (Voy. *Compendium de chirurgie pratique*, par C. Denonvilliers et L. Gosselin, IIe livraison, p. 121.)

Maladies de la pituitaire. — Parmi ces affections qui, pour la plupart, occasionnent le larmoiement, la plus commune, sans contredit, est le polype des fosses nasales. J'ai observé bien des cas de cette nature, et, après l'extraction du polype, les voies lacrymales se sont souvent, mais non pas toujours rétablies. Les tumeurs osseuses ou autres de ces parties doivent aussi être notées.

L'inflammation chronique de la pituitaire est une cause très fréquente de larmoiement; elle occasionne à la longue des modifications organiques de la muqueuse, et, dans quelques cas, une occlusion complète du canal à sa partie inférieure, comme dans l'observation de M. Auzias, rapportée plus haut. (Voy. p. 332.)

CHAPITRE III.

MALADIES DE LA MEMBRANE SEMI-LUNAIRE ET DE LA CARONCULE LACRYMALE (ENCANTHIS).

On désigne ordinairement ces maladies sous le nom collectif d'*encanthis*.

Presque tous les auteurs décrivent trois espèces d'encanthis: l'*inflammatoire*, le *fongueux*, le *cancéreux*. Je pense qu'il convient d'y joindre encore l'*encanthis polypeux*, le *pierreux*, l'*hydatideux* et le *mélanique*.

La membrane semi-lunaire et la caroncule peuvent être blessées de diverses manières, soit accidentellement, soit pendant l'extraction de tumeurs sous-conjonctivales, ou dans l'opération du ptérygion et du strabisme. Dans le strabisme, elles sont souvent déplacées et refoulées dans l'orbite. Nous ne parlons ici de ces lésions que pour mémoire.

ARTICLE PREMIER.

ENCANTHIS INFLAMMATOIRE.

Lorsque la membrane semi-lunaire et la caroncule sont enflammées, elles présentent une rougeur inaccoutumée et peuvent prendre un volume considérable. Le gonflement et la rougeur s'étendent promptement aux parties voisines, et bientôt les paupières deviennent œdémateuses. Les glandes de Meïbomius et les autres glandes palpébrales fournissent une sécrétion abondante, qui s'écoule en grande quantité sur les joues avec les larmes, probablement par suite de l'irritation consécutive des conduits lacrymaux, dont les fonctions absorbantes sont momentanément suspendues. Le gonflement des parties malades disparaît le plus souvent peu à peu ; mais parfois, au contraire, il fait de rapides progrès, et l'on voit alors se former dans la caroncule un abcès qui, s'il est abandonné à lui-même, s'ouvre bientôt au dehors. Il n'est pas rare dans ce cas d'avoir à constater la destruction complète de la caroncule (Rhyas), dont, après la disparition de l'inflammation, on aperçoit quelques follicules, isolés les uns des autres, et épars dans le grand angle de l'œil.

Au début de l'affection, le malade éprouve un peu de sécheresse et de tension dans le grand angle de l'œil ; mais quand la phlogose a fait des progrès, il accuse une douleur très vive, qu'il compare tantôt à la sensation d'une épine, tantôt à celle d'un fer rougi au feu, qu'on aurait introduit dans les parties enflammées. De même que dans tous les abcès, cette douleur diminue à partir du moment de la formation du pus, et disparaît aussitôt que la tumeur s'est vidée. L'œil est, en même temps, tendu et douloureux, comme dans la conjonctivite phlegmoneuse intense.

Les causes les plus fréquentes de cette maladie sont les refroidissements subits, et la présence de corps étrangers. Je l'ai observée assez souvent, mais à un degré peu élevé, à la suite du coryza ou pendant le cours de quelques conjonctivites granuleuses. Plusieurs fois j'ai constaté, comme MM. Mackenzie et Monteath, qu'un cil détaché, engagé par sa base dans le conduit supérieur, avait occasionné un encanthis, parce que sa pointe, dirigée en bas, irritait la caroncule et la membrane semi-lunaire. Une autre fois, comme Cunier (1), j'ai vu l'encanthis se développer par la présence d'un corps étranger : chez mon malade, une pointe de marron d'Inde s'était engagée entre les follicules de la caroncule, tandis que dans le cas rapporté par Cunier, c'était une paillette de fer. Sous le rapport de la cause, ces deux faits sont semblables à l'observation de Brousseau, dans laquelle une énorme chique avait déterminé les accidents, et à celle de Herbeer, qui trouva un petit dragonneau dans la caroncule enflammée d'un nègre.

ARTICLE II.

ENCANTHIS FONGUEUX.

Cette maladie se présente souvent à la suite de la précédente, dont elle peut, dans beaucoup de cas, être considérée comme l'état chronique. Elle apparaît sous la forme d'une tumeur molle ou d'une végétation fongueuse, ordinairement formée d'un grand nombre de lobules rougeâtres agglomérés. L'encanthis peut sous cette forme atteindre la grosseur d'un œuf de pigeon, et même un plus grand volume. Chez un de mes malades, la tumeur formée par la caroncule débordait les paupières et devenait extrêmement gênante pendant la nuit; l'œil était rouge et la conjonctive fort malade. La paupière inférieure, repoussée en avant, était un peu renversée, et il y avait un larmoiement très désagréable. Je voulus enlever toute cette tumeur, mais le malade s'y refusa.

Selon Riberi, le tissu malade présente une grande ressemblance avec celui des amygdales hypertrophiées (Carron). Dans quelques cas, il est friable au point de saigner dès qu'on le touche, comme cela arrive pour les granulations fongueuses de la conjonctive.

Lorsque la tumeur a pris un grand développement, et qu'elle fait saillie entre les paupières, les conduits lacrymaux sont repoussés en dehors, comme dans le cas dont je viens de parler, de sorte qu'elle occasionne ainsi un larmoiement fort gênant pour le malade.

(1) Cunier, *Annal. d'oculist.*, t. VII, p. 9.

ARTICLE III.

ENCANTHIS CANCÉREUX.

C'est une maladie assez rare; cependant à ma clinique j'en ai vu dix à douze cas, dont plusieurs se sont terminés par la mort. M. Bouchacourt, plus heureux que moi, a extirpé un encanthis cancéreux chez une dame qu'il a ainsi guérie, et dont il a rapporté l'histoire dans les *Mémoires de la Société médicale d'émulation* de Lyon (1842, 1er vol.), et dans le 3e vol. *Suppl.* des *Annales d'oculistique* de Flor. Cunier (p. 29). La tumeur était d'un volume si considérable, qu'elle a nécessité l'amputation partielle du globe. Chez une malade, qui s'est présentée à ma clinique, l'encanthis cancéreux avait pris aussi un très grand développement, et s'étendait aux tissus voisins : le grand angle des paupières, la peau jusque sur le dos du nez, une grande partie de la conjonctive palpébrale et le tissu cellulaire de l'orbite, étaient envahis. L'extirpation de toutes les parties cancéreuses me paraissant indispensable, je proposai à la malade de se soumettre à l'opération; elle n'y consentit pas. Je fis seulement alors quelques applications superficielles du caustique de Vienne, dont j'ignore le résultat, la patiente n'ayant plus reparu à ma clinique. Chez d'autres malades je fis l'extirpation, mais le mal reparut et la mort en fut la conséquence.

L'encanthis, quand il n'est encore que squirrheux, offre l'aspect d'une tumeur rougeâtre, dure, lobulée et irrégulière, qui s'étend plus ou moins loin dans le grand angle. Pendant un temps fort long le mal demeure stationnaire, et n'occasionne d'autre incommodité qu'un larmoiement produit par le renversement des conduits lacrymaux. Mais plus tard quelques rares douleurs lancinantes commencent à inquiéter le malade, la tumeur prend un plus grand volume, les petits poils qu'on y remarque deviennent plus longs et plus forts, la surface de l'encanthis se bosselle et saigne facilement. Alors une ophthalmie aiguë se déclare; la tumeur, dans quelques cas, devient énorme, puis s'ulcère. Dans un cas rapporté par le professeur Placido Portal, de Palerme, elle était grosse comme une orange, et pesait une livre et demie (1). A ce

(1) *Annal. d'oculist.*, vol. I, *Suppl.*, p. 1.

moment une sérosité fétide, quelquefois purulente ou sanguinolente, d'autres fois inodore et claire, s'échappe de la tumeur et irrite les parties voisines, qu'elle excorie bientôt. Le mal, dès lors, n'a plus de limites, et présente les mêmes caractères que le cancer des paupières envahissant les parties molles contenues dans l'orbite, et plus tard les os formant cette cavité. J'ai vu un cas absolument semblable chez une vieille dame de quatre-vingts ans, que M. Velpeau a observée aussi, mais au début du mal. La tumeur avait pris un volume énorme ; elle était plus grosse qu'un œuf de poule, et masquait entièrement les paupières. Chose étrange, l'œil était très sain derrière cette horrible tumeur. Je ne sais ce qu'est devenue la malade.

ARTICLE IV.

ENCANTHIS POLYPEUX.

C'est une variété de l'encanthis fongueux dont il a été parlé plus haut. Je n'en connais pas d'autre observation que celle qu'a rapportée M. Mackenzie dans son ouvrage (*loc. cit.*, p. 189) : l'encanthis s'était présenté sous la forme d'une tumeur molle, rouge, saignante et pédiculée, reposant sur la caroncule. M. Mackenzie le saisit avec des pinces, l'arracha, puis en cautérisa la racine avec le nitrate d'argent. Le malade guérit.

ARTICLE V.

ENCANTHIS PIERREUX.

Quelques chirurgiens doutent de l'existence de cette maladie; cependant en voici un exemple, fourni par Blasius, qui ne laisse rien à désirer sous le rapport de l'authenticité. Je l'ai rapporté avec les réflexions suivantes, dans mon *Mémoire sur les dacryolithes et les rhinolithes* (1).

« *Calcul de la glande lacrymale* (la *caroncule*). — Le 10 octobre 1655, j'ai assisté, dit Blasius, à l'autopsie d'un paysan qui,

(1) Desmarres, *Mémoire sur les dacryolithes et les rhinolithes* (*Ann. d'oculist.*, t. VII, VIII et IX.)

entre autres choses curieuses, présentait une lésion digne de mon attention : c'était un calcul de la glande lacrymale placé dans l'angle interne de l'œil ; il était très inégal et rendait toute la glande inhabile à recevoir les liquides qui doivent être reportés dans les narines. Séparé de la matière étrangère qui l'entourait, il avait la forme suivante. » (Blasius, *Observata anatomica in homine, equo et simia*, etc., *Lugd. Batav.*, 1655, t. VI, p. 82).

Fig. 38.

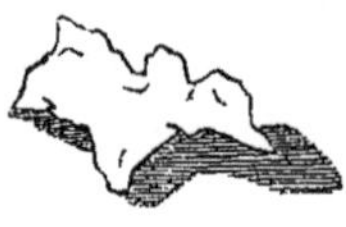

Cette observation est citée par Bonnet (*Sepulchret.*, liv. Ier, sect. XVIII, obs. 33), par Morgagni (*De sed. et causis morborum*, epist. 13, § 26), et par Sandifort. Ce dernier auteur, à l'exemple de Morgagni, fait remarquer que le calcul ne rendait pas la glande inhabile à recevoir les liquides, comme l'a prétendu Blasius, mais que, par sa grandeur et ses inégalités, il les repoussait des points lacrymaux. Il ajoute « que la pierre comprimait les conduits étroits qui partent de ces mêmes points ; et qu'enfin Blasius appelle une glande ce qui n'en est pas une ; mais bien la caroncule, qui est formée de la réunion de petites glandes sébacées. »

Breschet cite aussi cette observation dans le *Dictionnaire en 21 volumes* (t. IV, p. 52) ; il ajoute que Schmucker, Blégny et Sandifort parlent de faits analogues. Nous avons vu (*Mémoire sur les dacryolithes*) que le dernier de ces auteurs rapporte simplement l'observation de Blasius ; qu'il se borne à faire quelques remarques judicieuses ; et que les deux autres ont observé de véritables dacryolithes siégeant ailleurs que dans la caroncule.

La pierre de Blasius était-elle une production des larmes ? C'est une question difficile à résoudre, l'observation de cet auteur contenant trop peu de détails pour qu'on puisse avoir une opinion positive à cet égard.

ARTICLE VI.

ENCANTHIS HYDATIDEUX.

C'est une affection fort rare que je n'ai jamais rencontrée. Les professeurs Quadri et Riberi en ont observé, le premier un seul exemple, le second deux bien tranchés. C'est une tumeur transparente, circonscrite, placée sur la caroncule lacrymale et ne gênant pas le mouvement des paupières.

ARTICLE VII.

ENCANTHIS MÉLANIQUE.

L'encanthis prend très exceptionnellement cette forme. Selon M. Riberi, la tumeur de nature mélanique a toujours récidivé entre ses mains, quelque soin qu'il ait pris pour l'extirper ; cependant l'opération a réussi chez une jeune fille opérée par M. Carron du Villards (t. Ier, p. 459) ; mais on doit, dans ce dernier cas, se demander avec raison si l'on avait affaire à une mélanose de mauvaise nature. (Voy. le Traité de M. Lebert.)

J'ai vu un terrible exemple de cancer mélanique de la membrane semi-lunaire. Un homme d'assez bonne constitution en apparence se présenta à ma clinique, il y a environ deux ans, pour une très petite production noirâtre placée sous la membrane semi-lunaire. J'excisai le mal d'un coup de ciseaux ; mais huit mois après il s'était reproduit et avait pris le volume d'un noyau de cerise. Je l'enlevai encore. Deux ans après M. Marjolin, chirurgien de l'hôpital Sainte-Marguerite, me fit voir cet homme dans son service ; là j'appris que ce malheureux s'était fait enlever l'œil par M. Tavignot, et que malgré cette opération le mal s'était reproduit. Il avait alors la moitié de la face et de la tête envahie par le mal ; sa poitrine et d'autres parties de son corps étaient couvertes de tumeurs cancéreuses. Quelques semaines plus tard il mourut (janvier 1853). J'avais déjà vu un cas semblable de diathèse cancéreuse quelques années avant, dans le service de M. Guéneau de Mussy.

ARTICLE VIII.

TRAITEMENT DE L'ENCANTHIS EN GÉNÉRAL.

Quand l'encanthis est *inflammatoire*, le traitement des inflammations simples de l'œil est indiqué. Quand la maladie s'accompagne de beaucoup de douleur et de fièvre, la saignée générale, les scarifications, ou les applications de sangsues sur la tumeur même, le calomel et l'opium à l'intérieur, enfin les émollients si toutefois la cornée n'est pas malade, seront les premiers moyens à prescrire. Lorsque le mal n'est encore qu'à son début, et qu'il y a quelques chances de le faire avorter, des applications de petits morceaux de glace sans cesse renouvelés, ou des irrigations continues d'eau froide au moyen de mon irrigateur oculaire (1), ou bien encore des compresses trempées dans une solution concentrée de tartre stibié, pourront réussir. Au contraire, si la tumeur renferme déjà du pus, on fera cesser à l'instant même les douleurs du malade et le gonflement des parties, en l'ouvrant avec la pointe d'une lancette ou d'un bistouri.

Mais lorsque l'encanthis est *fongueux*, *polypeux*, etc., etc., et qu'il a pris un volume tel que les paupières sont gênées dans leurs mouvements et les points lacrymaux renversés, on essaie de l'enlever par un des moyens suivants : la *ligature*, la *cautérisation*, l'*extirpation*.

La *ligature*, qui n'est applicable qu'à une seule variété d'encanthis, le polypeux, est un mauvais moyen chirurgical, presque entièrement abandonné aujourd'hui ; et, quant à la douleur de l'opération, il vaut encore mieux couper le pédicule que de le lier, car un simple coup de ciseaux est certainement moins douloureux que la constriction du fil, qui gêne l'œil, et y détermine toujours un peu d'inflammation.

La *cautérisation* ne peut guère être employée que lorsque la tumeur est ulcérée dans un seul point ou qu'elle présente un petit volume. J'ai rapporté plus haut un cas d'encanthis cancéreux que je n'ai pu traiter que par ce moyen à cause de la pusillanimité de la malade, et dans lequel, selon toute probabilité, je n'ai pas réussi. Les caustiques, d'ailleurs, quelle que soit la forme sous laquelle on les applique, déterminent toujours dans l'œil une inflammation dont on ne peut calculer les limites, et doivent dans tous les cas n'être utilisés qu'après l'*extirpation*, lorsqu'on a quelques craintes de voir le mal se reproduire.

L'*extirpation* est applicable à toutes les variétés d'encanthis que nous avons décrites, et en particulier à tous les encanthis cancéreux, quand la tumeur a une base large et qu'on soupçonne que

(1) C'est un tube adapté à l'instrument de M. Eguisier, et se terminant par une plaque percée de deux petites ouvertures du double plus grandes que celle des canules de la seringue d'Anel. Les malades dirigent eux-mêmes les jets sur leurs yeux, et en modèrent la force, soit en éloignant d'eux la plaque transversale, soit en n'ouvrant qu'à demi le robinet adapté au corps du réceptacle qui contient le liquide prescrit pour l'injection. On trouve cet appareil chez M. Charrière.

ses racines s'étendent fort loin. On a soin de faire le moins de perte de substance possible, d'éviter les conduits lacrymaux, le tendon de l'orbiculaire, le muscle de Horner, la paroi externe du sac et l'artère palpébrale. Si cette artère est divisée, ce qui arrive presque dans tous les cas, on arrête l'hémorrhagie au moyen du tamponnement avec des boulettes de charpie et d'une légère compression. Pendant la dissection des parties, un aide tient une seringue armée d'une canule fine, et injecte de l'eau fraîche sur les points divisés, pour absterger la plaie et faciliter la manœuvre qu'on exécute de la manière suivante.

Procédé opératoire pour l'extirpation de l'encanthis. — Le malade étant couché, ses paupières sont maintenues écartées avec deux élévateurs pleins, et la tumeur, accrochée avec une érigne ou des pinces à griffes, est entraînée au dehors par un aide. Le chirurgien l'attaque avec un petit bistouri droit, l'isole d'abord en bas, puis en dedans, et la détache ensuite du globe avec précaution, en incisant la conjonctive. Si, comme cela arrive pour l'encanthis cancéreux, la tumeur envoie des racines au loin dans l'orbite, on enlève tout ce qu'on peut des parties malades, et quelquefois même on est forcé d'extraire le globe en partie ou en totalité, et de ruginer le périoste quand il a été envahi par le mal.

CHAPITRE IV.

MALADIES DES PAUPIÈRES.

DIFFORMITÉS CONGÉNIALES OU ACQUISES.

ARTICLE PREMIER.

ABSENCE DES PAUPIÈRES (ABLÉPHARON).

Cette maladie est congéniale ou accidentelle. « Avant la » dixième semaine de la vie intra-utérine (Blandin, *Dictionnaire* » *de médecine et de chirurgie pratiques*, t. XII, article PAUPIÈRES, » p. 487), les paupières ne sont pas encore visibles, soit qu'elles » *manquent réellement*, soit que leur transparence empêche de les

» distinguer ; elles se forment graduellement de leur base vers leur » bord libre. A la douzième semaine, ces replis sont arrivés au point » de contact, suivant Meckel, et ils se réunissent par leur couche » muqueuse. Après cette époque, ils s'accroissent en épaisseur et » restent adhérents par leurs bords jusqu'à la naissance, et plus » tard même chez certains animaux. »

Ce passage, que nous empruntons au savant chirurgien de l'Hôtel-Dieu, dont la science déplore la perte encore récente, permettra plus facilement de comprendre que les paupières puissent manquer quelquefois par suite d'un arrêt de développement, et que d'autres affections dont nous parlerons soient la conséquence du mécanisme de la formation de ces replis.

L'absence congénitale complète des paupières est un fait vraiment rare ; la plupart des observations de cette maladie se rattachent à des fœtus monstrueux. Vicq d'Azyr (*Mémoires de la Société de médecine*, 1776), Sprengel (*Sybel. Diss. Halæ.*, 1799), Carron (*Guide pratique*), etc., en rapportent des exemples curieux. Morgagni (epist. 13, p. 201, édition Tissot) trouva, en disséquant, une absence congéniale des paupières de l'œil droit sur un adulte, tandis que l'œil gauche était complétement normal. Klinklosch a vu un cas dans lequel un œil très gros était recouvert par un ankyloblépharon, tandis que de l'autre côté l'œil et les paupières n'existaient pas. (Cornaz, *loc. cit.*)

Quant à la perte partielle et accidentelle des paupières, elle est plus commune ; on en voit des exemples à la suite de la gangrène, de brûlures, de pustules malignes, d'explosions chimiques, de plaies d'armes à feu, etc. M. d'Ammon rapporte un cas dans lequel les deux paupières inférieures furent déchirées par une balle qui brisa les os propres du nez. Il nomme cette affection *ablépharon*. J'ai vu un cas dans lequel presque toute la paupière gauche avait été emportée avec une partie de la joue par une morsure de bouledogue ; le malade, très pusillanime, refusa l'opération de blépharoplastie que je lui proposais pour remédier à la fois à la difformité et à l'inflammation de l'œil qui était la suite de sa blessure. Je connais un enfant dont la paupière supérieure a complétement disparu à la suite d'une brûlure ; son œil est sans cesse enflammé et finira par se perdre entièrement.

Dans d'autres cas, les paupières manquaient par suite d'affections graves de la peau.

Chez une dame que j'ai vue avec MM. Nélaton, Cazenave,

Gibert, Cayol, les paupières manquaient complétement ; les conjonctives, comme cela arrive en pareil cas, étaient devenues sarcomateuses, s'étaient en partie cutisées d'un côté, et protégeaient l'œil. Malheureusement, un médecin enleva ces dernières, et les yeux s'altérèrent profondément. Le droit fut perdu dès ce moment, et le gauche, trois mois après, ne permettait plus à la malade de se conduire.

On devra donc, aussitôt qu'on aura à donner des soins à des personnes privées accidentellement des paupières, recourir à la blépharoplàstie pour protéger l'œil contre les inflammations qui ne tarderaient pas à s'y développer. Cependant on ne songera pas à cette opération si la peau tout entière de la face est malade, comme dans le cas dont il vient d'être question. Au contraire, les bourrelets sarcomateux, véritables paupières supplémentaires, formées aux dépens de la muqueuse, seront conservés, bien qu'ils donnent à la physionomie un aspect repoussant.

ARTICLE II.

COLOBOMA, OU SOLUTION DE CONTINUITÉ VERTICALE DES PAUPIÈRES.

Cette difformité, qui n'attaque ordinairement qu'une seule paupière, est une sorte de division plus ou moins grande ressemblant en tout point au bec-de-lièvre, dont les exemples sont infiniment moins rares. Lorsque la division est peu profonde, il n'en résulte aucun inconvénient grave pour l'œil, qui est recouvert presque aussi bien qu'à l'état normal ; mais c'est une difformité choquante, pour laquelle les personnes qui en sont atteintes ne manquent pas de demander les secours de l'art.

Cette affection, comme celle dont nous venons de nous occuper, est congéniale et plus souvent accidentelle. Elle est beaucoup moins rare que l'absence complète, et due comme elle à un arrêt de développement ou à des blessures. Seiler, dans ses *Recherches sur les difformités congéniales de l'œil*, et M. le professeur d'Ammon, de Dresde, en citent des exemples. Ce dernier auteur en rapporte un cas fort curieux (voy. *Annales d'oculistique*, 3e vol. supplémentaire, p. 26), compliqué d'une tumeur congéniale de la sclérotique et parle d'un *fœtus* de trois mois, dont il donne ailleurs le dessin, et chez lequel la paupière supérieure fendue formait un triangle par sa réunion avec l'inférieure.

Le coloboma congénial existe quelquefois en même temps que d'autres maladies de l'œil; le microphthalmos, le lagophthalmos, le coloboma de l'iris, la blépharoptose, ont été notés parmi les complications. Le plus souvent on le remarque à la partie supérieure; quand il est à la paupière inférieure et que l'échancrure est profonde, les larmes coulent sur la joue. Parmi les auteurs qui en ont vu des exemples, je citerai encore Saint-Yves, Beer, Fabini, Heyfelder, Cunier.

Le coloboma traumatique des paupières est assez commun; il est souvent compliqué d'accidents du côté de l'œil, produits par la même cause, et qu'il faut combattre par un traitement dont l'énergie doit être mesurée sur la gravité de la blessure.

Si la division de la paupière est récente, saignante encore, lorsque le malade vient demander secours, on devra immédiatement procéder à la réunion de la solution de continuité. A cet effet, on maintiendra les lèvres de la plaie rapprochées au moyen d'épingles et de la suture entortillée. On aura soin d'enfoncer les épingles aussi parallèlement que possible au diamètre transversal de l'œil, afin d'éviter le retroussement en avant des lèvres de la plaie, et pour rendre plus facile la réunion par première intention, qui est ici de toute nécessité. La première épingle placée sera toujours celle qui sera sur le bord libre et non pas, comme le recommande Dieffenbach, dans le milieu de la plaie.

On affrontera ainsi l'arête du tarse avec plus de facilité, et l'on sera plus certain d'éviter un excès de longueur de l'une des deux divisions.

J'oubliais de dire que les épingles doivent comprendre non seulement la peau, qui est très mince et qui se romprait, mais encore le tarse, qui présente une résistance suffisante. On se servira avec grand avantage, dans cette petite opération, de ma pince à suture représentée plus loin. (Voy. *Symblépharon*, p. 466.)

Le pansement se bornera à des applications de compresses d'eau glacée sur l'œil opéré, et de bandelettes de taffetas d'Angleterre sur l'œil sain pour empêcher les mouvements de la paupière opérée; ce qui ne manquerait pas d'arriver sans cette précaution.

Le malade sera mis à la diète pendant un jour ou deux, parce qu'on ne doit pas oublier que très fréquemment les opérations sur les paupières sont suivies d'érysipèles plus ou moins graves.

On enlèvera les épingles le quatrième jour, et même plus tôt, en laissant les fils en place. On les couvrira d'huile pour qu'elles glissent plus facilement dans la plaie, qu'elles ne doivent point tirailler, et l'on aura soin, si elles paraissent tenir trop fortement, de les faire tourner un peu sur leur axe avant de les tirer, tout en maintenant au moyen du doigt la plaie aussi rapprochée que possible de la pointe de l'épingle.

J'emploie, pour enlever les épingles, un moyen bien simple et que je ne saurais trop recommander : on glisse sous l'épingle un fil assez long dont les chefs sont tenus d'une main ; de l'autre on saisit l'épingle à l'aide d'une pince et on l'entraîne au dehors, tandis que les fils maintiennent les chairs, en s'opposant au moindre écartement entre les lèvres de la plaie.

Toutes ces précautions ne paraîtront pas superflues si l'on se rappelle qu'un grand nombre de chirurgiens ont échoué dans cette opération, et que Demours, entre autres auteurs (p. 98, vol. I), conseille de ne rien tenter dans le coloboma.

Lorsque le coloboma est accidentel et date de loin, ou lorsqu'il est congénial, on devra recourir à une opération d'autant plus nécessaire que la division sera plus profonde. On comprend que l'œil n'étant plus protégé dans ce cas par la paupière largement divisée, il est du plus haut intérêt de faire disparaître promptement une difformité qui peut le compromettre. On opérera donc sans retard le nouveau-né qui présenterait ce singulier vice de conformation porté à un haut degré, et l'on attendra au contraire tout le temps nécessaire si le coloboma ne doit point compromettre l'organe de la vision.

L'opération du coloboma des paupières, en tout point semblable à celle du bec-de-lièvre labial, ne présente aucune difficulté d'exécution. Il s'agit simplement d'aviver les bords de la solution de continuité et de les réunir comme nous l'avons dit plus haut. L'important dans cette petite opération est de veiller à ce que les lèvres de la plaie ne présentent point d'inégalités, que l'incision soit nette, franche, et n'accuse aucune hésitation de la part du chirurgien. Je me sers de préférence de forts ciseaux droits entre les branches desquels j'engage toute la portion à retrancher, et un seul coup pour chaque côté de la division suffit. Cependant, si le coloboma est peu profond, et que les bords de la division soient presque obliques, on pourra, à l'exemple de Dieffenbach (*Opérat. chir.*) se servir de petits ciseaux courbes. Dans le cas où l'un des côtés du coloboma serait plus court que l'autre, ce que l'on ne voit que dans les blessures, on avivera au loin en suivant au besoin une ligne concave du côté le plus court. La concavité sera réglée de manière à présenter une longueur égale à celle sur laquelle elle devra être maintenue réunie en se déployant.

Il est bon de veiller à ce que le sommet du V formé par le coloboma soit avivé un peu loin, parce qu'il arrive quelquefois que, les ciseaux n'ayant point porté en cet endroit, la réunion y devient impossible. J'ai vu un garçon boucher qui avait été opéré par un chirurgien de la ville, et qui était précisément dans ce cas. La réunion du bord libre et des lèvres du coloboma était parfaite; mais au sommet du triangle on remarquait, sous un petit repli que formait la peau dans cet endroit, une ouverture oblongue qui permettait à une grosse sonde de pénétrer jusque dans la cavité muqueuse.

En somme, le coloboma est une affection peu grave dans la plupart des cas lorsqu'elle est simple, et elle ne présente de danger pour l'œil que lorsque la division s'étend loin et que le malade néglige de se faire opérer.

ARTICLE III.

ADHÉRENCES DES PAUPIÈRES ENTRE ELLES PAR LEURS BORDS LIBRES (ANKYLOBLÉPHARON).

On a donné le nom d'*ankyloblépharon* à l'union congéniale, accidentelle, ou chirurgicale des paupières par leur bord libre.

Cette affection, assez rare à l'état congénial, peut être générale ou partielle. Botin (*Mémoires de l'Académie des sciences*, 1721, p. 42) en cite un cas qui mérite d'être rappelé. Cet auteur a trouvé chez un enfant de six semaines l'absence du globe oculaire; les paupières agglutinées offraient à leur centre une petite ouverture derrière laquelle on trouva une membrane mince, rouge et peu sensible qui semblait être un rudiment de la conjonctive, et qui fermait la cavité orbitaire (Lawrence). Wenzel (vol. I, p. 155 et suiv.) cite un cas où les paupières étaient entièrement unies par une bandelette assez forte placée entre les deux rangées de cils. Schon (*Handbuch der Patholog. Anatomie des Auges*, p. 58) rappelle plusieurs cas d'anchyloblépharon congénial, total ou partiel. En 1764, C.-F. Kaltschmidt a publié l'histoire d'un enfant de douze ans atteint de cette maladie, et Schmidt celle d'un nouveau-né qui n'avait pas d'yeux et dont les paupières, atteintes d'un léger entropion, étaient réunies par une épaisse couche de chassie semblable à celle que l'on voit à l'état embryonnaire. Ammon, Saint-Yves, Benedict, Skuhersky et d'autres ont observé l'affection qui nous occupe; Klinskosch a vu un cas dans lequel l'œil et les paupières manquaient d'un côté, tandis qu'il y avait de l'autre un ankyloblépharon recouvrant un œil très volumineux. M. Rognetta (*Cours d'ophthalmologie*, Paris, 1839) en rapporte un cas curieux. Les paupières étaient attachées par la réunion des muqueuses palpébrales de manière à former au-devant de la cornée une sorte de voile très mobile et large d'environ 3 lignes. Les larmes s'écoulaient par une petite ouverture placée à l'angle externe. La plupart du temps, et même toujours, selon beaucoup d'auteurs, il existe une petite ouverture qui permet l'écoulement des larmes, et dans quelques cas l'exercice de l'œil dans des limites plus ou moins restreintes.

Des exemples d'ankyloblépharon existent chez les animaux. Leblanc (*Traité des maladies des yeux des animaux domestiques*, p. 40, Paris, 1824) en a vu d'incomplets sur le cheval, le mulet, l'âne et le bœuf, et raconte que les paysans savent fort bien les débarrasser de cette affection. Quant aux chiens, de même que d'autres animaux qui naissent aveugles, aucune opération n'est nécessaire, les paupières se séparent d'elles-mêmes quelque temps après la naissance.

Si l'ankyloblépharon congénial est rare, l'accidentel est au contraire assez fréquent. Ce dernier est, comme celui que je viens de décrire, beaucoup plus souvent partiel que complet. Le premier est d'ordinaire exempt de toutes complications du côté du globe, tandis qu'il est rare que le bulbe soit libre dans le second. Les plaies, les ulcères suppurants qui succèdent à la psorophthalmie (Weller), les brûlures produites par l'explosion des mines, etc., sont le plus souvent les causes de l'ankyloblépharon accidentel. Dans quelques uns de ces cas, cette maladie est compliquée d'adhérences entre les faces palpébrale et scléroticale de la muqueuse (*symblépharon*, voyez ce mot), et cet état de choses doit être noté avec attention. C'est là certainement ce qui a fait dire avec raison à M. Vidal, de Cassis (*Médecine opératoire*, t. III, p. 473), qu'il est moins facile qu'on ne pense de guérir l'ankyloblépharon, même par le bistouri. Nous parlerons à l'article *Symblépharon* du procédé que réclament les adhérences au globe.

On pratique l'ankyloblépharon artificiel pour diminuer une difformité repoussante, quelquefois aussi pour protéger l'œil. Ainsi, cette opération peut être faite lorsque, après l'extraction du globe, les paupières se renversent en dehors par suite du raccourcissement de la muqueuse. Au lieu d'ectropions et d'une cavité rouge, sarcomateuse et des plus choquantes, que l'on ne peut masquer par l'œil artificiel, on a une réunion des paupières par leur bord libre et dans le même état que pendant le sommeil.

Dans certaines affections traumatiques ou non des paupières, il y a avantage à réunir partiellement la paupière inférieure à la supérieure. Dans un cas rebelle de paralysie de la septième paire, l'œil s'enflammait et était menacé ; dans un exophthalmos consécutif à l'opération du strabisme, il y avait une grande difformité. J'ai avivé les paupières à leur angle externe dans l'étendue d'un centimètre, et j'en ai tiré le plus grand avantage.

Opération de l'ankyloblépharon congénial ou accidentel. — Elle consiste simplement à diviser la fausse membrane qui unit les paupières entre elles. On l'a pratiquée de quatre manières différentes ; on s'est servi tour à tour du bistouri boutonné, d'une espèce de sonde-spatule, d'un fil, et enfin de ciseaux. Il est vraiment curieux de voir toutes les modifications qui se sont succédé pour pratiquer une opération si simple.

Comme Maître-Jean, Bartisch (*Augendients*, p. 308), Scarpa, Adams et d'autres encore, on peut se borner, dans les cas d'ankyloblépharon incomplet et exempt de brides muqueuses, à soulever la paupière, soit avec un fil qui la traverserait, soit simplement, ce qui est préférable, avec des pinces à mors, larges et mousses, ou, ce qui est mieux que tout cela, en recommandant à l'aide de faire un pli vertical en saisissant chaque paupière entre le pouce et l'index pour éloigner ces replis du globe, puis au moyen de ciseaux boutonnés, ou d'une sonde mousse et d'un bistouri, pratiquer la division de la membrane qui maintient les paupières réunies. Dans le cas d'adhérence complète, et à l'exemple de Fabrice d'Aquapendente, on peut, avec le bistouri, pratiquer une boutonnière assez large pour introduire des ciseaux et diviser ensuite lentement dans l'étendue convenable, comme le recommande Bartisch. Le procédé de Duddell, qui rappelle celui de Fabrice de Hilden, blâmé par M. Velpeau, et consistant à diviser l'adhérence au moyen d'une ligature garnie de plusieurs nœuds, ne nous paraît pas mériter l'approbation que semble lui donner

M. Malgaigne dans son *Manuel de médecine opératoire*, et nous pensons que les ciseaux boutonnés sont de beaucoup préférables à tout autre instrument. L'opération, ainsi qu'on le voit, est des plus simples.

Quel que soit le procédé qu'on ait choisi, la division permanente des paupières doit en être la conséquence. La difficulté d'obtenir cet écartement explique le nombre des procédés imaginés. C'est donc sur ce point qu'il faut surtout diriger son attention. Ici encore on retrouve la multiplicité des moyens : les uns proposent au malade de tenir les yeux ouverts pendant au moins vingt-quatre heures (Stœber); les autres préconisent l'interposition de corps étrangers entre les lèvres de la plaie (Celse, Bartisch, Solingen, Rosas), ou même la suture de la conjonctive (d'Ammon); ceux-ci écartent les paupières par des anses de fil qui les traversent (Jünken); ceux-là recommandent la cautérisation des lèvres de la plaie (Carron). Il nous semble que de tous ces moyens quelques indications utiles doivent rester au chirurgien : des bandelettes de taffetas d'Angleterre maintiendront la division dans un écartement convenable; l'une des paupières sera cautérisée superficiellement avec le nitrate d'argent, tandis que l'autre sera seulement baignée de collyres astringents. Lorsqu'on lèvera ces bandelettes, on recommandera au malade d'exercer, autant que possible, les mouvements des paupières. Si, comme cela arrive le plus ordinairement, l'adhérence tend à reparaître vers les angles, on déchirera tous les jours la cicatrice au moyen d'une épingle ou de la pointe d'un instrument tranchant, selon le procédé de M. Amussat. Ce dernier moyen, qui nous a été très utile dans des cas de symblépharon très graves, doit trouver une application utile dans l'opération qui nous occupe ici.

Opération de l'ankyloblépharon artificiel. — Elle est fort simple. On commence par arracher les cils dans l'étendue convenable, puis on accroche la paupière avec une forte érigne, de manière à la tendre fortement. Cela fait, on avive le bord palpébral à l'aide de ciseaux, en ayant soin de n'emporter que le moins possible de tissu, afin d'épargner les bulbes des cils. Après avoir avivé le bord de l'autre paupière de la même manière, on réunit, comme dans le coloboma, à l'aide d'épingles qu'il faut placer avec beaucoup de soin et en se servant de ma pince à suture. (Voy. *Symblépharon*, p. 466.)

On peut remplacer l'érigne et les ciseaux par la plaque de Beer et le bistouri, mais cela m'a paru beaucoup plus douloureux pour le malade et beaucoup plus difficile pour le chirurgien, et j'y ai renoncé.

Le traitement consiste à appliquer des compresses d'eau froide sur la plaie et à recommander au malade de tenir les yeux fermés. J'applique, pour plus de sécurité, un morceau de taffetas d'Angleterre sur l'œil sain pendant deux ou trois jours et même davantage. Lorsque les épingles sont enlevées, je ne permets pas au malade d'ouvrir l'œil opéré avant huit ou dix jours, afin d'éviter la déchirure de la cicatrice encore trop récente pour résister à l'action musculaire.

ARTICLE IV.

ADHÉRENCES DES PAUPIÈRES AVEC LE GLOBE DE L'ŒIL (SYMBLÉPHARON).

Cette maladie, qui n'a été observée que très rarement à l'état congénial sur des fœtus dont les yeux avaient disparu à la suite de certaines affections développées pendant la vie intra-utérine, est très commune au contraire à l'état accidentel. On a divisé le symblépharon en total ou partiel, selon que l'union de la paupière au globe a lieu en dehors de la cornée, ou que celle-ci est comprise en entier dans l'adhérence.

Causes. — Elles sont nombreuses. Tantôt le symblépharon est le résultat d'ophthalmies répétées; tantôt celui d'accidents, tels que les brûlures de la conjonctive par le feu, la chaux vive, les acides plus ou moins concentrés. La destruction de la conjonctive par une cause quelconque, comme l'enlèvement d'une tumeur, l'épaississement de cette membrane, l'amène très souvent à sa suite; il est très intéressant, au point de vue du traitement, de distinguer ces deux ordres de causes l'un de l'autre. Dans quelques cas, des tissus de nouvelle formation, comme on en peut voir après les excoriations superficielles, deviennent une cause de symblépharon. Ces exsudations plastiques s'observent souvent à la suite des cautérisations faites sans précaution sur les muqueuses palpébrales avec le nitrate d'argent. Le docteur Furnari m'a raconté que pendant son séjour en Afrique il a observé et opéré un si grand nombre de symblépharons dus à cette cause, qu'il en était véritablement fatigué. C'est là un de ces faits que bien des auteurs ont signalés, et sur lequel nous avons cherché à attirer l'attention de nos confrères. (Voyez *Mém. sur une nouvelle méthode d'employer le nitrate d'argent dans quelques ophthalmies*, p. 9.)

CARACTÈRES DU SYMBLÉPHARON. — Cette maladie se présente quelquefois à l'état le plus simple. Une petite bride filiforme tendue de la muqueuse palpébrale à la muqueuse scléroticale, libre partout, sauf à ses deux extrémités, offre le cas le plus léger de la maladie qui nous occupe. Le plus haut degré, au contraire, se caractérise par des brides nombreuses très courtes, très serrées, soudées étroitement entre elles et tendues de la conjonctive palpébrale, tantôt à toute la cornée, tantôt à une plus ou moins grande partie de cette membrane, avec laquelle la paupière est le plus souvent intimement unie.

Une seule paupière peut être atteinte de symblépharon; on conçoit que les deux puissent l'être à la fois, et que la vision en soit ou grandement empêchée ou qu'elle soit tout à fait perdue.

Les mouvements du globe sont en rapport nécessaire avec l'étendue, le nombre de brides et le lieu qu'elles occupent. Le symblépharon peut donc devenir aussi un véritable ankyloblépharon, c'est-à-dire que l'adhérence entre la muqueuse palpébrale et le globe peut être complète et s'étendre aussi au bord libre des paupières. Il serait superflu de décrire ici tous les degrés intermédiaires de cette maladie : aussi nous bornerons-nous à ces caractères généraux, qui nous paraissent suffisants pour faire comprendre que le pronostic et le traitement dépendent de la nature et de l'étendue des adhérences.

D'Ammon désigne sous le nom de *symblépharon antérieur* l'affection que nous venons de décrire; il nomme *symblépharon postérieur* un raccourcissement de la muqueuse que l'on voit à la suite des ophthalmies purulentes, surtout, ajouterai-je, quand on s'est servi des caustiques énergiques. Ce raccourcissement porte, non sur le cul-de-sac muqueux spécialement, je veux dire à l'endroit où la conjonctive de palpébrale devient bulbaire, mais sur la membrane dans sa totalité. Il y a à la fois ici, d'Ammon aurait dû l'ajouter, symblépharon et ectropion léger avec larmoiement; cette maladie se caractérise surtout par un manque de profondeur des replis conjonctivaux, et par une diminution relative des mouvements de la paupière supérieure, ordinairement devenue épaisse. Il n'y a rien à faire contre cet état.

Traitement. — Il est nécessairement subordonné à la gravité de la maladie, au nombre des adhérences, au lieu qu'elles occupent, au temps depuis lequel elles existent et à la cause qui les a produites. Il ne peut donc être que chirurgical.

Lorsqu'une seule bride est tendue de la paupière au globe, on peut l'exciser facilement à chacune de ses extrémités, en recommandant au malade de détruire le parallélisme de la plaie par de fréquentes tractions, s'il s'agit de la paupière inférieure, et seulement pendant le temps nécessaire au premier travail de la cicatrisation. Mais lorsque le globe est entièrement cutisé, toute opération doit être entièrement rejetée, parce que le bulbe se recouvre constamment d'un tégument opaque, et que les adhérences se reproduisent (Chélius).

Si des brides sont soudées à une partie de la cornée en dehors de la pupille, on pourra tenter une opération, particulièrement si elles ne sont ni trop épaisses ni trop nombreuses, et surtout si le cul-de-sac conjonctival est resté sain sur chacun de leurs côtés. On y aura encore recours si ces brides exercent un tiraillement fâcheux sur le globe, ou si elles le maintiennent dans une immobilité telle que la diplopie en soit la conséquence, l'autre œil étant resté sain ; mais alors on devra, comme je l'ai fait assez souvent avec avantage (voy. *Ptérygion*), disséquer le muscle au-dessus duquel elles sont placées, et l'obliger à prendre des adhérences nouvelles loin de la cornée. Les difficultés, non pas de diviser l'adhérence, mais bien de maintenir l'écartement des lèvres de la division, n'ont pas peu contribué à donner naissance ici, de même que dans toutes les opérations chirurgicales dont le succès est douteux, à un nombre considérable de procédés qui sont plus ou moins abandonnés aujourd'hui, et parmi lesquels je range en premier lieu celui de Fabr. Hildanus, qui consiste à séparer les adhérences au moyen d'un fil de plomb ou d'argent. Himly et Brulet (*Ann. d'ocul.*, t. XIX) paraissent cependant en avoir tiré quelques avantages.

Application au symblépharon du procédé de M. Amussat pour l'extension permanente des cicatrices. — Le symblépharon général, avons-nous dit, ne doit point être opéré, surtout quand la cornée est désorganisée; les moyens chirurgicaux seront applicables quand, au contraire, le symblépharon sera partiel et que la vision sera empêchée plutôt par la traction que les brides exercent sur le globe que par toute autre cause.

C'est ici que le procédé de M. Amussat pourra être tenté; mais l'expérience m'a appris que la dissection simultanée de la bride et des digitations musculaires sous-jacentes, dont il vient d'être parlé dans le paragraphe précédent, est de beaucoup préférable. Voici le procédé de M. Amussat :

Après avoir divisé la bride muqueuse dans une étendue aussi grande que possible, on aura soin de porter tous les jours dans le sommet de la division, soit une pointe d'épingle, soit l'extrémité aiguë d'un instrument tranchant, pour déchirer la membrane pyogénique, et l'on continuera exactement de pratiquer cette petite opération jusqu'au moment où les lèvres cutisées de la solution de continuité ne pourront plus adhérer entre elles.

Nous avons vu, il y a plus de quatorze ans, M. Lisfranc pratiquer avec l'ongle cette déchirure quotidienne sur le prépuce d'individus opérés de phimosis, et nous avions constaté, dès cette époque, l'efficacité de cette méthode dans certains cas. Il ne faut pas se dissimuler pourtant que cette déchirure de la plaie répétée tous les jours provoque quelquefois l'apparition d'érysipèles; qu'elle exige, de la part du médecin, une persévérance et une attention soutenues pendant plusieurs semaines, et que malheureusement la malade se fatigue souvent avant que la cutisation de la muqueuse ait été obtenue.

On remplace avantageusement par ce procédé l'interposition de corps étrangers dans les lèvres de la division, tels que les lames de plomb (Bartisch), un morceau de vessie (Callisen) ou de parchemin (Solingen), une coque de cire de la forme d'un œil artificiel (Rosas), un œil artificiel trempé dans de l'huile d'amandes douces (Demours), une coque d'ivoire préalablement ramollie dans l'acide hydrochlorique (Carron), etc., moyens qui doivent être absolument rejetés, parce qu'ils ne servent qu'à développer une inflammation plus forte et à produire ainsi une rapidité plus grande dans la réapparition des brides qui s'élèvent du fond de l'incision, et chassent bientôt au dehors le corps étranger. Le procédé de M. Amussat m'a réussi dans plusieurs cas, entre autres dans le suivant :

Obs. *Atrophie de l'œil consécutive à une lésion traumatique ancienne. — Symblépharon partiel du côté externe. — Application du procédé Amussat. — Prothèse oculaire.*

M. K..., étudiant, reçoit dans l'œil un coup de poignard ; l'instrument intéresse à la fois le globe et les paupières, surtout l'inférieure. Une inflammation traumatique se déclare, et des adhérences nombreuses apparaissent du côté externe. C'est dans cet état que je vois ce jeune homme pour la première fois. Le désir qu'il a de porter un œil artificiel pour éviter un vif chagrin à son père le conduit chez moi. Il faut, s'il se peut, essayer d'agrandir l'ouverture palpébrale ; les adhérences nombreuses, épaisses et courtes qui unissent le moignon et les paupières, le racornissement de la conjonctive, la disparition du cul-de-sac conjonctival, sont autant de difficultés à vaincre ; il est impossible de passer un stylet sous aucune de ces adhérences.

Je saisis la paupière au moyen de fortes pinces à griffes, et, armé d'un bistouri très effilé, je pratiquai la dissection des brides aussi profondément que possible, surtout dans l'angle externe. Je ne rencontrai de difficulté que dans l'écoulement du sang, qui là, comme dans toutes les opérations sur les paupières, devient un obstacle de plus, en masquant les parties à diviser. Je fis faire sur l'œil des fomentations d'eau froide, et aucun accident ne survint.

Dès le lendemain, au moyen de la pointe du bistouri, j'égratignai le fond de la plaie, et je recommençai ainsi pendant plusieurs semaines. Les lèvres de la division se cutisèrent enfin, et vers la quatrième semaine le malade commença à porter un œil artificiel qu'il n'avait pas quitté dix-huit mois après, époque à laquelle je le vis pour la deuxième fois.

Procédé de M. Pétrequin. — Le procédé qui précède pourrait être remplacé, dans quelques cas légers, par l'application de ligatures sur la bride, selon les indications données par M. Pétrequin (IIIe vol. *Suppl. des ann. d'oculist.*, p. 56). Un fil double est conduit à travers l'adhérence ; le fil le plus rapproché de la sclérotique est serré fortement, tandis que celui qui est voisin de la peau l'est à un moindre degré. L'étranglement ayant eu lieu plus tôt du côté de l'œil, la cicatrice y est assez avancée pour que de nouvelles adhérences ne s'établissent pas avec la surface cutanée, celle-ci se trouvant dans des conditions de vitalité différentes. La partie étranglée tombe ainsi en deux temps, se détache d'abord du côté de l'œil, puis se sépare de la paupière un ou deux jours après.

Procédé d'Ammon. — Il a pour but de guérir radicalement le symblépharon *partiel* en évitant la possibilité de reproduction des adhérences.

Le premier temps de l'opération consiste à circonscrire au moyen d'un couteau à cataracte, ou, ce qui est préférable, d'un bistouri très étroit et effilé, toute la portion adhérente de la paupière entre les deux côtés d'un triangle dont la base est tournée vers le bord libre (voy. la fig. 39). La portion adhérente de la paupière est séparée par deux traits de bistouri partant du bord libre *b c* et se réunissant en *d*. Les deux incisions qui dessinent les deux côtés du triangle comprennent toute l'épaisseur de la paupière, de sorte qu'on a ainsi trois lambeaux dont le médian reste fixé sur l'œil par les brides accidentelles qui ne sont point touchées par l'instrument tranchant. Les deux lambeaux externe et interne (*c d*, *b d*) sont réunis par-dessus le médian (*a*) au moyen de la suture entortillée,

Fig. 39. Fig. 40.

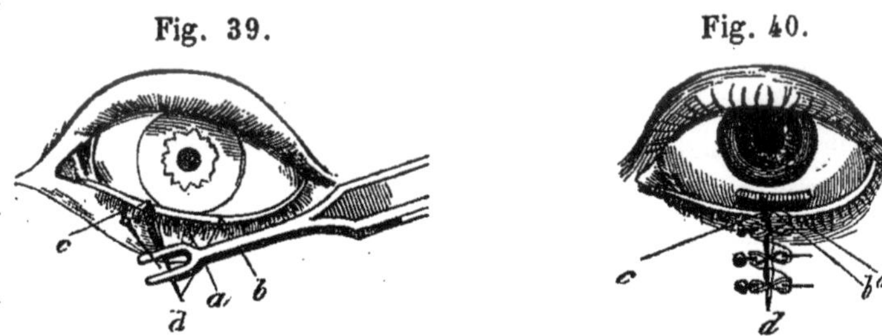

aussitôt que l'hémorrhagie a cessé. On comprend que la réunion de ces deux lambeaux puisse se faire aisément sans contracter d'adhérence avec le lambeau médian qui est fixé sur l'œil ; il est nécessaire seulement de surveiller le bord libre, qui doit rester parfaitement bien affronté.

La figure 40 présente l'état de l'œil après la réunion des lambeaux externe et interne par-dessus le médian. Les lignes *c d* et *b d* sont réunies au moyen d'épingles sur lesquelles un fil a été serré. Le lambeau médian triangulaire *a* reste fixé au globe et se voit au-dessus du bord libre qu'on a abaissé pour que le dessin soit plus intelligible. Les deux lambeaux, ainsi qu'on peut le voir dans la figure précédente, ont été traversés par les épingles après avoir été préalablement saisis entre les mors d'une pince bifurquée que j'ai fait construire pour faciliter l'application de la suture sur des parties molles et fines comme les paupières. Je reviendrai sur cet instrument en parlant du ptosis (voy. p. 479).

Lorsque les épingles ont été enlevées, que la réunion des parties est devenue solide, c'est-à-dire après quinze ou vingt jours au plus tôt, on passe au deuxième temps de l'opération, qui consiste à disséquer, au moyen de pinces ordinaires et d'un bistouri, le lambeau de peau médian (*a*) resté adhérent au globe. Cette seconde partie de l'opération est trop simple pour que nous la décrivions autrement.

Après chaque temps de l'opération on applique sur l'œil pendant vingt-quatre à trente heures des compresses d'eau glacée pour éviter une inflammation traumatique trop forte.

Procédé de Dieffenbach. — Il consiste à replier la paupière en dedans et à mettre sa face épidermique en contact avec le globe. Si c'est sur la paupière inférieure, par exemple, que Dieffenbach opère, il procède de la manière suivante : il commence par une incision qui, partant de l'angle interne de l'œil, descend le long du nez; une autre incision également verticale est conduite depuis l'angle externe de l'œil jusqu'au bord orbitaire correspondant. On détache la paupière du globe de l'œil et l'on rase les cils. On replie ensuite sur lui-même le lambeau quadrilatère ainsi obtenu jusqu'à ce que les cils viennent reposer sur l'arcade orbitaire inférieure, et on le fixe à l'aide de points de suture passés de dedans en dehors et de dehors en dedans, qu'on finit par nouer ensemble. Quatre sutures suffisent ordinairement; on les soutient encore avec des bandelettes agglutinatives, et on les recouvre de fomentations. Lorsque la plaie du globe de l'œil est une fois cicatrisée, on fait de nouveau disparaître l'entropion artificiel, en détruisant la cicatrice de la face interne de la paupière, déplissant celle-ci, et la réunissant aux bords voisins à l'aide de la suture entortillée pour la rétablir dans la première position. Le globe de l'œil, alors tapissé d'un tissu inodulaire, ne peut plus contracter d'adhérences avec la plaie saignante de la paupière, et se recouvre à son tour d'une cicatrice solide. On procède d'une manière analogue pour la paupière supérieure. On ne peut opérer que sur une seule paupière à la fois.

Dieffenbach a exécuté cette opération sur la paupière inférieure avec un plein succès, et plus tard il a encore détaché du globe de l'œil quelques cicatrices épaissies. (Chélius, p. 34.)

ARTICLE V.

EURYBLÉPHARON (1), OU AMPLEUR DE L'OUVERTURE DES PAUPIÈRES.

Je nomme ainsi une affection que je n'ai observée qu'à l'état congénial.

Je n'en connais aucune description ; je l'ai rencontrée plusieurs fois, mais je n'ai pris que les trois observations que je vais rapporter.

La maladie consiste en une disposition des paupières telle que ces voiles sont trop grands pour l'œil, et que par suite de cette disposition il y a un larmoiement assez gênant.

L'orbite, du côté externe, présente ordinairement une saillie plus grande que de coutume, et les paupières attachées un peu trop en avant ne touchent pas exactement l'œil. De là un espace triangulaire dont le sommet est formé par l'angle externe, les deux côtés par les bords palpébraux et la base par le globe oculaire qui se trouve éloigné de l'angle externe depuis 2 jusqu'à 5 millimètres. L'espace compris dans le triangle rempli par la muqueuse, et que partage en deux une saillie formée par le ligament palpébral externe, est ordinairement baigné de larmes.

Du côté interne, le triangle mesurant l'écartement du globe et des paupières est moins marqué, sans doute parce que la caroncule remplit l'espace compris entre ses côtés ; mais avec un peu d'attention, on reconnaît aisément aussi que les paupières ont là une ampleur inaccoutumée, et qu'elles s'attachent trop en avant du globe.

De cette disposition il résulte en outre que les paupières, au lieu de présenter une courbure exactement semblable à celle de la partie antérieure de l'œil, semblent avoir été taillées sur une sphère plus grande, et ne touchent l'œil que par leur centre.

Cette anomalie entraîne encore avec elle un autre inconvénient, l'écoulement des larmes sur la joue. Se rendre compte de la cause

(1) De εὐρὺς, grand, large, et βλέφαρον, paupière.

directe du larmoiement est facile, car on remarque que le mamelon lacrymal n'est pas en rapport exact avec le globe, et que dans le triangle interne comme dans l'externe, formant deux petits culs-de-sac, les larmes doivent nécessairement s'accumuler et déborder bientôt des paupières, ce qui arrive en effet. D'une autre part, ces petits culs-de-sac muqueux recueillent, sans qu'ils puissent en être expulsés, les petits corps étrangers flottant dans l'air, et s'enflamment facilement, ce qui augmente encore le larmoiement et dispose la conjonctive à de fréquentes inflammations.

Je ne connais aucun moyen de remédier à cette maladie : on pourrait certainement la faire disparaître du côté externe par l'ankyloblépharon artificiel; mais, outre que ce moyen ne guérirait pas à coup sûr le larmoiement, il serait évidemment plus fâcheux que le mal. Je n'ai employé, dans les cas que j'ai observés, que de légers astringents dirigés contre la conjonctivite. J'ai guéri celle-ci; mais le larmoiement a persisté, comme je m'y attendais.

Voici trois observations dont j'abrége les détails :

Obs. Eugénie Revel, âgée de dix ans, se présente à la Clinique le 23 décembre 1850 et raconte que depuis plus d'une année ses yeux pleurent quand elle s'expose à l'air ou à la moindre influence irritante. En l'examinant on remarque un agrandissement général des paupières qui semblent en même temps manquer de leur élasticité naturelle. Il résulte de cette disposition que le contact intime qui devrait exister entre la périphérie du globe et l'appareil tégumenteux est aboli dans ce cas. Entre les deux organes il y a une petite distance qui est plus marquée dans les deux angles, où elle se présente sous la forme de deux véritables culs-de-sac, surtout vers l'angle externe. De même, le bord interne de la marge palpébrale se trouve un peu écarté de la surface antérieure du globe, sans être pour cela renversé en dehors.

Le reste des conduits lacrymaux paraît sain à partir des mamelons. Une injection, faite avec de l'eau dans ces derniers, fait arriver le liquide jusque dans le nez, preuve qu'il n'y a pas dans le sac ou le canal lacrymal d'obstacle qui s'opposerait au libre cours de ces canaux. Il faut donc considérer la configuration maladive des paupières comme cause unique de ce larmoiement. (*Observation prise par le docteur Blattmann.*)

Obs. Mademoiselle R..., treize ans et demi, de Paris, faubourg Saint-Antoine, 206, non encore réglée, forte, présente un exemple remarquable de cet état (2 mars 1852). Les yeux sont parfaitement conformés et la vue bonne ; il n'y a que quelques cuissons qui arrivent le soir après des lectures prolongées.

Paupières très largement ouvertes, cul-de-sac très profond aux petits angles, semblables aux culs-de-sac que l'on voit dans les yeux qui commencent à s'atrophier.

Rapports des conduits lacrymaux avec les yeux un peu changés, mamelons presque horizontaux, un peu de larmoiement quelquefois.

Légère rougeur dans les culs-de-sac externes.

Collyre de plomb.

Obs. Madame A. V...., du Chili, vingt-deux ans, rue d'Isly, 3, à Paris, 1er avril 1853, est atteinte de cuissons dans les yeux, avec rougeur des paupières et larmoiement. Les paupières sont trop grandes ; culs-de-sac aux angles externes, déviation légère des bords libres, mamelons lacrymaux horizontaux ne touchant plus les globes. Rougeur des paupières occasionnée par les larmes qui s'échappent sur la joue ; blépharite glandulaire commençante.

Onctions sur la paupière inférieure avec un corps gras ; nettoyer avec soin le bord libre ; collyre de plomb ; toniques à l'intérieur.

ARTICLE VI.

PHIMOSIS, OU ÉTROITESSE DE L'OUVERTURE DES PAUPIÈRES.

Le professeur d'Ammon a donné ce nom : 1° à l'étroitesse congéniale de l'ouverture des paupières ; 2° à la diminution plus ou moins grande de l'ouverture palpébrale consécutive à l'atrophie ancienne du globe ; 3° à l'étroitesse temporaire de la fente des paupières chez les nouveaux-nés très gras, causée par le gonflement des tissus ambiants.

Le phimosis est donc une étroitesse de l'ouverture palpébrale temporaire ou permanente. Non seulement il gêne plus ou moins la vision, mais il occasionne très souvent des inflammations de l'œil. Il est aussi quelquefois une cause de strabisme ou d'amblyopie plus ou moins grave ; dans quelques cas il est accompagné de spasme des paupières, de clignotement, d'entropion et de faiblesse de la vue. Je l'ai vu accompagner le microphthalmos ; mais alors les paupières sont proportionnées au globe oculaire. Il est normal dans la race mongole ; de temps en temps on l'observe dans la race caucasienne.

Je n'ai lu aucune observation de phimosis héréditaire : cependant il semblerait, d'après un fait que je possède, que la transmission de cette maladie puisse avoir lieu quelquefois. Une pauvre femme qui habitait la même rue que moi, et sa fille âgée d'environ douze ans, sont atteintes de phimosis à un très haut degré. Toutes deux ont une difficulté extrême à regarder les objets placés à la hauteur de l'œil, et sont forcées d'incliner la tête à droite, à gauche ou en arrière à chaque instant. Placées l'une près de l'autre, si elles se parlent, l'une porte la tête obliquement à droite, l'autre en sens inverse, ce qui leur donne une physionomie tout à fait singulière, presque comique. Les paupières supérieures, dont les mouvements sont beaucoup plus limités que d'ordinaire, semblent tendues fortement dans le sens transversal. Quelques cicatrices existent sur les cornées de ces deux malades, qui sont très sujettes aux ophthalmies. La fille a subi une opération dans laquelle la peau a été excisée sans résultat.

Lorsque le phimosis est très prononcé et qu'il gêne l'œil dans ses fonctions, on excise, comme on l'a fait sans succès sur la jeune fille dont nous venons de parler, un lambeau de peau transversalement oblong, ainsi que cela est recommandé dans quelques cas d'entropion. On conçoit que cela ne puisse réussir que dans des cas particuliers où la peau de la paupière étant diminuée de longueur par l'opération, le diamètre vertical de l'œil gagne notablement en hauteur. Mais lorsque l'étroitesse de la paupière supérieure, surtout dans son diamètre vertical, est portée trop loin, ce moyen ne réussit plus, et il faut fendre l'angle externe, selon le conseil de d'Ammon, et y transplanter un lambeau de la conjonctive oculaire, qu'on attache sur le bord de la plaie, ou bien, ce qui vaut peut-être mieux, recourir au procédé d'Amussat, dont nous avons parlé plus haut. (Voy. *Symblépharon.*)

Voici comment procède le professeur de Dresde (Chélius, *loc. cit.*), qui a donné le nom de *canthoplastie* à l'opération du phimosis des paupières : « Au moyen d'un bistouri étroit, qu'on engage » sous l'angle externe des paupières très écartées, et qu'on fait » ressortir par les téguments extérieurs, on agrandit la fente pal- » pébrale jusqu'au bord externe de l'orbite, puis on passe une anse

» de fil à travers les plis de la conjonctive oculaire ; on attire celle-» ci aussi fortement que possible entre les lèvres de la plaie, et » l'on fixe le fil aux téguments près de l'angle externe de la plaie, » en ayant soin de passer le point de suture de dedans en dehors, » et de terminer par un nœud ordinaire. Enfin, on coud avec des » aiguilles et de la soie très fine la conjonctive avec les bords de » la plaie dans laquelle on l'a engagée, et en sorte que les sutures » se trouvent fixées de dedans en dehors. »

J'ai employé ce procédé avec succès dans divers cas de phimosis en le modifiant un peu dans ses détails, suivant les circonstances.

ARTICLE VII.

ŒIL-DE-LIÈVRE (LAGOPHTHALMOS, LAGOPHTHALMIE).

Cette maladie se rapproche tellement de la précédente, que beaucoup d'auteurs l'ont confondue avec elle. De même que dans le phimosis, l'ouverture transversale des paupières est raccourcie, mais le globe reste à découvert et n'est pas protégé par les paupières. Ce n'est donc que par un étrange abus de mots que l'on a donné le nom de *lagophthalmos paralyticus* à l'impossibilité de fermer l'œil à la suite de la paralysie faciale. L'œil-de-lièvre se caractérise par l'impossibilité d'abaisser la paupière supérieure, privée de son étendue normale par une sorte d'arrêt de développement. Il résulte quelquefois de cette disposition que la conjonctive palpébrale supérieure, trop grande relativement à la peau, s'enflamme, s'hypertrophie, et s'abaisse au-devant de l'œil, qu'elle protége ainsi plus ou moins contre le contact incessant de l'air atmosphérique. Cette maladie est grave, presque au même degré que l'absence des paupières, et pour la même cause.

L'œil-de-lièvre est infiniment plus rare à l'état congénial qu'à l'état accidentel. Les ophthalmies granuleuses répétées, la carie de l'orbite, les coups et blessures, les brûlures, les ulcères, l'anthrax de la paupière supérieure, une trop grande perte de substance dans l'opération de l'ectropion par le procédé d'Adams, etc., en fournissent à leur suite de nombreux exemples. M. d'Ammon en cite un cas avec atrophie de l'œil, à la suite d'un coup de pied de cheval sur l'orbite. J'en ai observé assez souvent, soit après des accidents semblables, soit après des brûlures ou d'anciennes blessures sur des soldats invalides, et je les ai presque toujours vus compliqués d'accidents graves du côté de la cornée.

L'œil-de-lièvre accompagne le plus souvent l'ectropion, qui entraîne aussi quelquefois à sa suite l'affection connue sous le nom de *xérophthalmie*.

Traitement. — Il est chirurgical ou médical. Nous nous occuperons du premier en étudiant l'*ectropion* et la *blépharoplastie*, et du second en parlant de l'*ophthalmie granuleuse* et de ses complications.

ARTICLE VIII.

ÉPICANTHUS.

Le professeur d'Ammon, de Dresde, a observé et décrit le preier cette maladie, à laquelle il a imposé le nom qu'elle porte *Zeitschrift*, t. I, p. 533). Elle consiste dans un repli semiunaire de la peau, dont la concavité est tournée en dehors, et qui 'avance quelquefois jusqu'au point de masquer une partie de la ornée et du côté interne. Ce repli est uni par sa convexité à la peau u nez, par son extrémité supérieure à la peau du sourcil, et par on extrémité inférieure à la peau qui recouvre le côté inférieur nterne de la base de l'orbite. Il résulte de cette disposition que la ue dans le sens latéral n'est possible que d'un œil, l'autre se achant dans l'angle interne sous le repli cutané qui masque en ême temps la caroncule. Lorsqu'on se place du côté opposé à épicanthus, on reconnaît que ce repli de la peau est d'autant plus istant de l'œil, que celui-ci est placé plus profondément dans l'orite, de sorte qu'il est facile d'introduire l'extrémité du doigt entre globe et la face postérieure du repli cutané.

On a publié récemment deux ou trois cas d'épicanthus externe; est une maladie fort rare, que je n'ai pas encore rencontrée.

L'épicanthus est *congénial* ou *acquis*, *monoculaire* ou *double*, *terne* ou *externe*.

L'épicanthus *congénial*, selon M. d'Ammon, est simple ou comiqué de blépharoplégie, de strabisme.

L'épicanthus *acquis* doit être divisé, d'après nos propres observations, en *permanent* quand il est la suite d'une altération de la peau, d'une brûlure, d'une blessure, ou lorsqu'il est consécutif à une carie de l'orbite, etc.; et en *temporaire* lorsqu'il est le résultat d'une inflammation des téguments (érysipèle, ophthalmie purulente), d'un blépharospasme, etc. (Carron, etc.).

Nous avons publié dans les *Annales d'oculistique* (t. VI, p. 236) un cas d'épicanthus temporaire assez curieux, que nous pensons devoir rappeler sommairement ici à cause de sa rareté : « L'épicanthus n'a commencé à se montrer que le cinquième jour après l'apparition de la conjonctivite purulente, au moment même où l'inflammation déclinait. Pendant trois autres jours, il s'est avancé peu à peu vers la cornée, de telle sorte que, l'enfant regardant droit devant lui, le milieu du repli semi-lunaire formé par la peau cachait non seulement toute la portion interne de la sclérotique, mais encore 2 millimètres au moins de la cornée. Pendant deux jours, la marche de l'épicanthus parvenu à ce point resta stationnaire ; puis bientôt le repli semi-lunaire rétrograda peu à peu vers l'angle interne, de manière que le quatorzième jour il ne masquait plus que le tiers interne de la caroncule lacrymale. Enfin, vers le vingtième jour, la maladie avait disparu sans laisser de traces. »

Traitement. — Il est chirurgical ou médical, selon la cause qui l'a produit. Lorsqu'il est congénial et exempt de complications, on pratiquera l'opération connue sous le nom de *rhinoraphie*, proposée par M. d'Ammon, et qui consiste à saisir sur le dos du nez, soit entre les doigts, soit au moyen de pinces, un pli vertical de peau suffisamment large pour faire disparaître la difformité, et à retrancher ensuite ce pli avec de forts ciseaux. La perte de substance en forme d'une feuille de myrte, placée verticalement sur le dos du nez, a une étendue variable, selon que l'épicanthus est plus ou moins marqué. On opère la réunion au moyen d'épingles placées transversalement et maintenues par la suture entortillée. Cette opération remédie parfaitement à la difformité. Mais si l'épicanthus est monoculaire, il conviendra d'enlever la portion de peau semi-lunaire exubérante au moyen de ciseaux dont la convexité sera calculée sur celle du repli à retrancher, et la cicatrice qui en résultera se cachera complétement dans l'angle interne de l'œil opéré. C'est un moyen dont j'ai fait l'application dans deux cas d'épicanthus double que j'ai eu l'occasion d'observer, et cela dans le but d'éviter de faire une plaie verticale sur le dos du nez, qui laisse en cet endroit une cicatrice linéaire, il est vrai, mais cependant toujours apparente.

Lorsque l'épicanthus interne est accidentel, il est nécessaire de rechercher la cause qui l'a produit. Nous venons de voir tout à l'heure une observation dans laquelle le traitement dirigé contre l'inflammation de la paupière a fait disparaître très promptement cette maladie.

On doit s'assurer, dans le cas d'épicanthus interne, si le sac est ou non malade, quelques faits de tumeur lacrymale paraissant coïncider avec cette maladie.

ARTICLE IX.

CHUTE MÉCANIQUE DE LA PAUPIÈRE SUPÉRIEURE (1) (BLÉPHAROPTOSE, PTOSIS; PROLAPSUS PALPEBRÆ SUPER., ETC.).

Cette affection se caractérise par l'abaissement permanent complet ou incomplet de la paupière supérieure au-devant du globe, sans que le malade puisse la relever par le seul effort de sa volonté. Elle est la plupart du temps consécutive à une maladie qui a amené l'allongement de la surface cutanée, ou l'épaississement des tissus qui composent la paupière elle-même. L'important est de reconnaître avant tout l'affection qui a pu produire la perte du mouvement, de rechercher si elle a laissé à sa suite quelques traces visibles, et, dans le cas contraire, de s'assurer si la chute de la paupière ne serait qu'un symptôme de la paralysie de l'élévateur, maladie dont nous nous occuperons ailleurs.

Étiologie. — La chute mécanique de la paupière supérieure peut reconnaître pour cause le développement insuffisant ou l'absence de l'élévateur, maladie observée à l'état congénial par M. le docteur Caffe (*Dictionnaire des études médicales*). Elle est quelquefois la suite de la disparition du tissu cellulo-adipeux, qui survient avec les progrès de l'âge, d'un œdème chronique de la paupière supérieure, de l'hypertrophie du tissu cellulaire qui la double, de celle de tous les tissus qui la constituent, comme on le voit

(1) La chute de la paupière supérieure est souvent le symptôme de la *paralysie de la troisième paire de nerfs;* nous l'étudierons sous ce rapport d'une manière spéciale.

après le phlegmon palpébral, les ophthalmies granuleuses, etc. L'application trop prolongée des émollients ou d'un bandage sur la paupière, certaines tumeurs de l'orbite, la carie de cette cavité ou des os voisins, l'érysipèle du cuir chevelu, les ecchymoses, etc., sont encore des causes de cette maladie.

La cause de la blépharoptose siége quelquefois primitivement ailleurs que dans la surface cutanée : ainsi la désorganisation de la muqueuse après certaines ophthalmies, celles surtout qui amènent à leur suite la production de granulations épaisses, en propageant l'inflammation dans le tarse et le tissu cellulaire palpébral, devient une cause fréquente d'abaissement plus ou moins complet de la paupière, etc. La carie de l'orbite ou celle du frontal, l'érysipèle phlegmoneux du cuir chevelu, provoquent aussi la chute de la paupière par des accumulations de pus dans son tissu; il en est de même des ecchymoses consécutives à de violentes contusions de l'œil ou des parties voisines. Il n'est pas rare de voir l'entropion ou le trichiasis compliquer la blépharoptose chronique, surtout quand elle est due au relâchement de la peau, ou à une hypertrophie considérable du tissu cellulaire sous-cutané.

Symptômes. — La paupière supérieure est abaissée et immobile au-devant du globe; cet abaissement est d'autant plus complet que l'allongement de la peau est plus grand, ou que les autres causes qui l'ont produit sont plus prononcées. Tantôt la peau de la paupière est lâche, pâle, pendante au-devant de la fente palpébrale, comme dans l'hypertrophie du tissu cellulaire sous-muqueux; tantôt, au contraire, elle est rouge, plus ou moins vascularisée, épaissie, comme on le voit après l'inflammation phlegmoneuse des paupières ou les ophthalmies purulentes chroniques. Dans ce cas il n'est pas très rare que le tarse soit considérablement allongé, remarque déjà faite par Rosas (*Augenheilkunde*, Bd. II, S. 158), que nous avons vérifiée sur le cadavre, et qu'il soit notablement épaissi dans tous les sens. Nous aurons plus bas l'occasion de revenir sur ce fait.

Diagnostic différentiel. — Lorsque la chute de la paupière supérieure ne s'accompagne d'aucune lésion appréciable de son tissu ou des parties voisines, on doit rechercher si elle est due à la paralysie de l'élévateur, ou simplement à un allongement de la peau.

Dans l'allongement simple de la surface cutanée, si l'on saisit avec les doigts ou entre les mors d'une pince un pli transversal de la peau exubérante, le muscle droit supérieur, débarrassé à l'instant d'un poids qui empêchait mécaniquement son action, reprend aussitôt ses fonctions, et la paupière se relève.

Elle reste immobile au contraire dans la paralysie de la branche palpébrale de la troisième paire, quelle que soit la quantité de peau saisie dans la pince.

Dans la chute mécanique de la paupière, le globe se dirige facilement dans tous les sens, et la pupille se contracte d'une manière normale ; dans la chute paralytique, le plus souvent du moins, les mouvements de l'œil sont impossibles en haut, en dedans et en bas, et la pupille est dilatée.

Traitement. — Les symptômes de la blépharoptose, en dehors de la chute de la paupière proprement dite, variant selon la maladie qui l'a produite, nous ne devons nous occuper ici, sous le rapport du traitement, que du cas le plus simple, celui de l'allongement de la peau, sans aucune autre complication. Nous renvoyons aux articles *Phlegmon palpébral*, *Granulations*, *Ecchymoses*, *Tumeurs des paupières*, etc., etc., etc., pour le traitement de ces affections, traitement qui doit nécessairement consister dans les moyens capables de remédier à l'allongement de la peau. Ces moyens sont médicaux ou chirurgicaux, selon le degré du relâchement.

Les premiers ne sont applicables que dans les cas légers. Ils consistent à donner à la paupière, ou du moins au muscle qui la met en mouvement, une action plus énergique. Des lotions aromatiques (alcool, 50 grammes ; éther, 20 grammes), ou astringentes (sulfate de zinc, 2 à 4 grammes, pour 50 grammes d'eau), fréquemment répétées pendant le jour, ou des applications directes de compresses trempées dans ces liquides, seront recommandées. Si l'on n'en obtient aucun effet, on pourra recourir aux rubéfiants, aux vésicants ou même à l'application de l'acide sulfurique, comme dans l'*ectropion*. On prescrira des frictions sur la paupière malade avec une demi-cuillerée à café d'un liniment composé d'huile de croton et d'huile d'olive (2 grammes de la première pour 30 de la seconde), à l'exemple des docteurs Campanella et Carron, ou bien on appliquera sur la paupière un vésicatoire qu'on entretiendra pendant huit à quinze jours d'une manière continue selon le degré de la maladie, etc.

Les moyens chirurgicaux ne font pas plus défaut ici qu'ailleurs. Quel que soit le procédé, le but final de l'opération consiste à enlever la portion de peau exubérante, et c'est surtout à mesurer le lambeau à retrancher ou à faire tomber en gangrène par la compression, que les auteurs ont donné tous leurs soins, en inventant dans ce but des instruments particuliers qui tous sont plus ou moins ingénieux, mais qu'un chirurgien adroit peut remplacer aisément par des ciseaux et par une paire de pinces convexes ordinaires dont les branches se rapprochent solidement dans une certaine longueur au moyen d'une pression légère. Cette pince étant tenue de la main gauche, on saisit de la main restée libre un pli transversal de la paupière dans le milieu de son diamètre vertical, et l'on recommande au malade de tenir l'œil sain fermé à peu près comme pendant le sommeil, pour servir de point de comparaison.

Lorsqu'on a engagé entre les branches de la pince une quantité convenable de peau, le bord libre de la paupière supérieure est encore appliqué sur l'inférieure, et il n'y a plus de plis transversaux placés au-dessus ou au-dessous de l'instrument, tandis que si celui-ci contient entre ses branches une portion cutanée trop considérable, le bord libre s'éloignant de la paupière inférieure laisse le globe à découvert dans une étendue en proportion avec l'excédant de peau saisie. On sentira facilement l'importance de bien mesurer ce lambeau cutané, parce que, s'il est trop long, on met le malade dans le cas de réclamer une seconde opération, et que s'il est trop court, on risque de convertir la blépharoptose en une autre maladie, l'ectropion.

Cette portion de peau une fois saisie, on recommande au patient d'ouvrir les deux yeux à la fois, et en suivant avec attention le mouvement d'élévation de la paupière, on s'assure aisément qu'elle fonctionne normalement et que le diamètre vertical est le même des deux côtés. Alors et pendant que le malade tient ses yeux fermés, on serre plus fortement les branches de la pince, on passe entre elles et le globe les ciseaux préalablement ouverts, et l'on excise aussi promptement que possible toute la portion exubérante, en suivant exactement la convexité de la pince, que l'on a toujours soin de reculer un peu pour tenir compte de l'épaisseur des ciseaux.

On mesure plus aisément encore la portion de peau à retrancher si l'on se sert pour cela d'une petite pince très légère fermant en X que M. Charrière a exécutée sur nos indications, et que le muscle enlève sans aucune difficulté. Elle est utile surtout quand on a à opérer des jeunes gens chez lesquels l'abondance du tissu cellulaire exige que l'on mesure avec grande attention. Chez le vieillard, on peut enlever sans danger un peu trop de peau parce qu'elle est flasque et glisse aisément ; chez les jeunes gens, au contraire, il est prudent d'en enlever le moins possible.

Lorsque l'hémorrhagie, qui est toujours insignifiante, a cessé, ce qu'on hâte au moyen de quelques lotions d'eau froide, on réunit les lèvres de la plaie, lorsqu'elle est assez étendue, par un ou deux points de suture qu'on a soin de serrer médiocrement dans le cas où un gonflement inflammatoire considérable surviendrait, et l'on place entre eux une bandelette de taffetas d'Angleterre pour éviter des tiraillements sur les fils (je trouve les serrefines incommodes sur les paupières). On prescrit l'application de compresses d'eau froide, qui doivent être renouvelées à chaque instant pour empêcher qu'un érysipèle vienne compromettre le résultat de l'opération, et l'on invite l'opéré à tenir l'œil sain fermé, pour éviter toute espèce de mouvements dans la paupière malade.

Fig. 41.

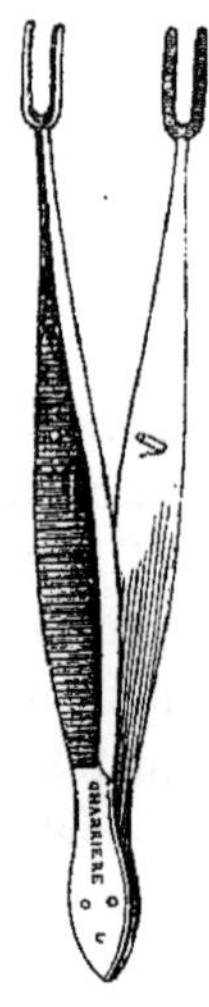

La difficulté que j'ai souvent rencontrée à faire pénétrer des aiguilles sur des tissus aussi mous que la peau des paupières m'a engagé à employer, pour faire les sutures, un instrument que j'avais imaginé dans ce même but pour des expériences sur la kératoplastie, et que j'ai fait modifier depuis tout exprès. C'est une forte pince dont chaque mors se termine par une bifurcation entre les branches de laquelle la portion de peau saisie présente un plan résistant que les aiguilles ou les épingles pénètrent très facilement ; les malades souffrent moins quand on s'en sert. En voici le dessin à demi-grandeur (fig. 41). Je ne saurais trop recommander cet instrument dont la fourche peut être augmentée au besoin, lorsqu'il s'agit de placer des sutures sur des tissus mous comme les lèvres, les bourses, la peau de certaines parties, etc.

La suture a été blâmée par Scarpa, Wenzel et d'autres, parce qu'elle occasionnerait, selon ces auteurs, des accidents inflammatoires qui nécessitent qu'on la détruise lorsque la phlegmasie ne rompt pas d'elle-même les tissus qu'elle comprend. Nous n'avons pas vu de pareils accidents survenir, et nous la regardons au contraire comme un moyen de favoriser une plus prompte réunion. Aussi l'employons-nous sans aucune hésitation lorsque la plaie a une certaine étendue; on peut toujours, d'ailleurs, enlever les fils si une inflammation trop forte se déclare.

Le troisième ou le quatrième jour au plus tard, on retire les fils, en prenant toutes les précautions convenables pour ne point déchirer la réunion de la plaie, dont la cicatrice se cache dans les plis transversaux naturels de la paupière.

ARTICLE X.

ENTROPION, OU RENVERSEMENT DES PAUPIÈRES EN DEDANS.

Si le renversement des paupières en dedans n'est pas la cause d'une difformité aussi choquante que l'ectropion, il devient plus souvent que lui une cause active de maladies, et même de destruction du globe oculaire, par suite du frottement incessant des cils sur cet organe. Ce peu de mots suffit pour faire comprendre à tout praticien combien il importe de remédier promptement à une difformité dont les conséquences peuvent devenir si graves.

L'entropion est rarement congénial; cependant Ammon a vu une petite fille (atlas, pl. 2, fig. 15) qui en était atteinte aux deux paupières du côté gauche et à la paupière supérieure du côté droit, avec ectropion de la paupière inférieure; Otto a vu l'entropion sur un monstre sans yeux. (Voy. Cornaz.)

L'entropion se présente sous divers aspects, tantôt partiel ou général pour une seule paupière, selon qu'il affecte toute la continuité ou seulement une partie du bord libre, tantôt frappant à la fois les deux paupières d'un même œil, une paupière à chaque œil ou les quatre paupières ensemble; il peut dans tous ces cas revêtir la forme aiguë ou chronique, et, quant à sa durée, être temporaire ou permanent; on pourrait encore admettre, à l'exemple de quelques auteurs, un entropion traumatique.

Étiologie. — De même que l'ectropion, l'entropion reconnaît un grand nombre de causes que nous passerons succinctement en revue, pour en classer plus aisément les diverses variétés. Les unes proviennent d'une disposition particulière de la peau; les autres, et elles sont des plus communes, de la muqueuse. L'entropion peut survenir dans certaines maladies du tarse ou dans quelques affections de l'orbiculaire, soit primitives, soit consécutives à des ophthalmies. Enfin quelquefois il est dû à la petitesse extrême du volume de l'œil ou à la présence de tumeurs qui repoussent en dedans le bord palpébral.

A. *Dispositions vicieuses de la peau.* — Le *relâchement sénile de la peau* (*entropion sénile*), surtout lorsqu'il existe à la paupière supérieure, formant un bourrelet pesant sur son bord libre, finit par la renverser en dedans, en quelque sorte mécaniquement. C'est une cause assez fréquente et qu'il me paraît opportun d'admettre malgré l'autorité de Himly. Le poids de la peau ne suffirait pas certainement pour produire le mal, et le muscle joue là un rôle actif ; mais cela n'est que la conséquence de l'état morbide de la peau. Le mal débute donc par une cause mécanique. Il en est de même de l'*hypertrophie du tissu cellulaire sous-muqueux*, particulièrement lorsqu'elle est portée à un haut degré, ainsi que de quelques cas exceptionnels de blépharites glandulaires avec épaississement énorme du bord palpébral. Les blessures avec perte de tissu, les cicatrisations vicieuses consécutives, soit à l'enlèvement de certaines tumeurs, soit à des affections charbonneuses, à des caries, des pertes de substance du rebord de l'orbite, à des brûlures, à la gangrène, etc., etc., provoquent aussi le renversement en dedans en diminuant la longueur du bord ciliaire, ou en le tendant transversalement outre mesure. Rien n'est plus facile dans les deux premiers cas (le relâchement sénile et l'hypertrophie du tissu cellulaire) que de ramener pour un moment la paupière déviée à sa direction normale, en saisissant avec les doigts un repli cutané suffisant ; dans les autres circonstances, au contraire, des difficultés plus ou moins sérieuses empêchent la réduction. De là des procédés différents pour la guérison d'une maladie en apparence la même.

B. *Raccourcissement de la muqueuse.* — Le raccourcissement de la conjonctive consécutif à certaines ophthalmies, aux granulations, aux lésions traumatiques de tout genre, comme les blessures, les désorganisations chimiques, les cautérisations mal faites ou trop souvent répétées, les brides tendues entre les deux feuillets de la muqueuse (*symblépharon*), etc., jouent un rôle très important dans la production de la maladie qui nous occupe. Ainsi j'ai vu l'entropion apparaître après la cautérisation de la conjonctive pratiquée, pour la cure de l'ectropion, au moyen de l'acide sulfurique et du nitrate d'argent ; j'ai observé le même résultat chez un homme à qui l'on avait jeté maladroitement du vinaigre au visage pendant une syncope ; non seulement il y avait chez lui entropion, mais encore symblépharon. Un grand nombre d'auteurs citent des faits semblables. L'entropion est encore le résultat d'opérations pratiquées sur la muqueuse pour l'enlèvement de tumeurs lorsque le chirurgien, trop préoccupé du désir d'aller vite, n'attend pas que le sang ne le gêne plus, et sacrifie de notables portions de conjonctive.

C. *Altérations et dispositions vicieuses du tarse.* — Les ulcérations syphilitiques ou scrofuleuses du bord libre des paupières, les échancrures profondes du cartilage qui suivent ces maladies, les blépharites glandulaires chroniques, les trajets fistuleux des conduits des glandes de Meibomius, le chalazion, les tumeurs diverses siégeant sous la peau et perforant peu à peu le tarse, les opérations pratiquées pour les enlever, etc., etc., peuvent, en changeant la forme normale du cartilage, en amener le renversement et en diriger le bord libre vers le globe. Une simple incurvation sans ulcération, ou perforation aucune, est souvent provoquée elle-même par la contraction exagérée du muscle orbiculaire, remarque déjà faite par le professeur Rosas (*loc. cit.* t. II, p. 161, § 323). Cette variété d'entropion, selon nos propres observations, est plus fréquente à la paupière supérieure qu'à l'inférieure, surtout chez les vieillards qui offrent un grand relâchement de la peau, circonstance due sans doute à ce qu'après la résorption du tissu cellulo-graisseux, les fibres de l'orbiculaire, entraînées par leur propre poids vers le bord libre, pressent uniquement sur celui-ci et le font bientôt basculer en arrière.

D. *Dispositions vicieuses de l'orbiculaire.* — Après les ophthalmies qui s'accompagnent d'une photophobie aussi intense que de longue durée, il est très commun de voir survenir l'entropion.

Cette maladie est-elle due plus fréquemment à un état purulent spasmodique de l'orbiculaire qu'à l'irritation de l'œil, qu'augmente souvent encore la déviation de quelques cils pendant les efforts que font les malades pour empêcher la lumière de pénétrer dans les yeux? Telle est la question que semblent résoudre en sens inverse MM. Velpeau et Chélius. En effet, le professeur français nie que le spasme de l'orbiculaire soit aussi commun qu'on le dit, tandis que le professeur de clinique chirurgicale de Heidelberg pense qu'il est aussi fréquent que digne d'attention.

Pour nous, il nous semble que tantôt le spasme est primitif, que tantôt, au contraire, il est consécutif à l'irritation chronique du globe oculaire, de sorte qu'il existe un lien commun entre ces deux affections. Ici, en effet, on voit, sur un œil sain la veille, apparaître tout à coup un entropion bientôt suivi d'une inflammation plus ou moins intense, déterminée par la présence des cils, et là, sur un œil photophobique depuis un temps très long, on constate l'existence de la même maladie du jour au lendemain. On voit donc, et cela se conçoit très facilement, que l'entropion est produit par le spasme seul ou par le spasme déterminé lui-même par l'inflammation chronique. Quant à l'irritation photophobique qui le précède ou le suit, elle entretient, en forçant les malades à fermer les paupières avec énergie, un état véritablement spasmodique de l'orbiculaire, état qui, par sa longue durée, peut déterminer la contracture de ce muscle et quelquefois l'incurvation du tarse. Cette dernière variété d'entropion apparaît, en général, chez les scrofuleux, souvent atteints d'ophthalmies compliquées de photophobie, chez quelques opérés de cataracte par abaissement ou par extraction; tandis que la première attaque des individus exempts jusque-là de toutes les causes probables d'une maladie de cette nature. Nous avons opéré plusieurs cas de l'une et de l'autre espèce ; nous citerons, entre autres, les deux suivants :

Le rédacteur en chef du *Journal de Seine-et-Oise* fut tout à coup atteint, sans cause connue, d'un entropion de la paupière inférieure gauche ; le spasme de l'orbiculaire était tellement énergique, que la paupière enroulée sur elle-même en dedans renfermait complétement les cils, et qu'aucun d'eux ne touchait le globe. L'acide sulfurique, promené une seule fois sur la peau dans une large étendue, guérit complétement ce malade, qui, par pusillanimité, avait refusé l'excision d'un pli cutané.

Une personne âgée de soixante-dix à soixante-douze ans fut opérée par moi de la cataracte en présence du docteur de Solaville. Une inflammation peu intense, mais continue, ayant déterminé un peu de photophobie et une sensation de gêne, l'opérée prit l'habitude de fermer énergiquement les yeux à chaque instant, et bientôt survint un entropion gauche inférieur que j'opérai avec succès par l'enlèvement d'un large lambeau de peau, mais qui se reproduisit plus tard.

Dans le premier de ces deux cas, le spasme de l'orbiculaire était primitif, tandis qu'il était secondaire dans le second.

En dehors de ces deux causes, il en est une troisième dont nous parlerons au sujet de l'*ectropion*, et qui mérite d'être rappelée ici : c'est la disposition congéniale ou acquise des fibres de l'orbiculaire par rapport au bord libre de la paupière. Il est facile, en effet, de concevoir que plus un grand nombre de faisceaux musculaires seront rapprochés de ce bord, plus la disposition à l'entropion sera grande, surtout s'il arrive en même temps que l'ouverture des paupières soit petite et que le centre du même bord soit très élevé (en supposant qu'il s'agisse de la paupière inférieure), par rapport à une ligne tendue horizontalement d'un angle à l'autre. Ne peut-on pas admettre que le clignotement énergique fréquemment répété déplace à la longue vers le bord libre de nombreuses parties de l'orbiculaire, et augmente ainsi la force de ces fibres serrées si bien dessinées par Sœmmerring, et qu'Albinus nommait *muscle propre ciliaire ?*

E. *Enfoncement congénial ou acquis du globe dans l'orbite.— Atrophie du bulbe.* — Les yeux enfoncés dans l'orbite sont singulièrement prédisposés à la maladie qui nous occupe, très certainement parce que le globe n'offre pas une résistance suffisante à l'orbiculaire, et que la paupière a ainsi une tendance toute naturelle à se porter en arrière. Il est si vrai que cette disposition de l'œil contribue à produire l'entropion, qu'on le voit très souvent suivre de près les phthisies ou les atrophies du globe, et que l'application de l'œil artificiel devient un moyen de guérison aussi sûr que durable.

F. *Tumeurs placées dans le voisinage de la paupière ou sur cet organe.* — L'entropion peut être la conséquence de tumeurs qui pousseraient le bord libre en dedans. Il suffit de signaler cette cause sans entrer dans aucun développement.

Caractères de l'entropion. — Le renversement des paupières en dedans est quelquefois *partiel*, c'est-à-dire que dans ce cas le bord palpébral n'est tourné en dedans que dans une étendue plus ou moins grande. C'est ordinairement du côté de l'angle externe qu'a lieu ce renversement. Les cils sont alors dirigés sur le globe, et le tarse présente, dans l'endroit correspondant, une incurvation marquée, symptôme qui différencie l'entropion du trichiasis.

La portion de conjonctive bulbaire incessamment frottée par les cils est rouge, d'ordinaire dans une grande étendue, et présente quelquefois un épaississement notable. Les vaisseaux anormaux de cette membrane s'étendent assez souvent sur la cornée, et s'y terminent dans un épanchement interlamellaire, ou dans une ulcération de grandeur variable.

Au début, et lorsque l'inversion vient d'avoir lieu, le malade accuse une vive douleur dans l'œil, la croit occasionnée par la présence d'un corps étranger, se frotte l'œil sans relâche, exerce incessamment des mouvements de clignotement pour se débarrasser de ce qu'il nomme souvent *un grain de sable*, et finit bientôt, lorsque, par suite de ces mouvements répétés, la sensibilité de l'organe s'est exaltée, par fermer complétement les paupières, en maintenant sur elles la main ou un bandeau.

Si le malade n'a pas immédiatement recours aux soins du chirurgien, l'entropion *aigu* qu'il était d'abord, passe bientôt à l'état *chronique*, l'œil s'habitue au contact des poils, et à part une rougeur et un larmoiement qui ne sont pas toujours très gênants, l'organe semble retrouver un repos que l'inflammation de la cornée viendra troubler de temps à autre, jusqu'au moment où se déclarera une violente ophthalmie qui pourra compromettre l'organe tout entier.

L'entropion *général*, beaucoup plus fréquent que l'entropion partiel, se caractérise par le renversement complet en dedans de toute la paupière. Comme le premier il survient brusquement et détermine le plus souvent le cortége de symptômes que nous avons décrits. Quelquefois cependant, de même que dans le cas rapporté plus haut, le malade ne s'en aperçoit point, parce que la paupière est tellement enroulée sur elle-même, que les cils, ne touchant point la muqueuse scléroticale qui se trouve en rapport immédiat avec la peau, ne déterminent aucune irritation du globe. Le malade cependant éprouve dans quelques uns de ces cas une certaine gêne à regarder les objets situés en haut ou en bas, selon que l'entropion est supérieur ou inférieur, probablement parce que le globe, exerçant sur la muqueuse un tiraillement assez grand en se tournant dans cette direction, déroule la paupière et met quelques cils en rapport avec la conjonctive bulbaire.

Dans tout entropion général, le diamètre vertical de l'ouverture palpébrale est notablement agrandi; c'est là une véritable difformité qui engage souvent les malades qui n'en souffrent pas à recourir au chirurgien. J'ai opéré tout récemment une jeune fille qui se trouvait dans ce cas : l'ouverture verticale de l'œil était très agrandie chez elle, parce que la paupière était complétement roulée sur elle-même, et que les cils ne touchaient nullement le globe.

MARCHE. — DURÉE. — TERMINAISON. — La marche de l'entropion n'a rien de déterminé : tantôt, surtout lorsqu'il est partiel et peu étendu, il demeure stationnaire pendant un temps fort long ; tantôt, au contraire, il atteint d'emblée son plus haut degré de développement du jour au lendemain, phénomène qu'on remarque surtout dans l'entropion spasmodique.

Lorsqu'il est développé, l'entropion ne se réduit point spontanément ; le secours de la chirurgie devient donc utile dans tous les cas. Nous ne parlons pas, bien entendu, de cet entropion occasionné par une ophthalmie avec photophobie de peu de durée qu'un traitement convenable fait bientôt disparaître.

Dès que la paupière est complétement renversée, l'entropion est arrivé à sa terminaison ; tout se bornerait donc là s'il ne devenait la cause de maladies très graves du globe oculaire. La conjonctivite et la kératite vasculaire d'abord, puis le pannus ; des épanchements interlamellaires, des ulcérations, la procidence de l'iris, l'oblitération partielle ou totale de la pupille, le staphylôme, la fonte purulente de l'organe en entier, sont autant d'affections que le contact des cils sur le globe peut produire et que j'ai vus. L'entropion peut donc être assimilé sous ce rapport au trichiasis.

PRONOSTIC. — Il est favorable ou grave, selon la cause, la durée, les complications diverses de la maladie. Ce n'est donc qu'au moyen de leur étude qu'on peut l'asseoir d'une manière solide.

TRAITEMENT. — Il est presque toujours chirurgical. Selon les diverses variétés d'entropion que nous avons décrites, on emploie : 1° les *antispasmodiques ;* 2° les *bandelettes agglutinatives ;* 3° les *ligatures ;* 4° la *compression ;* 5° la *cautérisation de la peau* avec le fer rouge ou l'acide sulfurique ; 6° l'*excision verticale ou transversale de la peau*, ou ces deux modes d'excision combinés ; 7° l'*excision de brides* fixant le bord de la paupière sur le globe ; 8° la *résection* d'une partie du tarse seul ou d'une portion de peau en même temps ; 9° l'*enlèvement d'une portion triangulaire* de toute l'épaisseur de la paupière; 10° la *section de l'orbiculaire* avec ou sans perte de substance; 11° l'*enlèvement de certaines tumeurs;* 12° l'*application d'un œil d'émail*, etc., etc. Tous ces moyens se rattachant aux diverses variétés d'entropion que nous avons décrites, nous nous occuperons des principaux dans le même ordre.

I. Procédés applicables a l'entropion produit par diverses dispositions vicieuses de la peau. — *Topiques astringents.* — *Bandelettes agglutinatives.* — *Compression.* Si le relâchement peu étendu de la peau a produit l'entropion, on ne doit pas perdre de vue que la maladie peut être entretenue par une disposition vicieuse des fibres de l'orbiculaire qui se rapprochent du bord libre et demeurent contractées de manière à le faire basculer en dedans. Si l'on essaie de réduire l'entropion en plaçant le doigt sur la paupière, on reconnaît que la plus légère pression suffit pour obtenir le redressement. On pourra essayer dans ce cas léger de faire disparaître le relâchement cutané par des fomentations souvent répétées de topiques astringents, tels que les solutions d'alun, de sulfate de cuivre, de zinc, de tannin, etc. Mais il conviendra d'aider ces moyens, pour les rendre plus sûrement efficaces, de l'application de bandelettes agglutinatives de diachylon gommé ou de taffetas d'Angleterre, qui auront pour effet de contre-balancer l'action des fibres de l'orbiculaire et de maintenir le tarse dans sa rectitude normale, en même temps qu'elles empêcheront l'œil de s'irriter par la présence des cils.

Il ne faudrait pas trop compter sur la seule application des bandelettes agglutinatives longtemps continuée dans le but d'éloigner les paupières du globe, malgré les succès rapportés par Fabrice d'Aquapendente, Scultet, Janin et Demours. Ce dernier auteur (1) cite un cas de guérison d'un entropion datant de quatre années, obtenue après vingt jours d'application de bandelettes gommées, et raconte qu'il eut occasion de revoir ce malade dix ans après, et qu'aucune rechute ne s'était manifestée. Il ajoute qu'un autre moyen imaginé par lui, dépendant du malade seul, et qui nous semble, à nous, mettre à une rude épreuve la volonté du patient, a quelquefois été suivi de succès. « Il faut, dit-il, que le malade consacre à cet essai trois jours et trois nuits, après lesquels on

(1) Demours, *Traité des malad. des yeux*, vol. I, p. 106.

l'abandonne s'il n'a pas réussi. Ordinairement il faut moins de temps. Le malade, en se plaçant en face d'une glace, écarte avec un de ses doigts la paupière affectée, en ayant soin de ne pas la laisser rentrer lorsqu'il est obligé de changer de position ; car cet échec ferait perdre en grande partie le fruit du temps précédemment employé. Il faut qu'il reste la nuit assis dans son lit, ayant toujours son miroir devant lui, et qu'à son réveil, s'il a été obligé de céder au sommeil, il reprenne sa paupière. Je ne crois point que personne ait indiqué avant moi ce procédé, qui m'a souvent réussi. J'ai vu son succès dépendre de l'intelligence du malade et de son envie de guérir. J'en ai vu qui, pour ne pas lâcher leur paupière, ne prenaient que des aliments liquides. Au milieu de beaucoup d'autres exemples, je trouve dans mon journal celui d'une dame de soixante-dix ans qui était affligée de cette incommodité depuis quatorze ans, et qui en fut délivrée par ce procédé en deux jours et une nuit. Dans cet intervalle, elle ne se laissa aller au sommeil qu'une seule fois et ne dormit que deux heures (!!) »

L'application des bandelettes est encore conseillée par Lawrence (1), Stœber (2) et Sanson (3) ; c'est un moyen la plupart du temps infidèle, et qui, de l'aveu des auteurs qui l'ont mis en pratique, n'est applicable que dans des cas très légers. Je l'ai vu souvent occasionner l'érysipèle.

On a encore essayé du redressement forcé de la paupière, soit au moyen de lunettes (Lawrence, *loc. cit.*, p. 275 et 276; Middlemore, p. 795) dont la monture exerce une compression suffisante sur l'organe malade, soit au moyen de fils traversant la peau (Wardrop, Kœhler selon Chélius, p. 132) ; mais cette pratique nous paraît tout au plus applicable dans des cas d'entropion léger et temporaire, et peut être avantageusement remplacée par le collodion, des bandelettes agglutinatives, ou par l'excision d'un pli de la peau.

J'ai réussi souvent à guérir l'entropion léger en traversant avec une épingle un pli vertical de la peau près des cils. Après avoir appliqué une ligature peu serrée, j'accroche un fil sur l'épingle de manière à abaisser convenablement la paupière, et je fixe l'autre extrémité à l'oreille du côté opposé en passant sous la mâchoire. J'ai trouvé ce moyen bien utile dans quelques cas d'extraction de

(1) Lawrence, *Traité pratiq. des malad. des yeux*, 1830, p. 275.

(2) *Manuel d'ophthalmologie*, 1834, p. 106.

(3) *Dictionn.* en 15 vol., art. ENTROPION, p. 376.

cataracte dont le résultat se trouvait compromis par l'entropion.

Lorsque le relâchement de la peau est considérable, les moyens que nous venons d'indiquer sont insuffisants. Il devient nécessaire alors de produire une perte de substance dans les téguments, qui ne présentent plus aux fibres de l'orbiculaire les plus éloignées du bord libre un point d'appui suffisant pour contre-balancer l'action des fibres plus nombreuses et plus fortes qui avoisinent la marge des paupières. On obtient ce résultat de deux manières : dans les cas récents et peu graves, on emploie le *vésicatoire* et la *cautérisation ;* pour d'autres plus anciens et où le relâchement est plus grand, on a recours à l'*excision* d'une portion plus ou moins large des téguments palpébraux.

Vésicatoire. Procédé de Carron du Villards. — Il est applicable dans les cas peu graves et sur les sujets pusillanimes ; son auteur le décrit ainsi (*loc. cit.*, p. 317) : « Ayant été consulté par une jeune dame blonde, scrofuleuse, atteinte d'un renversement très léger de la paupière supérieure, je regrettais d'être obligé d'y opposer des moyens en général assez douloureux. Pour l'y soustraire, je lui conseillai donc de se soumettre à l'application d'un vésicatoire ayant la forme de la paupière, et que je me proposais d'entretenir en suppuration pendant assez longtemps. Ma jeune malade se soumit volontiers à cette tentative : le vésicant fut placé ; aussitôt après qu'il eut produit son effet, j'enlevai complétement l'épiderme soulevé, et pansai avec de la pommade de Lausanne. Désireux d'entretenir dans la dénudation du derme une activité constante, j'eus recours à des applications de teinture de cantharides, moyen excellent dont M. Dieffenbach a obtenu de grands résultats pour activer l'accroissement des bourgeons charnus dans la restauration des parties mutilées.

« Ce succès m'engagea à tenter de nouveau ce moyen dans des cas analogues et même plus complexes ; je compte déjà six guérisons. »

Cautérisation. — On la pratique de deux manières : 1° par l'application d'un *fer rouge* sur la surface externe de la paupière renversée ; 2° en formant une escarre superficielle avec un pinceau d'amiante ou avec une baguette de verre chargée d'*acide sulfurique concentré*.

La cautérisation par le fer rouge, recommandée par Celse (liv. VII, chap. 7, 8), Albukasem (*Chirurgia*, p. 1, liv. I, cap. 16), Ambroise Paré et par d'autres encore, n'est plus guère employée aujourd'hui. Cependant nous avons vu le baron Larrey, le père, y avoir recours et obtenir de bons effets dans quelques cas, du reste assez légers. Delpech et M. Jobert l'ont essayée avec succès il y a quelques années.

On la pratique en promenant sur la partie relâchée de la paupière renversée un petit cautère ovalaire ou myrtiforme, comme le voulait Albukasem, ou tout simplement une spatule, comme le faisait Delpech, après avoir pris la précaution de couvrir la fente palpébrale d'une compresse humide, afin de protéger l'œil contre l'action de la chaleur. Lorsqu'on opère sur la paupière supérieure, cette dernière précaution devient insuffisante ; il faut placer une plaque de Beer sous cet organe, pendant l'application du fer chaud et éloigner du globe la paupière renversée, en tirant l'instrument en avant, de manière à laisser l'œil parfaitement isolé de la paupière. Lorsqu'on a obtenu une escarre suffisante, on abandonne les choses à elles-mêmes, et l'on se borne à appliquer sur l'œil des compresses d'eau froide, jusqu'à disparition de la douleur. Après la chute de l'escarre, on panse la plaie avec une boulette de charpie enduite de cérat, jusqu'à cicatrisation complète. Le redressement doit alors être parfait, autrement il conviendrait de recourir à une seconde application du cautère actuel.

Cette méthode est des plus mauvaises à tous les points de vue; douloureuse, longue, infidèle, elle doit toujours être remplacée par l'excision.

Méthode d'Helling. — La cautérisation par l'acide sulfurique a été recommandée par Helling (1) et par Quadri (2) ; elle nous paraît, comme à Chélius (3), de beaucoup préférable au fer rouge, mais elle laisse aussi une cicatrice dont l'étendue et les effets ne peuvent pas être toujours calculés.

Elle est applicable surtout aux cas récents et peu étendus, et en particulier à l'entropion partiel. Elle réussit également bien dans le renversement de la paupière inférieure et dans celui de la paupière supérieure, et nous n'avons rien vu dans notre pratique personnelle ni dans celle des autres qui pût justifier l'idée émise par le professeur de Heidelberg, que la cautérisation par l'acide

(1) Helling, *Hufeland's Journal*, 1815, st. IV, § 115.

(2) Quadri, *Annotazioni pratiche sulle mallattie degle occhi*. Napoli, 1818, p. 97.

(3) Chélius, *loc. cit.*, p. 133.

sulfurique réussit mieux dans le second cas que dans le premier.

On la pratique de la manière suivante : Le malade étant assis en face d'une fenêtre, la tête soutenue par un aide, on appuie légèrement à plusieurs reprises le doigt indicateur sur la paupière malade, de façon à en produire le redressement. On reconnaît assez facilement de cette manière l'endroit de la paupière où le relâchement est le plus considérable.

Il est encore plus facile d'arriver au même but en saisissant doucement la peau entre les mors d'une pince ordinaire, préalablement garnis de coton cardé maintenu en place par des ligatures de fil ; on n'occasionne de cette manière aucune douleur au malade, et l'on peut mettre tout le temps nécessaire à cette recherche, souvent aussi minutieuse qu'elle est toujours indispensable.

Cet endroit étant reconnu, on peut le marquer avec une ligne d'encre pour que la cautérisation soit appliquée où il convient et non ailleurs : alors, soit au moyen d'un pinceau d'amiante, soit au moyen d'une baguette de verre trempée dans l'acide sulfurique, on porte une goutte de celui-ci sur le centre de la partie relâchée, et on l'étend rapidement sur elle dans une surface variable en rapport avec la gravité du renversement, en soutenant la paupière pour qu'elle ne se retourne pas sur l'œil au moment où elle est chargée de caustique. La partie cautérisée doit toujours, surtout quand il s'agit de la paupière inférieure, avoir un diamètre vertical double du transversal ; de cette manière la cicatrice résultant de la perte de substance agit sur une étendue plus grande du bord libre, qu'elle tend à maintenir dans sa rectitude normale.

On peut, si on le juge convenable, répéter après quelques minutes l'application du caustique, ou, ce qui est mieux, attendre quelque temps. Il n'est pas rare, en effet, qu'une première cautérisation produise un redressement suffisant, lorsque vingt-quatre heures se sont écoulées.

Si après la première ou même la seconde application du caustique, applications que l'on ne doit faire qu'à une assez grande distance l'une de l'autre, le redressement n'a pas encore eu lieu (ce qui est rare, lorsqu'on a employé ce moyen dans un cas convenable), et s'il est urgent d'éloigner les cils du globe, on maintient la paupière au moyen de bandelettes agglutinatives, ou bien on place une épingle comme nous l'avons dit plus haut, ou bien on lie les cils en plusieurs paquets au moyen de fils de soie, ainsi que l'a conseillé Quadri, et l'on fixe ceux-ci sur le front ou sur la joue. On peut encore, et cette méthode est la plus simple, les engluer en les enveloppant de petites boulettes de cire.

On a soin, après chaque cautérisation, d'essuyer la plaie à plusieurs reprises avec un linge fin, puis de recommander au malade de baigner la partie dans l'eau froide. Il est inutile de recouvrir l'escarre de linge ou de cataplasmes ; elle tombe bientôt d'elle-même, laissant à sa place une cicatrice toute formée qui maintient le bord ciliaire dans sa rectitude normale.

On n'oubliera pas que cette cicatrice est toujours apparente, et que, sous ce rapport, l'excision d'un pli cutané est toujours préférable : elle est d'ailleurs plus sûre et infiniment moins douloureuse.

Procédé de Celse. — Excision de la peau. — Cette petite opération est applicable aux entropions légers ; on la pratique en trois temps : 1° mesurer le lambeau à enlever ; 2° l'exciser ; 3° réunir les lèvres de la solution de continuité.

Celse (lib. VII), en décrivant le premier l'entropion, a aussi indiqué le premier l'excision d'un lambeau cutané comme moyen curatif, et a été imité depuis par un grand nombre d'auteurs anciens ou modernes, parmi lesquels figurent Aétius (1), Paul d'Égine (2), Acrel (3), Saint-Yves (4), Dionis (5), Janin (6), Scarpa (7), Wenzel (8), Bordenave, Louis et beaucoup d'autres encore, qui ont apporté au procédé principal des modifications en général peu importantes. Celse décrit son procédé dans les termes suivants (édition de l' *Encycl. des scienc. méd.*, p. 320) :

. . . . . « Il n'en est pas de même de l'opération que l'on pratique lorsque le dérangement des cils provient du relâchement de la paupière ; elle ne présente aucune incertitude. Voici comment on procède : Après avoir recouvert l'œil avec la paupière, que ce soit la supérieure ou l'inférieure, on la saisit par le milieu avec les doigts, et on la soulève pour examiner combien il faut en ôter, afin de la remettre dans son état naturel.

(1) Aétius, tertr. II, serm. III, cap. 25.
(2) Paul d'Égine, liv. VI. cap. 6, 20.
(3) Acrel, *Chirurg. Vorsalle.* Gottingen, 1777, bel. I, § 70.
(4) Saint-Yves, *Nouveau traité des malad. des yeux.* Paris, 1722, p. 102
(5) Dionis, *Cours d'opérations*, p. 432 et 433. Paris, 1777.
(6) Janin, *Malad. de l'œil.* Paris, 1772.
(7) Scarpa, *loc. cit.*, p. 96.
(8) Wenzel, *Manuel de l'oculiste*, p. 134. Paris, 1808.

« On a en cela deux inconvénients à éviter : le premier, de trop couper, de peur que la paupière ne puisse plus recouvrir l'œil entièrement; le second, de ne pas couper assez, de sorte qu'on n'en serait pas plus avancé et que le malade aurait supporté une excision inutile. On trace avec de l'encre deux lignes qui comprennent ce que l'on doit retrancher; on laisse, entre le bord occupé par les cils et la ligne qui en est le plus proche, un peu de distance, afin de pouvoir y faire les points d'aiguille nécessaires.

« Les choses étant ainsi disposées, on coupe avec le bistouri ce qui est enfermé entre les deux lignes : si c'est la paupière supérieure qui est affectée, on fait l'incision un peu au-dessus des cils; si c'est l'inférieure, on la fait au-dessous et plus près des cils. On commence par couper par le petit angle si c'est à l'œil gauche, et par le grand si c'est à l'œil droit qu'on fait l'opération. On réunit ensuite les bords de la plaie par une simple suture, et l'on fait fermer l'œil. Si la paupière ne descend pas assez, on tient la suture un peu plus lâche; si elle descend trop, on la tient plus serrée, ou bien on coupe encore une petite bandelette au bord qui est en dessus. Lorsqu'on a coupé tout ce qui convient, on ajoute de nouveaux points de suture; il ne faut pas en faire plus de trois. De plus, si le mal est à la paupière supérieure, il faut faire une incision tout le long des cils, afin que, se trouvant écartés du globe de l'œil, ils se dirigent dorénavant en dehors, souvent même, si la paupière n'est pas fort renversée en dedans, cette seule incision suffit; il n'est pas nécessaire d'en faire à la paupière inférieure.

« Ces choses étant terminées, on applique sur l'œil une éponge trempée dans de l'eau froide, et on la maintient en place par le moyen d'un bandage. Le lendemain, on met un emplâtre agglutinatif; le quatrième jour, on enlève les points de suture, et l'on oint les paupières avec un liniment propre à calmer l'inflammation. »

Réflexions sur l'excision de la peau. — Ce procédé de Celse, que nous avons rapporté en entier, a été, ainsi que nous l'avons dit plus haut, modifié de plusieurs manières, non parce qu'il est insuffisant dans les cas d'entropion par simple relâchement de la peau, mais parce que beaucoup de chirurgiens, n'ayant pas recherché la cause de la maladie qu'ils avaient à traiter, en ont fait l'application à des cas qui, en réalité, n'en réclamaient pas l'emploi, et ont ensuite imaginé des moyens qui, comme celui de Celse, ne pouvaient s'appliquer qu'à des cas particuliers. L'enlèvement d'un pli de peau exige certaines précautions.

Premier temps. — Mesure du lambeau à reséquer. — L'excision d'un repli cutané, quelque simple qu'elle soit, présente cependant une difficulté réelle dans la pratique, du moins chez les jeunes gens, parce que leur peau est épaisse et ferme : c'est de mesurer exactement la portion cutanée à reséquer. On retrouve cette même difficulté dans l'opération en tout point semblable qu'il convient de pratiquer dans la blépharoptose. Bien qu'on puisse assez facilement, selon nous, mesurer la partie exubérante avec une paire de pinces un peu convexes, nous n'en croyons pas moins devoir rappeler que des instruments particuliers, dont quelques uns sont très ingénieux, ont été et sont encore employés par des chirurgiens très recommandables. Les pinces de Beer, de Beyer, de Walther, de Himly, de Graefe et surtout celle d'Adams (cette pince est dessinée plus bas; voyez *Procédé de Janson*, p. 498), nous paraissent devoir être mentionnés.

Au moyen de ces instruments, on saisit un pli de peau d'une grandeur convenable; les lèvres de la plaie sont peut-être plus régulières et la section plus rapide et plus sûre. Cependant, quand on a l'habitude de se servir d'une simple pince convexe fermant à ressort, on n'éprouve pas le besoin de changer cet instrument pour d'autres plus compliqués.

Quoi qu'il en soit, après avoir recommandé au patient de fermer doucement l'œil à opérer, on saisit entre les doigts en le tirant à soi, puis on engage entre les mors d'une pince un lambeau transversal de peau de la grandeur qu'on juge convenable, en comprenant s'il se peut quelques fibres du muscle orbiculaire; puis on fait ouvrir l'œil en suivant, s'il s'agit de la paupière supérieure, les mouvements d'élévation de cet organe. On juge aisément de cette manière, surtout lorsqu'on compare l'œil malade avec l'œil sain, si l'on a compris entre les branches de l'instrument une étendue de peau suffisante pour redresser le bord ciliaire. La lèvre de l'incision qui regarde ce bord doit, en général, en être distante de 2 ou 3 millimètres; au delà, il ne resterait plus une étendue de peau suffisante pour placer les sutures, en deçà le bord libre serait moins complétement redressé. Si l'exubérance de peau s'étend à toute la paupière, c'est au centre de cet organe que la pince devra être appliquée, tandis que ce serait vers l'un des angles si l'entropion était plus complet de ce côté. J'ai opéré un malade chez lequel la perte de substance fut faite en dehors, près de l'angle externe; bien que l'entropion fût complet, parce que la peau était évidemment très lâche et pendante de ce côté lorsqu'on maintenait la paupière redressée.

Deuxième temps. — Excision du repli saisi entre les mors de la pince. — Lorsqu'une étendue de peau suffisante est saisie entre les mors de la pince que l'opérateur tient de la main gauche, quel que soit l'œil à opérer, il ne s'agit plus que de l'enlever rapidement, et autant que possible d'un seul coup. Des ciseaux convexes, genouillés ou à bec-de-grue, comme le recommande Scarpa, atteignent mieux le but que les ciseaux droits. Le bistouri, dont l'usage est conseillé par Celse, manœuvre mal dans ce cas, quelque tranchant qu'il soit, à cause de la mollesse des tissus et des mouvements de scie qu'il faut lui imprimer. Cet instrument, de même que les ciseaux lorsqu'on porte plusieurs coups, a, en outre, l'inconvénient de laisser une plaie frangée, et dont la réunion par première intention est moins facile.

Lorsque l'entropion est très marqué et que l'on a à craindre que l'excision de la peau soit insuffisante, on excise une portion de l'orbiculaire, comme le recommande Himly. Pour exécuter ce second temps de l'opération, on glisse une plaque derrière la paupière et l'on dissèque avec les pinces et le bistouri. Il n'est pas utile d'aller jusqu'à intéresser la conjonctive, ainsi que le recommande cet auteur.

Troisième temps. — Réunion. — Lorsque le lambeau cutané est emporté, et que l'écoulement du sang, qui est toujours faible, s'est tari, la paupière semble dénudée dans une grande étendue... Quelques auteurs, parmi lesquels nous comptons Gendron (1), Wenzel (2), Scarpa (3), pensent que la suture est un mauvais moyen, qu'elle devient une cause d'inflammation des tissus, occasionne des accidents graves, et qu'on peut la remplacer avantageusement par un bandage monoculus, par des compresses ou tout simplement par des emplâtres agglutinatifs ordinaires. « La suture, moyen cruel, dit Scarpa, que les anciens associaient à l'excision, est justement abandonnée, ainsi que le vain appareil de leurs instruments... Si les chirurgiens ont cru devoir la pratiquer, c'est sans doute parce que les téguments se rétractent tellement après la déperdition qu'ils viennent d'éprouver, que la paupière semble

(1) Deshais-Gendron, *Traité des malad. des yeux*, t. I, p. 246.
(2) Wenzel, *loc. cit.*, t. II, p. 133.
(3) Scarpa, *loc. cit.*, p. 97, 100 et 101.

être entièrement dénudée. Mais ce n'est là qu'une apparence trompeuse, parce que le sourcil n'est pas plutôt déprimé à l'aide du bandage et de la compresse dont j'ai parlé, que la paupière se recouvre et que les lèvres de la plaie se mettent en contact immédiat, sans qu'il soit nécessaire de les coudre. »

Malgré l'autorité de ces chirurgiens, la suture est mise en pratique presque généralement aujourd'hui. Des épingles ordinaires ou tout simplement des fils, passés à travers les tissus au moyen d'une aiguille, suffisent pour opérer un rapprochement convenable. Rien n'est plus facile que de traverser avec l'aiguille les lèvres de la plaie, si l'on se sert, pour les maintenir, de la pince que nous avons imaginée, et dont nous avons donné la description en parlant de la blépharoptose et de l'ectropion; le dessin s'en trouve à l'article *Blépharoptose*. On doit serrer médiocrement les fils, qu'on tient écartés l'un de l'autre de 3 à 4 millimètres, et on les enlève du troisième au quatrième jour, temps ordinairement nécessaire pour que la cicatrisation soit complète. On remplace ensuite les fils pendant quelques jours par des emplâtres agglutinatifs légers.

Vers le septième ou le huitième jour au plus, la guérison est complète : cependant il n'est pas rare qu'à ce moment encore, un engorgement, d'ordinaire léger, s'il s'agit de la paupière supérieure, empêche cet organe de s'élever aussi bien que du côté sain. Le temps et l'emploi de quelques résolutifs font bientôt disparaître cet inconvénient. Il est assez fréquent, lorsqu'on a opéré sur la paupière inférieure, que le diamètre vertical de l'œil soit au contraire allongé, bien que la perte de substance ait été mesurée exactement.

Les fils ou les épingles qui doivent servir à l'application de la suture ont quelquefois été placés avant l'excision du lambeau. Dionis (1), Lafaye (2), M. A. Petit (3), Velpeau (4), A. Bérard, Cunier (5), Stiévenart de Mons, etc., saisissent un repli cutané et en traversent la base au moyen de fils ou d'épingles. La seule difficulté d'appliquer les sutures après que le lambeau de peau a été enlevé, difficulté qui n'existe plus pour nous depuis que nous nous

(1) Dionis, *loc. cit.*, p. 433.
(2) Pellier, t. II, p. 147.
(3) M. A. Petit, *loc. cit.*, p. 178.
(4) Velpeau, *loc. cit.*, p. 360.
(5) *Annal. d'oculist.*, t. IV, p. 84 et 85.

servons de pinces dont nous avons parlé plus haut (voy. la fig. 41, p. 479), a déterminé la plupart de ces opérateurs à agir ainsi. Le procédé de Cunier diffère cependant de celui des autres chirurgiens; je l'ai appliqué avec succès dans des cas légers : « Comme dans ma méthode, dit-il (p. 85, *Annal. d'ocul.*, t. IV), M. Stiévenart commence par soulever un pli de peau palpébrale, puis il implante ses aiguilles ; mais au lieu de placer comme moi le fil à suture pour produire des cicatrices adhérentes, il enlève le lambeau soulevé, et réunit ensuite en pratiquant la suture entortillée sur les aiguilles placées d'avance. La seule différence qui existe entre le procédé de M. Stiévenart et le mien, c'est que lui produit une perte de substance parallèle au bord palpébral, tandis que moi j'enlève plusieurs petits lambeaux de peau, et que je produis plusieurs adhérences entre les téguments externes et le muscle orbiculaire. »

Procédé de Janson. — Il est surtout applicable dans les entropions les plus graves.

L'excision transversale ne réussit pas toujours pour réduire l'entropion, lorsqu'il est porté à un haut degré, et surtout lorsque l'ouverture palpébrale est étroite; elle a de plus l'inconvénient de laisser après elle une difformité, l'agrandissement du diamètre vertical de l'œil ; on la remplace par une perte de substance verticale, moyen employé avec succès par Lisfranc, d'après Janson (de Lyon), et beaucoup vanté par M. Carron du Villards. Il a sur l'excision transversale le double avantage d'agir plus énergiquement sur la paupière renversée, et, lorsqu'on a obtenu la guérison, de ne point agrandir le diamètre vertical de l'ouverture palpébrale.

Pour exécuter l'opération d'entropion selon le procédé de Janson (voy. fig. 42), on saisit un pli cutané entre les doigts, ou, ce qui est préférable, entre les mors de la pince d'Adams B, et l'on fait la section avec des ciseaux courbes DD de la même manière que pour l'excision en travers, en ayant soin d'enlever la peau jusque près des cils. On réunit la plaie au moyen de la suture simple. Il est mieux, toutefois, à l'exemple de Lisfranc, de préférer la suture entortillée. On la pratique avec trois ou quatre épingles F, qu'on laisse en place jusqu'à ce qu'elles tombent d'elles-mêmes : on a ainsi trois ou quatre petites plaies transversales qui contribuent, en se cicatrisant en même temps que la section verticale, à porter le bord libre dans la direction convenable.

On peut, dans quelques cas très graves, mais seulement sur les vieillards dont la peau est flasque, pratiquer plusieurs incisions

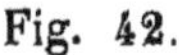
Fig. 42.

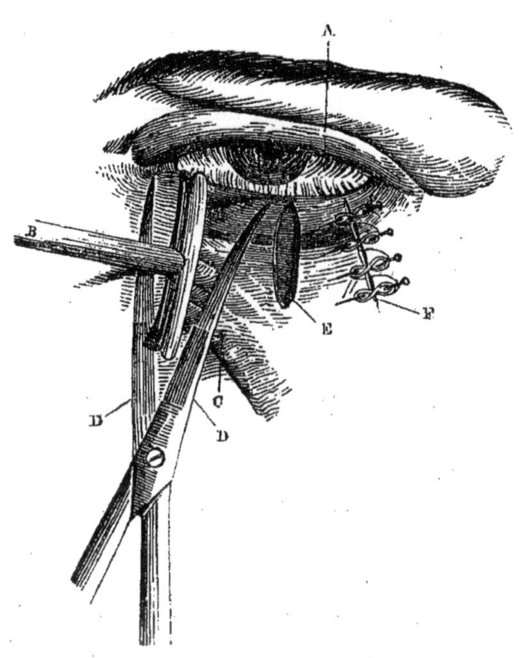

verticales à quelque distance l'une de l'autre, comme cela est représenté dans la figure, ou même, comme le conseillait Lisfranc, dénuder presque entièrement la paupière.

On pourrait encore, à l'exemple du docteur Segond, chirurgien en chef des hôpitaux militaires de Cayenne (1), faire une plaie cruciale étendue sur la surface cutanée de la paupière, c'est-à-dire combiner le procédé de Celse avec celui de Janson. Mais je n'ai jamais reconnu la nécessité de mettre ce moyen en pratique.

La figure 42 donne une idée exacte de ce qu'il convient de faire pour exécuter le procédé de Janson. A, cils renversés; B, pince d'Adams ayant saisi la peau; C, plis formés par la peau entre les mors de la pince; D, branches des ciseaux courbes glissées sous la pince pour l'excision d'un lambeau de peau vertical; E, forme de la plaie après l'excision; F, autre plaie réunie par la suture entortillée.

J'ai à peu près complétement abandonné depuis plusieurs années

(1) *Cliniq. des hôpit. de Cayenne* (*Revue médic.*, 1836), d'après Carron.

l'usage de la pince à béquilles, et je la remplace très avantageusement au moyen d'un fil que je passe avec une aiguille à travers la peau. Cette piqûre est mieux supportée que la pince, dont l'effet est toujours fort douloureux.

Au moyen du fil, la peau est convenablement soulevée et facilement emportée à l'aide de ciseaux forts et droits.

J'ai aussi abandonné la perte de substance ovalaire, surtout chez les vieillards ; je la préfère en forme de triangle, dont la base doit toujours être tournée vers le bord palpébral et à 2 millimètres environ des cils. Deux coups de ciseaux suffisent pour l'opération : le premier, dans le sens vertical pour les deux côtés du triangle ; le deuxième, dans le sens transversal pour la base. Une seule suture est placée vers le sommet du triangle. Rien n'est plus rapide que cette manœuvre, et, sur un très grand nombre d'opérations, je n'ai pas eu à regretter une seule récidive, ce qui est dû certainement à ce que la perte de substance est plus large tout près de la marge palpébrale. J'évite aussi, de cette manière, l'agrandissement vertical de l'ouverture des paupières.

II. Procédés applicables a l'entropion par dispositions vicieuses de la muqueuse. — Lorsque des cicatrices de la muqueuse très étendues, très courtes et très résistantes produisent l'entropion, cette maladie est compliquée d'un symblépharon grave (voy. ce mot) ; on devra donc d'abord s'occuper de cette dernière affection. Lorsqu'au contraire les brides sont lâches, peu étendues, dirigées du bord libre de la paupière vers le cul-de-sac conjonctival et sans adhérence avec le bulbe, l'entropion ne présente aucune gravité, et peut être facilement guéri par l'enlèvement des cicatrices, qui seront coupées ras sur la conjonctive palpébrale et sur la conjonctive bulbaire. On aura soin ensuite de cautériser l'une des surfaces saignantes avec un crayon de nitrate d'argent, pour empêcher la réunion par première intention, ou bien, si on le juge nécessaire, on maintiendra ces surfaces éloignées au moyen de bandelettes agglutinatives.

Lorsque les cicatrices sont adhérentes à leurs extrémités et sur l'un de leurs côtés, ce qui est le cas le plus ordinaire, on pourra espérer de guérir l'entropion en excisant, selon l'un des procédés que nous avons décrits dans le paragraphe qui précède, un lambeau plus ou moins grand des téguments, en y comprenant au besoin une portion des fibres de l'orbiculaire ; mais seulement s'il est facile de le réduire, en exerçant une traction légère sur la peau. Dans quelques cas graves, le procédé de W. Adams pourrait encore recevoir quelques applications heureuses.

III. Procédés applicables a l'entropion par dispositions vicieuses du tarse. — Lorsque l'excision de la peau ne peut pas réussir, et qu'on s'est assuré que le tarse est altéré et contourné en dedans sur lui-même, le procédé suivant de Crampton, modifié par Guthrie et W. Adams, employé avec succès par Rosas et Jaeger, doit être recommandé.

Procédé de Crampton modifié par Guthrie et W. Adams. — Le malade étant placé en face d'une fenêtre comme pour l'opération de la cataracte, le chirurgien saisit avec une forte pince la paupière renversée à 2 millimètres environ du point lacrymal, et l'incise d'un seul coup, selon le diamètre vertical, au moyen de forts ciseaux droits, et dans l'étendue de 5 à 6 millimètres. Une incision semblable est aussitôt faite du côté externe et très près du petit angle. L'opérateur saisit ensuite avec les mors de la pince d'Adams la partie comprise entre la double incision, de manière que la branche transversale de cet instrument s'élève juste à la même hauteur que les deux incisions verticales. La paupière malade est alors retournée en dehors au moyen de cette pince que l'opérateur tient de la main gauche, et une incision transversale, pratiquée sur la face muqueuse assez profondément pour diviser en entier le tarse lui-même, est conduite d'une incision verticale à l'autre. Cela fait, on enlève, de la manière indiquée par Celse un repli transversal cutané d'une étendue suffisante pour maintenir la paupière redressée. Les lèvres de cette plaie cutanée sont réunies immédiatement par plusieurs points de suture, tandis que les incisions verticales sont abandonnées à elles-mêmes ou pansées simplement avec de la charpie destinée à maintenir l'écartement de leurs lèvres. Des compresses d'eau froide sont appliquées sur l'œil, pour empêcher le gonflement inflammatoire des parties.

Procédé de Saunders. — Lorsque la déformation du tarse est portée à un point tel que le procédé de Crampton ne puisse plus être raisonnablement appliqué, Saunders conseille d'enlever complétement le cartilage. L'opérateur, après avoir engagé une plaque de Beer sous la paupière, incise la peau très près des cils, et d'un angle à l'autre. La face antérieure du tarse ayant été mise à nu, ses attaches à la conjonctive sont détruites.

Appréciation. — Il ne faudrait pas se dissimuler les chances l'insuccès que présentent ces deux procédés, particulièrement le lernier. Quelque ingénieux qu'il soit, celui de Crampton, modifié ɔar Adams, laisse beaucoup à désirer. Les deux incisions verti-ɔales, à peine utiles pour opérer la réduction au moment même de l'opération, perdent en se cicatrisant la valeur qu'elles paraissaient avoir d'abord. Elles ont en outre l'inconvénient, quand elles ne se cicatrisent pas, ce qui est le but de l'opération, de laisser leux colobomas à leur place. A quoi peut servir l'incision transversale de la conjonctive et du tarse? De même que les plaies verticales, elle peut être utile pendant l'opération, mais devenir une cause réelle d'introversion lorsque la cicatrisation en est achevée. Hâtons-nous de dire cependant que, si les colobomas sont une cause de difformité, ils peuvent être quelquefois utiles en allongeant le bord libre de la paupière. En somme, et pour exprimer nettement notre manière de voir sur cette opération, il nous semble que tout est parfaitement disposé pour obtenir un résultat immédiat satisfaisant, mais qu'il est loin d'en être de même quant au résultat définitif. Nous devons ajouter que nous ne nous sommes jamais trouvé dans la nécessité d'en faire une application pratique.

Lorsque le tarse présente une courbure partielle, limitée à une largeur de 5 à 6 millimètres, on peut employer le procédé de . Adams (voy. *Ectropion*), qui consiste à enlever une portion triangulaire de toute l'épaisseur de la paupière, et dans laquelle on comprend toute la partie altérée du cartilage, en prenant en même temps la précaution d'emporter un lambeau transversal de peau à la base de la paupière, et selon la méthode de Celse. Nous avons réussi à guérir par ce moyen un entropion de la nature de celui dont nous nous occupons; l'excision transversale de la peau fut faite la première, puis l'excision triangulaire d'une portion de la paupière comprenant toute la partie déviée du tarse. Une suture entortillée, médiocrement serrée, fut appliquée, et des compresses d'eau froide furent prescrites; il n'y eut aucun accident et la cure fut complète, mais le diamètre vertical de l'œil demeura notablement agrandi.

IV. Procédés applicables a l'entropion reconnaissant pour cause la contraction permanente et spasmodique de l'orbiculaire. — Plusieurs moyens ont été imaginés pour détruire la contraction spasmodique du muscle palpébral. Les principaux sont :

1° *L'incision du ligament palpébral externe*, qu'on pratique en divisant le petit angle dans le sens transversal, procédé indiqué par Wardrop (1), et en y joignant au besoin l'excision d'une portion de peau, comme l'a conseillé Müller.

2° *L'enlèvement de petites portions verticales de peau comprenant quelques fibres du muscle orbiculaire*.

Ce moyen, imaginé par Janson pour les cas de relâchement simple de la peau, réussit assez généralement dans les cas de contraction récente, surtout si l'on applique ensuite la suture comme l'indique Cunier (2), de manière à produire des adhérences entre la peau et le muscle.

Il se rapproche beaucoup de l'*excision simple d'une petite portion* de l'orbiculaire, mise en pratique par Key (voy. *the Lancet*, p. 5, novembre 1825), procédé qui réussit particulièrement si l'on enlève les fibres les plus éloignées du bord libre de la paupière, de manière à rétablir l'équilibre détruit, comme il arrive chez les vieillards dont la peau est relâchée par suite de la résorption du tissu cellulo-adipeux. Key, cependant, agit autrement; il enleva une partie des fibres placées près des cils après les avoir mises à découvert par une simple incision, réunit la plaie, et obtint une guérison complète.

Est-ce à l'incision de la peau ou à l'excision du muscle qu'il dut ce succès? Il est évident pour nous, et la pratique nous l'a démontré, que, si l'on divise par la méthode sous-cutanée ou par tout autre moyen les fibres de l'orbiculaire placées près du bord libre, l'entropion spasmodique cesse pendant quelque temps, mais reparaît dans la plupart des cas lorsque la cicatrice, en se contractant, rapproche les bords de la solution de continuité, surtout si cette cicatrice ne s'étend pas au loin dans les tissus distants du bord ciliaire. Aussi ne doit-on pas perdre de vue que l'entropion dont nous nous occupons reconnaît très souvent pour première cause un défaut d'équilibre dans l'action régulière des fibres qui composent le muscle, et que les contractions spasmodiques ne peuvent apparaître réellement que dans les fibres rapprochées du bord ciliaire, les fibres éloignées étant faibles et relâchées.

Section sous-cutanée de l'orbiculaire. — Imaginé par M. Cunier, ce procédé a été plusieurs fois mis en pratique par divers chi-

(1) Himly, d'après Chélius, *loc. cit.*, p. 136.

(2) *Annal. d'oculist.*, t. V, p. 264.

rurgiens, parmi lesquels nous citerons plus particulièrement MM. Phillips, Pétrequin, Blachman, Neumann. « Une ouvrière âgée de vingt-cinq ans portait un entropion complet à droite, dit Cunier (1); elle se présente, le 22 août, à M. Pétrequin, qui remarque que la paupière se plisse et se roule en dedans, en se recoquillant sur elle-même d'une manière concentrique, précisément dans le sens des fibres du muscle palpébral. Le doigt, appliqué sur les parties, sent la contraction qui augmente si l'on fait arriver sur l'œil une plus grande quantité de lumière. Le spasme est permanent.

» M. Pétrequin a fait tendre la paupière inférieure avec une pince placée à l'angle externe; il a implanté un ténotome effilé à la partie moyenne de l'orbite, au niveau du rebord osseux de la courbure orbitaire inférieure; puis, par un mouvement de bascule, il en a fait filer la pointe jusqu'au bord libre de la paupière, en passant derrière l'orbiculaire : alors il a opéré la section du muscle par un mouvement de dégagement de la lame, en favorisant l'opération à l'aide du doigt appliqué sur la peau, de manière à suivre tous les mouvements de la manœuvre. L'instrument a été retiré; il s'est produit une ecchymose qui s'est résorbée rapidement; le résultat a été maintenu par une compression méthodique.

» Ce procédé est celui que j'ai suivi (*Bulletin de l'Académie*, mai 1840, p. 193), à cette exception près, qu'au lieu d'appliquer une pince à l'angle externe, j'en ai placé une à doubles branches au bord libre de la paupière, sur lequel la traction a été opérée, pendant que l'indicateur et le médius de la main gauche, appliqués sur le rebord orbitaire, tendaient la peau.

» Sans l'application d'une semblable pince, la manœuvre serait par trop difficile à la paupière supérieure.

» Une recommandation fort importante de M. Pétrequin, c'est de faire pénétrer la pointe du myotome jusqu'au bord palpébral; sans cela le résultat serait incomplet. Ce sont, en effet, les fibres les plus rapprochées du bord palpébral qui sont principalement contractées dans l'entropion; le contraire a lieu dans l'ectropion : aussi la section doit-elle être limitée dans ces cas à la portion inférieure de l'orbiculaire, pour la paupière inférieure et aux fibres les plus supérieures dans l'ectropion de la paupière supérieure. »

La seule modification qui nous paraisse devoir être apportée à

(1) *Annal. d'oculist.*, t. V, p. 264.

ce procédé est l'introduction, sous la paupière à opérer, de la plaque d'ivoire de Beer, dans le but de protéger l'œil contre l'action des instruments; cette précaution est particulièrement recommandée par Dieffenbach. Ce chirurgien conseille encore d'appliquer sur l'œil opéré de longues bandelettes agglutinatives pour empêcher l'extravasation d'une grande quantité de sang dans la paupière et pour maintenir cet organe dans une position convenable.

Quelque ingénieuse que nous paraisse cette méthode, quelque nombreux que soient les succès qu'on ait obtenus en la mettant en pratique, nous ne pensons pas qu'elle soit appelée à rendre de véritables services dans la cure de la maladie qui nous occupe. Son auteur lui-même, Cunier, semble l'avoir pressenti en disant qu'on peut, « dans un grand nombre de cas, sans diviser l'orbiculaire, vaincre la trop forte contraction de ce muscle en le faisant adhérer avec la peau, » suivant sa méthode que nous avons décrite plus haut. On peut encore, dans la grande majorité des cas où la division sous-cutanée est indiquée, la remplacer par l'excision des téguments et d'une partie du muscle, ou par le procédé de Janson, qui est infiniment plus simple dans son application et plus facilement supporté par les malades. Dans un cas où nous avions pratiqué avec succès la myotomie sous-cutanée, l'entropion se reproduisit après quatre semaines, et le malade ne fut débarrassé définitivement de son infirmité que par l'excision d'une portion verticale des téguments.

V. Procédés applicables a l'entropion occasionné : 1° par l'enfoncement congénial ou acquis du globe dans l'orbite; 2° par l'atrophie de l'œil. — Il n'y a aucun moyen particulier à indiquer ici. L'incision de l'angle externe peut rendre quelques services, surtout si en même temps on enlève une portion convenable de peau, selon le procédé de Celse que nous avons décrit plus haut. Le procédé de Crampton trouvera aussi dans quelques uns de ces cas une utile application, si les incisions verticales pratiquées près des angles palpébraux sont profondes, et si en empêchant leur réunion on les transforme en colobomas qui ont pour effet d'allonger le diamètre transversal de la paupière renversée.

Lorsque l'entropion sera entretenu par l'atrophie du bulbe, la prothèse oculaire sera indiquée.

Je ne terminerai pas sans ajouter que, quel que soit le procédé qu'il aura choisi pour guérir l'entropion, le chirurgien ne devra point oublier que si d'ordinaire, après cette opération, il ne survient aucune complication sérieuse, il peut arriver exceptionnellement, surtout lorsqu'on a enlevé une notable partie des téguments palpébraux, des accidents graves, parmi lesquels l'érysipèle, les ophthalmies phlegmoneuses, etc., tiennent la première place, et que quelquefois même on a eu à combattre des symptômes cérébraux de la plus haute gravité. Il est donc nécessaire de mettre le malade dans les meilleures conditions possibles pour éviter ces fâcheuses complications. Un régime sévère, quelques purgatifs, une application de sangsues à l'anus, seront ordonnés quelque temps avant le jour fixé pour l'opération, surtout si l'on juge qu'elle doive être laborieuse et si le sujet est d'une forte constitution. La privation d'aliments solides, des boissons délayantes; l'application permanente, pendant quarante-huit heures, de compresses d'eau froide sur la paupière opérée; le repos absolu des yeux, qu'on maintiendra fermés jusqu'à la réunion complète par première intention de la plaie : tous ces moyens, recommandés après l'opération, mettront le plus ordinairement le malade hors de tout danger.

ARTICLE XI.

ECTROPION, OU RENVERSEMENT DES PAUPIÈRES EN DEHORS.

Le renversement des paupières en dehors, ou ectropion, qu'on a nommé aussi *éraillement* des paupières, est une des affections qui désolent le plus les personnes qui en sont atteintes. Rien n'est en effet plus choquant, plus désagréable à voir que cette maladie, dans laquelle la conjonctive palpébrale, mise à nu dans une grande étendue par suite du renversement de la paupière, se convertit le plus souvent en une masse charnue recouverte de végétations rouges plus ou moins nombreuses. Les larmes qui, à l'état normal, donnent à l'œil le brillant qui le rend le plus beau peut-être de nos organes, deviennent ici une nouvelle cause de difformité, en coulant incessamment sur les joues, qu'elles enflamment bientôt. L'ectropion est aussi une maladie dangereuse ; car, indépendamment du larmoiement qui l'accompagne, il détermine à la longue la vascularisation de la cornée, le pannus, l'ulcération de cette membrane et les conséquences de cette maladie, la procidence de l'iris, le staphylôme et la perte de l'organe tout entier.

L'ectropion est rarement congénial; on en a pourtant observé quelques exemples à l'état incomplet ou complet. Ammon, Loschge, Riberi, Schütte, Seiler, en ont vu des exemples. Lawrence, p. 465, fait remarquer avec raison que cette maladie peut être le résultat d'adhérences déterminées par certaines affections de l'œil et des paupières pendant la vie fœtale, et M. Rognetta (*loc. cit.*, p. 431) est du même avis que le célèbre auteur anglais.

Étiologie. — L'ectropion reconnaît un grand nombre de causes dont les unes siégent dans la conjonctive, les autres dans la peau, quelques unes dans le muscle orbiculaire (paralysie, spasme, division du tendon, changement de rapport de ce muscle avec le tarse), quelques autres enfin dans un allongement du tarse lui-même, ou dans l'existence de tumeurs situées dans l'épaisseur des paupières.

A. Toutes les causes d'*épaississement de la conjonctive* peuvent produire l'ectropion, qu'elles agissent à l'état aigu ou à l'état chronique. Les ophthalmies granuleuses, purulentes, blennorrhagiques des nouveaux-nés, etc., produisent l'ectropion, soit pendant leur période aiguë, soit pendant leur période chronique. Lorsqu'à ces affections a succédé l'état granuleux à un haut degré, que des végétations plus ou moins épaisses ont apparu sur la conjonctive, que celle-ci enfin est fortement épaissie, etc., etc., l'ectropion apparaît encore.

B. Le *relâchement de la peau*, bien que produisant plus souvent l'entropion, est aussi une cause assez fréquente du renversement des paupières, parce que les rapports normaux de l'orbiculaire et du tarse sont changés, et qu'il arrive quelquefois que les faisceaux les plus nombreux de ce muscle, entraînés par les replis cutanés vers le bord adhérent du tarse, font basculer celui-ci d'avant en arrière et de haut en bas pendant leurs contractions. (On suppose qu'il s'agit ici de la paupière inférieure.) Des dissections attentives nous ont prouvé qu'il en est ainsi dans un grand nombre d'ectropions séniles, maladies dans lesquelles la conjonctive n'est devenue sarcomateuse que consécutivement. Une cause bien plus fréquente d'ectropion, c'est le raccourcissement de la peau, qu'il soit le résultat de plaies avec perte de substance, de brûlures, de caries de l'orbite ou d'inflammations chroniques comme on en voit après les blépharites glandulaires, après les abcès du tissu cellulaire sous-cutané, les érosions des bords libres, les larmoiements chroniques ou les inflammations dartreuses de la face, etc., etc.

C. Les *affections spasmodiques de l'orbiculaire* jouent un rôle important dans la production de la maladie qui nous occupe, surtout lorsque les fibres de ce muscle sont disposées, par rapport au tarse, de telle sorte que les plus nombreuses et les plus courtes se trouvent placées vers le bord adhérent du cartilage. On a cité aussi quelques cas d'ectropion produit par la section du tendon de l'orbiculaire, ce que je ne crois pas fondé, car j'ai souvent coupé le tendon de ce muscle dans l'occlusion des voies lacrymales, et je n'ai jamais rien vu de semblable. Évidemment d'autres parties avaient été intéressées dans ces blessures, et une cicatrice vicieuse en avait été la conséquence. Riberi pense que cette affection est incurable ; cependant Ledran en a guéri complétement un cas en rafraîchissant les bords de la solution de continuité et en appliquant ensuite la suture. M. Rognetta cite de son côté un résultat analogue qu'il a obtenu.

D. *L'allongement et l'épaississement du tarse* deviennent quelquefois une cause d'ectropion ; ce fait, signalé il y a quelque temps déjà par le professeur Rosas, a été observé par nous dans plusieurs cas, tantôt longtemps après un phlegmon palpébral, tantôt à la suite d'une ophthalmie purulente avec épaississement chronique énorme des paupières. Reil avait déjà signalé avant le professeur Rosas, comme cause d'ectropion et d'entropion, un changement dans la forme régulière du tarse (voy. J.-T. Breyer, *Nova blepharoplastices methodus*, Vienne, 1831, p. 17 et 18), et Weller avait proposé de pratiquer une opération dont nous parlerons plus bas, et qui a pour but de diminuer une partie de l'étendue du cartilage.

E. Certaines *tumeurs* placées dans l'épaisseur des paupières, les exophthalmies, les exophthalmos occasionnés par les tumeurs de l'orbite, provoquent aussi l'apparition de l'ectropion, etc.

L'énumération de toutes ces causes fournit facilement la preuve que l'ectropion, dans tous les cas, n'est qu'une affection symptomatique de nature diverse, dont la cause est reconnue tantôt dans la conjonctive, tantôt dans la peau, tantôt dans le spasme, la paralysie de l'orbiculaire, c'est-à-dire dans une affection du cerveau lui-même, ou dans la section du tendon de ce muscle, en même temps que celle des parties voisines, tantôt dans l'existence de tumeurs siégeant dans les paupières, dans l'œil, dans l'orbite, etc., ou enfin dans l'application longtemps continuée d'un œil d'émail trop grand.

Variétés. — Nous en admettons, avec quelques auteurs, cinq principales :

1° Ectropion par épaississement de la conjonctive, par conjonctivite aiguë, par granulations, par tumeurs enkystées, sarcomateuses, cancéreuses, etc., etc.

2° Ectropion par allongement et déformation du tarse.

3° Ectropion par raccourcissement de la peau (carie de l'orbite, ablation de tumeurs, brûlures, cicatrices de toute espèce, blépharite glandulaire, érysipèle des paupières, inflammation du tissu cellulaire sous-cutané, etc., etc.).

4° Ectropion par maladies de l'orbiculaire (changement de rapports entre ce muscle et le tarse, spasme, paralysie du muscle, division du tendon coïncidant avec celle des parties voisines, ophthalmies répétées, photophobie chronique, relâchement sénile de la peau, affections cérébrales diverses, plaies).

5° Ectropion par suite de tumeurs intra et extra-oculaires (phlegmon, cancer de l'œil, staphylômes, tumeurs diverses de l'orbite).

Caractères généraux. — L'ectropion est le renversement plus ou moins complet de l'une des paupières ou de toutes les deux à la fois. Il est simple ou double, partiel ou général, et de beaucoup plus fréquent à la paupière inférieure qu'à la supérieure, qui est plus longue et douée de mouvements étendus.

Dans l'ectropion *inférieur*, le bord libre se détache du globe, s'en éloigne plus ou moins, s'incline en avant, puis en bas ; lorsqu'il est complet, le bord ciliaire du tarse est tourné de telle sorte que la face antérieure de ce cartilage est devenue la postérieure, et qu'alors la muqueuse palpébrale est mise à nu dans une très grande étendue. Ainsi exposée à l'air, cette membrane prend des caractères morbides sur lesquels nous reviendrons. L'éloignement du bord libre du globe oculaire donne la mesure de la gravité de l'ectropion, et peut servir à diviser la maladie en divers degrés, ainsi que l'ont fait plusieurs auteurs.

Premier degré. — Il se caractérise par un écartement très léger entre l'œil et l'arête de la paupière. Cet espace libre est rempli de larmes, et l'œil, incessamment baigné, semble plus brillant qu'à l'état normal; de temps en temps quelques unes de ces larmes s'échappent, ruissellent sur la joue, et l'enflamment quelquefois.

Lorsque le renversement est plus marqué du côté interne, le point lacrymal inférieur est tourné en avant, et le larmoiement est plus abondant encore.

Jusque-là la muqueuse palpébrale, conservant ses rapports normaux, reste saine.

On observe souvent ce commencement d'ectropion dans les affections dartreuses de la face, les érysipèles des paupières, dans les ophthalmies catarrhales ou purulentes, dans les blépharites glandulaires, et exceptionnellement dans l'euryblépharon (voy. p. 468).

Deuxième degré. — La paupière présente un abaissement plus grand; le bord libre surtout, au milieu du diamètre transversal, en est tourné presque directement en avant. Les larmes s'accumulent en grande quantité dans le cul-de-sac évasé de la conjonctive, et s'échappent sur la joue au moindre mouvement de l'œil en bas, par la partie la plus abaissée du bord libre, ordinairement située au milieu.

Dans des cas plus avancés, les larmes à peine sécrétées, disparaissent de cette manière, et alors le grand angle, la narine correspondante et l'œil restent secs.

Il n'est pas rare de voir dans ces cas la conjonctive d'abord saine s'enflammer bientôt, s'épaissir au contact de l'air et se gonfler de manière à devenir une cause d'ectropion plus active que toutes les autres; la cornée, de son côté, participe souvent à l'inflammation, se vascularise à sa partie inférieure, puis s'ulcère, etc. Il est plus que probable que l'exposition à l'air n'est pas, dans ce cas, la seule cause de maladie de la membrane transparente de l'œil, et que la disparition des larmes doit compter pour beaucoup dans la production des désordres qui la frappent. Nous connaissons une vieille dame, offrant un exemple de la réunion de ces caractères du deuxième degré de l'ectropion, chez qui la conjonctive et la cornée, privées de l'humidité nécessaire, semblent se cutiser comme dans le xérosis, et dont la joue, enflammée depuis plusieurs années, est constamment recouverte de croûtes épaisses. La pusillanimité de cette malade l'empêche de recourir à une opération très simple, qui remédierait aisément à la difformité. La cornée est également malade pour le même motif chez une jeune fille autrefois atteinte d'un anthrax des paupières, et dont M. le docteur Lambron a dû publier l'histoire, intéressante au point de vue de la blépharoplastie.

Troisième degré. — La paupière est renversée ; sa face muqueuse s'est complétement tournée en avant, et le bord libre du tarse, en rapport direct avec la joue, de supérieur est devenu inférieur. La conjonctive exposée à l'air s'hypertrophie, se couvre de granulations, de fongosités, devient sarcomateuse. Le bourrelet muqueux, qu'elle forme, protége quelquefois le globe contre l'action de l'air atmosphérique ; mais il n'en est pas toujours ainsi : dans la plupart des cas, la cornée est exposée aux inflammations les plus graves, et la vision sérieusement compromise. Le larmoiement est continuel ; les malades portent habituellement un linge à la main pour s'essuyer ; d'autres se couvrent l'œil d'un bandeau noir pour cacher leur difformité.

Tels sont, en général, les caractères de l'ectropion inférieur ; l'inflammation de la conjonctive, plus tard celle de la cornée, et le larmoiement, l'accompagnent toujours, quelle que soit sa cause, qu'on doit avant tout rechercher pour appliquer un traitement rationnel.

L'ectropion *supérieur* est moins fréquent que l'inférieur, et presque toujours produit à la suite de graves altérations de la peau qui exigent diverses opérations chirurgicales sur lesquelles nous reviendrons.

Pronostic. — Il est en rapport de gravité avec la cause qui a produit la maladie : c'est donc cette cause qu'il faut d'abord connaître.

Traitement. — **Première variété.** — *Ectropion par épaississement de la conjonctive.* — On le divise en *aigu* et *chronique* ou *sarcomateux.*

Ectropion aigu. — On le voit survenir le plus souvent pendant la période aiguë des ophthalmies purulentes. La conjonctive, boursouflée outre mesure, dépasse le bord libre des paupières, puis renverse bientôt celles-ci. — Cette maladie n'étant le plus souvent qu'un épiphénomène de l'ophthalmie purulente (voy. ce mot) ou de la blépharite aiguë, nous ne nous en occuperons point ici ; nous nous bornerons seulement à dire que les scarifications répétées de la muqueuse, l'excision partielle, la cautérisation, sont les premiers moyens à mettre en usage.

S'il est encore possible de pratiquer la réduction, on doit y procéder aussitôt et appliquer la compression, parce qu'une fois produit, l'ectropion ne tarde pas à devenir plus marqué par le fait même de l'étranglement des parties, qui augmente sous l'influence du renversement lui-même. Ces moyens sont encore recommandés lorsque l'ectropion est le résultat du chémosis inflammatoire ou du chémosis séreux, du phlegmon palpébral, etc., etc. Nous en traiterons plus longuement lorsque nous nous occuperons de ces affections.

Ectropion chronique ou sarcomateux. — L'exubérance de la conjonctive est le plus souvent provoquée par les ophthalmies purulentes ; la muqueuse, hypertrophiée outre mesure, devient ainsi une sorte de corps étranger, qui repousse en dehors la paupière, et la déplace à divers degrés. Plus tard, des granulations, des fongosités, des végétations, apparaissent sur la conjonctive en forme de bourrelet semi-ovalaire, plus épais à son milieu qu'à ses extrémités.

Si l'autre paupière est menacée en même temps, ce qui est rare, les extrémités du double bourrelet muqueux s'unissent vers les angles, et il en résulte un bourrelet formant un ovale complet, entourant la cornée à des distances variables, à la manière du chémosis, auquel il ne ressemble aucunement par ses autres caractères. Ce bourrelet, prenant de jour en jour un développement plus grand, chasse peu à peu la paupière, et le renversement devient alors complet.

Si cet état de choses dure longtemps, le bord libre de la paupière s'allonge, de sorte qu'en opérant la réduction de l'ectropion avec le doigt, on reconnaît qu'il est devenu trop étendu pour s'appliquer exactement contre le globe, la tumeur conjonctivale étant enlevée.

Plusieurs *moyens médicaux* ont été employés pour la cure de l'ectropion sarcomateux léger et incomplet. Les topiques astringents, comme les collyres de plomb, de zinc et autres, les pommades résolutives, celles de précipité rouge ou blanc, les pommades de zinc, de cuivre et autres encore, ont été recommandées selon le cas. On y doit recourir, si la maladie est encore récente et peu grave.

Les *moyens chirurgicaux* employés pour la guérison de l'ectropion sarcomateux varient selon la gravité de la maladie et ses complications. Ils sont de trois ordres :

1° La *cautérisation ;*

2° L'*excision du bourrelet* formé par la conjonctive dégénérée ;

3° L'*excision simultanée de ce bourrelet* et d'*une partie triangulaire* de toute l'épaisseur de la paupière.

A. *Cautérisation.* — Elle n'est applicable que dans les cas les plus légers, et en particulier lorsqu'un épaississement conjonctival de peu de volume existe entre le globe et le bord libre de la paupière ; cependant on a guéri des ectropions complets par ce seul moyen répété pendant un temps considérable à des distances plus ou moins éloignées, et alors que la muqueuse présentait déjà un épaississement sarcomateux capable par son volume d'opérer seul le renversement palpébral. Mais, hâtons-nous de le dire, ce procédé est alors d'une longueur impossible à calculer, et doit être absolument réservé aux cas peu graves et récents, parce que l'action du caustique, en même temps qu'elle n'agit pas toujours d'une manière suffisante, ne peut souvent pas être limitée exactement dans ses effets, et qu'il peut en résulter à la longue de violentes ophthalmies traumatiques et même des dégénérescences de la muqueuse, des symblépharons, etc.

On a pratiqué la cautérisation de la muqueuse avec divers agents, parmi lesquels le crayon de nitrate d'argent nous paraît devoir tenir la première place ; cependant j'ai guéri bon nombre de malades, par l'application du crayon de sulfate de cuivre tous les deux jours sur la conjonctive. Hippocrate, Celse, et quelques chirurgiens modernes, ont recommandé le cautère actuel ; Weller conseillait le beurre d'antimoine ; Guthrie, l'acide sulfurique, etc. ; mais tous ces moyens dangereux ont cédé la place au caustique lunaire.

La cautérisation avec le nitrate d'argent se pratique de la manière suivante. Le malade est assis, sa tête est soutenue par un aide. Le chirurgien abaisse la paupière autant que possible, pour mettre en relief la partie malade de la muqueuse ; au moyen d'une curette ou de tout autre instrument de peu de volume, il pousse dans le grand pli conjonctival, entre le bourrelet muqueux et l'œil, et cela d'un angle à l'autre, une petite boulette de coton imprégnée d'huile, dans le but de protéger la conjonctive bulbaire contre l'action du caustique. Si les parties à cautériser ont été atteintes par le corps gras, elles sont soigneusement essuyées avec un linge fin, puis légèrement mouillées d'eau avec une éponge.

On promène alors le crayon de nitrate d'argent sur toute la surface malade, avec la lenteur et la précaution convenables, en ayant soin d'épargner le point lacrymal. Après quelques secondes d'attente nécessaire pour que l'action du caustique devienne aussi complète que possible, on lave, avec de l'eau légèrement additionnée d'acide chlorhydrique fumant, ou tout simplement avec de l'eau salée, toute la partie blanchie par le nitrate, pour enlever et neutraliser complétement tout ce qui serait de trop, puis on enduit l'escarre d'une forte couche d'huile, et on laisse la paupière reprendre sa place normale. Après une heure, on enlève la boulette de coton placée dans le sillon conjonctival, et on recommande au malade de continuer de faire sur l'œil les fomentations d'eau froide qu'il a dû commencer immédiatement après l'opération.

Après l'élimination de l'escarre, la cicatrisation des tissus sous-jacents commence, et le raccourcissement de la muqueuse qui en résulte protége bientôt la paupière contre un renversement plus grand, puis ensuite la redresse.

On ne doit point oublier ici surtout que la durée de la contraction des cicatrices est indéfinie, et qu'il est important de ne pas trop se hâter, après une première cautérisation, de recourir à une seconde, qui pourrait en définitive avoir pour effet de convertir le renversement palpébral en une affection bien plus grave, l'entropion. Cette dernière observation s'applique plus particulièrement aux cas où la cautérisation aurait été faite avec le fer rouge, le beurre d'antimoine ou l'acide sulfurique.

Si, malgré toutes les précautions que nous avons recommandées, il arrivait qu'une partie de la conjonctive bulbaire se trouvât cautérisée par le point correspondant de la muqueuse palpébrale contenant un excédant de nitrate, on devrait surveiller avec soin si des adhérences entre les deux feuillets muqueux ne pourraient point en être la conséquence, et les rompre au fur et à mesure pour ainsi dire de leur formation, soit en y portant directement un stylet un bon nombre de fois, soit en appliquant sur la paupière une bandelette agglutinative pour détruire le parallélisme des surfaces atteintes par le caustique, soit enfin en recommandant au malade, surtout s'il s'agit de la paupière inférieure, de porter souvent le doigt sur cet organe, et d'y imprimer par secousses des mouvements répétés et étendus. Il est inutile dans tous les cas, et en particulier dans ceux de cette nature, de recourir à l'introduction, sur la surface muqueuse, de corps étrangers d'aucune espèce, pour empêcher la formation de ces adhérences qui constituent la maladie que nous avons décrite sous le nom de symblépharon.

B. *Excision du bourrelet formé par la conjonctive dégénérée.* — Lorsque le renversement de la paupière est occasionné par la présence d'un bourrelet volumineux, fusiforme, recouvert de granulations et de végétations volumineuses de la conjonctive, la cautérisation ne doit plus être pratiquée, et c'est à l'excision de ce bourrelet muqueux qu'il convient de recourir.

On l'a exécutée de plusieurs manières : Antyllus enlevait de la conjonctive un lambeau en V, et réunissait les lèvres de la plaie par la suture; mais il restait, de chaque côté, des parties muqueuses malades, et des inflammations très fortes de l'œil lui-même en devaient nécessairement être la suite, les sutures conjonctivales faisant l'office de corps étrangers. Paul d'Égine perforait avec une longue aiguille la partie boursouflée de la conjonctive, et la soulevant ainsi d'un angle de l'œil à l'autre, la disséquait avec une grande facilité au moyen de ciseaux. A l'exemple de M. A. Severin, Bordenave, Bartisch, Richter, j'ai soulevé le bourrelet muqueux au moyen d'anses de fil passées de distance en distance chez un sujet très pusillanime, et la dissection m'a paru des plus faciles. Depuis plusieurs années je me trouve parfaitement de ce procédé. Scarpa, Roux, conseillent d'opérer avec une érigne ou une pince; mais les tissus se déchirent souvent, et les anses de fil sont préférables.

Rien n'est plus simple que cette petite opération : qu'on saisisse le bourrelet muqueux avec les anses de fil, avec les pinces de Graefe ou de Himly, qu'on l'accroche avec une érigne simple à la manière de Jæger, qu'on le dissèque ensuite avec des ciseaux de Cooper, de simples ciseaux courbés, ou avec des bistouris convexes ou droits, on ne trouve nulle part de difficulté dans une opération qui n'en présente point en réalité. Une simple aiguille courbe et du fil, de simples pinces à disséquer, une paire de ciseaux droits, peuvent remplacer aisément tous ces instruments, qui ne me paraissent point offrir de sérieux avantages.

Lorsque l'écoulement du sang a cessé, l'opérateur doit veiller à rapprocher autant que possible les lèvres de la plaie. On obtient cela très aisément en replaçant la paupière dans sa position naturelle, et en appliquant dessus, soit des bandelettes agglutinatives, soit un bandage monoculus ordinaire peu serré. J'ai plusieurs fois opéré des ectropions sarcomateux sans prendre la précaution de relever la paupière, mais en cautérisant légèrement le lendemain les lèvres et le fond de la plaie avec un crayon de nitrate d'argent. En agissant ainsi, je n'ai eu aucune inflammation consécutive, parce que cette manière de faire me permettait d'appliquer des fomentations d'eau froide ou glacée, selon la saison, sur l'œil opéré, et j'ai obtenu un redressement plus complet que par la simple excision.

Lorsqu'il n'y a point de bourrelet sarcomateux et que la conjonctive, bien qu'exposée à l'air, n'est point dégénérée, phénomène qu'on remarque assez souvent dans les ectropions séniles, ou lorsque l'ectropion est produit par un léger raccourcissement de la peau, on peut se borner à agir sur la muqueuse selon le procédé suivant :

Procédé d'Antyllus. — Il consiste à enlever sur la conjonctive un lambeau en forme de V, dont la base est tournée vers le bord libre ; le tarse n'est aucunement intéressé. Il n'est point absolument indispensable, loin de là, de donner cette forme triangulaire à la perte de substance, et l'on peut se borner, comme le recommandait l'illustre Bordenave, imité en cela par M. Pétrequin, de Lyon, et par beaucoup d'autres chirurgiens, à enlever la partie exubérante de la muqueuse en agissant selon le diamètre transversal de la paupière, et à pratiquer au besoin, car cela n'est pas toujours nécessaire, un pansement convenable pour maintenir l'organe opéré dans sa position normale.

Procédé de Dieffenbach. — Il est enfin un autre moyen d'agir sur la muqueuse dans le cas d'ectropion ; on le doit à Dieffenbach. Le procédé consiste à inciser toute l'épaisseur de la paupière depuis la peau jusqu'à la conjonctive, au delà du bord adhérent du tarse, et assez près du rebord de l'orbite, puis à attirer au dehors la lèvre supérieure de la conjonctive incisée, en lui faisant traverser la plaie, et à la fixer à la lèvre inférieure de celle-ci, au moyen d'épingles et d'une suture entortillée. La lèvre supérieure de la plaie peut n'être pas comprise dans les épingles : on évite ainsi, selon Chélius, une suppuration assez abondante. Lisfranc, Cunier et M. Carron du Villards paraissent avoir retiré de véritables avantages de ce procédé, qui ne nous semble, de même qu'à M. Velpeau, qu'un moyen d'exception, applicable seulement à certains cas particuliers. Il paraîtrait, au reste, que ce moyen, encore peu expérimenté, a échoué entre les mains de M. Serre sur un malade de Montpellier, que Cunier a eu l'occasion d'y voir en 1838.

Lorsque la paupière ne s'applique pas exactement à toute la surface convexe du globe, quand on la redresse et qu'elle paraît plus grande qu'il ne convient, il n'y a pas lieu de recourir aux diverses opérations que nous venons d'indiquer (et pas même au procédé de Dieffenbach, que Cunier juge pouvoir remplacer par celui d'Adams, dont nous allons parler), parce qu'elles n'empêcheraient pas la formation d'un cul-de-sac dans lequel les larmes ne cesseraient de s'accumuler. Cette circonstance tient à l'allongement du bord libre de la paupière par suite du relâchement des ligaments interpalpébraux, et à la courbure en sens inverse du tarse, conséquence du renversement de ce fibro-cartilage. Cette seconde opération, devenue nécessaire, fait l'objet du paragraphe suivant :

C. *Excision du bourrelet sarcomateux de la conjonctive et d'une partie triangulaire de toute l'épaisseur de la paupière.* — Lorsque le bord libre de la paupière est notablement allongé, ce qu'on doit chercher à reconnaître avant toute opération d'ectropion, en en mesurant la longueur avec un gros fil fortement ciré qu'on reporte ensuite sur l'œil sain, on doit non-seulement enlever le bourrelet sarcomateux comme nous l'avons indiqué, mais encore employer un moyen capable de diminuer l'étendue du bord libre lui-même. Dans quelques cas il m'a suffi, pour guérir le mal, d'enlever le bourrelet sarcomateux et de produire au côté externe un ankyloblépharon artificiel. Lorsque la paupière est maintenue redressée, l'allongement disparaît peu à peu, et alors on peut diviser la bride, faire disparaître l'ankyloblépharon sans aucun danger, et rétablir ainsi les choses dans leur état ordinaire. La trace de l'avivement des bords libres n'est pas apparente. Si l'allongement de la paupière est trop grand, on a recours à l'un des procédés suivants :

Procédé de W. Adams. — Ce moyen, imaginé en 1812 par W. Adams, est encore souvent mis en pratique aujourd'hui. Il consiste à enlever, avec des ciseaux ou un bistouri, un lambeau triangulaire comprenant toute l'épaisseur de la paupière, depuis la peau jusqu'à la conjonctive inclusivement. La base du triangle, regardant le bord libre, est placée au milieu du diamètre transversal ; elle a de 5 à 10 millimètres d'étendue, et les côtés descendent vers le bord inférieur de l'orbite, de 12 à 25 millimètres environ. On réunit la plaie au moyen de la suture entortillée pratiquée sur des épingles qui traversent toute l'épaisseur de la paupière. Ces épingles doivent être placées avec un soin tout particulier, celle surtout qui est au bord libre, car autrement il en résulterait un coloboma. Les pinces à suture que nous avons imaginées, et dont les branches se bifurquent à leur extrémité, sont très utiles dans cette circonstance, parce que les tissus saisis entre les quatre mors présentent à l'épingle un point d'appui solide et sont perforés avec la plus grande précision dans l'endroit et dans l'épaisseur nécessaires. (Voy. le dessin de ces pinces à l'article *Blépharoptose*, p. 479.)

Ce mode opératoire, tout ingénieux qu'il est, a été sévèrement jugé par beaucoup de chirurgiens, parce qu'il laisse une cicatrice au milieu de la paupière et qu'il substitue une difformité à une autre, circonstance qui a une certaine valeur dans quelques cas particuliers. C'est ce motif qui a fourni à Dieffenbach l'occasion de créer un procédé présentant quelque analogie avec le procédé conseillé par M. le professeur d'Ammon, qui pense avec raison, suivant nous, que dans tous les cas on ne doit recommander l'excision d'un lambeau triangulaire qu'à l'angle externe de l'œil, parce que la cicatrice se cache aisément dans l'un des plis cutanés naturels existant en cet endroit. Cet ingénieux procédé de Dieffenbach, applicable aux deux paupières, est décrit dans les termes suivants par M. Deval (*loc. cit.*, p. 467).

Procédé de Dieffenbach. — « Nous supposerons qu'il s'agisse de pratiquer cette opération à la paupière inférieure du côté droit (fig. 43).

« On commence par pratiquer en dehors de l'angle externe, et très près de cet angle, trois incisions A B, A D, et B D. La pyramide doit être disposée de telle sorte que sa base, longue de 6 ou 8 millimètres environ, soit au niveau de la commissure externe. On dissèque le lambeau cutané circonscrit par les trois sections, et on l'extirpe; puis on divise la commissure temporale par une incision transversale B C, qui fait suite à la limite supérieure de la plaie triangulaire; on détache la paupière en dehors, on en résèque le bord ciliaire, près de l'angle externe, dans une longueur qui équivaut à celle de la base de la pyramide. Cela fait, l'extrémité externe du voile est

Fig. 43.

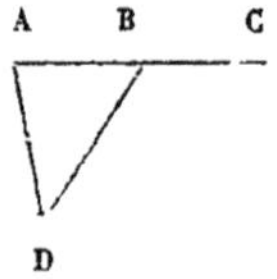

A B C

D

amenée dans A B D, la lèvre saignante du bord libre se mettant en rapport avec A B ; l'organe redressé et tendu est enfin fixé dans cet endroit à A B et à A D, par la suture entortillée, à l'aide d'épingles à insectes. »

C'est pour éviter la cicatrice verticale placée au milieu de la paupière, lorsqu'on met en pratique le procédé de W. Adams, que j'ai préféré plusieurs fois faire la perte de substance nécessaire à l'angle externe, comme il est indiqué dans la figure 44.

Un premier trait de bistouri divise l'angle externe selon la ligne A C. Une autre incision, partant du bord libre renversé, est dirigée selon la ligne B C. La base du triangle cutané, mesurée par la ligne A B, se trouve ainsi formée par le bord libre de la paupière. On pratique aussitôt sur la muqueuse renversée deux autres

Fig. 44.

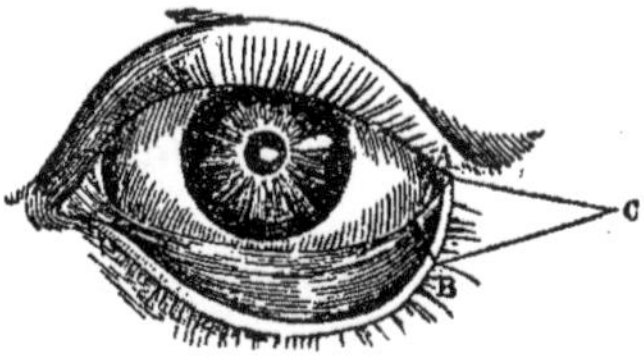

Fig. 45.

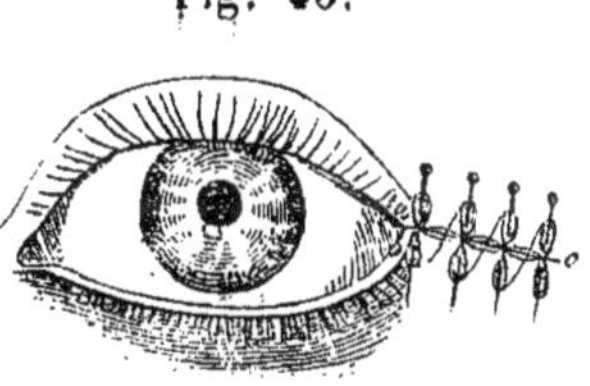

incisions partant des points A B, et se réunissant dans le repli de la conjonctive sur le globe, de manière à enlever une portion muqueuse triangulaire, dont la base repose sur celle du triangle cutané. La réunion est des plus faciles, à cause de l'extrême laxité de la peau en cet endroit. Le bord libre de la paupière est entraîné en haut, et fixé sur l'extrémité interne de la ligne A C de la figure précédente. Les deux côtés du triangle mesurant la perte de substance sont réunis par quatre camions, sur lesquels on pratique la suture entortillée. Les lettres *b b* (fig. 45) indiquent le point de réunion après l'enlèvement du double lambeau triangulaire muqueux et cutané ; *c* montre la limite de l'incision du côté externe. Ordinairement deux épingles suffisent.

J'ai pratiqué plusieurs fois ce procédé ; mais j'ai eu soin de faire l'incision A C de la figure précédente un peu au-dessous de l'angle externe, l'expérience démontrant qu'il s'arrondit assez souvent quand on le divise.

Deuxième variété. — *Ectropion par allongement et par déformation du tarse.* — L'hypertrophie du tarse, ainsi que nous l'avons dit plus haut, suit assez fréquemment les ophthalmies purulentes chroniques, le phlegmon palpébral, et quelquefois la blépharite glandulaire invétérée, et devient ainsi une des nombreuses causes de l'ectropion. Selon Reil, qui a proposé l'incision et l'excision du cartilage, ce serait une des causes les plus fréquentes du renversement des paupières; mais, il faut se hâter de le dire, cet auteur semble être tombé là dans une étrange erreur, car la pratique démontre évidemment que c'est une des plus rares. On conçoit aisément cependant que si dans quelque cas le fibro-cartilage croît en hauteur, c'est-à-dire selon son diamètre vertical, et que les fibres de l'orbiculaire déplacées soient entraînées vers son bord supérieur, on conçoit, dis-je, que ces fibres, en se contractant et en agissant plus spécialement sur ce bord, fassent basculer la paupière épaissie, et que celle-ci se renverse tout à fait par ce double motif. Quoi qu'il en soit à l'égard de cette explication, il est hors de doute que le tarse s'épaissit, et que son allongement, existât-il seul, produirait au moins une blépharoptose, qui nécessiterait une opération semblable dans les deux cas (voy. *Blépharoptose*).

Weller, que nous laissons parler, décrit ainsi cette opération, qu'il paraît avoir pratiquée un certain nombre de fois : « Après avoir saisi les végétations dures et sarcomateuses de la conjonctive avec une érigne semblable à celle dont on se sert pour l'extirpation des tumeurs enkystées des paupières, j'enlève le mieux possible ces productions avec le petit bistouri dont Bénédict fait usage pour ouvrir le sac lacrymal, et je fais au milieu de la paupière la résection d'une portion du cartilage tarse de la longueur d'environ 2 lignes, en ayant soin de ne pas intéresser l'arête externe du bord de la paupière. Je réduis ensuite l'ectropion et je maintiens la paupière dans sa situation naturelle au moyen de bandelettes agglutinatives qu'on renouvelle tous les jours avec soin, jusqu'à l'entière cicatrisation. Lorsque cela est nécessaire, non-seulement je fais continuer l'emploi de ce moyen après la guérison, mais je prescris aussi les frictions stimulantes et spiritueuses. Jusqu'à présent, dans tous les cas où j'ai suivi cette marche, l'ectropion a été guéri d'une manière durable ; il n'en est résulté qu'un petit sillon du bord palpébral dans le point où le tarse avait été excisé. Le principe sur lequel repose ce procédé opératoire est ce fait d'expérience, que toute plaie avec perte de substance, si les bords n'en sont pas tenus écartés par la contraction des fibres musculaires divisées, se réunit par le rapprochement de ses bords pendant la cicatrisation. »

Le tarse peut encore subir diverses modifications dans sa forme, et cela indépendamment d'un plus ou moins haut degré d'allongement et d'épaississement. Il suffit de rappeler, d'une part, que ces modifications peuvent avoir lieu, et d'autre part qu'on obtient de bons résultats dans la résection de ce cartilage, pour qu'on soit à même de pratiquer les opérations convenables à chaque cas particulier.

Nous terminerons par quelques mots sur un procédé d'exception que son auteur, de Walther, a nommé *tarsoraphie*, et qui a quelque analogie avec le procédé de Weller et celui d'Adams, du moins en ce que dans les deux cas on enlève une assez grande portion du cartilage. « Chez un individu que j'ai opéré, dit le professeur de Munich, la commissure externe était tiraillée vers la tempe par une cicatrice avec perte de substance siégeant dans cet endroit. La commissure était ronde, irrégulière; les paupières renversées en dehors, et la conjonctive enflammée. La cicatrice fut circonscrite par deux incisions réunies vers la tempe ; la base du triangle enlevé comprenait le tiers externe du cartilage tarse de l'une et l'autre paupière ; la plaie fut réunie par deux points de suture, et la guérison du double ectropion fut complète. » Ledran a consigné dans les Mémoires de l'Académie de chirurgie (t. II, p. 21) un fait à peu près semblable, dans lequel des moyens analogues ont été suivis d'une réussite complète.

Troisième variété. — *Ectropion par raccourcissement de la peau.* — Lorsque la maladie est au premier degré et qu'elle est causée par des affections impétigineuses, il suffit d'appliquer pendant quelque temps des émollients sur les portions de peau malades, comme l'ont conseillé Fabrice d'Acquapendente, Richter, Beer et Scarpa, et d'aider le redressement en conseillant au malade d'exercer des tractions répétées sur les parties, pour en opérer la distension.

Si, au contraire, l'ectropion est le résultat de brûlures, de caries, de tumeurs charbonneuses, de plaies avec perte de substance, etc., etc., on devra, selon le cas, recourir à l'un des procédés suivants, en ayant soin de les modifier de différentes manières, suivant le cas particulier auquel on aura affaire.

1° *Procédé de Celse, ou simple incision des cicatrices.* — Ce moyen, imaginé par Celse, employé par un grand nombre d'auteurs qui l'ont modifié de différentes manières (Albukasem, Guillemeau, Heister, Dionis, Fabrice d'Acquapendente, Richter, Acrel, Beck et autres), consiste à diviser la cicatrice par une incision en demi-lune, disposée de manière que les extrémités en soient tournées vers les angles de l'œil pour la paupière supérieure, et, vers les mâchoires pour la paupière inférieure, et à maintenir écartées les lèvres de la plaie par des plumasseaux de charpie ou d'autres corps étrangers. L'incision, énergiquement blâmée par Maître-Jan, Fabrice de Hilden, Bordenave, et plus tard par presque tous les chirurgiens modernes, parmi lesquels figurent Richerand et Scarpa, a été pratiquée avec succès par Pellier (t. II, p. 145) et par M. A. Petit, qui en cite un cas remarquable (*Obs. clin.*, p. 176); elle a été remise en honneur par Lisfranc il y a quelques années, et semble devoir rendre de véritables services dans quelques cas particuliers. Si l'on choisit ce moyen, il conviendra, pour maintenir l'allongement de la cicatrice, d'essayer du procédé conseillé par M. Amussat, et qui consiste à rompre tous les jours la membrane pyogénique dans le fond de la plaie, au moyen d'un instrument pointu. La pratique nous a convaincu qu'en y mettant de la persévérance, on en obtient un bénéfice véritable, surtout si l'on a soin de maintenir la paupière redressée, soit par des bandelettes agglutinatives (J. Fabrice et Solingen), soit par des fils traversant toute l'épaisseur de la paupière, et fixés, selon qu'il s'agit de la supérieure ou de l'inférieure, au front ou à la joue (Acrel).

Si les cicatrices sont dures, épaisses et adhérentes aux os, il sera bon, avant de recourir aux procédés suivants, de recommander au malade, longtemps avant l'opération, d'exercer, selon le conseil de quelques auteurs, de fortes tractions dans tous les sens sur les tissus, afin de les rendre aussi mobiles que possible.

2° *Procédé de W. Adams.*—Nous l'avons décrit tout à l'heure; nous n'y revenons ici que pour ajouter que dans le cas où les brides sont fort étendues, il est indispensable de prolonger le sommet du triangle aussi loin que possible, de disséquer la peau à droite et à gauche sous les lèvres de l'incision, dans une étendue convenable pour que la réunion soit aisément obtenue. Le pansement est fait comme il a été dit, au moyen d'épingles et de la suture entortillée, et les tissus sont soutenus par de fortes bandelettes agglutinatives, qui ont pour office d'empêcher l'écartement de la plaie et d'en favoriser la réunion par première intention. On recommande dans ce même but des fomentations froides sur la plaie, pendant un jour ou deux, et l'on veille avec attention à ce qu'aucune cause d'expectoration, de toux, d'éternument, de vomissement, ne tourmente le malade pendant les premières quarante-huit heures, la rupture de la cicatrice pouvant en être la conséquence, ainsi que nous l'avons vu sur un de nos opérés, chez lequel du tabac pris par le nez était, pendant le décubitus dorsal forcé, descendu sur la luette et dans le pharynx.

Ce procédé d'Adams est très fréquemment appliqué en France; j'en ai tiré de très bons résultats ; mais j'ai vu, comme Dieffenbach, la plaie suppurer et la paupière être sérieusement compromise par suite de la suppuration et de la perte de substance qu'elle avait subie. Le plus grave inconvénient qui survienne dans ce cas c'est un raccourcissement fort considérable dans le diamètre transversal; Dieffenbach croit l'éviter en remplaçant l'incision en V par une incision ayant la forme de deux parenthèses réunies à l'une de leurs extrémités. (Voy. plus bas, p. 523.)

3° *Procédé de Chélius.* — Chélius (*loc. cit.*, p. 147, traduction de Reus et Deyler) décrit dans les termes suivants les indications particulières de ce procédé, dont il a tiré des avantages marqués. « Chaque fois que le raccourcissement de la peau existe à un de- » gré notable, et qu'il y a une cicatrice très dure, il faut chercher » à obtenir une cicatrice suffisamment large, et raccourcir le dia- » mètre transversal du bord palpébral, qui, dans l'ectropion con- » sidérable, est ordinairement allongé. »

La peau est incisée dans toute la largeur de la paupière aussi près que possible, et même au delà du bord adhérent du cartilage tarse, jusqu'au tissu cellulaire sous-jacent ; les lèvres de la plaie sont disséquées assez loin, pour ramener la paupière à sa direction normale. On divise au besoin les fibres de l'orbiculaire par quelques coups de bistouri donnés en travers ; si l'on éprouve quelque difficulté à replacer convenablement l'organe, on enlève à coups de ciseaux les végétations et le boursouflement de la conjonctive s'il en existe, puis on incise la commissure externe, pour empêcher, pendant quelque temps, toute action de l'orbiculaire. Lorsque cette incision est cicatrisée, elle produit la contraction de l'angle de l'œil, et agit, en quelque sorte, directement contre la cicatrice à laquelle elle est destinée à faire équilibre. La paupière est maintenue redressée, au moyen de deux anses de fil, placées sous la peau seulément, et fixées au front ou à la joue ; et les plaies sont pansées avec de la charpie sèche ou un onguent adoucissant.

4° *Procédés de Dieffenbach.* — Ils s'appliquent à quelques conditions particulières :

1° Si les cicatrices sont petites, irrégulières et n'intéressent que la peau, on les excise et l'on réunit avec soin par première intention les deux lèvres de la petite plaie.

2° Quand elles sont transversales, on emploie la division sous-cutanée et l'on multiplie les coups de ténotome de manière à diviser toute la paupière et le cartilage. Ensuite on abaisse convenablement la paupière et on la maintient en cet état.

3° Quand la paupière est raccourcie dans son milieu par une cicatrice, on excise toute l'épaisseur de l'organe par deux incisions semi-elliptiques se joignant en haut ou en bas, suivant la paupière sur laquelle on opère et ayant cette forme ∩, puis on réunit comme dans le coloboma.

On comprend que le premier de ces procédés réussisse, et tout le monde l'a mis en pratique avant le chirurgien de Berlin ; mais ce n'est pas en transformant toute une paupière en tissu cicatriciel, comme dans le second procédé, que l'on doit raisonnablement en espérer l'allongement et le redressement. Quant au troisième, c'est le procédé d'Adams légèrement modifié.

5° *Procédé d'Ammon.*—Il est réservé au cas d'ectropion reconnaissant pour cause une carie du rebord de l'orbite. On sait que souvent, à la suite de cette dernière maladie, la peau, en s'enfonçant dans la perte de substance, y contracte de fortes adhérences, et entraîne la paupière en la retournant. Il paraît, selon Stœber (*loc. cit.*, p. 116), que ce procédé a été mis à exécution par son auteur avec une réussite complète. Il consiste à circonscrire l'adhérence au moyen d'une incision circulaire, à décoller, par la dissection, la lèvre la plus éloignée de la paupière, puis à attirer cette partie disséquée par-dessus la cicatrice, qui reste en place, et à la réunir à la lèvre opposée. Les paupières sont maintenues rapprochées l'une de l'autre par des bandelettes, jusqu'à la cicatrisation.

Nous avons mis nous-même en pratique ce moyen, que nous ne savions point avoir déjà été imaginé avant nous, mais dans un autre but. Il s'agissait d'une jeune personne de quinze ans, singulièrement défigurée par une cicatrice profonde, placée au côté externe inférieur de l'orbite, et dont les parents voulaient à tout prix faire disparaître la difformité. Après quelques hésitations, justifiées par la crainte que nous avions de voir suppurer la plaie qui résulterait de l'opération même, nous exécutâmes le procédé de M. d'Ammon, non pas pour faire disparaître un ectropion, puisqu'il n'y en avait pas, mais pour masquer l'enfoncement désagréable qui avait suivi la cicatrisation de l'os carié. Nous ne fîmes point, comme le célèbre professeur de Dresde, une incision circulaire ; nous lui donnâmes la forme d'une feuille de myrte très allongée, afin de réunir plus facilement et plus exactement. Il n'y eut point de suppuration ; la carie ne reparut pas, et la jeune fille n'a plus aujourd'hui de difformité autre que la trace blanche linéaire de la cicatrice.

Quatrième variété. — *Ectropion par maladies de l'orbiculaire.* — Ces maladies sont nombreuses ; quelques-unes, comme la paralysie qui est la conséquence d'affections cérébrales, comme certaines ophthalmies, la photophobie chronique, etc., etc., exigent un traitement médical ; les autres, un traitement chirurgical. Nous ne nous occuperons ici que des dernières, parmi lesquelles nous ferons figurer :

1° *La contraction spasmodique de l'orbiculaire ;*

2° *Le déplacement, vers le bord adhérent du tarse, de nombreux faisceaux de fibres musculaires ;*

3° *La division du tendon* soit par plaie, soit par maladresse dans l'opération de la fistule ou dans l'extraction des canules.

Lorsque les deux premières causes sont légères, on peut, dans quelques cas, les combattre par des moyens fort simples.

Le spasme, par exemple, peut être avantageusement attaqué, soit par les antispasmodiques administrés à l'intérieur, soit par des applications locales de morphine, faites selon la méthode endermique, ou mieux encore au moyen de ponctions avec une lancette chargée d'une solution concentrée de cette préparation.

Quant au déplacement des fibres de l'orbiculaire, qu'on reconnaît aisément à un plissement transversal de la peau et au renversement brusque de la paupière, lorsque après la réduction de l'ectropion on recommande au malade de fermer l'œil avec force, il peut être guéri quand il est encore récent et léger, par une seule application de caustique (l'acide sulfurique), ou, ce qui est préférable, par l'excision d'une petite portion de peau dans un endroit rapproché du bord libre, et cette perte de substance cutanée qu'on pourrait au besoin produire au moyen d'une pince et de ciseaux, comme on le pratique dans l'entropion, ramène les fibres de l'orbiculaire plus près du bord ciliaire, et rend impossible le renversement de la paupière en dehors. Il est hors de doute pour nous que cette variété d'ectropion est très commune.

Si les contractions spasmodiques, qui sont beaucoup plus rares qu'on ne le pense généralement, ou le déplacement des fibres de l'orbiculaire, cas infiniment plus fréquent, résistent à ces moyens, on pourra en triompher par la division en travers des fibres placées au delà du bord adhérent du tarse, soit selon le procédé du docteur Key (*the Lancet*, 5 novembre 1825), applicable surtout dans l'entropion, soit selon celui du docteur Cunier (*Annales d'oculistique*, vol. V, p. 264). Ces deux procédés, dont nous avons déjà parlé (voyez *Entropion*), consistent tous les deux à détruire, par une incision, les portions de l'orbiculaire tendues à la suite de contractions spasmodiques, ou déplacées par le relâchement sénil de la peau.

La division du tendon de l'orbiculaire, signalée par quelques auteurs comme cause d'entropion, et jugée incurable par quelques-uns, peut être facilement guérie par l'application d'un bandage convenable maintenu en place pendant le temps nécessaire à la réunion de la solution de continuité. J'ai vu plusieurs fois la section du tendon maladroitement faite pendant l'opération de la fistule lacrymale ou l'extraction de la canule de Dupuytren. Je l'ai pratiquée par nécessité plusieurs centaines de fois dans l'occlusion des voies lacrymales sans qu'il en résultât aucune trace d'ectropion ou aucun autre inconvénient sérieux.

Cinquième variété. — *Ectropion par suite de tumeurs intra-oculaires ou situées dans l'orbite.* — Cette maladie étant produite par des affections de nature diverse, parmi lesquelles figurent le phlegmon, le cancer, le fongus médullaire, les staphylômes, les tumeurs de toute nature de l'orbite, nous ne nous en occupons ici que pour rappeler qu'elle peut accompagner ces graves accidents.

ARTICLE XII.

BLÉPHAROPLASTIE.

Lorsque les paupières sont en partie détruites, qu'une perte de substance en a occasionné le raccourcissement, ou qu'elles présentent certaines difformités qui se rattachent à l'entropion ou à l'ectropion, il y a lieu de recourir à cette opération.

La blépharoplastie n'est déjà plus une opération nouvelle ; dès avant 1817 Græfe l'avait mise en pratique avec succès, ainsi que le prouve son traité sur la rhinoplastie. Dzondi d'abord, puis M. Fricke en 1829, et presque aussitôt MM. Jüngken, Rust, Péters, Langenbeck, Blasius, en Allemagne ; le professeur Hysern, en Espagne ; MM. Blandin, Velpeau, A. Bérard, Jobert de Lamballe, en France, en firent de nombreuses applications.

Cependant, et quelle que soit la valeur de cette ingénieuse opération, on doit se hâter de dire qu'on semble en général en avoir attendu plus que raisonnablement elle ne pouvait donner ; que, dans la plupart des cas, elle diminue la difformité, mais qu'elle ne peut la faire complétement disparaître, surtout lorsqu'elle est exécutée sur la paupière supérieure, et à cause des mouvements dont est doué cet organe ; que ces mouvements ne peuvent être conservés qu'à la condition que l'orbiculaire et l'élévateur ont été épargnés ; qu'enfin elle ne sert le plus souvent qu'à protéger l'œil, mais qu'en même temps elle le masque, et que le malade se trouve alors dans les conditions, à part la difformité des cicatrices, de celui qui aurait été atteint d'une blépharoplégie.

Ces quelques réflexions suffisent pour faire reconnaître que, la blépharoplastie étant une opération dont les résultats sont souvent peu brillants même entre les mains les plus habiles, il n'y a lieu d'y recourir que lorsque le malade doit en retirer un véritable avantage ; de plus, elle exige de longues incisions, une dissection minutieuse de grandes surfaces, l'application de beaucoup de sutures ; elle est très fréquemment suivie d'érysipèles, et a plus d'une fois compromis la vie des malades, circonstances qui certes ne doivent point empêcher le chirurgien de la pratiquer, mais qui lui imposent le devoir d'en réserver l'application aux seuls cas où elle est rigoureusement indiquée.

On pratique la restauration des paupières par de nombreux procédés, qui varient selon les cas particuliers auxquels ils s'appliquent. Tous peuvent être rapportés à l'une des trois méthodes qui ont reçu le nom d'*extension*, d'*inclinaison* ou de *torsion* du lambeau.

1° MÉTHODE PAR EXTENSION DU LAMBEAU. — *Procédé de Jones.* — Ce procédé est remarquable par sa simplicité, et doit par cela même donner de beaux résultats ; malheureusement il est d'une application moins générale que les suivants. Après avoir enlevé les cicatrices, lorsqu'il en existe, et régularisé les bords de la solution de continuité, on commence par pratiquer deux incisions, qui partant des extrémités des paupières malades, vont se réunir sous un angle plus ou moins ouvert du côté du front ou de la pommette, suivant que l'opération est pratiquée sur la paupière supérieure ou sur l'inférieure. Cela fait, on détache le lambeau en partie, en commençant la dissection par le sommet, et l'on s'arrête, lorsqu'on est arrivé à la moitié de sa hauteur ; ensuite on le ramène sur le devant de l'œil par une traction convenable. Il résulte de cette traction que toute la portion disséquée se déplace, qu'au-dessus du sommet il reste une plaie qu'on ferme par des points de suture, et que le lambeau ne peut plus reculer.

2° MÉTHODE PAR INCLINAISON DU LAMBEAU. — *Procédé de Dieffenbach.* — L'excision des cicatrices ayant été faite comme dans le procédé précédent, on les remplace par une plaie régulière. On taille ensuite un lambeau de largeur convenable, aux dépens de la peau de l'un des côtés de la nouvelle plaie, comme le fit Dieffenbach en 1835, dans le service de Lisfranc, à la Pitié, sur le nommé Mayer (*Gazette des hôpitaux*).

Cet homme, âgé de quarante-huit ans, était atteint d'un cancer, qui avait déjà complétement détruit la paupière ; l'œil n'était plus couvert qu'à moitié, et les vaisseaux du bulbe et de la conjonctive offraient une altération très marquée. Avec un couteau très petit et effilé, Dieffenbach commença par faire à la conjonctive une incision semi-lunaire, en circonscrivant le bord orbitaire inférieur. Cela fait, il saisit ce lambeau avec un petit crochet, le souleva vers le bulbe, puis fit partir de l'angle interne et de l'angle externe de l'orbite, deux incisions venant jusqu'à l'os malaire, et se réunissant en forme de V. Ce lambeau fut disséqué et excisé en entier, puis le chirurgien pratiqua une troisième incision, allant horizontalement de l'angle externe de la solution de continuité jusqu'à la tempe. Par une quatrième incision, suivant la direction de la branche externe du V, il disséqua et isola ce lambeau, en conservant autant que possible une couche de tissu cellulaire, et il le ramena là où existait l'ancienne paupière, en l'y maintenant par des points de suture convenablement placés : il recouvrit les plaies de la tempe par un pansement convenable.

Cette opération eut, dit-on, un plein succès, et il paraîtrait que quelque temps après M. Carron serait parvenu par ce procédé à restaurer une paupière en partie détruite, et à la placer dans des conditions convenables pour maintenir un œil artificiel.

3° Méthode par torsion du lambeau. — *Procédé de Fricke.* — L'observation suivante de l'auteur donne une bonne description de ce procédé.

Hermann George Wagener, tonnelier de Lubeck, âgé de soixante-trois ans, robuste et vigoureux, fut reçu à l'hôpital général de Hambourg, le 27 février 1829, pour y être traité d'une brûlure très considérable de la face et des membres supérieurs, etc.

La paupière supérieure gauche se trouvait par suite totalement renversée en dehors; il y avait à peine deux lignes d'espace entre le bord de la paupière et les sourcils. La destruction avait porté sur le muscle orbiculaire, et la cicatrice s'étendait jusqu'à la conjonctive. Cette membrane était renversée en dehors et formait à travers cette ouverture une tumeur considérable d'un rouge foncé, etc. La blépharoplastie fut résolue.

« Tout étant disposé, je fis, dit M. Fricke, avec un scalpel pointu, une incision médiocrement profonde dans le milieu du reste de la paupière supérieure, entre le bord de l'orbite et le bord de cette paupière ; cette incision commençait à environ deux ou trois lignes de distance de l'angle interne de l'œil, à une ligne et demie au-dessus du bord de la paupière supérieure. Faisant alors écarter les bords de la plaie par un aide, je finis l'incision, qui s'étendait en forme d'arc, à la distance indiquée du bord palpébral supérieur, en la conduisant depuis le point où je l'avais commencée jusqu'à environ deux lignes au delà de l'angle externe de l'œil : cette incision ne divisait que la peau. Je séparai ensuite le tissu cellulaire et divisai les fibres musculaires dégénérées et contractées jusqu'à la conjonctive, qui fut ainsi mise à découvert. L'incision étant achevée, les deux bords de la plaie s'écartèrent l'un de l'autre en laissant un intervalle de plusieurs lignes, et la paupière supérieure s'abaissa. Je m'occupai alors de tailler le lambeau de peau, dont l'étendue et la direction furent déterminées préalablement sur la région fronto-temporale. Le lambeau formé à côté de l'angle de l'œil avait son bord externe dans la région temporale, à la distance d'environ huit à dix lignes de la commissure externe : son bord interne était peu éloigné du premier. Le sommet du lambeau était situé à la région frontale, à dix ou douze lignes du bord sus-orbitaire, etc. »

Les bords de la plaie de la paupière ayant été écartés modérément, le lambeau de peau fut ramené sur la plaie et y fut appliqué, etc. Il y eut guérison.

M. Fricke continue ainsi : « Nous avons dit que la paupière inférieure était également affectée d'un léger renversement. Une incision pratiquée à quelques lignes au-dessous du bord de cette paupière, s'étendant depuis l'angle interne de l'œil presque jusqu'à l'angle externe, et qui divisait la peau et le tissu cellulaire, procura la guérison complète de cet entropion. On plaça entre les bords de la plaie quelques fils de charpie, enduits de baume d'Arcée. »

L'auteur nous apprend ensuite que la tache de la cornée, qui avait fait après l'opération des progrès, s'est ensuite complétement dissipée, et que le malade se trouva guéri le 16 juin, six semaines après la première opération sur la paupière supérieure. (Ph. Rigaud, *Anaplastie*, Paris, 1841.)

ARTICLE XIII.

TRICHIASIS, OU RENVERSEMENT DES CILS.

Le trichiasis est une affection dans laquelle les cils, déviés par une cause quelconque de leur direction naturelle, viennent se mettre en contact avec la muqueuse oculaire ou la cornée.

Cette maladie se distingue de l'*entropion*, affection dans laquelle les cils sont également dirigés contre le globe, en ce que, dans cette dernière maladie, le tarse est contourné, en totalité ou en partie, en dedans du côté de l'œil, tandis que dans le trichiasis ce cartilage occupe sa direction normale et conserve sa forme naturelle. C'est Celse qui, le premier, a distingué les deux affections l'une de l'autre.

Le plus souvent une seule rangée de cils est tournée vers le globe (*trichiasis*) ; quelquefois, cependant, on en remarque deux (*distichiasis*) et même trois (*tristichiasis*). Cette disposition particulière des cils sur un double ou un triple rang, niée par un grand nombre de chirurgiens, observée par beaucoup d'autres, ne présente rien d'extraordinaire, puisque, selon les observations anatomiques de Winslow et d'Albinus, les cils n'offrent aucune régularité dans leur implantation. Le distichiasis n'est donc point toujours produit, ainsi que le supposait Maître-Jan, par la présence de très petites tumeurs dans l'épaisseur des paupières, et qui, placées les unes en dedans, les autres en dehors, et pressées les unes contre les autres, entraîneraient les cils dans ces diverses directions. Nous verrons, cependant, à l'article *Blépharite glandulaire*, que cette opinion est quelquefois très fondée. Albinus, Quadri, ont observé trois et même quatre rangées de cils; nous en avons rencontré nous-même d'assez nombreux exemples.

Le trichiasis attaque, en général, beaucoup plus fréquemment la paupière inférieure que la supérieure ; on en admet plusieurs variétés : il est quelquefois total, alors les cils sont tous tournés vers le globe ; dans d'autres cas il est partiel, et alors la mauvaise direction des cils ne porte que sur quelques uns de ces poils ou même sur un seul.

On peut encore admettre une autre division du trichiasis : les cils dont la pointe tourmente le globe naissent, les uns de la ligne ordinaire, les autres plus en dedans sur l'arête interne du tarse, et à travers la muqueuse.

De là le trichiasis partiel ou général par *direction vicieuse simple* et le trichiasis partiel ou général par *implantion vicieuse.*

Le plus ordinairement les poils qui, dans la seconde variété, traversent la muqueuse, sont pâles, faibles, maladifs, assez souvent difficiles à reconnaître, et naissent, selon Paul d'Égine, de bulbes surnuméraires, développés sur le bord libre interne. On en voit aussi sur la caroncule, sur la cornée, et sur des végétations de la conjonctive, etc., etc. (Voy. *Trichiasis de la caroncule lacrymale.*)

Étiologie. — Les causes du trichiasis sont très nombreuses; les suivantes doivent surtout être notées : l'inflammation du bord libre de la paupière à la suite de blépharites glandulaires, la boursouflure de la conjonctive, l'ulcération de la marge des paupières, l'existence de trajets fistuleux dans les conduits des glandes de Méibomius, les brûlures, certaines cicatrices à la suite de coups, de blessures, ou après l'enlèvement de certaines tumeurs ; la psorophthalmie, selon quelques auteurs ; le relâchement de la peau, selon M. Alessi ; la déviation des bulbes des cils, et, selon le même auteur, le raccourcissement du tarse à la suite d'une suppuration des glandes qu'il renferme, etc. On pourrait ajouter encore l'hypertrophie de ce cartilage.

Le trichiasis survient aussi quelquefois sans qu'aucune maladie ait précédé ; des poils, avons-nous dit, se développent ailleurs que sur la rangée normale, et se divisent sur le globe. Les bulbes existent-ils déjà avant la maladie? Telle est l'opinion de Quadri, que rejettent Andreæ et quelques autres, et qu'il nous semble raisonnable d'admettre, avec M. Vidal (de Cassis), qui soutient cette opinion avec une grande justesse de raisonnement, en comparant l'apparition de ces cils nouveaux à la naissance de rangées de dents surnuméraires qu'on voit chez certains individus. « On ne remarque pas ces poils, dit-il, chez l'enfant (1); ils apparaissent quelquefois chez l'adulte, au moment où le système pileux prend un grand développement... De même que chez certains sujets on voit naître une double rangée de dents, chez ceux-ci l'on voit pousser une double rangée de cils. Comme il peut pousser des dents, non seulement sur le rebord alvéolaire et avec des inclinaisons différentes, mais encore sur tous les points de la portion dure du palais, il pousse des cils, non seulement sur les bords palpébraux, mais encore sur tous les points de la muqueuse oculaire et sur les productions de ces membranes. » Des faits cités par Paul d'Égine, Wardrop, Monteath, Carron du Villards, ceux que nous avons observés nous-même, confirment cette manière de voir.

SYMPTÔMES. — Presque tous les accidents qui accompagnent le trichiasis ont été décrits à l'article *Entropion ;* nous n'y reviendrons pas. Nous ajouterons seulement que des ophthalmies rebelles à tout traitement ne reconnaissent souvent pour cause que la déviation d'un ou de plusieurs cils pâles, maigres, difficiles à voir, encore plus difficiles à saisir, et dont on ne constate souvent la présence, d'après Sanson, que lorsqu'on voit qu'une strie muqueuse est tendue de la marge palpébrale au globe. Selon cet auteur, on est à peu près certain de trouver un de ces pseudo cils au

(1) Vidal (de Cassis), *Pathologie externe*, t. III, p. 518.

milieu de cette strie de mucosité. Presque toujours le trichiasis, si on ne le guérit promptement, détermine l'inflammation, l'ulcération de la cornée, le pannus ; le plus ordinairement il se complique d'entropion, lorsqu'il existe depuis longtemps, et devient presque toujours la cause d'une cécité complète ; on a même noté la dégénérescence cancéreuse du globe. Lorsque l'œil ne se perd pas à la suite du trichiasis, le malade peut conserver, surtout s'il est jeune, une courbure vicieuse de la tête et de l'épaule produite par l'habitude de regarder les objets en inclinant la tête et le cou d'une manière désagréable ; cette remarque a été faite par l'illustre chirurgien de Pavie (1).

Traitement. — Il est toujours chirurgical. Quelques uns des moyens indiqués pour la cure de l'entropion et de la chute de la paupière sont applicables aux trichiasis, particulièrement à celui qui reconnaît pour cause le relâchement de la peau, et à celui qui est le résultat d'une direction vicieuse des poils implantés sur la ligne ordinaire.

On se rappelle que ces moyens consistent dans la cautérisation de la peau avec l'acide sulfurique, ou, ce qui est infiniment mieux (Paul d'Egine, Scarpa, Ware, Kohler), dans l'excision transversale d'un repli cutané. Dans l'entropion, ce repli doit être assez large ; dans le trichiasis, au contraire, et surtout dans la variété de trichiasis dont nous parlons, c'est-à-dire le trichiasis par direction vicieuse simple, il peut être de petite étendue et produire un redressement convenable. Ce n'est qu'exceptionnellement qu'il nous est arrivé d'être obligé de combiner l'excision transversale avec l'excision verticale, si vantée pour l'entropion par Lisfranc, d'après le procédé de Janson, et d'obtenir ainsi un résultat très favorable.

Le procédé suivant, que nous avons très souvent mis en pratique, réussit parfaitement, s'exécute en un instant et n'oblige les malades à aucun traitement consécutif.

Procédé de l'auteur applicable à la guérison du trichiasis partiel par simple direction vicieuse des cils. — Lorsque quelques cils seulement sont dirigés contre le globe, et que l'arrachement en a été répété plusieurs fois sans résultat, on soulève, figure 46, sur une double érigne à strabisme A, un petit pli de la peau de la paupière, aussi près que possible du bord libre, en ayant soin de n'engager

(1) Scarpa, *loc. cit.*, p. 95.

sur l'instrument que la quantité de peau qui doit être excisée. Cela fait, on glisse sous l'érigne le tranchant d'un couteau à cataracte, et l'on enlève un petit lambeau de peau ovalaire, représenté dans la figure par la lettre B, en même temps qu'un peu de

Fig. 46.

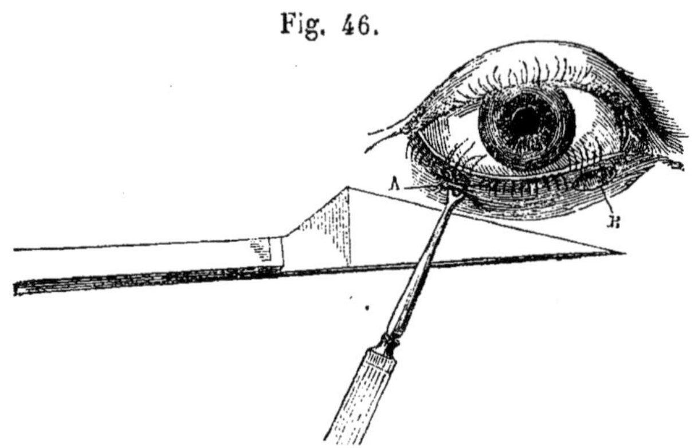

l'épaisseur du tarse. Il s'écoule quelques gouttes de sang, et dès le lendemain, la lèvre supérieure de la plaie, s'inclinant vers l'inférieure, entraîne avec elle les cils déviés, et les éloigne du globe. Cette opération très simple, d'une exécution facile, est sans aucun inconvénient pour le malade, et peut être répétée sur plusieurs endroits de la même paupière. Jamais jusqu'ici je ne l'ai vue échouer.

Indépendamment des moyens dont nous venons de parler pour le traitement du trichiasis, il en est d'autres très nombreux, parmi lesquels on emploie très souvent :

1° *Le redressement forcé* des cils, ou réduction ;

2° *L'arrachement simple ;*

3° *L'arrachement* avec cautérisation ;

4° *La cautérisation* sans arrachement ;

5° *L'extirpation* des bulbes des cils déviés ;

6° *L'extirpation* d'une partie de l'épaisseur du bord palpébral en regard des cils déviés ;

7° *L'extirpation* de la marge des paupières dans toute son épaisseur.

Tous ces procédés, dont les cinq derniers ne peuvent s'appliquer qu'au trichiasis par *implantation vicieuse des cils*, modifiés les uns les autres par les différents chirurgiens qui les ont employés, prouvent mieux que tous les raisonnements combien dans quelques cas particuliers le trichiasis est rebelle, et combien le traitement de cette affection présente de difficultés.

1° *Redressement forcé des cils, ou réduction.* — Replacer les cils dans leur direction naturelle, tel est le but qu'on se propose ici. Héraclide conseillait de renverser les cils en dehors, et de les maintenir au moyen de bandelettes agglutinatives. Rhazès vantait aussi ce moyen, et proposait encore de friser les cils avec un fer chaud, de manière à en tourner la pointe sur elle-même et en dehors. Sanson et M. Riberi ont attaché les cils déviés au moyen d'un fil collé sur la joue, ou noué aux cils voisins placés dans leur direction naturelle, et paraissent avoir réussi. Le dernier de ces auteurs rapporte l'histoire d'une demoiselle qu'il a guérie de cette manière ; le poil était contourné sur lui-même du côté de l'œil, et y entretenait une irritation continuelle. On emploie aussi et avec grand avantage le collodion.

La réduction des cils est loin d'être facile au moyen de bandelettes agglutinatives, surtout lorsqu'il s'agit de la paupière supérieure, à cause de ses mouvements, qui plissent bientôt la bandelette, et laissent ainsi les cils reprendre en liberté leur direction vicieuse. Les fils s'appliquent assez facilement à la paupière inférieure, et sont, comme les bandelettes, mal supportés à la paupière supérieure et pour le même motif. Il faut, si l'on opère sur cette dernière paupière, attacher, comme le conseille Riberi, les cils déviés aux cils convenablement dirigés. La réduction des cils ne s'applique qu'aux seuls cas de trichiasis par direction vicieuse, sans implantation anormale. Cette maladie est très souvent, ainsi que j'ai eu occasion de le dire plus haut, consécutive aux ophthalmies chroniques et aux blépharites glandulaires.

2° *Arrachement simple.* — D'après Galien, ce serait Popius qui l'aurait pratiqué le premier. Ce moyen est le plus souvent palliatif, quelquefois cependant il est curatif. On pratique cette petite opération avec une pince à épiler, connue sous le nom de pince à trichiasis de Beer ; les branches de cet instrument se terminent par des surfaces plates, qui se mettent dans un rapport exact lorsqu'on les rapproche l'une de l'autre. Il est bon, pour s'assurer que l'instrument est bien fait, d'en rapprocher les branches en les plaçant entre l'œil et la lumière ; on reconnaît souvent ainsi qu'elles ne s'appliquent point exactement l'une sur l'autre, et ne pourraient servir à l'extraction de ces cils pâles et courts, si difficiles à voir et à saisir.

L'arrachement des cils est très simple : après avoir renversé le bord palpébral sur lequel des poils sont déviés, et après l'avoir examiné dans toute son étendue, on saisit isolément chaque cil près de sa base, et on l'arrache au moyen d'une traction un peu brusque. Le poil ne se brise en général, dans cet effort, qu'autant que les surfaces aplaties de la pince ne sont point assez larges. Lorsque la traction est lente et progressive, on augmente la douleur du malade en la prolongeant ; le globe s'injecte davantage, des larmes ruissellent sur les doigts de l'opérateur ; la paupière glisse, et le patient, qui est pris souvent d'éternuments, se refuse à continuer, si on ne lui permet pas de prendre du repos.

Lorque l'arrachement des cils est terminé, des lotions d'eau froide ou légèrement astringente suffisent pour faire disparaître l'irritation, souvent assez vive, que produit l'arrachement. Aussitôt que les poils extraits reparaissent, on les saisit de nouveau avec la pince, car ils irritent d'autant plus le globe qu'ils sont plus courts. Il arrive quelquefois, mais cela est malheureusement assez rare, que ces poils arrachés plusieurs fois ne reparaissent plus, probablement parce que le bulbe, en quelque sorte épuisé, ne végète plus ; cette terminaison heureuse a été remarquée par Callisen (1), par Beer (2), par Rowlley (3), surtout chez les enfants.

Lorsque les poils repullulent malgré l'arrachement répété, on a combiné ce moyen avec la cautérisation.

3° *Arrachement des cils avec cautérisation des bulbes.* — Ce moyen a été mis en pratique par Celse, Rhazès, Paul d'Egine, Ambroise Paré, Dionis. Le premier renversait la paupière, enfonçait une aiguille rougie au feu le long de la marge palpébrale, dans la direction des bulbes des cils déviés, et répétait cette opération autant de fois que le besoin l'exigeait. Les autres arrachaient les cils et détruisaient les bulbes au moyen d'un fer rouge.

Delpech (4) recommande le cautère actuel dans cette maladie ; et certes l'application du feu de la manière qu'il l'indique est de

(1) Callisen, *Elementa chir. hodiernæ*, t. II.
(2) Beer, *loc. cit.*
(3) *Diseases of the Eye.*
(4) Delpech, *Cliniq. chirurgic. de Montpellier.*

beaucoup préférable à la plupart des autres moyens imaginés pour la cure d'un grand nombre de trichiasis. Il se borne à promener lentement d'un angle à l'autre, sur la peau palpébrale et près de la ligne cilifère, un cautère en fer de lance, chauffé à blanc. La commissure externe est tirée vers la tempe par un aide, dont les doigts sont entourés de linges mouillés ; le globe est protégé convenablement par l'introduction d'une plaque. La peau, les fibres de l'orbiculaire sont détruits, le fond de la plaie est formé par le cartilage qui suppure, et bientôt les lèvres de la plaie, entraînées l'une vers l'autre par la cicatrisation, se rapprochent ; la supérieure imprime ainsi aux cils déviés un mouvement de bascule, d'arrière en avant, qui les éloigne du globe.

Malheureusement, le cautère actuel prédispose quelquefois à l'ectropion, surtout quand il est appliqué sur une surface trop large, et certainement l'excision du bord libre est de tout point préférable.

Procédé de M. Champesme. — Dans ces derniers temps, M. Champesme a essayé de modifier la cautérisation avec le fer chaud, et a imaginé un instrument que l'illustre Ambroise Paré avait décrit longtemps avant lui. Le cautère de M. Champesme est une modification de cautère connu sous le nom de *tête de moineau ;* c'est une boule d'acier sur laquelle est fixée une aiguille très fine. La boule, chauffée à blanc, forme une sorte de réservoir de la chaleur transmise à l'aiguille, qu'on enfonce dans un ou plusieurs bulbes, qui sont détruits ainsi en entier.

Ainsi que le fait remarquer M. Carron du Villards, il est difficile de porter le cautère actuel exactement sur le bulbe, et souvent le chirurgien manque complétement le but. Ce procédé est rarement mis en pratique aujourd'hui, malgré les éloges de Demours et de Lisfranc, qui avaient été chargés de faire sur le travail de M. Champesme un rapport à l'Académie de médecine (1).

Procédé de Solera (2). — Ce chirurgien italien n'emploie pas le feu ; c'est à l'aide de la potasse caustique, taillée en petits crayons, qu'il détruit les bulbes des cils. La cautérisation est pratiquée avec un de ces crayons, qu'on porte sur la peau palpébrale, à 2 millimètres du bord ciliaire et parallèlement à sa direction ; la potasse demeure en contact avec les téguments jusqu'à ce qu'une

(1) *Revue médic. franç.*, 1826.

(2) *Archiv. génér. de médec.*, t. XXI, p. 418.

escarre suffisante soit obtenue. Ensuite, des compresses d'eau vinaigrée sont appliquées sur les paupières, pour s'opposer à la réaction. Il faut bien se garder, lorsqu'on met en pratique ce procédé, de ne pas surveiller sévèrement l'action du caustique; car il pourrait arriver que non seulement les paupières, mais le globe même fussent détruits, comme cela est arrivé chez une pauvre femme traitée à l'hôpital Saint-Louis. (*Lancette*, 1830.)

Parmi les auteurs qui ont vanté les caustiques, nous trouvons Saint-Yves, Acrel, Callisen, Richter. Tous employaient de préférence le nitrate d'argent : les deux derniers avaient retiré quelques bons avantages de l'ammoniaque.

Le procédé de Solera est applicable aux trichiasis par vice de direction simple et partiel. L'excision de la peau selon notre procédé est plus sûre, et n'entraîne aucun danger.

4° *Cautérisation des bulbes sans arrachement des cils. — Procédé de Carron du Villards.* — Frappé de la difficulté que le chirurgien rencontre dans l'application du procédé de M. Champesme, difficulté qui consiste à porter exactement l'aiguille du cautère dans le bulbe, M. Carron a imaginé le procédé suivant : « On peut agir sur un ou plusieurs poils à la fois. On enfonce dans chaque bulbe, en suivant la direction du cil, une épingle d'entomologiste : on doit au moins pénétrer à une ligne et demie; puis, lorsque toutes les épingles sont implantées, on les réunit ensemble par un petit nœud de fil d'argent bien recuit, et on saisit le groupe avec un fer à papillottes rougi à blanc ; immédiatement les épingles blanchissent, les bulbes et leurs produits sont détruits. Pour que l'œil ne ressente aucun effet, on applique sur lui plusieurs doubles de papier gris trempé dans l'eau, et on les maintient en place avec une cuillère à bouche en métal, et mieux encore en bois (1). »

Ce procédé, applicable à diverses espèces de trichiasis, est loin, selon nous, qui l'avons employé avec tout le soin possible, de présenter une exécution aussi facile que semble l'indiquer son auteur. Il occasionne beaucoup de douleur, et met le malade, pour peu qu'un assez grand nombre d'épingles doivent être implantées, dans un état de surexcitation très pénible. Ces épingles, en outre, ne sont maintenues introduites qu'avec difficulté, et il arrive assez souvent que l'une ou plusieurs s'échappent au moment où on les

(1) Carron du Villards, *loc. cit.*, t. I, p. 307.

réunit au moyen du fil d'argent. Un autre inconvénient que présente ce procédé, c'est que le chirurgien ne peut mesurer la somme de calorique qu'il concentre sur l'organe malade, et qu'une grande quantité de tissu peut être détruite vers le bord libre de la paupière, qui présente ensuite des inégalités plus ou moins profondes. C'est là au moins ce qui nous est arrivé, malgré toutes les précautions que nous avons prises ; une malade eut une rechute, et, qui pis est, un coloboma de 2 millimètres de profondeur.

5° *Extirpation des bulbes des cils déviés.— Procédé de Vacca Berlinghieri.* — Après avoir compté les cils déviés, on trace à l'encre, en dehors, sur la paupière, et à la distance de 1 millimètre, un trait parallèle à la direction de son bord. On place sous la paupière, la plaque en cuillère de Beer, et un aide la tient fixée, de telle sorte que dans sa rainure soit logé le bord libre, et que la convexité de l'instrument soit tournée en avant. Deux petites incisions verticales, comprenant la peau et le muscle orbiculaire, sont pratiquées ; elles doivent tomber sur les extrémités du trait d'encre, sur lequel on conduit une troisième incision qui joint les deux premières. On soulève et l'on dissèque ce lambeau en le relevant sur le bord libre, et au moyen de pinces on saisit chacun des bulbes des cils divisés qu'on excise ensuite au moyen des ciseaux ou du bistouri.

Ce procédé, imaginé par Vacca pour la guérison de quelques trichiasis partiels, et qui a réussi à Sanson malgré la difficulté d'exécution que ce professeur y a reconnue, a été appliqué avec succès, par M. Flarer de Pavie, à des trichiasis généraux.

Il n'est pas applicable à tous les trichiasis ; cependant il peut rendre de bons services dans quelques cas assez nombreux de renversement des cils. Le pansement est des plus simples ; il consiste à replacer le lambeau et à le maintenir en place au moyen d'une bandelette de taffetas gommé. Il est bon, lorsqu'on n'est pas certain d'avoir extrait tous les bulbes des cils déviés, de cautériser vigoureusement, avec le nitrate d'argent, toute la portion palpébrale quadrilatère dénudée, afin de s'opposer à la reproduction de quelques cils.

Une modification très légère a été apportée au procédé de Vacca par M. Pétrequin de Lyon (1) ; il pratique, comme le chirurgien italien, près des cils, à une demi-ligne de la marge palpébrale,

(1) *Gaz. médic. de Paris*, n° 12, 1834 ; *Annal. d'ocul.*, vol. III, *Suppl.*, p. 51.

une incision transversale, tombant sur deux incisions verticales; mais il ajoute une quatrième incision, dans un sens transversal, et emporte avec un petit lambeau de peau quadrilatère, les bulbes des poils déviés ; la cicatrice est plus forte et le renversement en dehors plus complet.

Ce procédé aurait l'avantage de relever les cils et de les éloigner du globe si l'on n'enlevait point tous les bulbes. Il ressemble beaucoup, pour le manuel, au procédé de Jaeger.

6° *Extirpation d'une partie de l'épaisseur du bord palpébral.* — *Procédé de Jaeger.* — La paupière est tendue convenablement sur une plaque de corne ; l'opérateur tire d'un angle à l'autre, à 3 millimètres du bord libre, un trait de bistouri, comprenant la peau et le muscle. A petits coups de bistouri, ce lambeau cutané est détaché, et avec lui les bulbes ciliaires ; le tarse doit être exactement mis à nu. Si quelques bulbes restaient encore, on les enlèverait à coups de ciseaux.

7° *Extirpation totale ou partielle de la marge palpébrale dans toute son épaisseur.* — De tous les procédés c'est le plus simple ; il ne laisse pas, comme je l'ai craint d'abord, une difformité choquante, même lorsque toute la marge palpébrale a été enlevée. Béclard emportait ainsi d'un coup de ciseaux tout le bord libre des paupières renversées; M. Gerdy a pratiqué aussi cette opération, et publié, dans le *Journal de chirurgie* de M. Malgaigne, des observations de cas de trichiasis guéris de cette manière. Le point lacrymal seul est ménagé ; les bords de la paupière se redressent, et la difformité va toujours diminuant. Dupuytren opérait ainsi, et j'ai opéré moi-même des carcinômes bornés à la marge des paupières ; et l'excavation semi-lunaire qui résultait de la perte de substance, disparaissait peu à peu. J'ai réussi bien des fois dans les mêmes conditions et, dans les trichiasis un peu étendus, c'est la première chose que je crois devoir proposer aux malades. Dans toutes ces opérations j'ai ménagé le conduit lacrymal, mais cela est inutile, parce qu'il ne fonctionne plus après l'enlèvement de la marge palpébrale ; il serait bien de le diviser dans sa longueur suivant le procédé de M. Bowman au moment même de l'ablation de la marge palpébrale. De cette manière, on préviendrait peut-être le larmoiement.

Lorsque le trichiasis général a résisté aux moyens plus simples, l'extirpation de la marge palpébrale est évidemment la seule chose qui reste à faire. M. Tyrrel se déclare partisan de ce procédé; Sanson n'a point voulu le mettre en pratique.

Si le trichiasis partiel a résisté, et s'il est de peu d'étendue, Schreger et non pas Jaeger, comme le croit M. Mackensie, propose l'excision en V de la partie de la paupière sur laquelle sont implantés les cils déviés. Chélius vante cette opération. On n'oubliera pas que W. Adams l'a surtout appliquée à l'*ectropion*. (Voyez ce mot.)

ARTICLE XIV.

TRICHIASIS DE LA CARONCULE LACRYMALE.

Les cils surnuméraires se développent aussi bien sur la caroncule lacrymale que sur le bord des paupières. Ces cils sont ordinairement d'un blanc jaunâtre, faibles, maladifs et en petit nombre; quelquefois cependant ils sont nombreux, noirs, et forts. Il est bon, lorsqu'un malade est atteint d'une ophthalmie chronique, de se servir d'une forte loupe pour examiner avec soin la caroncule; on y trouve souvent la cause de la maladie.

Le trichiasis de la caroncule est connu depuis longtemps : Albinus, Morgagni, en ont cité des exemples; il s'en est présenté un à notre clinique, en août 1844. La maladie avait été prise pour un commencement d'inflammation des voies lacrymales; les cils arrachés, elle n'a plus reparu.

Une ophthalmie chronique peut être entretenue par un cil qui se serait introduit par le point dans le conduit des larmes; fait que j'ai constaté plusieurs fois, et qui a été observé par M. Riberi, et par Dupuytren, qui en ont vu chacun un cas.

On a constaté encore la présence de poils sur la conjonctive ou sur des végétations de cette membrane (Himly); on en a vu aussi s'élever de la cornée (Wardrop, de Gazelles, Demours). Sur un chien, que M. Bouley, professeur de pathologie interne à Alfort, me destinait, et que malheureusement un infirmier fit disparaître, un faisceau de poils très nombreux s'élevait du centre de la cornée; ces poils avaient une longueur telle, qu'ils dépassaient de beaucoup le bord libre des paupières, et formaient une sorte de pinceau assez fort. L'animal pouvait se conduire en inclinant la tête d'une manière particulière.

Le trichiasis de la caroncule lacrymale ne peut être détruit autrement que par l'arrachement des cils surnuméraires, répété autant de fois que cela est nécessaire; la cautérisation et l'excision de la caroncule ne nous paraissent devoir être pratiquées dans aucun cas.

ARTICLE XV.

ABSENCE, CANITIE, CHUTE DES CILS ET DES SOURCILS.

L'absence des *sourcils* est rarement congénitale ; le plus souvent elle est produite par diverses maladies, telles par exemple que les affections herpétiques ou syphilitiques, la blépharite glandulaire, les plaies, les brûlures avec perte de substance; la vieillesse, la présence de certains parasites amènent souvent aussi la chute de ces poils. Une émotion morale très vive peut donner le même résultat: Un homme de trente-cinq ans que j'ai eu l'occasion de voir bien des fois, apprenant, dans une ville peu éloignée de Paris, la nouvelle de la révolution de juillet 1830, fut pris d'un tel saisissement et d'une si grande douleur à la pensée que sa femme et ses enfants avaient peut-être péri, que les poils de son corps tombèrent et ne reparurent plus dans la suite. La lumière le gênait un peu depuis la perte des sourcils et des cils, et il s'en garantissait au moyen de conserves bleues.

Les *cils*, de même que les sourcils, tombent souvent à la suite des maladies ou des accidents dont nous venons de parler. Les blépharites chroniques, la variole, le tylosis, les ulcérations du bord des paupières, consécutives à certaines inflammations, détruisent souvent aussi les bulbes de ces poils.

Il arrive que les sourcils et les cils, comme les cheveux, blanchissent par la vieillesse ; quelquefois cependant ces poils présentent une couleur blanche très prononcée dès la naissance. J'en ai vu un exemple chez un soldat qui était venu me consulter pour une affection des paupières ; la moitié externe du sourcil gauche était blanche depuis son enfance, le reste parfaitement noir ; les cils étaient à l'état normal. J'ai revu depuis le même fait sur une jeune dame.

Lorsque la chute des sourcils et des cils est accidentelle, le malade se plaint d'une certaine gêne dans les yeux, particulièrement lorsqu'il s'expose à une lumière un peu vive ; ces organes sont plus sujets à s'enflammer par ce motif, et aussi parce qu'ils sont plus exposés à l'action des corps légers flottant dans l'air. La sueur qui ruisselle du front, et qui, n'étant plus arrêtée par les poils du sourcil, s'introduit plus aisément sur la muqueuse, devient aussi, selon la plupart des auteurs, une cause d'irritation.

Garantir l'œil contre la lumière trop vive et l'action des corps étrangers, tels que la poussière, au moyen de conserves bleues; appliquer des topiques convenables, tels que le précipité rouge ou blanc en pommade; prescrire des onctions d'onguent napolitain dans le cas où la madarose reconnaîtrait pour cause la présence de parasites, etc., voilà tout le *traitement* de cette affection.

ARTICLE XVI.

CONTUSIONS ET PLAIES DES PAUPIÈRES ET DES SOURCILS.

On trouve dans les auteurs une grande quantité de faits qui prouvent que des violences portées sur les sourcils et les paupières peuvent déterminer la cécité immédiatement après le coup ou au moment de la cicatrisation qui le suit. Les uns expliquent le phénomène de l'amaurose par la blessure des nerfs frontaux, sourciliers, sous-orbitaires et naso-palatins (Petit de Namur, Rognetta), les autres par la commotion de la rétine (Mackensie, Tyrrel, Vidal (de Cassis). Les chutes sur le sourcil (Morgagni), un léger coup au même endroit (Valsalva, coup-de-bec de coq), une plaie légère (Lawrence), un coup de feu (Voltaire, Baudens), un coup de fleuret (Vicq d'Azyr, Carron du Villards, Sabatier, Platner), ont produit la cécité permanente ou temporaire, ou la perte de la raison (voy. Rognetta).

Cependant les blessures de ces organes sont loin d'être toujours aussi dangereuses que les faits rapportés par ces auteurs pourraient le faire supposer. J'ai observé dans ma pratique et dans les hôpitaux de Paris bon nombre de plaies du sourcil sans qu'il en fût résulté aucun accident du côté de l'œil. M. Vidal (de Cassis) rapporte des faits d'où il résulte que les nerfs frontaux avaient été évidemment coupés, et cependant l'œil fonctionnait parfaitement.

Dans un cas rapporté par le même auteur (1), un coup de chandelier lancé de loin fit à la peau du sourcil une contusion légère;

(1) Vidal (de Cassis), *loc. cit.*, p. 177 et 578.

cependant il y eut cécité complète et incurable du côté où le coup avait été reçu. Aucun accident ne s'étant montré vers le cerveau, M. Vidal rattache avec raison ce fait à la commotion de la rétine.

Des accidents graves, et même mortels, se développent assez souvent à la suite d'un coup porté sur le sourcil ou sur la paupière; on doit les rapporter à une fracture indirecte du crâne ou à une blessure du cerveau, et se hâter d'agir en conséquence. Morgagni rapporte plusieurs faits de cette nature.

Les plaies des paupières, lorsqu'elles sont simples, ne présentent rien de particulier; on rapproche les bords de la solution de continuité par quelques points de suture, ou, au besoin, par la suture entortillée; les parties sont maintenues en contact au moyen de taffetas d'Angleterre. Les plaies du sourcil sont traitées de la même manière.

Les plaies déchirées seront réunies avec le plus grand soin; on n'oubliera pas qu'une difformité choquante pourrait être la conséquence d'un pansement mal fait. Lawrence rapporte l'exemple d'un individu qui portait à la paupière supérieure, à la suite d'une plaie négligée, une sorte de boutonnière, et, ce qui était pire encore, une adhérence de la conjonctive telle que la paupière demeurait abaissée au-devant de la cornée.

La chute de la paupière supérieure est, dans quelques cas, la suite d'une lésion de l'élévateur ou de la branche qu'il reçoit de la troisième paire de nerfs. Le blessé est alors atteint d'un ptosis paralytique très souvent incurable. Ambroise Paré et M. Ribes rapportent des faits semblables.

Des accidents très graves se développent quelquefois après la réunion d'une plaie simple du sourcil, qui n'avait été suivie immédiatement d'aucun symptôme fâcheux. Tantôt c'est une amaurose du côté de la blessure, tantôt c'est une affection dont le siége paraît être dans le cerveau. On rapporte généralement ces accidents à l'action compressive du tissu inodulaire sur les filets nerveux qui le traversent. Dans ces cas on incise hardiment la plaie de manière à diviser le nerf intéressé, si l'on suppose qu'il ait été déchiré en partie lors de l'accident, ou l'on excise la cicatrice dans toute son étendue. Chez une jeune femme de Villiers-le-Bel j'ai ponctionné la peau, et, après avoir introduit un ténotome sous la cicatrice, j'ai pratiqué des sections dans tous les sens. Les douleurs que la malade éprouvait depuis une blessure légère qu'elle avait reçue disparurent complétement, et il n'y eut aucun accident du côté de l'œil, bien que j'aie certainement coupé le nerf frontal en travers et même sur plusieurs endroits de son trajet.

L'incision simple de la cicatrice a quelquefois fait disparaître l'amaurose (Beer, Weller); plus souvent elle n'a servi qu'à éloigner les accidents inflammatoires et les douleurs (Guthrie, Dupuytren, Carron du Villards, Lawrence, Middlemore).

SECTION DEUXIÈME.

Inflammations des paupières.

ARTICLE PREMIER.

BLÉPHARITE SIMPLE, OU INFLAMMATION DES PAUPIÈRES. — BLÉPHAROPHTHALMIA. — BLÉPHAROPHTHALMITIS. — BLÉPHARITIS. — PHLEGMON PALPÉBRAL.

La finesse du tissu des paupières, la grande quantité de tissu cellulaire lâche dont elles sont doublées, le nombre considérable des vaisseaux qui les parcourent, le voisinage de la conjonctive, l'organe qu'elles protégent, etc., forment de leur inflammation une maladie digne à tous égards de l'intérêt du médecin.

ÉTIOLOGIE. — Les frottements, les contusions, les blessures, les piqûres d'insectes, tels que les frelons, les guêpes, les abeilles, et, dans les pays chauds, les moustiques, les maringouins, etc.; le séjour au milieu de substances irritantes pulvérisées, ou de vapeurs délétères; quelque dérangement du canal intestinal; la cautérisation intempestive et maladroite des granulations avec le nitrate d'argent ou l'acide sulfurique, les érysipèles du visage, les érysipèles phlegmoneux sus-épicrâniens, etc., sont autant de causes de la blépharite.

SYMPTÔMES. — Au début la phlegmasie est souvent limitée à une partie très restreinte de l'une des paupières. Il n'est pas rare, par exemple, de la voir, bornée d'abord à quelques follicules ou à une petite tumeur depuis longtemps indurée et récemment enflammée, se propager de là à l'ensemble même de la paupière et envahir bientôt tous les tissus. Le plus souvent, cependant, le corps même de la paupière semble être frappé d'emblée par la phlegmasie. Dans le premier cas, on aperçoit une saillie plus ou moins élevée, circonscrite, dans l'épaisseur même du tissu palpébral, et s'étendant peu à peu ou rapidement à l'ensemble de l'organe; dans le second, la maladie se caractérise par une tuméfaction générale plus ou moins élevée, accompagnée d'une rougeur d'abord peu prononcée, qui finit bientôt par faire place à une couleur rouge sombre, quelquefois même violacée.

En même temps que le gonflement se prononce davantage, les plis transversaux de la paupière diminuent, puis disparaissent; et s'il s'agit de la paupière supérieure, le cul-de-sac formé par la peau entre le bord supérieur de l'orbite et les cils, lorsque l'œil est ouvert, se comble, disparaît aussi, et est remplacé par une surface convexe, rouge, lisse, brillante, qui s'étend sans interruption du sourcil au bord libre de la paupière. A ce moment les cils et le bord libre des paupières sont cachés sous la tumeur.

Les mouvements des paupières, d'abord gênés, deviennent impossibles, et la paupière supérieure, imbriquée sur l'inférieure, ne peut plus en aucune façon être relevée, même au moyen des doigts, et reste abaissée malgré les efforts du malade. Toutes choses égales d'ailleurs, la paupière inférieure est moins souvent frappée de cette inflammation, et la maladie qui l'atteint offre moins de gravité. Il arrive souvent, au moment où le gonflement est extrême, ou même dès le début du mouvement inflammatoire, que la conjonctive se soulève peu à peu et forme un chémosis séreux, ou qu'elle s'enflamme à un plus ou moins haut degré. Quelques mucosités sont alors sécrétées à sa surface et viennent bientôt trahir au dehors leur présence en se desséchant le matin au grand angle de l'œil. C'est surtout à ce moment qu'il est bon de faire tous ses efforts pour examiner le globe, afin, si cela est nécessaire, de porter remède aux accidents parmi lesquels le chémosis tiendrait d'abord la première place.

Le malade, au moment de l'invasion de la blépharite, accuse une sensation de tension douloureuse dans la paupière, dont les mouvements sont de plus en plus gênés. Il y ressent aussi quelquefois des battements manifestes. Des larmes plus abondantes que de coutume et des mucosités viennent attester que l'appareil lacrymal et les glandes palpébrales participent à l'inflammation. Les battements s'accompagnent assez souvent d'un mouvement fébrile assez intense, d'inappétence, de faiblesse générale, et plus tard de frissons plus ou moins prolongés ou répétés.

La vision est complétement empêchée, et le malade, momentanément borgne, est inhabile pour quelque temps à calculer les distances.

MARCHE. DURÉE. — Tantôt la blépharite est d'assez courte durée, et peut disparaître en quelques semaines; tantôt, au contraire, elle est d'une longueur désespérante. Les individus vigoureux sont, en général, plus tôt débarrassés de cette maladie, dont les phases inflammatoires sont mieux dessinées que chez les personnes d'une constitution pauvre ou détériorée. Chez ces dernières la blépharite a une marche et une durée indéterminées, l'état chronique succédant lentement à l'état aigu. Cependant, chez les individus pléthoriques, lorsque des abcès larges surviennent, ou lorsque la gangrène succède à l'inflammation palpébrale, il s'en faut de beaucoup que, sinon l'affection, du moins ses résultats, disparaissent promptement.

TERMINAISONS. — De même que toute inflammation, la blépharite se termine par la *résolution*, l'*état chronique* et l'*induration*, la *suppuration*, la *gangrène*. Nous n'avons point à nous occuper de la *résolution*.

État chronique et induration. — Cet état est caractérisé par la flaccidité de la peau, qui présente de nombreux plis à sa surface, en même temps que par une exfoliation plus ou moins prononcée de l'épiderme. La paupière, épaissie souvent d'une manière remarquable, est pendante au-devant de l'œil ; circonstance qui tient à la fois à son poids, à son volume, et au relâchement du muscle élévateur. Cette blépharoptose, conséquence de la blépharite chronique, persiste pendant un temps très long, mais à un degré de moins en moins grand, au fur et à mesure qu'on s'éloigne du moment de l'invasion de la maladie.

Il n'est pas rare, lorsque la cornée a été masquée pendant si longtemps, de voir survenir une déviation légère du globe, semblable à celle qui succède à l'inflammation photophobique prolongée du même œil.

Cette déviation disparaît peu à peu lorsque les deux yeux accomplissent simultanément leurs fonctions.

Une autre conséquence de la chronicité de la blépharite, c'est l'induration, qui ne tarde pas à succéder ; alors la conjonctive est bientôt elle-même frappée d'inflammation. C'est ainsi que la muqueuse palpébrale, devenue malade, est souvent cautérisée, et que son tissu induré, dégénéré, d'une surface plus ou moins inégale par le fait même des applications de caustiques, limant pour ainsi dire la cornée à chaque mouvement de la paupière, finit par vasculariser la membrane transparente de l'œil et donner lieu au *pannus*. (Voy. ce mot.)

Suppuration. — *Abcès.* — Une terminaison plus heureuse de la blépharite phlegmoneuse est la suppuration. Au lieu de continuer de prendre une couleur de plus en plus sombre, la paupière, violacée dans une plus ou moins grande étendue, pâlit, devient jaunâtre dans un point plus élevé que les autres, et la peau, si on ne l'ouvre bientôt, s'amincit et se rompt dans cet endroit, pour donner issue au pus renfermé dans l'épaisseur même de l'organe.

Cet abcès se guérit beaucoup plus promptement à la paupière inférieure qu'à la paupière supérieure, probablement parce que la position déclive du bord libre de celle-ci est un obstacle à la disparition des liquides qu'elle contient. Il n'est pas rare, sans doute pour ce motif, de voir succéder la blépharite glandulaire à la blépharite phlegmoneuse (voy. *Blépharite glandulaire*).

Quoi qu'il en soit, et aussitôt que le pus s'est formé, le malade accuse une sensation d'engourdissement et de pesanteur là où naguère il ressentait des douleurs vives, et l'on reconnaît facilement la présence du pus à une fluctuation manifeste.

Gangrène. — Cette terminaison est assez rare, quoiqu'elle ne soit pas exceptionnelle. Lorsque le gonflement inflammatoire et la rougeur sont à leur plus haut degré d'intensité, on voit survenir, à la surface violacée de la paupière, quelques petites phlyctènes remplies d'un liquide rougeâtre, et une ou plusieurs petites taches brun foncé qui finissent par n'en former qu'une seule, insensible au toucher, qui se propage rapidement au loin sur toute la peau frappée de mort.

Traitement de l'état aigu. — De même que dans toutes les affections franchement inflammatoires, c'est au début qu'il faut déployer la plus grande énergie, surtout si l'on reconnaît de bonne heure que la maladie menace de prendre une certaine gravité. Lorsque le gonflement va croissant, la saignée générale répétée, les purgatifs, les onctions mercurielles, les cataplasmes sur la partie malade, doivent être avant tout recommandés.

On cherchera à reconnaître cependant si un chémosis ne serait pas survenu, parce qu'il serait prudent de mettre de côté les cataplasmes et de pratiquer l'excision d'une partie de la conjonctive.

Je me suis souvent bien trouvé de scarifications pratiquées sur la surface cutanée dans le sens transversal, ou de simples piqûres d'aiguille et d'applications de compresses glacées, renouvelées de minute en minute pendant un jour ou deux.

L'application du crayon de nitrate d'argent, trempé dans l'eau et promené sur toute la paupière, m'a paru, dans certains cas, rendre de véritables services en favorisant la résolution. Le tartre stibié dissous dans l'eau à la dose de 6 à 7 grammes pour un litre d'eau, et appliqué directement sur les paupières, a été recommandé par le professeur Rasori dans les cas d'érysipèles de la face, et paraît avoir réussi entre les mains de M. Carron du Villards dans les érysipèles des paupières; mais il nous semble que ce n'est pas le cas de l'employer au début de l'affection qui nous occupe, la glace et les saignées locales et générales nous ayant paru d'un effet plus certain. Cette médication peut être notablement aidée par l'administration de purgatifs répétés, surtout lorsqu'on peut supposer que la maladie est liée à un embarras des premières voies.

Il ne nous a jamais paru que les applications de sangsues sur les paupières fussent suivies d'un bon résultat dans toutes les affections des yeux et particulièrement dans celle-ci, parce qu'elles provoquent le plus souvent des infiltrations sanguines ou un œdème de la paupière, de la conjonctive et de la joue, circonstances propres à augmenter encore le gonflement palpébral. Nous aimons beaucoup mieux, soit au moyen de sangsues, soit, ce qui est préférable, au moyen du scarificateur, pratiquer la saignée de la pituitaire, par ce double motif qu'elle ne provoque pas l'œdème et qu'elle ne laisse pas de traces visibles plus ou moins disgracieuses. Si, malgré l'énergie de ce traitement, la maladie marche en avant au lieu de rétrograder, on devra insister sur des moyens analogues, tels que les applications de sangsues à la tempe, au sourcil, sur le trajet des jugulaires ou derrière les oreilles, en même temps que sur un traitement général approprié.

Lorsque la maladie, entravée dans sa marche, tend à disparaître par résolution, on favorisera cette terminaison par des applications de topiques astringents résolutifs, tels que l'eau blanche, les sulfates de zinc ou d'alumine, etc., dissous à la dose de 5 à 6 grammes dans un litre d'eau. Il est d'un haut intérêt de saisir le moment où cette terminaison commence à se manifester, pour cesser l'application des topiques émollients, qui auraient pour effet de favoriser la chute de la paupière au-devant du globe, et d'en entretenir le gonflement.

Traitement des abcès. — Lorsque la collection purulente est formée et qu'on y a reconnu de la fluctuation, on doit l'ouvrir immédiatement, pour éviter le décollement de la peau et la formation de clapiers. Cette terminaison, que ne paraît pas craindre M. Vidal (de Cassis), est cependant à redouter. Une jeune personne soignée en ville est venue me trouver avec un ectropion supérieur consécutif au décollement de la peau, par le pus que son médecin n'avait pas jugé convenable d'évacuer aussitôt qu'il s'était formé.

Pour donner issue au pus, on fait avec une lancette ou un bistouri une ponction ou une incision parallèle au diamètre transversal de la paupière, afin qu'après la guérison la cicatrice soit masquée dans les plis naturels formés par la peau. On n'oubliera pas toutefois qu'on pourrait blesser l'œil en ponctionnant trop loin, et, pour éviter ce malheur, on essaiera, si l'on n'est pas sûr de sa main, d'introduire préalablement sous la paupière une plaque de corne ou d'ivoire. Ensuite on panse la plaie à plat, et l'on continue l'application du traitement antiphlogistique, s'il est nécessaire.

Traitement de la gangrène. — Ce serait une grave erreur de croire que l'apparition de taches gangréneuses sur la paupière enflammée réclame un traitement excitant immédiat. Au contraire, la tuméfaction et la turgescence vasculaire devront être combattues par des mouchetures nombreuses, des applications de sangsues et des cataplasmes émollients, tant que le malade accusera de la douleur, preuve évidente que l'inflammation n'est pas tombée. Cependant, si la tache gangréneuse s'étend au loin, on aura recours aux applications et aux boissons stimulantes, au quinquina surtout, pour combattre avantageusement le relâchement des parties qui succède au gonflement et à la suppuration.

Lorsque la perte de substance de la peau sera grande, on cessera de bonne heure les applications excitantes, qui auraient pour effet d'augmenter le rétrécissement de la paupière et son renversement en dehors (*ectropion*), qu'une opération seule pourrait guérir, et l'on reprendra de nouveau les topiques relâchants.

Traitement de l'état chronique. — Le gonflement qui succède si souvent à l'inflammation aiguë et à l'épaississement de la paupière persiste d'ordinaire pendant un temps considérable, surtout lorsque la suppuration, mal établie dans les parties enflammées, a été incomplète; la paupière reste plus ou moins volumineuse et pendante au-devant de l'œil, dont elle gêne souvent l'action. On pourra alors essayer des frictions résolutives, parmi lesquelles celles d'iodure de potassium ou de plomb tiendront le premier rang, en même temps que de l'application locale de compresses chargées d'alcoolats de menthe, de romarin ou d'une quantité convenable d'ammoniaque. J'ai été obligé, dans un cas, et après avoir épuisé ces moyens, de faire appliquer un vésicatoire volant sur la surface cutanée de la paupière, et la résolution m'a paru ensuite marcher plus activement.

ARTICLE II.

BLÉPHARITE CILIAIRE. — INFLAMMATION GLANDULO-CILIAIRE DES PAUPIÈRES. — BLÉPHARITE SCROFULEUSE, ETC.

Cette maladie a été décrite sous des noms très différents par les anciens auteurs et par les modernes. Ses symptômes ont la plupart du temps été confondus avec ceux d'autres maladies qui la précèdent, l'accompagnent ou la suivent. Beer, qui l'a bien décrite, déclare qu'il ne connaît pas d'inflammation qui offre plus de confusion lorsqu'il s'agit de la désigner par un nom et d'en tracer les caractères. Tour à tour décrite sous les noms de *sclérophthalmie*, *blépharophthalmie glanduleuse*, *psorophthalmie*, *blépharite lymphathique* ou *scrofuleuse*, *ophthalmie sèche*, *glanduleuse*, *ciliaire*, *teigne*, *gale* ou *gratelle des paupières*, *lippitudo*, *inflammation tarsienne*, *sycosis*, *tylosis*, *sclérosis*, *madarosis*, etc., etc., elle n'a été suivie dans toutes ses phases par personne. M. Velpeau, qui a divisé cette inflammation en *blépharite glanduleuse* et en *blépharite ciliaire*, subdivise la première en deux variétés : la *blépharite glanduleuse simple* et la *blépharite diphthéritique;* et la seconde en trois : la *blépharite sèche* ou *furfuracée ;* l'*exulcéreuse* et la *folliculaire*, divisions qui pour nous ne représentent que les divers symptômes distinguant chacune des périodes de la même maladie.
« Cette espèce de blépharite, dont les auteurs ont négligé de don-
» ner une description soignée, dit ce professeur, à l'article *Blé-*

pharite ciliaire (1), est digne de fixer toute l'attention des praticiens; car, outre les conséquences très désagréables qui en sont ordinairement la suite lorsqu'on l'abandonne à elle-même, elle peut encore donner lieu à des affections propres de l'œil. C'est surtout dès le principe qu'il est essentiel de la bien reconnaître; car plus tard elle est d'une ténacité extrême; le plus souvent même elle résiste à toute espèce de moyens. »

M. Velpeau n'est pas le seul qui ait subdivisé cette maladie. C'est l'inflammation glandulo-ciliaire des paupières, que Maître-Jan (2) décrit sous le nom d'*ulcères prurigineux* ou *gratelle des paupières*. Il admet quatre divisions qui correspondent à chacune des périodes de la maladie : 1° la gale des paupières (*psorophthalmia, lippitudo pruriginosa*) ; 2° la gale ou gratelle sèche des paupières (*xerophthalmia arida, lippitudo*) ; 3° gale ou gratelle dure des paupières (*sclerophthalmia, lippitudo dura*) ; 4° la dartre des paupières, qui se subdivise en trois espèces, le *dasyter* ou *densitas palpebrarum*, le *sycosis*, et le *tylosis* ou *callosité des paupières*. Guérin, de Lyon (3), en fait plusieurs chapitres sous les noms de *xérophthalmie*, espèce de gratelle des paupières, *tylosis, dartres, ulcères du bord des paupières, trachoma, sclérophthalmie*. Deshais-Gendron (4) la décrit sous le nom de *gale* ou *ulcération des paupières*, etc., etc.

Enfin, c'est cette même affection que Beer nomme *blépharite glanduleuse idiopathique;* Weller, *inflammation simple* des glandes des paupières ; Demours, *phlegmasie des glandes de Méibomius;* Mackensie, *inflammation du bord libre des paupières* (*tarsal inflammation*) ; de la Berge (5), *inflammation des paupières*, observée chez des sujets scrofuleux, etc.

Ce qui précède démontre suffisamment la nécessité où nous nous trouvons d'établir arbitrairement divers degrés répondant, autant que possible, aux symptômes que présente la maladie qui nous occupe. Nous essaierons, en marchant du simple au composé, d'établir aussi nettement que possible la succession de ses diverses périodes, et de retracer, aussi fidèlement que le comporte la description que nous permet l'étendue limitée de cet ouvrage, tous les

(1) Jeanselme, *Manuel pratiq. des malad. des yeux*, 1840, p. 32.
(2) Maître-Jan, 1707, p. 520.
(3) Guérin, de Lyon, 1779, p. 46, 69, 72 et 73.
(4) Deshais-Gendron, p. 226.
(5) De la Berge, *Thèse*. 1838.

caractères qu'elle offre dans sa marche et dans ses diverses terminaisons.

Les éléments glandulaires atteints dans cette maladie sont de 3 ordres que je range selon le degré de fréquence dans lequel ils sont pris d'inflammation.

1° Les glandes qui répandent leur produit sur les limites respectives de la peau et de la conjonctive, c'est-à-dire : *a*, les *glandes de Meibormius*; *b*, les *glandes ciliaires*; *c*, la *caroncule lacrymale*.

2° Les glandes qui versent le produit de leurs sécrétions sur la conjonctive, soit les *glandes muqueuses* ou *sous-conjonctivales*, et la *glande lacrymale*. Cette dernière, seulement quand l'irritation de la conjonctive est assez vive.

3° Enfin les glandes qui déposent leur produit sur la peau, à savoir les *glandes sébacées* qui viennent s'aboucher dans les follicules pileux dont elles sont une dépendance, et les *glandes sudorifères*.

La description anatomique de ces glandes, si remarquablement faite par M. Sappey (1), éclaire complétement l'évolution du travail morbide que l'on suit dans cette maladie; l'inflammation prend isolément d'abord les unes ou les autres de ces glandes, puis les envahit bientôt toutes ensemble, du moins dans les cas les plus sérieux, en même temps que les tissus qui ont, avec elles, quelques rapports de contiguïté.

SYMPTÔMES ANATOMIQUES. — *Premier degré.* — A son état le plus simple, la blépharite glandulo-ciliaire est une affection fort peu gênante et assez difficile à reconnaître tout d'abord; les seuls symptômes que l'on remarque se bornent à une petite collection puriforme, desséchée sous forme d'écailles adhérentes à la base de deux ou trois cils de l'une ou l'autre paupière. La peau voisine est légèrement rouge, gonflée, sillonnée de quelques vaisseaux violacés plus ou moins apparents. La muqueuse correspondante présente un peu plus de rougeur qu'à l'état normal, et au-dessous on remarque quelquefois deux ou trois stries plus ou moins saillantes qui paraissent exister dans le tarse. D'autres fois ces stries se multiplient et forment de véritables petites cordes rouge-vif qui paraissent soulever la conjonctive tarséenne, et qui dessinent

(1) Voy. Sappey, *Recherch. sur les glandes des paupières* (*Archives d'ophthalmologie*, 1853, t. I, p. 221).

exactement le trajet des glandes de Méibomius enflammées.

La croûte adhérente aux cils, friable, luisante, d'un jaune pâle, est facilement enlevée au moyen d'un stylet, et reste placée à cheval sur les cils, qu'elle traverse dans toute leur longueur avant de tomber.

On voit au-dessous de cette plaque écailleuse, lorsqu'elle existe depuis longtemps, et si quelques vaisseaux sanguins ne se sont pas rompus par son enlèvement, une excavation ulcéreuse dont le fond, quelquefois très vif et d'autres fois couvert d'une matière pulvérulente gris ardoise, saigne au moindre contact. Assez souvent on voit se rendre vers cette altération les stries tarsales sous-muqueuses dont nous avons parlé. Dans ce cas les glandes ciliaires sont toujours atteintes.

Cet état de choses peut durer un temps très long sans s'aggraver ni offrir aucun changement; mais il n'en est pas toujours ainsi: d'autres pinceaux de cils emprisonnés de la même manière à leur base, par des croûtes adhérentes aux téguments palpébraux dénudés, apparaissent dans un point plus ou moins rapproché du premier, tantôt sur la même paupière, tantôt sur l'autre. Alors tous les symptômes que nous avons décrits deviennent plus marqués, et s'accompagnent d'autres phénomènes sur lesquels nous reviendrons plus tard. On voit alors très distinctement autour de la base des cils cette rougeur livide dont nous avons parlé plus haut, et qui s'étend assez loin dans la peau; celle-ci paraît sillonnée, dans le voisinage de la croûte jaunâtre, de vaisseaux violacés qui semblent se rendre vers l'ulcération.

Si l'on examine la muqueuse palpébrale dans ses parties les plus approchées de l'ulcération, on reconnaît que les glandes sous-onjonctivales sont plus ou moins hypertrophiées, et qu'un léger tat catarrhal accompagne l'affection principale.

Nous verrons plus loin que cet écoulement devient la cause rincipale de l'aggravation de la maladie et quel est le rôle impor-nt que cette cause joue dans son développement.

Vues à une certaine distance, les paupières paraissent rouges ans toute l'étendue de leur bord libre; il n'est pas rare qu'un ommencement d'ulcération apparaisse à la commissure externe; e symptôme est souvent précédé, pendant un temps plus ou moins ng, de l'apparition dans cet endroit d'une plaque rouge triangu-aire, dont la base embrasse le petit angle, et dont le sommet va se erdre dans les replis cutanés qui apparaissent chez les personnes d'un certain âge et qu'on désigne vulgairement sous le nom de patte-d'oie.

Il n'est pas rare non plus de voir en même temps, et cela tout aussi bien dans le premier que dans le second degré de cette maladie, une ou plusieurs pustules larges tout au plus comme un grain de millet, contenant un liquide blanc-jaunâtre, et qui ont leur siége dans les follicules ciliaires. En se vidant au dehors, elles se recouvrent de croûtes qui, lorsqu'elles se détachent, font place à de petites ulcérations entretenues elles-mêmes par la reproduction incessante de ces croûtes.

Deuxième degré. — Lorsque la maladie progresse, l'état des paupières ou d'une seule paupière prend une physionomie toute différente ; toutes les parties constituantes de ces organes ne tardent pas à participer plus ou moins à l'inflammation et à offrir bientôt les traces trop souvent indélébiles de son passage.

L'écoulement catarrhal que nous avons signalé augmente ; il est formé tout à la fois par l'hypersécrétion des glandes sous-conjonctivales, des larmes et des glandes de Méibomius. Les orifices de celles-ci, rouges, enflammés, laissent écouler un liquide puriforme plus ou moins lié, qu'on peut facilement exprimer en exagérant avec le doigt la courbure naturelle du tarse ou en pressant légèrement sur ces orifices. Cette sérosité puriforme s'échappe avec les larmes le long du grand angle et sur l'une et l'autre paupière, où bientôt elle se dessèche par l'évaporation de ses parties les plus liquides.

Les croûtes adhérentes aux cils, au commencement peu nombreuses et peu larges, augmentent bientôt sous ce double rapport. La peau sous-jacente, d'abord saine, ne tarde pas à rougir, puis s'ulcère en plusieurs endroits dans les parties qui avoisinent la base des cils. Ces ulcères augmentent en nombre et deviennent ainsi, en même temps que l'écoulement catarrhal, une cause d'inflammation des téguments palpébraux ; la paupière supérieure surtout se gonfle d'une manière remarquable vers son bord libre, circonstance qui tient sans doute à la position déclive de ce bord.

Les cils, rangés d'abord normalement sur une seule ligne, s'écartent les uns des autres d'une manière irrégulière, et de telle sorte que leur implantation relative forme des zigzags. Quelques uns se renversent sur la peau de la paupière, d'autres se tournent du côté du globe et forment un trichiasis. L'arête du tarse, irrégulière et couverte d'ulcérations, dont quelques unes présentent des trajets fistuleux communiquant avec les glandes de Méibomius, se redresse du côté du sourcil, de manière à laisser voir d'abord une très petite partie de la muqueuse palpébrale qui, sous l'influence de l'inflammation produite par le contact de l'air et des croûtes, ne tarde pas à former un bourrelet rouge allant toujours croissant.

A ce moment tout l'appareil glandulaire est enflammé en même temps que tous les tissus en rapport immédiat avec les glandes. Les conduits de celles-ci, et en particulier ceux des glandes de Méibomius, s'engorgent assez souvent, et la sécrétion qui s'y amasse donne lieu à un abcès plus ou moins limité. La matière de cet abcès s'échappe quelquefois au dehors, d'autres fois devient caséeuse, puis solide et calcaire, et constitue alors l'affection que je décrirai plus loin sous le nom de *lithiase de la conjonctive*, et qui peut exister sans inflammation apparente des glandes de Méibomius.

La paupière inférieure présente beaucoup d'analogie avec la supérieure ; cependant il est des différences sur lesquelles il sera bon d'insister un instant. La position de cet organe par rapport au cul-de-sac conjonctival est une des premières considérations à noter dans la production d'un épiphénomène qui vient augmenter la gravité du troisième degré : nous voulons parler de l'ectropion. L'écoulement catarrhal, se desséchant sur la peau de la paupière et venant ruisseler sur la joue, ne tarde pas à détruire l'épiderme. On reconnaît cette circonstance à l'apparition de légères petites écailles blanc-grisâtre, qu'une faible pression enlève aisément alors que la joue a été nettoyée.

Le derme sous-jacent, évidemment malade, et d'un rouge plus ou moins sombre, se contracte, de sorte que peu à peu l'abaissement progressif de la paupière devient chaque jour de plus en plus évident. Bientôt, et par suite de ce raccourcissement de la peau, le bord de la paupière inférieure, appliqué à l'état normal contre le globe, s'en éloigne en s'inclinant en avant et en bas. Ce phénomène est surtout appréciable au centre du diamètre transversal de l'œil, qui semble dès lors incessamment baigné de larmes, parce que celles-ci s'accumulent dans le cul-de-sac conjonctival inférieur, et sont moins facilement absorbées par les points lacrymaux, qui commencent à s'incliner en dehors.

La contraction de la peau, longtemps avant de renverser le bord libre de la paupière en avant, produit sur la ligne cilifère un abaissement progressif très remarquable. Le tarse, demeuré debout, semble être devenu une sorte de poulie sur laquelle glisse la muqueuse en avant et en bas par-dessus son arête, et l'on voit alors les cils entraînés par la peau contractée descendre peu à peu sur la face antérieure du tarse. Longtemps encore le point lacrymal reste à peu près à sa place ; mais bientôt le tarse lui-même s'abaisse par suite de la même cause, et s'éloigne de plus en plus du globe, ainsi que nous l'avons dit plus haut. Pendant le sommeil, l'œil commence à rester à découvert dans sa partie inférieure à travers l'écartement des paupières, écartement d'autant plus prononcé qu'on s'approche davantage du diamètre transversal.

Les cils peu à peu pâlissent à leur sommet, s'étiolent, languissent, meurent un à un, particulièrement au voisinage des ulcérations les plus profondes, et ne repoussent plus jamais.

A cet état l'œil a un aspect tout particulier et repoussant ; incessamment baigné de larmes ruisselant sur la joue par le milieu de l'arête du tarse inférieur abaissé, il est souvent enflammé lui-même par suite des désordres que nous venons de signaler, et est encadré par un hideux liséré rouge, recouvert de pus desséché.

Troisième degré. Tous les symptômes que nous avons décrits à propos du second degré sont portés plus loin ; la paupière supérieure, encore plus rouge, plus gonflée, est recouverte de croûtes purulentes incessamment renaissantes qui masquent les mêmes ulcérations ; limitée en bas par une extrophie sarcomateuse de la muqueuse, en dehors par l'ulcération du bord libre, elle ne présente plus de cils, ou tout au moins n'en offre que de rares et maladifs. Le point lacrymal supérieur, tourné en avant et en haut, ne peut plus recevoir les larmes ; l'inférieur, de plus en plus abaissé, finit par se renverser tout à fait, et, le tarse achevant le mouvement de bascule dont nous avons parlé, il en résulte un ectropion d'autant plus hideux que, comme cet épiphénomène ne survient que lentement, la conjonctive s'hypertrophie peu à peu et forme un bourrelet charnu dont l'épithélium se convertit bientôt en un véritable épiderme, sorte de cutisation, de xérosis partiel de la conjonctive ainsi exposée à l'action de l'air.

COMPLICATIONS. — Il n'est pas rare de voir l'inflammation du sac lacrymal compliquer cette blépharite. La cause de cette inflammation est facile à comprendre si l'on songe à la nature des tissus qui tapissent le sac, et si l'on fait attention qu'ils se continuent avec la conjonctive. L'illustre Scarpa, le premier, a cherché à prouver que l'engorgement du sac, la tumeur et la fistule lacrymales reconnaissent pour cause l'ophthalmie catarrhale. Toutefois nous ne pouvons admettre que cette cause doive être généralisée à tous les cas d'inflammation de ces conduits, mais nous reconnaissons seulement qu'elle joue un grand rôle dans la production de bon nombre de fistules.

Nous rangeons dans le troisième degré cet état particulier que présentent certains malades, alors que l'affection a détruit les cils et que les paupières enflammées chroniquement, rouges dans toute leur surface, surtout à leur bord libre, ne présentent plus de croûtes ni d'ulcérations, mais bien les cicatrices de celles-ci. Tous les symptômes que nous avons décrits, en même temps qu'un léger degré d'ectropion et cette rougeur particulière à jamais ineffaçable, existent ici; symptômes qui justifient parfaitement cette dénomination d'*yeux d'anchois*, qu'on donne ordinairement au hideux ésultat de cette maladie, plus connue sous le nom de *tylosis*.

Le plus souvent le globe oculaire participe à l'inflammation des organes qui le protègent, et ce n'est qu'alors malheureusement ue les gens du peuple, ne pouvant plus continuer leurs travaux, iennent réclamer les secours de l'art.

La maladie, pour chacun de ces degrés, passe à l'état chroique; c'est là très certainement le cas le plus fréquent. Alors, elon que l'inflammation s'est limitée ou largement étendue, la aupière malade demeure exposée en partie ou en totalité à l'une u à plusieurs des affections que nous allons nommer, et dont uelques unes ont été de notre part l'objet d'une description pariculière à laquelle nous renvoyons. Parmi ces affections, nous oyons :

1° Les *abcès glandulaires* et ceux du tissu cellulaire sous-tarsal. ls se présentent sous la forme de tumeurs ordinairement de même spect que l'orgeolet, mais qui sont ordinairement beaucoup plus etites, et qui ont une grande tendance à l'induration.

2° L'*oblitération des orifices des glandes de Méibomius* par une ellicule mince, de nature épidermique, qu'on peut enlever avec cilité. Cette pellicule se soulève et forme une espèce de phlyctène ontenant une matière jaunâtre. Les abcès glandulaires ne reconaissent souvent pas d'autres causes que l'oblitération des orifices es conduits, soit par cette production épidermique, soit par la résence continuelle de croûtes jaunâtres amenant mécaniqueent l'occlusion, en même temps qu'une inflammation qui se propage rapidement jusqu'aux glandes mêmes. Cette occlusion peut encore devenir la cause de l'hydropisie du tarse (hydrotarsis).

3° *Les calculs des glandes de Méibomius.* Ces petits dépôts de substance calcaire se voient souvent pendant ou après la blépharite glandulo-ciliaire. Ils sont de couleur blanc-jaunâtre, soulèvent la conjonctive dans sa portion tarsale, atteignent quelquefois le volume d'un grain de millet et gênent singulièrement l'œil, surtout quand ils sont placés sous la paupière supérieure. (Voyez *Lithiase de la conjonctive.*)

4° *Les ulcères.* Nous en avons parlé : nous n'y revenons que pour ajouter qu'indépendamment des trajets fistuleux des conduits des glandes de Méibomius, il en résulte fréquemment des pertes de substance du tarse. Ce cartilage présente alors des excavations plus ou moins profondes sur son bord libre, et des déformations de toute nature. Lorsqu'ils sont actifs, ces ulcères augmentent le mal par *la suppuration chronique de la marge palpébrale*, par la perte de substance que nous signalons, et, lorsqu'ils se cicatrisent, par l'affection qui suit :

5° Le *tylosis* ou *callosité* des paupières, affection dans laquelle le bord libre est épaissi, induré, déformé de plusieurs manières, quelquefois contourné sur lui-même et dépourvu à tout jamais de cils.

6° Les *chalazions*, petites tumeurs que nous avons décrites ailleurs.

7° Les *maladies des cils*, telles que leur étiolement, leur chute temporaire ou complète par suite de la destruction de leurs bulbes et du tissu cellulaire qui les environne.

Symptômes physiologiques. — Au début, ces symptômes se bornent le plus souvent, surtout lorsqu'ils sont compliqués d'une légère affection catarrhale, à l'obscurcissement passager de la vue par quelques filaments muqueux que la paupière supérieure entraîne au-devant de la cornée. Les malades se plaignent alors de voir, surtout le matin, quelques arcs-en-ciel autour de la lumière artificielle ; mais ces symptômes disparaissent aussitôt après un léger frottement exercé sur le globe. A part ce phénomène, qu'on rencontre plus souvent encore dans la conjonctivite granuleuse, la vision reste nette dans tous les degrés de la maladie. Nous faisons abstraction, on le comprendra sans peine, des symptômes physiologiques qui peuvent résulter d'autres affections indépendantes de la blépharite glandulaire, ou n'en étant que le résultat, comme, par exemple, la photophobie qui pourrait accompagner une ulcération de la cornée, une kératite vasculaire, etc. Les malades éprouvent dans le mouvement des paupières une certaine roideur qui devient souvent douloureuse, particulièrement lorsque quelques cils de la paupière supérieure sont devenus adhérents à la paupière inférieure, ou lorsque les ulcérations palpébrales prennent un nouveau degré d'acuité. Ils ressentent quelquefois des picotements, légers d'abord, qui souvent finissent par devenir insupportables. Alors ils enlèvent, en les grattant avec les ongles, les écailles puriformes qui recouvrent les ulcères, et aggravent ainsi le plus souvent la maladie; c'est à ce moment surtout que la douleur devient cuisante, et les patients ne trouvent de soulagement que dans l'application directe de compresses émollientes.

MARCHE. — DURÉE. — La blépharite qui nous occupe peut rester stationnaire pendant un temps considérable lorsqu'elle n'est qu'au premier degré. Il n'est pas rare de voir une seule ulcération se couvrir de croûtes sans cesse renaissantes pendant une et même plusieurs années; mais il n'en est pas toujours ainsi. Près de la première ulcération d'autres se forment, et tous les symptômes que nous avons décrits pour le deuxième degré peuvent se montrer dans l'espace de quelques mois. Il est excessivement rare que la maladie passe du premier au troisième degré dans un espace moindre d'une ou de plusieurs années; c'est-à-dire que la marche est essentiellement chronique.

La durée de cette affection est entièrement illimitée; stationnaire pendant un temps fort long, elle prend tout à coup un développement assez rapide sous l'influence des causes locales ou constitutionnelles.

ETIOLOGIE. — Beer a pensé que la blépharite glandulo-ciliaire est une variété d'ophthalmie catarrhale; nous ne croyons pas qu'il en soit ainsi, bien qu'en effet dans cette maladie il y ait un écoulement muqueux plus ou moins marqué. Cette sécrétion, il est vrai, joue un rôle très important dans la pathogénie de cette affection, et en précède presque toujours le développement. En effet, si l'on observe avec attention ce qui se passe lorsque l'ophthalmie frappe les individus les plus sensibles aux variations atmosphériques, comme les sujets blonds, lymphatiques, scrofuleux; les individus mal nourris, habitant des lieux bas, mal aérés, humides; les hommes vivant dans une atmosphère chargée de miasmes putrides, de poussière, de gaz irritants, comme les vidangeurs, les corroyeurs, les tailleurs de pierre, les boulangers, etc., etc., on reconnaîtra bientôt que l'ophthalmie catarrhale précède la blépharite et joue un rôle important dans sa production.

Pourquoi cette blépharite succède-t-elle à l'ophthalmie catarrhale? C'est une question assez facile à résoudre.

Dans toute ophthalmie catarrhale, l'inflammation débute toujours par la muqueuse. La sécrétion puriforme, desséchée le matin au bord libre des paupières, et formée d'abord par les follicules sébacés, irrite, enflamme bientôt la peau, et cette inflammation ne tarde pas à se propager jusqu'aux glandes de Méibomius, dont la sécrétion même est augmentée, surtout lorsque, au-dessous de ces croûtes toujours renaissantes, apparaissent des ulcérations qui ne sont que le résultat de la présence des croûtes mêmes.

La blépharite ne reconnaît pas pour cause unique, comme certains auteurs l'ont pensé, la surexcitation habituelle des organes digestifs ; cette cause pourrait tout au plus rendre la maladie plus apparente en portant momentanément le sang dans les vaisseaux capillaires des paupières.

Nous ne croyons point, ainsi que l'a avancé M. Bégin (*Dictionnaire en* 15 *volumes*, art. BLÉPHARITE, p. 174), que la fatigue de l'organe de la vision, surtout à la lumière artificielle durant les travaux qui exigent une grande attention, joue un rôle essentiel dans l'étiologie de cette maladie. Il n'est qu'un cas dans lequel il est permis raisonnablement de penser que cette activité de l'œil puisse, non pas produire, mais entretenir peut-être la blépharite : c'est celui où le malade, en même temps qu'il aurait un commencement de cette affection, serait atteint de ce léger degré de fatigue oculaire que M. Mackensie décrit, dans les *Annales d'oculistique*, sous le nom d'*asthénopie*, et que M. Pétrequin désigne sous le nom de *kopiopie*, affection qui n'est en réalité qu'une simple irritation de la rétine, provenant de la fatigue du constricteur de l'iris, augmentant sous l'influence du travail, et qu'il faut combattre par le repos et par quelques antiphlogistiques.

DIAGNOSTIC DIFFÉRENTIEL. — La blépharite glandulo-ciliaire ne peut être confondue avec aucune autre maladie ; la seule affection avec laquelle elle présente quelque analogie est l'ophthalmie granuleuse ; mais on l'en distingue facilement, en ce que dans celle-ci le bord libre de la paupière est d'un rose pâle superficiel, tandis qu'au contraire, dans la blépharite glandulaire, la paupière est rouge, livide, tuméfiée, enflammée, couverte de croûtes et d'ulcérations.

Les cils, vigoureux dans l'ophthalmie catarrhale, sont agglutinés par le sommet sous forme de pinceau, tandis que dans la blépharite ils sont adhérents par leur base. Dans l'ophthalmie catarrhale, ils conservent leur direction normale ; dans la blépharite glandulo-ciliaire, au contraire, implantés de la manière la plus irrégulière, selon plusieurs plans, ils se tournent, les uns en bas, d'autres en haut, quelques uns vers le globe de l'œil, pour former un trichiasis.

Dans l'ophthalmie granuleuse, la conjonctive bulbaire est très souvent couverte de vaisseaux nombreux, d'un rouge jaunâtre; souvent cette muqueuse se gonfle et présente un phénomène connu sous le nom de chémosis séreux ou phlegmoneux : il n'y a rien de semblable dans la blépharite glandulo-ciliaire. Celle-ci est assez ordinairement exempte de granulations, ou au moins n'en présente que comme complication ; celle-là au contraire tire ses principaux caractères de ce phénomène.

Les variétés de blépharites admises par les auteurs en général, et par M. le professeur Velpeau en particulier, existent-elles isolées? apparaissent-elles spontanément? sont-elles la conséquence ordinaire de la blépharite glandulo-ciliaire? Telle est la question qui nous reste à examiner. Le professeur de la Charité admet, ainsi que nous l'avons vu : 1° la *blépharite glanduleuse*, dans laquelle l'inflammation se borne aux glandes de Méibomius, dont la sécrétion est augmentée : c'est le premier degré de l'affection que nous avons décrite, et sur laquelle il serait superflu de revenir. 2° La *blépharite ciliaire*, dans laquelle il ne compte pas moins de trois nuances, lesquelles ne sont et ne peuvent être considérées que comme la description des phases diverses de la même maladie à ses deux derniers degrés : on en jugera par les citations suivantes.

La *première nuance*, que M. Velpeau nomme *sèche*, *furfuracée* ou *psorophthalmie*, « se montre sous l'aspect d'un liséré rouge, jaunâtre, pointillé entre la racine des cils, particulièrement du côté de la paupière; de petites écailles furfuracées, une efflorescence épidermique couvrent habituellement ce liséré; c'est un état analogue à la dartre furfuracée, qui porte les malades à se gratter sans cesse le devant des yeux.

» La *seconde*, désignée sous le nom de *blépharite exulcéreuse*, est caractérisée par des ulcérations plus larges que profondes, irrégulièrement circonscrites par le cartilage tarse; tantôt plus rapprochées des glandes de Méibomius, tantôt plus rapprochées vers la peau, ces ulcérations s'introduisent souvent entre les cils, qu'elles désorganisent, et dont elles favorisent la chute. On voit alors suinter une matière qui se transforme en croûtes, et qui les recouvre plus ou moins complétement, etc.

» La *troisième*, nommée *folliculeuse*, a son siége dans les follicules du pourtour de la racine des cils. Ici le mal débute par de petites pustules du volume d'un grain de millet à une tête d'épingle, dont le sommet ne tarde point à se montrer sous forme d'un point blanc jaunâtre; tantôt rares, isolées, tantôt réunies autour d'un ou de deux cils, tantôt adhérentes par groupes sur le bord palpébral, ces pustules, qui ne tardent pas à fournir une matière gluante ou purulente, se couvrent de croûtes qui se collent par place et entourent les cils de manière à contracter avec eux des adhérences très fortes. On observe dessous des ulcérations qui ne diffèrent des autres qu'en ce qu'elles sont plus profondes, moins larges, circonscrites, et généralement arrondies. »

On le voit, M. Velpeau a fait des subdivisions que ne paraissent pas justifier suffisamment les affections qu'il a décrites. Sa blépharite furfuracée avec ses écailles, son efflorescence épidermique, son liséré rouge-jaunâtre, pointillé, etc.; sa blépharite exulcéreuse, que caractérisent des ulcérations à la base des cils, etc.; sa blépharite folliculeuse, dans laquelle on voit de petites pustules qui masquent des ulcères, etc., ne sont que les épiphénomènes presque toujours obligés de la blépharite glandulo-ciliaire. Au reste, si ces subdivisions devaient changer quelque chose au traitement, elles pourraient plus aisément être admises; mais il n'en est point ainsi, même pour M. Velpeau, car il applique à peu près les mêmes moyens dans tous les cas. Ce ne serait donc qu'au point de vue théorique qu'elles offriraient de l'intérêt; mais, je le répète, elles ne me paraissent même pas avoir ce mérite.

Terminaisons. — Les terminaisons sont nombreuses : la résolution, la perte plus ou moins complète des cils, le tylosis, le trichiasis, l'ectropion, le larmoiement chronique, la fistule exceptionnellement, etc.

Traitement. — La première indication consiste à éloigner les causes qui paraissent avoir produit l'affection. Il en est d'*externes* qu'il faut avant tout écarter; mais ce moyen si simple n'est pas toujours facilement applicable. En effet, la maladie n'étant pas de celles qui excitent vivement l'inquiétude des personnes qui en sont atteintes, elles ne viennent réclamer des secours que lorsque le mal a fait des progrès trop souvent incurables. Les tailleurs de pierre, les boulangers, les verriers, les vidangeurs, les égouttiers, les ouvriers de laboratoires de chimie, ne pouvant pas abandonner leurs travaux pour soigner une affection qui, en somme, est le plus souvent légère pendant un temps très long, se trouvent dans ces fâcheuses conditions. Parmi les causes *internes*, la constitution scrofuleuse joue un rôle principal. Cependant nous avons vu la blépharite glandulo-ciliaire frapper des individus d'une santé excellente.

Si la constitution est mauvaise, comme ce n'est qu'à la longue, par un traitement et une hygiène bien entendus qu'on peut la modifier, il est évident qu'on ne doit pas trop compter sur le traitement général pour obtenir une amélioration immédiate, et qu'il faudra se hâter de recourir au traitement local.

S'il existe un état granuleux, même léger, de la conjonctive palpébrale, en même temps qu'on emploiera des collyres astringents dont la force sera calculée sur la tolérance du sujet, on touchera légèrement la surface des granulations avec un crayon de sulfate de cuivre si elles sont très légères, et avec un crayon de nitrate d'argent combiné en diverses proportions avec le nitrate de potasse, si, au contraire, elles sont plus fortes. On pourra même, selon le cas, employer le nitrate d'argent pur en crayon, pourvu qu'il ne soit point granuleux, friable, et qu'on prenne le soin de le passer rapidement sur la surface malade.

Mais ce n'est pas de la conjonctive qu'il s'agit surtout ici, c'est du bord libre de la paupière. Les croûtes desséchées à la base des cils doivent être ramollies, pour ainsi dire, au fur et à mesure qu'elles se forment, parce qu'elles deviennent une cause secondaire très active de l'irritation du bord libre de toute la paupière; on aura donc soin de recouvrir cet organe de cataplasmes émollients, légers, humides, et composés autant que possible de riz cuit dans l'eau, de farine de lin très pure, cuite dans l'eau de racine de guimauve, ou simplement de compresses trempées dans une décoction de cette racine et renouvelées plusieurs fois la nuit; on ne tardera pas, si l'on poursuit avec persévérance ce traitement si simple, à voir la rougeur diminuer, et l'on aura bientôt la preuve que le conseil donné par Demours d'appliquer une ou deux sangsues à la face interne de la paupière est pour le moins inutile.

Il ne faudra pas oublier de recommander au malade, en même temps qu'une excessive propreté de la face, l'application pendant le jour de pommades adoucissantes, non seulement sur le bord libre enflammé, mais encore sur toute la surface cutanée palpébrale. Par ce moyen surtout, lorsque la maladie ne sera point portée à son plus haut degré de développement, et avant que des modifications organiques soient survenues dans le derme, on ne tardera pas à voir celui-ci perdre sa rougeur morbide, se détendre, s'allonger et la paupière jusque-là inclinée en avant reprendre peu à peu sa direction et son étendue normales.

Que peuvent contre cette affection si souvent rebelle à tout traitement, les pommades de toute espèce, vantées de toute part, si l'on ne prend auparavant la précaution de faire tomber les croûtes par les moyens que nous avons indiqués? Il faut avoir étudié cette maladie un grand nombre de fois et avoir suivi les malades pendant un temps très long pour comprendre toute la ténacité qu'il faut mettre dans certains cas pour calmer l'inflammation des glandes palpébrales et arrêter la production des croûtes et l'apparition des ulcérations qui en sont la conséquence. Quel bien attendre de toutes les pommades appelées *résolutives*, si, comme on le fait journellement, on ne les applique que sur des surfaces recouvertes par des croûtes? On ne devra donc recourir à ce moyen qu'après que l'inflammation aura été combattue, et que dans le moment fort court (tant la production des croûtes se renouvelle promptement) où le bord libre sera mis à nu ainsi que les ulcérations.

La pommade de précipité rouge ordinaire, dont la force sera peu à peu augmentée; les autres pommades analogues, comme celle de Desault, de Lyon, plus tard celle de précipité blanc, pourront assez souvent faire disparaître les ulcérations siégeant sur le bord libre, du moins lorsqu'elles sont peu nombreuses et qu'elles existent depuis peu de temps. Ordinairement on ne doit employer ces pommades qu'au moment où la peau a repris à peu près son état normal, et lorsque le tarse ne présente plus qu'une inclinaison fort légère, ce qu'on obtient en persévérant très longtemps dans l'emploi des émollients. Il va sans dire que si, par hasard, pendant la durée du traitement, une ophthalmie granuleuse survient, la médication astringente locale doit être immédiatement employée contre cette complication.

Mais tous ces moyens sont insuffisants lorsque la blépharite glandulo-ciliaire est portée au *troisième degré*, que des ulcérations nombreuses et profondes se confondent les unes dans les autres en même temps que des trajets fistuleux se rendent aux glandes de Méibomius; que les cils, rares ou complétement détruits, chevauchent les uns sur les autres, et qu'une inflammation chronique plus ou moins intense siége dans le bord libre de la paupière. C'est alors qu'un moyen plus énergique est employé; le bord libre débarrassé des croûtes est examiné avec soin; les ulcérations qui y siégent étant mises à découvert et reconnues, on les cautérise une à une avec un crayon de nitrate d'argent très pointu, en prenant la précaution de le tremper préalablement dans l'eau. On doit bien se garder de cautériser en une seule fois toutes les ulcérations qui siégent au bord libre de la paupière, parce qu'une violente ophthalmie pourrait venir enrayer le traitement.

Il est bon aussi, lorsqu'un certain gonflement persiste sur la paupière, vers le bord libre, de combattre cette inflammation en promenant lentement le caustique lunaire légèrement humide sur toute la surface cutanée de la paupière malade, et de revenir à l'usage de ce moyen quelques jours après, aussitôt que la peau reprend sa coloration normale; en même temps on cautérise une à une et à deux jours d'intervalle celles des ulcérations qui n'avaient point été touchées.

Une précaution nécessaire, et qu'il n'est pas sans intérêt de noter, c'est de rechercher jusqu'à quelle profondeur s'étendent les trajets fistuleux, afin de les toucher avec un stylet creux chargé de caustique. On ne tardera pas à voir une amélioration très sensible, souvent une guérison complète, suivre l'emploi soutenu de ces remèdes si simples.

Lorsque, malgré tout cela, la paupière demeure tuméfiée, il y a lieu de recourir à des ponctions multipliées du bord libre, qu'on répète deux ou trois fois par semaine. On pratique cette petite opération en tendant la paupière sur l'index, dont l'ongle correspond à la face interne du tarse, et l'on fait des piqûres avec l'extrémité d'un bistouri dont la lame est dirigée dans le sens vertical. J'ai guéri par ce moyen bon nombre de jeunes femmes qui se soumettaient volontiers à la douleur que ces piqûres multipliées occasionnent.

Mais lorsque la paupière est entièrement renversée, et qu'il s'est fait un ectropion complet, que la peau, racornie, s'est retirée en bas, et qu'un bourrelet sarcomoteux s'est montré sur la conjonctive (*troisième degré*) ce n'est plus par les seuls moyens que nous avons indiqués plus haut qu'on peut se rendre maître de l'affection. Alors, ainsi qu'on l'a vu, le diamètre vertical de la paupière est allongé, et c'est par une double opération qu'on peut guérir cette difformité. Le nitrate d'argent ne réussit pas toujours à réduire le bourrelet sarcomateux ; on doit encore moins compter sur les collyres secs, tels que le sucre, l'oxyde blanc de bismuth, le calomel et la tuthie préparée, que recommande encore M. le professeur Velpeau. Il faut souvent enlever avec le bistouri, les ciseaux et les pinces, tout le bourrelet conjonctival, puis procéder à l'emploi des moyens convenables pour faire disparaître le raccourcissement de la peau, qui est la principale cause du renversement de la paupière. (Voy. *Ectropion*.)

ARTICLE III.

BLÉPHARITE ÉRYSIPÉLATEUSE, OU ÉRYSIPÈLE DES PAUPIÈRES.

L'érysipèle de la face s'étend le plus souvent aux paupières, surtout à la supérieure, ou bien il débute par ces organes. Presque toujours les deux yeux sont frappés simultanément par la maladie ; quelquefois cependant un seul d'abord est affecté, puis l'autre se prend. Les enfants sont assez souvent atteints de cette maladie.

Causes. — L'érysipèle des paupières, de même que l'érysipèle en général, se développe assez souvent sous l'influence de causes faciles à reconnaître, telles que la malpropreté habituelle, les contusions plus ou moins fortes, les frottements répétés, une chaleur trop vive, la piqûre de guêpes ou d'autres insectes, la morsure des sangsues, l'application de topiques irritants, comme les vésicatoires, particulièrement sur la tête, celle du taffetas d'Angleterre après l'opération de la cataracte par extraction, le contact de plantes vénéneuses, une opération chirurgicale, surtout lorsqu'elle a été suivie d'une cautérisation ou que des sutures très serrées ont été placées, etc. Il faut encore joindre à ces causes locales celles qui, moins faciles à apprécier, résident dans certaines conditions particulières, comme l'embarras gastrique, le chagrin, un violent accès de colère, certaines affections vives de l'âme, une constitution atmosphérique particulière, etc.

Symptômes généraux. — L'érysipèle des paupières, de même que celui des autres parties du corps, est ordinairement précédé de quelques phénomènes morbides particuliers à d'autres maladies aiguës : constipation, bouche amère, langue sale, nausées, lassitudes sans causes connues, malaise général, frissons passagers, etc., tels sont les signes précurseurs ordinaires de l'érysipèle qui est le résultat de causes autres que celles qui auraient agi sur la peau. La fièvre accompagne le développement progressif de cette maladie pendant les trois ou quatre jours qui suivent le moment de son apparition ; sa force, le plus ordinairement, est en rapport avec la gravité des symptômes locaux et avec l'étendue de l'érysipèle.

Symptômes locaux. — Les paupières, surtout la supérieure, sont considérablement tuméfiées; tous les plis qu'elles présentent à l'état normal ont disparu; au début, ou lorsque la maladie est peu intense, la peau est rouge-pâle ; quelquefois elle prend une teinte écarlate très prononcée qui passe peu à peu à une coloration violacée plus ou moins apparente.

Presque toujours l'œil demeure complétement fermé, quelque effort que fasse le malade pour l'ouvrir avec ou sans le secours des doigts ; le chirurgien lui-même éprouve le plus souvent une difficulté insurmontable à écarter les paupières lorsqu'il juge nécessaire d'examiner l'organe.

Une pression exercée sur la rougeur la fait disparaître pour un moment, mais elle revient aussitôt, et très promptement, surtout lorsque la peau est très gonflée et luisante.

Assez souvent, lorsque la rougeur est peu marquée, l'érysipèle se complique d'un œdème qui s'étend fréquemment aux deux paupières à la fois. Dans quelques cas, la peau se recouvre de bulles assez nombreuses (*érysipèle phlycténoïde*); plus fréquemment on voit à sa surface des vésicules qui présentent quelque ressemblance avec celles de l'eczéma (*érysipèle miliaire*). Le liquide qu'elles contiennent vient, lorsqu'elles se rompent, se condenser sous forme de croûtes qui tombent bientôt et laissent à leur place le tissu cutané parfaitement sain. Le gonflement palpébral va alors en décroissant, et bientôt le malade recouvre l'usage du mouvement des paupières.

La douleur est si peu considérable que, s'éveillant assez souvent le matin avec l'impossibilité d'ouvrir les paupières, le malade éprouve seulement alors dans ces organes une sensation de chaleur incommode, de piqûre et de roideur plus gênante que véritablement douloureuse. Malheureusement le mal ne reste pas toujours dans les limites de cette bénignité. L'inflammation, jusque-là peu prononcée, envahit dans des cas plus graves le tissu cellulaire sous-cutané et sous-conjonctival, la conjonctive, les glandes de Méibomius, les follicules sébacés, le tarse, le tissu cellulaire de l'orbite, la cornée, quelquefois le globe même dans son ensemble et le détruit.

Lorsque le *tissu cellulaire sous-cutané* est vivement envahi par l'inflammation, la coloration de la peau devient plus livide et le gonflement plus marqué ; à ce moment la paupière supérieure offre l'aspect d'une tumeur volumineuse, luisante vers le pourtour de l'orbite, plus mate et souvent bleuâtre vers le centre de sa convexité. Si on l'ouvre de bonne heure, on en voit sortir en petite quantité un liquide séro-muqueux, que M. Lawrence (1) compare presque au lait pour sa blancheur, et qui prend dans la suite une consistance plus grande au fur et à mesure qu'il pénètre le tissu cellulaire enflammé. Celui-ci, affecté de sphacèle, sort alors de l'ouverture pratiquée, sous forme de longs lambeaux blanchâtres imbibés de pus.

Si la chirurgie ne vient promptement en aide à cet état de choses, les paupières, dépourvues du tissu cellulaire qui les double, ne recouvrent que très longtemps après une partie seulement de leurs mouvements, ou les ont perdus pour toujours. « Ces abcès, dit Mackensie (2), présentent des caractères tout particuliers aussi bien dans leur marche que dans leur ensemble. Ils diffèrent des abcès phlegmoneux en ce qu'ils ne sont point limités par une sphère d'inflammation adhésive, mais s'étendent d'une manière très irrégulière dans des directions différentes, produisent de vas-

(1) Lawrence, *Observat. on the nature and treatment of erysipelas*. London, 1827, in-8.

(2) Mackensie, *Traité des maladies des yeux*, p. 95, trad. de Laugier et Richelot.

tés sphacèles du tissu cellulaire, et donnent au toucher une impression toute particulière de putrilage. »

Pourtant, il faut se hâter de le dire, la suppuration, après avoir paru imminente, ne survient pas toujours, et l'inflammation peut se terminer alors par une hypertrophie des divers tissus palpébraux, semblable à celle qui suit très souvent la blépharite phlegmoneuse. Dans ce dernier cas, la paupière supérieure demeure abaissée pendant un temps souvent considérable. Une enfant de six ans qui s'est présentée à ma clinique oculaire, avec un érysipèle de la face et des paupières, était encore dans cet état après cinq mois. Ses paupières étaient tellement épaissies dans tous leurs divers éléments qu'elles ne pouvaient nullement reprendre leur mobilité normale. Vers le dixième mois, la résolution était devenue complète, et les paupières avaient repris leurs mouvements ; mais l'enfant, qui avait acquis une grande habitude du toucher, ne faisait aucun effort pour se servir de ses yeux, bien qu'ils fussent sains et qu'ils ne présentassent qu'une tache superficielle et transparente au centre de la cornée. Nous fûmes obligé, pour vaincre cette habitude du toucher, de faire attacher les mains derrière le dos pendant deux heures tous les jours ; trois mois après les yeux avaient repris leurs fonctions normales, et la petite fille distinguait aisément même les plus petits objets.

Il serait assez facile au praticien qui n'aurait pas étudié cette maladie, de commettre au premier coup d'œil une erreur de diagnostic, et de prendre l'érysipèle des paupières pour l'ophthalmie purulente, si, comme cela arrive assez souvent, les glandes de Méibomius et les glandes sous-conjonctivales irritées sécrétaient en grande abondance un liquide muco-purulent. Il suffit cependant, pour reconnaître l'erreur, d'examiner les paupières à leur surface interne, les parties voisines enflammées, et l'œil même, en se servant au besoin d'un élévateur.

Lorsque l'érysipèle se termine par suppuration diffuse, *le sac lacrymal* se distend quelquefois d'une manière très notable ; Mackensie rapporte qu'il arrive quelquefois que le pus s'y accumule, et que lorsque la peau a cédé, ce symptôme simule une fistule. La muqueuse n'étant nullement malade, l'ouverture d'un abcès de cette nature est sans aucune espèce de gravité, et la guérison en est facilement obtenue. C'est là une terminaison rare de l'érysipèle des paupières ; nous ne l'avons observée qu'une fois.

L'érysipèle des paupières occasionne assez souvent des désordres très graves du côté de l'œil ; très fréquemment j'ai vu des abcès de la cornée, des hernies de l'iris et, plus tard, des staphylômes à la suite de cette maladie.

Une terminaison plus fâcheuse encore, c'est la formation d'un *abcès dans le tissu cellulaire de l'orbite ;* lorsque l'inflammation prend un grand caractère d'acuité, la mort peut en être la conséquence. Bénédict, Demours, M. Lawrence, le professeur Piorry rapportent des cas qui se sont terminés brusquement de cette manière. Quelquefois, cependant, la marche de la maladie est plus lente, le pus se fait jour à travers la peau des paupières, dans divers points à la fois, ou dans le crâne, dans les fosses nasales et le sinus maxillaire. L'œil poussé en avant (*exophthalmos*) devient assez souvent amaurotique ou perd à jamais ses mouvements. Dans quelques cas, l'inflammation phlegmoneuse se propage au globe même, qui tombe alors en complète suppuration.

Une complication moins grave, mais beaucoup plus fréquente de l'érysipèle des paupières, est la propagation de l'inflammation à la conjonctive, inflammation qui constitue l'*ophthalmie érysipélateuse* de quelques auteurs.

Nous avons vu que le plus souvent une infiltration œdémateuse accompagne l'érysipèle, je dirais volontiers accompagne toute inflammation des paupières. L'infiltration et l'inflammation gagnent la conjonctive palpébro-bulbaire et le tissu cellulaire sous-jacent, et il en résulte une conjonctivite avec un chémosis séreux plus ou moins prononcé, offrant les caractères ordinaires de ces maladies. La conjonctive palpébro-bulbaire s'injecte plus ou moins selon le degré de l'inflammation ; les vaisseaux, de couleur rouge jaunâtre, le plus souvent assez pâle, demeurent isolés ; leur sommet ne parvient que rarement jusque sur la circonférence de la cornée. Près de cette membrane, quelques portions de conjonctive soulevées par une sécrétion séreuse, moins intimement adhérentes que les autres à la sclérotique et isolées d'abord les unes des autres, de couleur blanc-jaunâtre, gélatiniforme, viennent quelquefois faire saillie entre les paupières lorsque le malade les tient médiocrement écartées.

Assez rarement, au moment où l'infiltration de la conjonctive scléroticale devient générale, on voit, comme dans d'autres cas de chémosis, se former sur cette membrane de petites vésicules blanc-jaunâtre qui ne ressemblent aucunement aux phlyctènes ordinaires ni par leur forme, qui est ordinairement plus grande, ni par la couleur du liquide qu'elles renferment. Lorsque l'inflammation des paupières devient plus forte, la conjonctive s'infiltre jusque sur la cornée ; le chémosis séreux se développe au point que les espaces de la muqueuse bulbaire, restés jusque-là adhérents à la sclérotique, se soulèvent peu à peu comme les autres, et que la cornée se trouve souvent cachée en totalité ou en partie par un bourrelet muqueux de consistance et de couleur gélatiniformes. Hâtons-nous de le dire, cependant, la conjonctivite qui accompagne si souvent l'érysipèle des paupières ne se complique pas toujours d'infiltration œdémateuse considérable; loin de là, le plus souvent, au contraire, l'inflammation de la muqueuse oculaire présente simplement les symptômes ordinaires de la conjonctivite granuleuse ou catarrhale, et l'œdème n'est, comme dans cette dernière affection, qu'un épiphénomène assez ordinaire.

Cette inflammation de la conjonctive, consécutive à l'érysipèle des paupières, ne présente, en réalité, aucun caractère particulier. L'*ophthalmie érysipélateuse* ne doit donc point trouver sa place dans le cadre nosologique. Peut-on dire, avec M. Mackensie (1), « qu'elle se distingue suffisamment par la couleur rouge pâle de la conjonctive, qui se soulève autour de la cornée sous forme de vésicules molles et d'un rouge jaunâtre, » avec Middlemore (2) « qu'elle se caractérise assez par cette même teinte de la conjonctive, les vésicules et une sensation de démangeaison très vive? » De semblables symptômes n'existent-ils donc pas dans la conjonctivite sans complication d'érysipèle? La description qu'en a donnée Beer, celle de Weller, qui pense que l'ophthalmie arthritique se montre sous la forme érysipélateuse, et beaucoup d'autres encore, sont insuffisantes en réalité pour faire admettre comme de nature spéciale une inflammation de l'œil, dont les caractères sont communs à beaucoup d'autres.

La description de l'ophthalmie érysipélateuse du docteur Sichel, en tout point semblable à celle de la plupart des auteurs allemands et à celle de Mackensie, prouve à nos yeux le peu de fondement d'une semblable distinction. M. Sichel pense qu'elle peut se développer « sans que les paupières ou la face soient le siége d'un érysipèle »; il admet le boursouflement muqueux chémosique, les vésicules comme caractère pathognomonique, et ajoute qu'il n'a

(1) Mackensie, *loc. cit.*, p. 348.
(2) Middlemore, vol. I, p. 307.

jamais observé dans la conjonctive rien d'analogue à la desquamation, terminaison ordinaire de l'érysipèle du derme...; qu'il n'a jamais vu l'ophthalmie érysipélateuse s'étendre aux tissus profonds de l'œil ; enfin, qu'il ne se rappelle pas avoir observé du larmoiement ou de la photophobie, etc. »

De deux choses l'une : ou la conjonctive prend les caractères propres à l'érysipèle, ou elle ne les prend pas ; quels sont-ils donc ces caractères ? la simple apparition de quelques vésicules sur la conjonctive infiltrée d'un liquide séreux, rien de plus ; mais ne voit-on pas quelquefois ce phénomène dans le chémosis séreux qui accompagne les ophthalmies granuleuses ? N'est-ce pas la meilleure preuve que l'ophthalmie érysipélateuse, avec ou sans érysipèle des paupières, n'existe point, puisque ces caractères distinctifs sont communs à d'autres affections ? D'un autre côté, quelle analogie peut-on trouver entre ces vésicules de la conjonctive et celles qu'on voit quelquefois à la surface d'un érysipèle ? Enfin, que présente à l'esprit cette idée : l'érysipèle d'une muqueuse (1) ? Sans aucun doute, M. Velpeau, en combattant ces doctrines, aurait rendu un grand service à l'ophthalmologie, si, entraîné un peu loin peut-être, il n'avait point dépassé le but qu'indique la froide et sévère observation des faits pathologiques.

TRAITEMENT. — La première indication à remplir consiste à débarrasser le canal intestinal. On prescrira, si l'état du sujet le

(1) L'érysipèle interne a été admis par quelques médecins célèbres, et, entre autres, par Cullen, par J. Frank et par Fodéré, qui a prétendu avoir retrouvé la rougeur érysipélateuse jusque sur les membranes séreuses. J. Frank en parle dans les termes suivants (*Pathologie interne*, t. II, p. 74 ; 1837) : « Quoi que l'on dise, ce n'est pas sans raison que les anciens ont parlé de l'existence de l'érysipèle interne. Sa présence, *ou du moins celle d'une inflammation* interne superficielle, est confirmée par la dissection. De plus, il arrive que des hommes sujets à un érysipèle habituel, ou de la tête, ou des extrémités inférieures, à l'époque où devrait reparaître cette affection, éprouvent des inflammations viscérales, dont on n'obtient guère autrement la résolution que par l'éruption, au dehors, de l'érysipèle. Enfin, assez souvent, l'érysipèle s'étend évidemment des parties externes aux parties internes. » J. Frank cite ensuite des passages de Richter, P. Frank et Reil à l'appui de sa manière de voir.

L'érysipèle interne a fait, en juin 1844, une double apparition dans le *Journal de médecine et de chirurgie de Toulouse*, et dans l'*Encyclographie médicale* du docteur Lartigue (p. 216). L'observation a été publiée par M. Butignot : il est inutile d'ajouter qu'elle n'est concluante pour nous qu'en ce sens, qu'elle prouve que l'érysipèle interne n'existe point.

permet et si l'inflammation est bornée aux paupières, un purgatif salin ou un vomitif. Une bouteille d'eau de Sedlitz, 50 ou 60 grammes de sulfate de soude ou de magnésie, ou 10 centigrammes d'émétique dissous dans deux ou trois verres d'eau, et administré par petites parties tous les quarts d'heure, atteindront parfaitement le but.

Au début de l'inflammation, les fomentations froides ou astringentes, longtemps continuées, l'eau blanche en particulier, réussissent assez souvent à faire avorter la maladie ; des observations nombreuses m'ont appris l'excellence de ce moyen, surtout lorsqu'on l'emploie au début, et si, après que la phlogose a disparu, on continue de réagir quelque temps sur le canal intestinal au moyen de purgatifs.

Si l'érysipèle est très étendu, qu'à l'affection locale se joignent une chaleur vive et générale, la sécheresse de la langue, la fréquence et la dureté du pouls, la saignée générale est indiquée et doit être secondée par une saignée locale pratiquée à une certaine distance du point affecté, aux tempes ou derrière les oreilles, ou mieux encore, au moyen de la lancette, sur les paupières elles-mêmes, selon la méthode de sir Richard Dobson, méthode qui consiste à faire de dix à cinquante petites ponctions sur toute l'étendue de la partie tuméfiée, et à favoriser l'écoulement du sang et de la sérosité au moyen de fomentations d'eau chaude longtemps continuées. Ce moyen diminue les chances de suppuration du tissu cellulaire palpébral, empêche souvent la formation des taches gangréneuses et des phlyctènes, et concourt à combattre l'apparition des symptômes cérébraux.

Lorsque la suppuration est imminente, les incisions profondes sont indiquées; on les pratique transversalement, et on les multiplie en raison du gonflement des parties et de la gravité des symptômes généraux. Ce moyen seul suffit souvent pour faire disparaître des douleurs de tête insupportables, et une agitation fébrile que la saignée générale ne peut pas toujours éloigner. Les incisions doivent être hardies, s'étendre d'un côté à l'autre de la paupière, et atteindre la peau et le tissu cellulaire jusqu'au tarse. On pratiquera également une ou plusieurs incisions profondes à travers la paupière, entre l'œil et l'orbite, si l'on a des motifs suffisants de croire que la suppuration du tissu cellulaire de l'orbite soit imminente, ou que des foyers purulents se soient formés dans cette cavité. On empêchera ainsi l'exophthalmos, l'ophthalmite, l'altération des os même de succéder à l'inflammation érysipélateuse des paupières, si l'on a soin de maintenir cette incision ouverte au moyen de mèches. Dans quelques cas exceptionnels, où le phegmon oculaire aura été la suite de la maladie qui nous occupe, il conviendra de plonger la lancette ou, mieux encore, le bistouri dans la partie inférieure de la sclérotique, pour évacuer le pus qu'on aura reconnu exister dans la coque oculaire ; on préviendra de cette manière, en n'attendant pas la rupture spontanée de cette membrane ou celle de la cornée, des accidents généraux fort graves, et quelquefois même la mort du malade.

Lorsque la conjonctive présente, avec ou sans les vésicules, cette infiltration dont nous avons parlé, il suffira, dans tous les cas, pour faire disparaître ce symptôme, en général très peu grave, de pratiquer quelques mouchetures sur la muqueuse au moyen de ciseaux ordinaires, ou tout simplement d'instiller dans l'œil, huit ou dix fois par jour, une goutte d'un collyre de plomb ou de zinc. Les mouchetures seront surtout indiquées si le gonflement palpébral menace de devenir considérable, parce qu'en affaissant immédiatement la tumeur de la conjonctive, elles rendront la compression des parties moins forte.

SECTION TROISIÈME.

Tumeurs des paupières.

I. — TUMEURS INFLAMMATOIRES.

ARTICLE PREMIER.

ORGELET, HORDEOLUM, CRITHE.

On a donné ces noms à une petite tumeur furonculaire du bord libre des paupières, paraissant se développer, tantôt dans un follicule, tantôt dans les glandes de Méibomius et envahissant quelquefois les flocons du tissu cellulaire contenus dans les mailles du derme.

CAUSES. — Elles sont locales ou générales, et agissent isolément ou simultanément. Les poussières irritantes, le séjour dans des lieux chargés de miasmes irritants, la malpropreté du visage et des paupières en particulier, l'embarras gastrique, le tempérament scrofuleux surtout, une certaine vulnérabilité de la peau, l'aménorrhée, l'approche de l'époque menstruelle chez les jeunes personnes, telles sont les principales causes de cette petite tumeur inflammatoire. Nous n'avons pas vu, comme le professeur Beer, que les individus adonnés à l'ivrognerie et d'une forte constitution y fussent plus spécialement prédisposés.

L'orgelet se présente sous deux formes, l'aiguë et la chronique.

SYMPTÔMES. — *Forme aiguë.* — C'est une petite tumeur franchement inflammatoire, de la grosseur d'un *grain d'orge*, débutant dans les follicules sébacés de la peau, dans le tissu cellulaire qui environne l'extrémité des conduits des glandes de Méibomius, dans ces conduits mêmes, ou enfin dans les bulbes des cils. La peau, d'abord exempte d'inflammation, ne tarde pas à en être également atteinte. La petite tumeur est dure, d'une couleur rouge foncée à son milieu, plus rose à sa périphérie, et s'accompagne d'ordinaire de douleurs très vives que le toucher le plus léger exaspère, et d'un gonflement plus ou moins grand de la paupière même, qui prend un aspect luisant et s'infiltre dans une assez grande étendue. Souvent il y a chémosis séreux, et alors le toucher seul indique la place que l'orgelet occupe. La sécrétion des glandes de Méibomius et celle des autres glandes est toujours augmentée.

De même que le furoncle, l'orgelet suppure difficilement; le tissu cellulaire mortifié, véritable bourbillon, tend à sortir au dehors; mais cela ne se fait pas sans nouvelles douleurs pour le malade. La tumeur s'élève en pointe, s'ouvre d'elle-même; quelques gouttelettes de pus s'échappent d'abord, puis bientôt ce paquet de tissu cellulaire mortifié. Alors tout symptôme morbide disparaît promptement, la maladie est guérie; quelques jours seulement amènent ce résultat.

Forme chronique. — Mais il n'en est pas toujours ainsi: l'inflammation, franche chez certains sujets, languit chez un grand nombre et parcourt ses périodes avec une excessive lenteur. Quelquefois la suppuration ne survient qu'après une ou plusieurs semaines, et sous l'influence de l'application permanente de cataplasmes émollients; quelquefois aussi le pus ne se forme pas du tout, et il en résulte l'induration de la tumeur, véritable prédisposition à une série d'inflammations de même nature. Il arrive pourtant que la tumeur indurée reste dans cet état pendant un temps indéterminé; c'est alors qu'on lui a donné le nom de *Chalazion* (voyez ce mot).

TRAITEMENT DE LA FORME AIGUË. — On doit avant tout distinguer les deux périodes de la maladie : 1° l'invasion, 2° la suppuration.

Lorsque la première n'est pas avancée, il est possible d'essayer du traitement répercussif. On pourra donc, à l'exemple de Scarpa (*loco citato*, vol. 1, p. 21), employer les fomentations glacées, qui, dans quelques cas, feront rétrograder, puis bientôt disparaître l'inflammation au début; mais le plus souvent on ne réussira qu'à arrêter le mal.

La seconde période exige une surveillance active. La guérison radicale ne peut être obtenue que par la suppuration totale du tissu cellulaire enflammé. Les cataplasmes émollients faits avec le riz cuit dans l'eau de guimauve, si la maladie marche vivement, seront recommandés et aidés de frictions mercurielles répétées, dernier moyen qui m'a toujours paru très utile. Si, au contraire, l'inflammation languit et que la suppuration soit incomplète, ou ne se montre pas du tout, on couvrira la tumeur d'un emplâtre d'Angleterre ou de diachylon jusqu'au moment où elle sera complétement ramollie, c'est-à-dire jusqu'à l'expulsion facile et complète du petit bourbillon. Si, ce qui arrive assez souvent, les flocons de tissu cellulaire mortifié ne se séparent point complétement et que la cicatrisation se fasse attendre, on pourra, à l'exemple de Scarpa, laisser tomber une goutte d'acide sulfurique dans la cavité même de l'orgelet, ou la cautériser largement avec le crayon de nitrate d'argent, dans le double but de hâter le moment de la formation de la cicatrice, et d'empêcher l'apparition ultérieure d'une ou de plusieurs petites tumeurs semblables. Dans le cas où l'inflammation rétrogradant se terminerait par l'induration définitive, on se comporterait comme si l'on avait affaire à un *chalazion*.

Que l'orgelet se présente sous la forme aiguë ou chronique, comme il est le plus ordinairement lié à une affection du tube digestif, on aura recours à des purgatifs salins pendant quelque temps, et, si le sujet est scrofuleux, à un régime et à une hygiène convenables. Si l'on a des raisons de penser qu'il se rattache à la difficulté de la menstruation ou à l'irrégularité de cette fonction, on réagira sur l'utérus d'une manière soutenue par les moyens appropriés. Dans tous les cas, l'œil sera surveillé avec attention, parce qu'il arrive très souvent, surtout chez les scrofuleux, que l'orgelet s'accompagne d'une ophthalmie.

ARTICLE II.

FURONCLE DES PAUPIÈRES.

Le furoncle ne diffère de l'orgelet que par l'étendue des parties malades ; dans le premier, l'inflammation envahit toute l'épaisseur de la paupière, tandis que dans le second elle paraît limitée aux glandes de Meibomius ou à un de leurs conduits. Beaucoup plus étendue que dans l'orgelet, la tumeur, dans le furoncle, déterminant un étranglement inflammatoire beaucoup plus considérable, s'accompagne toujours de douleurs très vives et d'accidents fébriles assez intenses.

La paupière malade prend d'ordinaire un volume énorme par suite de l'œdème consécutif des parties. L'infiltration séreuse s'étend le plus souvent à l'autre paupière et même à la conjonctive bulbaire, qui se soulève et vient augmenter encore la tension et les douleurs. L'aspect général de l'œil, recouvert des paupières, présente alors de nombreux points de ressemblance avec celui qu'il prend dans l'ophthalmie purulente compliquée de chémosis, affection dans laquelle la douleur est à peu près nulle. Quelquefois la région lacrymale s'infiltre et se gonfle au point qu'on pourrait prendre au premier coup d'œil la maladie pour une dacryocystite. Cette remarque nous conduit tout naturellement à dire que cette région, de même que tous les points de la surface des paupières, peut être le siége du furoncle, et qu'il faut bien se garder dans ce cas de prendre cette affection pour une tumeur lacrymale. Demours craignait beaucoup de prendre le furoncle du grand angle pour une maladie du sac, et ne négligeait pas, lorsqu'il était consulté « dans le principe d'un abcès près de se former dans le tissu cellulaire situé sous la peau auprès de l'œil, de faire appliquer des sangsues sur la partie tuméfiée. » La difficulté du diagnostic, dans ce cas particulier, tient au siége même du furoncle, et surtout au gonflement considérable des parties.

On tenterait vainement d'obtenir la résolution du furoncle; toutes les médications échouent d'ordinaire contre l'intensité de cette inflammation. Au début, de même que dans l'orgelet, on peut essayer des applications de plomb comme Ebers et André, en les renouvelant cinq ou six fois par jour, ou bien celles de glace renouvelée à chaque instant; mais ce moyen ne sert tout au plus qu'à diminuer la douleur et à s'opposer, du moins jusqu'à certaines limites, au gonflement séreux des parties voisines. La seule chose qui ait paru de quelque avantage à M. Carron du Villards, c'est l'introduction, dans la tumeur, d'une aiguille chargée de poudre caustique de Vienne ou d'un trochisque de potasse. Ce chirurgien a réussi quelquefois à faire avorter la maladie par ce moyen. Si la tumeur s'accompagne d'accidents graves du côté de l'œil, je me hâte de l'inciser dans le sens transversal de la paupière.

ARTICLE III.

CHARBON DES PAUPIÈRES, ANTHRAX.

La pustule charbonneuse, assez rare dans nos villes, est au contraire très fréquente dans quelques pays où les hommes sont dans un contact immédiat avec les troupeaux. L'invasion de la maladie est marquée par une enflure considérable, sans coloration anormale de la peau, au milieu de laquelle on reconnaît « une tumeur circonscrite de la largeur (selon Bayle, qui a décrit le charbon dans sa thèse inaugurale, 1802) de la cornée transparente, pénétrant plus ou moins profondément dans les tissus, mobile ou collée aux parties profondes. »

Sur le milieu de cette tumeur, plus saillante que le reste, on voit une pustule de la grosseur d'un grain de millet ou d'un grain de chènevis, qui laisse écouler, quand on la pique, un liquide transparent, coagulable à l'air. La tumeur s'étend dans tous les sens, une douleur vive suit bientôt la rupture spontanée des phlyctènes qui se développent autour de la pustule. Le malade s'agite, se plaint d'une sensation de brûlure; la peau s'engage au loin, devient luisante, tendue; des phlyctènes plus nombreuses apparaissent isolées, puis se réunissent, et enfin une tache noire placée au centre, qui s'élève, remplace la pustule primitive.

A ce moment commence une réaction terrible sur les organes intérieurs ; le pouls s'affaisse, devient petit ; la langue est noirâtre ; des frissons, des nausées, des évanouissements surviennent ; le délire s'empare du malade, qui succombe bientôt.

Heureusement la terminaison de la pustule maligne n'est pas toujours aussi grave ; à la formation d'une tache gangréneuse chez des sujets robustes succède une inflammation éliminatrice ; un cercle rouge circonscrit la tumeur, une suppuration abondante s'établit, l'escarre tombe, et là se termine la maladie, à part la difformité qu'elle laisse souvent à sa suite.

Cette maladie est quelquefois épidémique sur les troupeaux de la race bovine ; elle se transmet souvent, d'après M. Carron, de l'animal à l'homme par l'intermédiaire du taon (*œstrum*), qui, après avoir sucé le sang des animaux charbonnés, vient piquer les hommes. C'est sans aucun doute de cette manière que l'individu qui fait le sujet de l'observation de Thomassin avait contracté la pustule maligne. L'auteur rapportait ce fait pour prouver que l'affection, dans certaines circonstances, se transmet du malade à ceux qui l'approchent le plus ou qui lui donnent des soins. « En 1763, dans le mois d'août, dit-il, un laboureur crut avoir été piqué par un insecte ; une pustule maligne ne tarda pas à se montrer à la paupière inférieure, avec une enflure de toute la tête et du cou. Sa femme lui perça avec une épingle les petites vésicules qui couvraient les pustules, et, avec les doigts mouillés de la sérosité qui en découlait, elle essuyait les larmes qu'elle laissait échapper. Environ deux heures après qu'elle eut rendu cet officieux service à son mari, elle s'aperçut d'une tumeur à la joue qui fit un progrès étonnant dans peu d'heures. Ces deux malades furent guéris à l'hôpital de Dôle, mais l'un et l'autre restèrent défigurés. »

Le principe charbonculeux conserve sa force même longtemps après la mort des animaux qui en ont été victimes. On rapporte que des corroyeurs qui préparaient la peau d'un animal mort depuis longtemps du charbon périrent tous de cette maladie, et les expériences de MM. Leuret et Hamont, publiées dans la *Nouvelle Bibliothèque médicale* (1826, t. II et IV, et 1827, t. IV), ne laissent aucun doute sur ce fait.

L'*anthrax bénin* se développe le plus ordinairement sur des individus mal nourris, mal vêtus, malpropres, et qui ne se nettoient jamais la peau, ou sur des vieillards épuisés par l'âge. Une tumeur de même aspect que la pustule maligne, mais beaucoup moins rapide dans sa marche, se développe, en s'accompagnant de douleurs très vives. A son centre, une tache noire gangréneuse, entourée d'un cercle livide d'une étendue variable, caractérise la nature de la maladie. Bientôt le travail d'élimination marchant, la suppuration devient abondante, entraîne les débris du tissu cellulaire mortifié, et est peu après remplacée par un travail de cicatrisation convenable.

Lorsque la pustule maligne attaque les paupières, la vie du malade est plus immédiatement menacée que lorsque le siége du mal est plus éloigné du cerveau. Les paupières, détruites souvent dans une très grande étendue, contractent dans quelques cas avec le globe des adhérences nombreuses qui en gênent ou en empêchent complétement les mouvements. La suppuration très abondante, dans les cas qui ne se terminent pas par la mort, gagne le tissu cellulaire de l'orbite et produit tous les accidents que cette maladie peut entraîner, et que nous avons signalés ailleurs (voy. *Blépharite érysipélateuse*). Dans d'autres cas, l'inflammation s'étant propagée à l'œil même, le détruit dans son ensemble ou en partie.

La pustule maligne et l'anthrax se terminent quelquefois cependant d'une manière heureuse, malgré la gravité apparente des symptômes que ces maladies présentent. « J'ai vu plusieurs fois l'anthrax, dit Demours, menacer les paupières d'une désorganisation complète, et cependant leur tissu se rétablir après la disparition des accidents, d'une manière plus satisfaisante qu'on n'aurait osé l'espérer. »

TRAITEMENT EXTERNE.—Détruire s'il se peut le virus, s'opposer au développement des phénomènes dus à la résorption des matières septiques, arrêter l'inflammation locale qu'il produit, telles sont les indications à remplir. Quatre moyens principaux ont été imaginés dans ce but : la *cautérisation*, l'*incision*, l'*extirpation*, les *antiphlogistiques*.

A. *Cautérisation.* — On la pratique de deux manières. S'il ne s'agit que d'un anthrax bénin, quelques petits morceaux de potasse caustique, en détruisant le centre de la tumeur, suffiront pour changer la nature de l'inflammation et amener des résultats le plus souvent heureux. Il est aisé de concevoir qu'il faudra faire cette application, comme les suivantes, avec tous les soins qu'exigent les parties, et que l'œil devra être protégé contre l'action du caustique. On pourra, à cet effet, introduire des boulettes de coton sous les paupières et n'employer qu'une quantité déterminée de potasse caustique. On évitera de cette manière que le caustique liquéfié pénètre dans l'œil par la commissure et se répande sur le globe, ainsi que cela est arrivé sur une dame dont parle M. Carron du Villards (vol. Ier, p. 281), et sur laquelle un chirurgien distingué de Paris avait imprudemment cautérisé une pustule maligne de la paupière au moyen du beurre d'antimoine. L'œil s'était fondu, et la paupière, détruite en partie et adhérente au globe, formait un symblépharon incurable. L'acide sulfurique, l'acide hydrochlorique, le nitrate acide de mercure et le chlorure d'antimoine peuvent servir également à la cautérisation. Une ou plusieurs scarifications plus ou moins profondes, faites avec soin au centre de la tumeur, augmenteront l'action de ces caustiques, qui agiront alors plus directement sur le mal.

La cautérisation peut encore être pratiquée par le fer rouge, procédé mis en usage avec beaucoup d'avantage, selon M. Bouillaud, par Carré, praticien distingué de Lyon. Lisfranc, grand partisan de ce moyen, a fait subir à l'application du feu d'heureuses modifications. Il cautérise le centre de la tumeur avec un petit bouton de fer rouge-cerise, puis promène lentement un fer à peine rouge sur la circonférence du mal. Bientôt les vésicules s'affaissent et font place à des escarres superficielles qu'une suppuration de bonne nature ne tarde pas à entraîner. Nous avons vu le célèbre chirurgien de la Pitié traiter de cette manière et guérir quelques cas graves de pustule maligne et d'anthrax qui, sans ce moyen puissant, auraient détruit en entier les paupières.

Cependant je considère la cautérisation comme un mauvais moyen ; il est infidèle et laisse des traces indélébiles. On ne devra jamais y songer d'ailleurs qu'au début du mal.

B. *Incision.* — On doit la pratiquer large et profonde, comme dans toutes les tumeurs charbonneuses ; mais, s'il se peut, on évite de la faire cruciale. Je préfère dans ce cas deux ou trois incisions longitudinales rapprochées l'une de l'autre de manière à diviser le plus de vaisseaux possible. On évite ainsi de couper en travers les fibres de l'orbiculaire et de produire des cicatrices apparentes.

C. *Extirpation.* — Chambon et Bayle recommandent l'extirpation de la tumeur. Ce moyen, d'une application peu facile lorsqu'il s'agit des paupières, ne nous paraît tout au plus applicable que sur des parties du corps abondamment pourvues de tissu graisseux et musculaire, et de beaucoup inférieur à l'incision.

D. *Antiphlogistiques.* — Selon M. Régnier (1), l'application des sangsues, comme l'avaient pratiquée avant lui Guy de Chauliac et Vigo, constitue la méthode la plus puissante contre le développement de la pustule maligne et les accidents qui l'accompagnent; il pense que les sangsues agissent directement contre la phlegmasie locale, et concourent très certainement à faire disparaître, du moins en partie, le principe délétère en l'absorbant elles-mêmes. Bien que, dans quelques cas, l'application des sangsues sur les paupières ait pour résultat immédiat d'augmenter le gonflement de ces parties, il est certain que ce moyen que M. Régnier considère comme le meilleur à employer dans la pustule maligne, quel qu'en soit le siége, est le seul qui n'entraîne point à sa suite d'inconvénients sérieux, et qu'on doit y avoir d'abord recours.

Quant à nous, s'il nous était permis de formuler notre opinion d'après ce que nous avons vu et d'après ce qui précède, nous n'hésiterions point à dire que la combinaison de l'incision multiple et de l'application immédiate de sangsues nombreuses, qu'on aurait soin de remplacer au fur et à mesure de leur chute jusqu'à ce que le malade ait perdu une quantité notable de sang, constituerait une méthode rationnelle de traitement local, en ce sens qu'on n'aurait à craindre aucune difformité consécutive ni aucune lésion immédiate du globe, si l'on prenait la précaution de le protéger d'une manière convenable. La plaque d'ivoire de Beer peut être très utile dans ce cas.

Si l'on a eu recours à la cautérisation, il est nécessaire, lorsque les escarres tombent, de surveiller la cicatrisation, pour s'opposer à temps à la formation d'adhérences vicieuses qui pourraient gêner les mouvements des paupières, ou donner à leurs bords libres une direction fâcheuse.

Traitement externe. — Le sang étant altéré par un principe septique dans les affections charbonneuses, la première indication générale à remplir, selon M. Bouillaud, est la saignée du bras, répétée coup sur coup au besoin, comme dans les affections

(1) Régnier, *De la pustule maligne*, 1829, 1 vol. in-8, p. 153.

typhoïdes. Si, comme semblent le prouver les expériences de MM. Leuret et Hamont, le sang est altéré profondément chez les animaux atteints de cette maladie, et si chez eux la saignée générale produit des effets favorables, il est à peu près certain que la même médication doit être suivie de résultats avantageux chez l'homme. La diète, les boissons acides, les laxatifs doux, sont de puissants auxiliaires, qu'il ne faut pas négliger non plus que les excitants à une période plus avancée de la maladie.

II. — TUMEURS NON INFLAMMATOIRES.

ARTICLE IV.

ECCHYMOSES DES PAUPIÈRES.

L'ecchymose des paupières est une affection en apparence si peu grave, qu'il semble, au premier coup d'œil, que ce serait perdre son temps que de s'en occuper ; cependant elle a une haute valeur séméiologique dans quelques cas particuliers.

L'ecchymose des paupières est le plus souvent le résultat de coups portés directement sur ces organes, ou sur l'un des bords de l'orbite. On la voit à la suite des fractures du maxillaire supérieur; quelquefois elle se montre après que des coups violents ont été portés sur les os du crâne, et devient alors, ainsi que nous le verrons plus bas, un symptôme de fracture de l'orbite. Il est aussi des cas assez communs où l'ecchymose apparaît spontanément dans l'épaisseur des paupières, et sans qu'aucun coup ait été porté sur ces organes ou sur les parties voisines. De là trois variétés distinctes :

1° *Ecchymoses* à la suite de lésions directes ;

2° *Ecchymoses* non précédées de contusions directes ou ecchymoses symptomatiques de fractures ;

3° *Ecchymoses spontanées.*

Première variété. — La contusion des paupières, les chutes ou les coups sur le bord de l'orbite ou sur le maxillaire supérieur, sont le plus souvent accompagnés d'extravasation de sang dans le tissu cellulaire lâche qui unit ces parties entre elles. La paupière, au fur et à mesure que l'épanchement sanguin augmente, prend un volume de plus en plus grand, et présente peu à peu la couleur brun noirâtre caractéristique de l'ecchymose ; les mouvements deviennent alors difficiles, diminuent insensiblement d'étendue, puis disparaissent complétement, comme dans tous les autres gonflements morbides de ces parties. Dans d'autres cas cependant l'épanchement est si brusque, qu'on peut, aussitôt après le coup, reconnaître par le toucher la présence du liquide extravasé.

Mackenzie et Lawrence rapportent que dans les luttes au pugilat, si communes en Angleterre, il arrive quelquefois que l'un des combattants étant aveuglé tout à coup par le gonflement de l'ecchymose, les témoins font une incision à la peau avec une lancette, pour qu'il puisse lutter plus longtemps.

Lorsque l'épanchement est très considérable, les paupières se distendent très largement, et le sang, ne trouvant plus de route en avant, s'en ouvre une en arrière, en s'infiltrant d'abord sous la conjonctive bulbaire, puis dans le tissu cellulaire qui enveloppe le globe même : de là un exophthalmos plus ou moins marqué, qui disparaît peu à peu avec le sang épanché, si on l'abandonne à la résorption.

Cette variété d'ecchymose palpébrale ne présente par elle-même aucun danger. Néanmoins, comme elle est symptomatique d'une violence directe, le chirurgien doit rechercher avec soin si un accident plus grave ne serait point à craindre. J'ai vu, entre autres, un homme qui avait reçu sur l'œil la baguette d'une fusée lancée dans un feu d'artifice, présenter une ecchymose accompagnée d'un gonflement si grand, qu'il fut d'abord impossible d'examiner l'œil. Je reconnus bientôt, et après bien des tentatives infructueuses, que la sclérotique, violemment frappée, s'était déchirée dans une grande étendue, et que la chambre antérieure était complétement remplie de sang. Le malade demeura amaurotique.

Il serait superflu d'ajouter que, dans quelques cas, on a à craindre des accidents encore plus graves, parmi lesquels figurent la fracture directe de l'orbite, la commotion, quelquefois même la déchirure du cerveau. C'est le plus souvent à la suite de coups d'épée ou de fleuret que ces accidents surviennent. Petit (de Namur) d'Ammon (de Dresde), etc., en rapportent des observations.

Deuxième variété. — Cette ecchymose est symptomatique de la fracture directe de l'orbite, lorsqu'un coup violent a été porté sur la voûte du crâne. Lorsque l'épanchement sanguin se montre d'abord dans la paupière supérieure, on croit généralement à la fracture de la voûte orbitaire, tandis qu'on doit penser que la solution de continuité existe dans la paroi externe, si la teinte noirâtre de la peau s'est montrée d'abord de ce côté dans la paupière, puis s'est étendue à sa partie antérieure et moyenne.

Un caractère de ces ecchymoses symptomatiques qui a été signalé par les traducteurs de Mackenzie, MM. Laugier et Richelot, c'est qu'elles s'étendent progressivement dans les premiers jours, comme il arrive dans les contusions profondes, et qu'elles ne déterminent que rarement un gonflement notable des paupières, comme cela se voit dans les ecchymoses par lésion directe.

Troisième variété. — Cette ecchymose, plus rare que les précédentes, n'est précédée d'aucune violence, directe ni indirecte. Le matin au réveil, le plus ordinairement, elle apparaît, et elle prend quelquefois rapidement un volume considérable. Je l'ai observée plus souvent à la paupière inférieure, et presque toujours chez des vieillards. L'extravasation du sang remonte quelquefois jusque sous la conjonctive bulbaire, et s'étend alors rapidement à tout le blanc de l'œil. Cet épanchement spontané de sang ne me paraît être que le résultat de la rupture d'un des vaisseaux nombreux qui rampent dans les paupières.

On voit souvent, sans qu'aucune maladie ait précédé, de larges ecchymoses sous-conjonctivales survenir de la même manière, et s'étendre de là, en suivant les lois de la pesanteur, jusqu'au rebord inférieur de l'orbite, ou demeurer limitées à la surface du bulbe. Chez plusieurs vieillards l'ecchymose spontanée m'a paru se lier à une disposition à l'apoplexie.

En voici un exemple qui m'a frappé. M. F..., âgé d'une soixantaine d'années, me fit appeler cinq fois dans l'espace de treize mois pour examiner ses yeux. Chaque fois que je le vis je trouvai ou une ecchymose sous-conjonctivale ou une ecchymose palpébrale. Une fois le sang s'était accumulé en si grande abondance sous la paupière inférieure, que, pour débarrasser plus vite le malade de la gêne qu'il en éprouvait, je dus piquer la paupière et en chasser le sang qui avait formé là un caillot très volumineux. M. F... est mort d'une attaque d'apoplexie foudroyante.

Dans d'autres cas j'ai vu l'ecchymose sous-conjonctivale précéder l'apoplexie oculaire et le glaucôme. (Voy. *Ecchymoses sous-conjonctivales.*)

L'ecchymose survient encore spontanément pendant le cours de la conjonctivite aiguë. — C'est dans l'ophthalmie catarrhale qu'on l'observe le plus fréquemment.

Le *traitement* de l'ecchymose des paupières ne présente aucune difficulté. Si l'épanchement de sang est récent et considérable, on peut ouvrir la peau avec la lancette, pour diminuer le gonflement, ou tout simplement attendre la résorption. Dans ce dernier cas, on prescrira des lotions légèrement astringentes, et l'on recommandera une compression douce qui aura pour résultat d'affaisser peu à peu les paupières tuméfiées, en faisant passer mécaniquement le sang dans les parties voisines.

Lorsque le coup qui a provoqué l'apparition de l'ecchymose a porté directement sur les parois de l'orbite, il sera bon, surtout si le malade est un enfant lymphatique, de prescrire l'application de sangsues, pour prévenir l'inflammation du périoste et des os, si fréquente chez ces individus à la suite des contusions. La saignée générale, des lotions froides sur les parties malades, des révulsifs sur le canal intestinal, le repos au lit, la diète, seront appliqués dans les cas où l'ecchymose sera symptomatique de lésions plus graves. Si l'on suppose une fracture de l'orbite ou même une plaie pénétrante du cerveau, on se comportera comme on doit le faire dans les blessures graves où la vie du malade est compromise.

ARTICLE V.

ŒDÈME DES PAUPIÈRES.

Cette affection dépend de causes locales ou générales ; elle est très fréquente à cause de l'extrême laxité du tissu cellulaire des paupières.

Caractères. — Les paupières affectées d'œdème sont luisantes, pâles, demi-transparentes et plus ou moins gonflées ; quelquefois elles gardent, pendant un certain temps, l'empreinte de la pression du doigt ; quelquefois aussi, surtout lorsque le gonflement n'est pas porté au plus haut degré, ce phénomène, commun à l'œdème des autres parties du corps, n'existe pas ; à mesure que l'infiltration augmente, les plis transversaux des paupières diminuent, puis disparaissent ; les mouvements sont de plus en plus empêchés, souvent même ils deviennent impossibles, surtout lorsque le gonflement est devenu considérable. Le malade n'accuse aucune douleur.

Étiologie. — Parmi les nombreuses causes locales de l'œdème

des paupières, nous voyons les érysipèles, les contusions, les plaies, la présence d'un corps étranger, l'extraction de certaines tumeurs, la cautérisation de la muqueuse palpébrale ou des granulations qui la recouvrent, les ophthalmies en général, l'amputation d'un staphylôme opaque de la cornée, l'opération de la cataracte par abaissement ou par extraction (voy. ce mot), l'opération du ptérygion ou de la fistule, la dacryocystite, les tumeurs inflammatoires des paupières, l'inflammation d'une petite tumeur jusque-là à l'état d'induration, l'orgelet, ou une autre petite tumeur furonculaire, etc.

A ces causes diverses on peut encore ajouter les maladies de l'orbite, comme la nécrose, la présence de corps étrangers, ou de tumeurs placées dans cette cavité; les abcès de la face ou du cuir chevelu; la compression qu'on emploie après certaines plaies de la tête, ou bien après l'opération du bec-de-lièvre ou de la rhinoplastie, en prenant un point d'appui vers la région maxillaire.

La maladie dont nous nous occupons se développe fréquemment encore, surtout chez les jeunes gens blonds, lymphatiques, dont les chairs sont pâles et molles, après l'application des sangsues au voisinage des paupières, et après la piqûre de certains insectes.

Elle est encore produite par les fomentations émollientes ou par les cataplasmes longtemps appliqués sur les paupières.

Parmi les causes générales, on doit surtout compter l'anasarque, si fréquente après la fièvre scarlatine; chez les individus de constitution éminemment scrofuleuse, il n'est pas rare que l'œdème des paupières existe seul; dans ce cas, c'est surtout le matin, au réveil, qu'il est le plus développé.

Quelle que soit la cause de l'œdème des paupières, il est à remarquer, surtout lorsqu'il est développé à un très haut degré, que la conjonctive bulbaire peut être soulevée par l'infiltration du tissu cellulaire sous-muqueux (*chémosis séreux*).

Marche. — Elle est tantôt rapide, comme après les plaies, les contusions, l'apparition de tumeurs inflammatoires, etc.; tantôt lente, comme dans le cas d'hydropisie générale.

Traitement. — Le traitement de l'œdème par causes locales varie nécessairement selon la nature de ces causes.

Nous parlerons surtout de celle qui est le plus souvent assez difficile à saisir : la présence d'une petite tumeur inflammatoire, soit dans l'épaisseur de la paupière, vers son bord libre ou son bord adhérent, soit, comme nous l'avons observé bien des fois, entre la paroi orbitaire externe et la muqueuse palpébro-bulbaire, qui est alors légèrement soulevée. Le toucher, exercé avec soin et lenteur dans toute l'étendue des parties gonflées, peut seul, dans ces cas, mettre à même de connaître la cause véritable de la maladie, moins parce qu'alors le chirurgien sent la tumeur (ce qui est souvent impossible, à cause du gonflement considérable des paupières) que parce que la pression occasionne une vive douleur, qui fait promptement reculer le patient. En soulevant la paupière supérieure, après avoir ordonné au malade de regarder fortement en dedans, on reconnaît à un petit point blanc jaunâtre, placé sous la muqueuse, qu'une tumeur furonculaire s'est développée dans cet endroit. Pour arriver plus facilement sur cette tumeur, il est quelquefois nécessaire de recourir à des incisions nombreuses sur la muqueuse bulbaire soulevée par l'infiltration (*chémosis séreux*). On pratique alors une large ouverture, pour donner issue au pus.

L'œdème qui reconnaît pour cause une plaie, une contusion, un bandage trop serré, etc., se dissipe de lui-même peu à peu, quand la plaie marche vers la guérison, ou lorsque la compression n'est plus exercée. On peut hâter la disparition du gonflement par des applications astringentes ou légèrement stimulantes, comme l'eau blanche ou l'alcoolat de camphre, etc.

Quant à cette variété d'œdème qu'on rencontre chez les sujets atteints d'anasarque ou chez les individus scrofuleux, et qui dans ce dernier cas revient à des époques indéterminées, surtout le matin au réveil, on la combat par un *traitement local*, des sachets aromatiques appliqués sur les paupières, et par un *traitement général* approprié à chacune de ces maladies.

Dans tous les cas, on recherche avant tout si la maladie est ou non symptomatique d'un état inflammatoire.

Lorsqu'à la suite d'un gonflement œdémateux chronique la peau de la paupière supérieure s'est tellement relâchée qu'elle pend au-devant de l'œil, par-dessus les cils, et masque en partie la vision, tous les topiques et tous les moyens thérapeutiques internes sont sans efficacité. L'excision d'un lambeau transversal, pratiquée selon les règles établies pour le ptosis atonique, devient alors indispensable (voy. *Ptosis*). Ce moyen, conseillé par Dupuytren (1), par Lisfranc et par d'autres chirurgiens, nous a donné

(1) Dupuytren, *Leçons orales de cliniq. chirurgic.*, 2ᵉ édit., 1839, t. III, p. 377.

d'excellents résultats ; la perte de substance est remplacée par une cicatrice linéaire transversale, qui se cache dans les plis naturels de la paupière supérieure. Chez les individus pusillanimes, on pourrait encore essayer de l'application sur la paupière d'un vésicatoire qu'on entretiendrait pendant quelques jours.

ARTICLE VI.

VERRUES DES PAUPIÈRES.

Les verrues des paupières offrent la plus parfaite analogie avec celles des autres tissus du corps. Formées des prolongements dermiques, dont la nutrition est entretenue par des capillaires cutanés, elles prennent des formes diverses et des aspects différents que tous les auteurs ont signalés. Les unes, pédiculées, pendent aux paupières, tandis que d'autres, à base large, sont fixées solidement sur ces voiles mobiles ; celles-ci, aplaties, faisant une saillie variable au delà de la surface des paupières, prennent le volume d'un pois vert et même un volume plus grand ; celles-là, filiformes, de plusieurs millimètres de longueur, sont ordinairement du plus petit diamètre. Tantôt isolées, de couleur grise, elles prennent une surface rude, inégale, gercée, contractent de profondes racines, et même envahissent toute l'épaisseur de la paupière ; tantôt très nombreuses, blanc jaunâtre, elles sont unies, recouvertes en partie par la peau, et très superficielles.

Elles varient de siége comme de forme ; on en voit aux bords ciliaires, chez certains individus, tandis que chez d'autres elles sont à la surface de l'une ou de l'autre paupière.

Juengken en signale une variété de dimension très petite, gercée et rude, sécrétant un liquide coagulable à l'air, qui la cache en entier, et qui peut dégénérer promptement. Heister parle de verrues de même espèce ; il donne dans ses *Institutions de chirurgie* la figure d'une verrue si volumineuse, que les mouvements de la paupière supérieure en étaient empêchés.

Chacune de ces espèces de verrues avait reçu un nom particulier des anciens ; on trouve dans leurs descriptions les verrues *acrochordon*, *pensilis*, *thymus*, *ficus* ou *sycosis*, *sessilis*, *myrmecia* ou *formica*, etc., épithètes qui se rapportaient toutes à leur forme ou à la sensation particulière qu'elles donnent aux malades.

On rencontre des verrues sur les paupières d'individus de tous les âges et de toutes les constitutions. On note pourtant comme y étant plus particulièrement prédisposés les enfants ou les adultes scrofuleux, et les femmes à l'époque climatérique; on en trouve plus rarement chez les hommes.

On admet assez généralement trois classes de verrues, et cette division est utile au point de vue du pronostic et du traitement.

1° Verrues pédiculées, filiformes à la base, plus larges au sommet, à peine adhérentes à la peau;

2° Verrues mollasses, petites, souvent gercées à la surface, à base large, et fortement adhérentes;

3° Verrues dures, plus larges à la base, divisées en un grand nombre de lobules, envahissant toute l'épaisseur de la paupière, et quelquefois de couleur bleuâtre.

Les verrues des deux premières espèces ne présentent en général aucun danger; elles croissent lentement et ne gênent que bien rarement les mouvements des paupières. Toutefois celles de la deuxième catégorie, qui sont isolées, gercées à leur surface et à base large, peuvent quelquefois dégénérer si elles sont tourmentées par des frottements répétés ou irritées par des substances excitantes, surtout chez les femmes arrivées à l'âge climatérique. Les verrues de la troisième classe gênent assez souvent les paupières dans leurs mouvements; elles donnent fréquemment à ceux qui les portent la sensation de picotements semblables à ceux des fourmis (*verruca myrmecia* des Grecs et *formica* des Latins, *fourmilière* de Maître-Jan), et deviennent quelquefois le siége de véritables douleurs. Il n'est pas rare qu'à ce moment elles prennent une couleur de plus en plus foncée, s'ulcèrent, puis dégénèrent en un cancer.

TRAITEMENT. — On se bornait autrefois à toucher les verrues avec les sucs âcres de plantes végétales, telles que le pissenlit, la chicorée verrucaire, la grande chélidoine, l'euphorbe, la joubarbe, etc.; plus tard on a employé les caustiques et l'extraction. Les verrues pédiculées, chez les sujets pusillanimes, peuvent à la rigueur être liées au moyen d'un fil de soie placé à leur base, ou, ce qui est bien préférable, enlevées d'un seul coup de ciseaux. Demours cite un cas (t. I, p. 120) où des accidents graves suivirent l'application de la ligature d'une verrue pédiculée, dont la mauvaise nature n'avait pas été reconnue. Il fut obligé, après vingt-quatre heures, de couper la verrue avec des ciseaux, et le malade « eut à la paupière et à l'œil une fluxion longue et inquiétante. »

Les verrues qui sont isolées, petites, gercées à leur surface, fortement adhérentes à la peau, ne doivent point être attaquées par les caustiques, parce qu'elles peuvent dégénérer. On pourrait essayer du moyen que propose Lisfranc, et qui consiste à les couvrir chaque soir d'une couche de savon noir ; le lendemain, la surface touchée par le savon tombe, et l'on peut ainsi détruire complétement une verrue, sans aucun danger de la voir dégénérer.

Nous sommes loin de partager la confiance de M. Carron du Villards pour le procédé qu'il propose, et qui consiste à enfoncer au centre de la verrue une épingle, qui sera aussitôt après chauffée au rouge-cerise dans la flamme d'une bougie. Cette opération, toute petite et toute simple qu'elle paraisse, est en réalité assez douloureuse, et exige de la part du malade une fermeté qu'on ne rencontre pas toujours. Au plus léger mouvement pendant l'opération, l'épingle qu'on soutient au moyen de pinces, sort de la tumeur, et il faut l'appliquer de nouveau, inconvénient fort léger au reste si, ce qui n'est pas toujours, on était sûr de détruire entièrement la racine de la verrue. Tout défectueux qu'il nous paraisse, ce procédé est cependant de beaucoup préférable à l'emploi de divers caustiques, mais il est loin d'avoir la certitude que présente l'extraction au moyen de l'instrument tranchant.

Si une verrue déforme le bord ciliaire, on se gardera bien de chercher à l'enlever en totalité ; on se bornera à l'exciser au ras de la surface et à la cautériser légèrement. De cette manière on évitera de déformer le bord libre et de produire une difformité quelquefois assez choquante.

Les verrues de la troisième classe, celles surtout qui menacent de dégénérer, doivent être immédiatement attaquées par le bistouri. On les cerne par deux incisions semi-lunaires, et, après les avoir accrochées au moyen d'une érigne ou d'une pince à griffes, on les dissèque dans toute leur étendue, et l'on réunit la plaie, s'il se peut, par première intention. J'ai enlevé par ce moyen, en présence de M. le docteur Sarrazin, une verrue semblable sur une dame âgée de cinquante ans, dont les règles avaient disparu depuis plusieurs années. La tumeur, située près du grand angle, sur la paupière inférieure, avait conservé pendant dix ans et plus le volume d'un petit pois, et n'avait jamais occasionné de douleurs, sauf depuis cinq à six mois. Son sommet se recouvrait de croûtes noirâtres, que la malade enlevait chaque matin, et des élancements assez vifs et fréquents se faisaient sentir plusieurs fois par jour. La réunion se fit par première intention, et il n'en résulta pas d'ectropion, maladie que j'avais lieu de craindre après la perte de substance que j'avais dû faire subir à la paupière.

Si la tumeur traversait la paupière de part en part, et que la dégénérescence se fût étendue à droite et à gauche, on devrait enlever toutes les parties malades, soit en les comprenant dans un lambeau triangulaire semblable à celui que propose W. Adams dans l'ectropion, soit en agissant de toute autre manière, sauf à protéger l'œil en empruntant un lambeau cutané dans le voisinage (voy. *Blépharoplastie*). On a vu des plaies, faites par l'enlèvement de larges verrues dégénérées, prendre l'aspect d'ulcères de mauvaise nature et exiger l'ablation d'une paupière tout entière; c'est un motif puissant pour en surveiller avec soin la cicatrisation. Guthrie pense que la dégénérescence de ces plaies peut, dans beaucoup de cas, être attribuée à la négligence apportée dans le pansement.

ARTICLE VII.

TUMEURS CARTILAGINEUSES DES PAUPIÈRES.

J'ai observé souvent chez les enfants, sur les paupières et sur la face, une sorte de verrue, ou plutôt une tumeur en ayant la forme, qui s'y multiplie à l'infini et devient une cause de difformité. Cette tumeur est petite, ronde, à peu près de la même couleur que la peau, souvent marquée d'un petit point à son centre. Quand on l'ouvre, il en sort une matière d'apparence sébacée, assez dense, comme caséeuse, graissant les doigts, et de couleur très blanche. « L'autre jour, dit M. Graefe (28 août 1852), j'ai fait l'examen histologique de ces tumeurs, et j'ai été bien frappé de reconnaître que leurs éléments ne sont identiques ni avec quelque hypertrophie épidermoïdale ou verruqueuse, ni avec ces tumeurs qui se forment de glandes sébacées distendues, mais qu'elles sont constituées purement et simplement de *tissu cartilagineux* déposé dans la peau même... »

Voici une observation de ces tumeurs dont le nom et la classification étaient encore à faire avant les recherches de M. Graefe.

Une petite fille de quatre ans, de l'asile du quatrième arrondissement de Paris, est atteinte d'une sorte d'éruption de verrues sur la face, et en particulier sur les paupières, qui en portent bien quinze à vingt chacune. Elles sont petites, molles, unies à leur surface, assez rondes, recouvertes de la peau amincie. Quelques unes, et ce sont les plus grosses, du volume d'un grain de chènevis coupé par le milieu, sont divisées en deux ou trois parties, et n'ont plus la couleur presque rosée des plus petites. Lorsqu'on les presse entre les doigts, il en sort une matière blanche, laiteuse et grasse. Aucune n'est adhérente au bord libre. Elles ont quelque analogie, à part cependant la grosseur, avec celles que Schon a observées sur les paupières de l'œil droit d'une fille scrofuleuse, et la plus parfaite ressemblance avec celles que décrit Lawrence dans son excellent ouvrage (p. 282, traduction par Billard d'Angers). L'enfant qui fait le sujet de mon observation est scrofuleuse et appartient à des parents très pauvres, chez lesquels elle est mal nourrie et mal logée.

Je ne fis aucun traitement local, je me bornai à prescrire des purgatifs, et plus tard du sirop de quinquina, du sirop antiscorbutique, un bon régime, une excessive propreté; et après trois mois la plupart des verrues avaient disparu.

Chez d'autres enfants j'ai excisé ces verrues, au centre desquelles il y a ordinairement un petit point noir, qui paraît enfoncé et ressemble assez à une piqûre d'épingle, et la cautérisation a détruit le kyste qui les enveloppait.

ARTICLE VIII.

VÉSICULES SÉBACÉES ET MILLET DES PAUPIÈRES.

Le grand angle de l'œil, la surface des paupières, et surtout leur bord libre, sont assez souvent le siége de petites tumeurs de diverse nature, qui ne sont point de véritables maladies, et qui gênent tout au plus, et dans des cas assez rares, les mouvements d'occlusion.

Vésicule. — C'est une petite tumeur transparente, blanche, de la grosseur d'une tête d'épingle, et qui prend quelquefois le volume d'un pois. Elle se rompt assez souvent d'elle-même, et reparaît de nouveau à la même place après un temps indéterminé. Il suffit, pour la faire disparaître, de la ponctionner avec une aiguille et d'enlever ensuite le kyste au moyen des ciseaux. Le liquide que contient la vésicule est d'ordinaire transparent et très fluide. J'en ai enlevé une qui était placée près du grand angle, sur la paupière inférieure, et qui, en éloignant le point lacrymal du globe, était devenue une cause de larmoiement.

Millet. — C'est une petite tumeur du volume de la graine dont elle a reçu le nom, et placée, comme la vésicule, au bord libre des paupières. Le millet diffère de la vésicule par ses caractères physiques. Il est blanc, crayeux, comme lobulé, et contient une matière épaisse qu'on a comparée à du suif fondu, mais qui, dans certains cas, présente des points plus denses et presque pierreux. Beer a parfaitement décrit ces différences que Chélius n'a pu saisir. Selon le dernier de ces auteurs, le millet, qu'il confond avec la vésicule, serait formé par l'occlusion et la distension des conduits excréteurs des glandes de Meibomius, dans lesquels la matière sébacée se serait accumulée, et un kyste particulier renfermerait cette masse graisseuse, qui aurait soulevé l'épiderme. —On enlève cette tumeur comme la vésicule, et l'on pratique une cautérisation pour obtenir l'exfoliation du kyste dans lequel elle est ordinairement contenue.

Il y a tout un travail à faire sur les éléments histologiques de ces tumeurs en particulier, et sur les tumeurs des paupières en général.

ARTICLE IX.

KYSTES DES PAUPIÈRES.

Ces tumeurs sont très fréquentes ; elles affectent aussi bien le bord libre de la paupière que toute autre partie de sa surface ; à leur plus haut degré de développement, elles sont ordinairement du volume d'une petite noisette, et atteignent rarement celui d'un œuf de pigeon ou de poule. Elles sont indolentes, parfaitement circonscrites, dures ou élastiques, sphériques ou ovalaires, mobiles ou adhérentes, et contiennent diverses matières telles qu'un liquide blanc ou coloré en jaune, une substance mélicérique, athéromateuse, stéatomateuse ou fibreuse, ou bien toutes ces substances à la fois.

Il en est qui contiennent des poils en même temps que les diverses matières que nous venons de nommer. M. Lawrence, dans la *Gazette médicale de Londres*, décembre 1837, a publié une observation de kyste pileux des paupières faite par lui chez un enfant. « Ces tumeurs sont, dit ce chirurgien, assez communes chez les enfants; ordinairement congénitales, elles restent stationnaires et ne gênent aucunement; elles naissent au-dessous du muscle orbiculaire, et adhèrent plus ou moins à l'os frontal. » Cunier a publié deux observations semblables, pag. 163 du volume II des *Annales d'oculistique*. La tumeur siégeait dans un cas sur la paupière supérieure; dans l'autre elle était à l'inférieure; dans tous les deux elle adhérait au cartilage tarse; contenant des poils roux et une matière huileuse, elle était recouverte seulement par la conjonctive, dans le premier, tandis que dans le second elle siégeait au-dessous de la peau et de l'orbiculaire. En 1837, lorsque j'étais attaché au service de M. Guéneau de Mussy à l'Hôtel-Dieu, j'eus l'occasion d'observer, sur le cadavre d'un homme mort à la salle Saint-Antoine, un kyste pileux de la paupière supérieure droite. Il était du volume d'un gros pois vert et contenait en même temps que des poils une matière grasse assez consistante.

Le siége des kystes des paupières varie; tantôt ils sont immédiatement placés sous la peau et sont alors très mobiles; tantôt ils sont situés entre le tarse et l'orbiculaire, et perdent alors en totalité ou en partie leur mobilité. On en rencontre très souvent aussi entre le tarse et la conjonctive.

Ils prennent le plus ordinairement naissance dans le tissu cellulaire des paupières; quelquefois cependant ils peuvent être constitués par les follicules sébacés de la peau, formation qui, selon Chélius, est la plus fréquente de toutes, et que n'admet point Walther. D'autres auteurs, parmi lesquels nous voyons Deshais-Gendron, placent avec raison le siége de quelques unes de ces tumeurs dans les glandes de Meibomius. Scarpa pense qu'elles se développent bien plus souvent dans les vésicules du tissu cellulaire que dans ces glandes.

Les kystes des paupières sont plus habituellement placés du côté externe que du côté interne du tarse.

Les kystes externes sont divisés en deux classes, les *sous-cutanés*, les *sous-musculaires*.

Les *kystes sous-cutanés* sont beaucoup plus rares que les sous-musculaires ; ils forment une saillie arrondie superficielle qui glisse aisément sous le doigt quand on les comprime, et présentent, lorsqu'on les saisit, une plus ou moins grande élasticité. On peut quelquefois les déplacer dans une étendue assez considérable, en les faisant rouler en quelque sorte sous la peau. Aussitôt qu'on cesse la compression, ils reprennent la place qu'ils occupaient primitivement; ils sont en général d'un volume très petit; ils atteignent tout au plus celui d'un gros pois vert ; la peau qui les recouvre est saine et ne présente aucune vascularisation morbide.

Les *kystes sous-musculaires* n'ont d'ordinaire qu'une mobilité très limitée, parce qu'ils ont contracté des adhérences plus ou moins intimes avec le tarse. Quelques uns traversent, en les écartant en haut et en bas, les fibres de l'orbiculaire, et viennent faire une saillie plus grande sous la peau ; ils présentent une sorte de pédicule, adhérent au cartilage, et une base arrondie, flottant entre les fibres musculaires et la peau. On peut confondre assez souvent ces dernières tumeurs avec celles qui sont franchement sous-cutanées. La compression que l'orbiculaire exerce sur leur face externe finit par user peu à peu le cartilage, et souvent même par le perforer du côté interne. Lorsque l'amincissement est déjà considérable, si l'on renverse la paupière en faisant basculer le tarse, on reconnaît que la conjonctive qui le recouvre en regard de la tumeur est rouge dans une assez grande étendue, et qu'au centre même de la partie enflammée de la muqueuse il y a un point jaunâtre que la compression exercée par le renversement rend encore plus évident.

La perforation du tarse est surtout plus fréquente dans le cas assez commun où les tumeurs sont placées exactement au-dessous du muscle orbiculaire et sont sous la dépendance de son action. Au dehors, la tumeur est alors plus aplatie que dans les kystes sous-cutanés, et elle paraît aussi plus étendue, moins bien limitée, et d'une densité plus élevée.

Les kystes se développent aussi dans les canaux des glandes de Meibomius, et, en grossissant, semblent dédoubler en quelque sorte le tarse dans une certaine étendue. Du côté de la conjonctive, on reconnaît que le cartilage est aminci à la couleur et à la saillie qu'il présente. Du côté externe, la tumeur est assez bien limitée et absolument fixe ; la peau est à l'état normal.

Les kystes placés sous la conjonctive, en arrière du tarse, repoussent en masse la paupière loin du globe quand ils sont volumineux. On en reconnaît aisément le siége en renversant la paupière sur elle-même. Lorsqu'ils sont du volume d'un noyau de cerise, la paupière paraît plus épaisse dans toute son étendue. On reconnaît bien en dehors une tumeur par le toucher et par la vue, mais il n'est plus possible de la limiter comme dans les trois variétés précédentes. C'est dans ce cas surtout qu'on doit retourner la paupière pour établir le diagnostic; car on pourrait, ce qui serait très fâcheux, attaquer la tumeur à travers la peau et le tarse, au lieu de diviser tout simplement la conjonctive palpébrale.

Les tumeurs enkystées paraissent reconnaître pour cause une pression prolongée ou une violence traumatique, ou l'induration qui suit très souvent l'orgelet. J'ai souvent vu leur apparition avoir un certain lien avec une affection générale ; ils sont surtout communs chez les jeunes filles chlorotiques.

Rarement les kystes des paupières gênent les malades qui en sont atteints, autrement que par leur poids et par leur volume. Toutefois, lorsqu'ils prennent un très grand développement, ce qui heureusement est fort rare, et qu'ils atteignent, par exemple, la grosseur d'un œuf de pigeon ou celle d'un œuf de poule, ils compriment l'œil, et empêchent complétement le jeu de la paupière, dans l'épaisseur de laquelle ils ont pris naissance. Ces kystes volumineux, au reste, siégent beaucoup plus souvent dans la joue, dans la région du sourcil ou dans l'orbite, que dans les paupières mêmes, et c'est souvent à tort qu'on en a décrit des exemples qui, en réalité, ne leur appartiennent pas.

Les kystes des paupières changent quelquefois, selon la place qu'ils occupent, la direction normale de ces voiles mobiles, leur épaisseur, etc. Ils peuvent donner lieu à l'entropion ou à l'ectropion partiel ou général, quelquefois, mais plus rarement, au trichiasis. Il arrive encore assez souvent qu'ils deviennent la cause d'une inflammation de la conjonctive; c'est surtout lorsque la tumeur fait une saillie assez grande sous cette membrane. On voit alors, indépendamment de la rougeur de la muqueuse palpébro-bulbaire, une granulation assez forte, presque circulaire, aplatie, divisée en plusieurs lobes, siégeant sur la conjonctive au centre même de la tumeur, et saignant le plus ordinairement au moindre contact direct des doigts.

Traitement. — Le plus grand nombre des auteurs pense qu'il est inutile de tenter la résolution des tumeurs enkystées des paupières ; il n'en est pas moins vrai, cependant, que le *traitement médical* compte des guérisons nombreuses. On devra donc, malgré l'imposante autorité de Saint-Yves, de Scarpa, de Chélius et autres, y recourir avant que d'entreprendre l'extirpation. Morgagni (1) employait l'eau régale ; Maître-Jan (2), un emplâtre de galbanum ; Deshais-Gendron (3), des lotions d'eau chaude ou d'eau salée, ou bien encore des emplâtres de *Vigo cum mercurio ;* Boyer (4) recommandait surtout l'application d'emplâtres de savon ou de compresses imbibées d'une solution d'hydrochlorate d'ammoniaque. Demours (5) conseillait, comme Gendron, le sel marin, et une solution de savon blanc dans une infusion de fleurs de sureau et de mélilot. M. Carron du Villards (6) vante vivement l'emploi de l'hydrochlorate d'or en frictions, et assure lui devoir la guérison de tumeurs longtemps rebelles à d'autres moyens. Nous avons obtenu des guérisons semblables au moyen de frictions mercurielles, répétées régulièrement matin et soir, et remplacées de temps en temps par une pommade d'iodure de potassium ou d'iodure de plomb. Dans quelques cas où la disparition de la tumeur se faisait trop attendre, nous avons employé ce moyen en même temps que l'acupuncture, et la résolution s'est faite alors en très peu de temps. Hâtons-nous de dire que ce remède, si efficace dans beaucoup de cas, n'en a pas moins, comme les précédents, échoué entre nos mains dans certaines tumeurs enkystées, qu'il a fallu plus tard extirper.

Les *moyens chirurgicaux* sont : le *séton*, les *caustiques*, la *ponction*, l'*extirpation*.

Les *caustiques* et le *séton* à travers la tumeur, que recommande Demours, sont deux moyens défectueux, presque toujours infidèles, qu'on doit abandonner. L'idée du séton paraît être due à Mauchart, qui recouvrait le fil d'une pommade irritante, et qui a usé de ce même moyen dans les staphylômes opaques de la cornée. Les caustiques laissent en général, après leur application répétée sur les paupières, la trace indélébile de leur passage, sans faire disparaître souvent la tumeur pour laquelle on en a jugé l'application nécessaire.

(1) Lettre XIII, p. 2.
(2) Maître-Jan, p. 490.
(3) Deshais-Gendron, *Traité des malad. des yeux*, t. I, p. 199.
(4) Boyer, t. V, p. 257.
(5) Demours, t. I, p. 123.
(6) Carron du Villards, t. I, p. 283.

La *ponction* n'est guère applicable que dans les kystes de la troisième espèce, c'est-à-dire ceux qui sont placés entre la conjonctive et le tarse, et qui contiennent une matière semi-liquide, qu'on évacue au dehors par la pression. On peut, à l'exemple de Dupuytren, immédiatement après, si on le juge nécessaire pour l'exfoliation du kyste, porter profondément dans l'ouverture un crayon d'azotate d'argent, convenablement taillé, et répéter cette cautérisation autant de fois qu'on croit devoir le faire pour la disparition complète de la tumeur ; mais alors il faut s'attendre à une ophthalmie externe passablement forte, qui peut dans quelques cas exiger des soins assez sérieux. J'ai publié l'histoire d'un homme opéré ainsi en ville qui fut atteint d'une grave ulcération de la cornée. Des préparations de plomb ayant été prescrites en collyres, l'ulcération se remplit de taches métalliques. (Voy. *Gazette des hôpitaux*, 1853.)

L'*extirpation* est, de tous les moyens chirurgicaux, le plus sûr, et celui qui présente le plus de simplicité. On la pratique de différentes manières, selon le siége et la nature de la tumeur ; mais, dans tous les cas, on doit, avant toutes choses, protéger l'œil contre l'action des instruments, soit au moyen du doigt indicateur placé entre l'organe malade et le globe, soit au moyen de la plaque d'ivoire de Beer ou de toute autre chose capable d'atteindre le même but. Si le kyste est superficiel, une incision sur la peau, faite avec ménagement, d'un diamètre double de celui de la tumeur et s'étendant également du côté externe et du côté interne, suffira pour la mettre à nu. Le kyste, faisant aussitôt saillie au dehors, sera accroché au moyen d'une érigne double ou d'une pince à griffes, et isolé de toutes ses adhérences au moyen d'un petit bistouri convexe.

S'il arrivait que la matière contenue dans le kyste fût liquide, et que celui-ci fût ouvert, on arracherait la plus grande partie possible de ses parois, et l'on cautériserait le reste avec la pierre infernale.

On n'oubliera pas que l'on débarrassera vite le malade et que l'on n'aura pas d'accidents à craindre si l'on enlève la tumeur de manière à ne pas avoir besoin de recourir à la cautérisation. On n'oubliera pas non plus, si la tumeur était placée en haut et en dehors sous la conjonctive, qu'il vaudrait mieux ne point cautériser, dans la crainte d'oblitérer les conduits de la glande lacrymale.

Lorsque la tumeur est adhérente, l'incision sera faite de la même manière, et le kyste sera accroché et disséqué sur le tarse, qui devra être, autant que possible, soigneusement ménagé. Dans le cas où la tumeur aurait contracté des adhérences très étendues, on n'essaierait point d'en poursuivre la dissection au delà du cartilage; il suffirait d'abandonner ces parties à la résorption, dans la crainte de perforer le tarse dans une trop grande surface, et d'enlever ainsi à la paupière un soutien naturel. Dupuytren (1) a vu à sa consultation une malade qui avait subi une opération semblable, et qui avait au milieu de la paupière supérieure une ouverture à travers laquelle elle voyait parfaitement, lorsque les bords ciliaires étaient complétement rapprochés; la conjonctive et tous les autres tissus de la paupière avaient été complétement détruits, et la cicatrisation avait été mal surveillée.

Si la tumeur est petite, située à la paupière supérieure dans l'épaisseur du tarse, on peut l'accrocher avec une érigne après avoir renversé la paupière, et, par deux incisions semi-elliptiques, l'emporter avec rapidité. La tumeur ainsi enlevée est couverte des deux côtés par la conjonctive, et la perte de substance pratiquée dans le tarse n'offre aucun danger.

Une incision transversale, pratiquée sur la conjonctive de la *paupière supérieure*, préalablement retournée, suffit pour mettre à nu les kystes placés entre cette membrane et le tarse. On les enlève de la même manière que les autres, en épargnant la muqueuse. On peut, dans quelques cas où la matière qu'ils contiennent est très résistante, les diviser en deux moitiés en même temps qu'on incise la conjonctive, puis accrocher chacune de ces moitiés et la disséquer isolément, en la renversant d'arrière en avant. Il arrive assez souvent qu'une végétation aplatie, rouge, sarcomateuse, apparaît à la surface de la cicatrice quelque temps après l'opération, et gêne les mouvements des paupières en irritant l'œil; on en débarrasse facilement les malades en l'enlevant d'un coup de ciseaux courbes sur le plat.

Si la tumeur est placée près de la conjonctive, à la *paupière inférieure*, je l'opère de la manière suivante, dans le but de ménager la muqueuse autant que possible :

Après que j'ai fait basculer la paupière avec l'index de la main

(1) Dupuytren, *Leçons orales*, t. III, p. 378.

gauche, placé du côté de la peau au-dessous du bord inférieur du tarse, la main droite, armée d'une érigne assez grande, accroche la tumeur dans le sens longitudinal et à peu près à l'endroit où la saillie est le plus marquée. Cela fait, la main gauche saisit l'érigne, et la droite divise la conjonctive avec un bistouri très tranchant, par une double incision transversale en avant et en arrière de l'érigne.

La longueur de l'incision est un peu plus grande que celle de la tumeur, et le lambeau de la conjonctive n'a pas plus de 2 millimètres de largeur. Si, l'incision étant faite, on tire un peu l'érigne en avant, la tumeur fait aussitôt saillie entre les lèvres de la plaie conjonctivale, et avec le manche et la pointe du bistouri on l'enlève en un instant.

On évite ainsi le raccourcissement de la conjonctive et les accidents que cet état de la muqueuse peut occasionner.

Procédé de l'auteur pour l'extraction des kystes et des autres tumeurs des paupières. — Dans toutes ces petites opérations, et surtout quand il s'agit d'extraire une tumeur à la paupière supérieure, le chirurgien est gêné singulièrement par le sang, et il ne peut souvent donner les coups de bistouri qu'à d'assez longs intervalles, surtout s'il veut opérer avec soin et ne faire aucune perte de substance inutile, soit dans le tarse, soit dans tout autre tissu. Un filet d'eau lancé par un aide, au moyen d'une assez forte seringue à canule étroite, ne suffit pas pour nettoyer convenablement les parties. La compression au moyen des doigts de l'aide, ou de l'élévateur de Lusardi, vantée par MM. Lisfranc et Carron du Villards, n'atteint pas complétement le but, dans les cas surtout où, par suite de la forte adhérence de la tumeur au tarse, la dissection doit être minutieuse ; le sang gêne toujours l'opérateur, la manœuvre est laborieuse, et il faut un temps très long, pendant lequel le courage de quelques malades est mis à une rude épreuve.

C'est pour obvier à ces inconvénients que nous avons imaginé l'instrument représenté (fig. 47), et dans l'exécution duquel nous avons été, comme toujours, parfaitement bien secondé par M. Charrière. Lorsqu'on l'applique convenablement, il ne s'écoule pas une goutte de sang, et la dissection est aussi facile que sur le cadavre.

Cet instrument est une pince ordinaire, dont les mors sont remplacés par une plaque et par un anneau, qu'une vis de rappel rapproche de manière à exercer une compression convenable sur la paupière malade, qu'on engage entre eux.

Fig. 47.

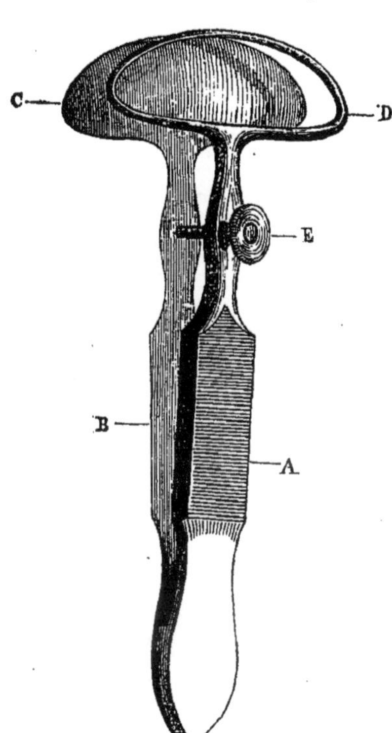

A, branche antérieure de la pince; B, branche postérieure; C, plaque de métal terminant la branche postérieure, et destinée à être glissée en entier ou par l'une de ses extrémités transversales sous la paupière; D, anneau terminant la branche antérieure : on engage la tumeur au centre ou à l'une des extrémités de cet anneau; E, vis servant à rapprocher l'anneau de la plaque.

Ce compresseur s'applique avec la plus grande facilité; on engage sous la paupière malade la branche postérieure (la plaque) tout entière, ou seulement l'une de ses extrémités lorsque la tumeur est de petit volume et rapprochée du bord libre, en prenant soin de tendre convenablement la peau; puis on frappe du bout du doigt la vis de rappel, et on la serre dans le but d'exercer autour de la tumeur une compression suffisante pour empêcher le sang d'arriver jusqu'aux parties qui doivent être divisées.

Voici un dessin dans lequel l'instrument est appliqué pour la dissection d'une tumeur placée vers le bord de la paupière.

La plaque est engagée sous la paupière, et l'anneau A, rapproché de la plaque par la vis de rappel, isole complétement la tumeur B.

Si la tumeur était placée plus loin, du côté de l'angle externe ou de l'angle interne, la plaque, glissée convenablement, pourrait

Fig. 48.

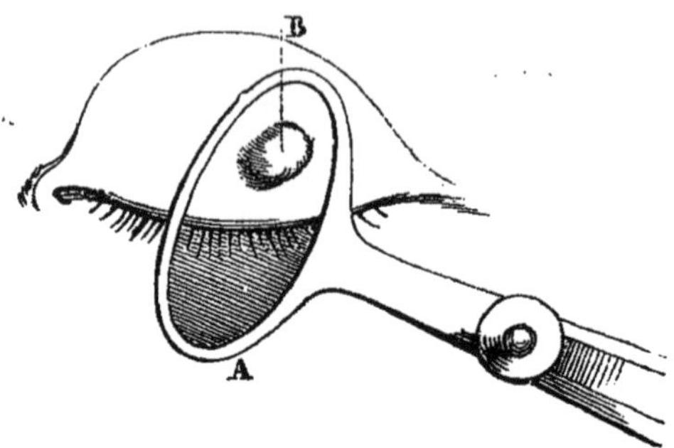

aisément l'atteindre, ce que l'on n'obtiendrait pas si cette plaque était ronde au lieu d'être ovale. (Fig. 48.)

Dans la figure 49, l'instrument est appliqué comme il doit l'être dans un cas de tumeur volumineuse placée au centre de la paupière.

Fig. 49.

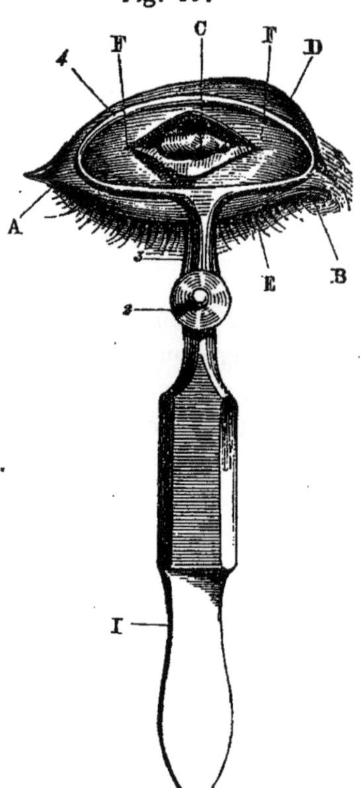

1, manche de la pince tenu par un aide sur la joue ou vers la tempe du malade;
2, vis de rappel;
3, branche postérieure à l'extrémité de laquelle se trouve la plaque engagée sous la paupière supérieure;
4, anneau entourant la tumeur;
A, angle externe de l'œil;
B, angle interne;
C, tumeur mise à découvert par une incision transversale : les lèvres de la plaie sont renversées en haut et en bas;
D, paupière supérieure;
E, paupière inférieure;
FF, angles de l'incision transversale.

Cette pince-anneau a véritablement fait fortune parmi les chirurgiens, et je ne connais personne, en France du moins, qui ne l'ait appliquée. Quoique, au dire de tous, elle atteigne convenablement le but, elle a trouvé cependant des personnes qui l'ont modifiée et qui ont cru la rendre meilleure. M. J. Ansiaux, chose étrange en vérité, a été frappé de la lenteur et de la difficulté d'application de cet instrument, et pour obvier à ces prétendus inconvénients, il a substitué à la vis de rappel l'entrecroisement des branches en X et une plaque ronde à la plaque ovale.

A coup sûr si M. Ansiaux avait imaginé sa pince, elle n'aurait pas tardé à être modifiée, et alors, ou je me trompe beaucoup, ou l'on aurait probablement fait la mienne. Glisser la plaque sous la paupière, faire tourner la vis en la frappant de l'index, est l'affaire d'un instant, à moins d'une maladresse que certainement n'a pas M. Ansiaux : ceci répond à l'accusation de lenteur. Quant à la difficulté d'application, je répondrai qu'avec la plaque ovalaire je puis atteindre les tumeurs situées dans les angles, et que dans ces cas si fréquents la plaque ronde ne peut être utilisée. J'ajouterai encore que l'anneau de M. Ansiaux est trop petit et que l'on est gêné pour la dissection ; enfin, qu'un instrument à compression fixe comme le sien est détestable, parce que, suivant l'épaisseur de la paupière, il comprime trop ou pas assez ; que s'il comprime trop, on ne peut pas régler la compression en serrant les branches entre les doigts, comme le veut M. Ansiaux, et que s'il ne comprime pas assez, il est absolument inutile.

Le pansement après l'enlèvement des kystes des paupières est pour l'ordinaire des plus simples ; quelques bandelettes de taffetas d'Angleterre suffisent pour mettre les parties en rapport. Des compresses d'eau glacée, souvent renouvelées, favoriseront la réunion par première intention et empêcheront l'érysipèle de compromettre le résultat. On devra toujours rejeter la suture, à moins cependant que la plaie n'ait une très grande étendue. Dans ce dernier cas, et pour obtenir une réunion plus prompte, on aurait soin de fermer l'œil sain avec les bandelettes, afin d'empêcher les mouvements dans les paupières de l'œil opéré.

Si, comme cela arrive assez souvent, après l'enlèvement des kystes adhérents au tarse, il reste encore une certaine partie de la tumeur appréciable au toucher et à la vue, on pourra en hâter la disparition par les frictions iodurées, aidées de l'acupuncture répétée deux ou trois fois par semaine. C'est un moyen qui, jusqu'à présent, n'a jamais échoué entre nos mains.

La cicatrice qui résulte de la plaie nécessaire pour enlever les kystes des paupières est linéaire et se cache dans les plis naturels de la peau, lorsque l'opération a été convenablement faite.

ARTICLE X.

CHALAZE, CHALAZION.

La *chalaze*, ou le *chalazion*, est une petite tumeur, variant de la grosseur d'un grain de chènevis à celle d'un haricot, peu ou point mobile, indolente ; placée ordinairement assez près du bord libre des paupières, elle est plus commune à la paupière supérieure qu'à l'inférieure ; assez souvent isolée, elle est quelquefois multiple et forme alors une sorte de chapelet noueux qui peut s'étendre d'un angle de la paupière à l'autre.

Le siége de cette tumeur n'a rien de fixe ; il en est de même assurément de sa nature, et nous sommes bien convaincu que sous le nom de chalaze on confond un mal d'origine différente. De là, évidemment, les discussions des micrographes sur la véritable nature de ces tumeurs.

Qu'une tumeur se développe sous la peau de la paupière, dans la région tarséenne, qu'elle fasse saillie du côté de la conjonctive, qu'elle soit placée près ou loin du bord libre, qu'elle ait été ou non précédée d'une inflammation apparente, comme il arrive pour l'orgelet, on la désignera toujours sous le nom de chalazion, pour peu qu'elle soit mal limitée, mal circonscrite et indolente.

Les uns, avec Ryba, voudront qu'elle prenne constamment son origine dans le tarse et qu'elle ne se développe pas là où il n'y a point de cartilage ; d'autres lui donneront pour point de départ un follicule induré ou un orgelet non suppuré et chronique ; selon Chélius, la différence de son siége sera facile à expliquer si l'on se rappelle les divers points de départ de l'orgelet, qui débute, comme on sait, dans les follicules sébacés de la peau, dans les glandes de Meibomius ou dans leurs conduits, et dans les bulbes des cils. On concevra aisément de cette manière que la tumeur soit placée à la face convexe ou à la face concave du tarse, sous la peau ou sous la conjonctive, et qu'elle soit éloignée ou rapprochée du bord de la paupière. Tous ont raison en même temps, parce qu'en effet ce que l'on nomme chalazion est toutes ces choses.

Disons donc que le chalazion est une tumeur des paupières dont le siége, comme nous l'avons vu plus haut, n'a rien de fixe, et dont la nature n'a rien de fixe non plus, car on confond sous ce nom des affections d'origine différente. Tous les éléments de la paupière peuvent concourir isolément ou simultanément à sa formation; il sera donc la conséquence de toute petite tumeur inflammatoire actuellement indurée, de tout engorgement lent de l'une ou l'autre variété des glandes palpébrales ou de leurs conduits; on le verra donc partout, et partout il ne sera semblable à lui-même que sous un point de vue : ce sera toujours une petite tumeur indolente et mal circonscrite.

Les éléments histologiques de la tumeur seront-ils les mêmes? Évidemment cela ne paraît pas possible. Ici encore il y a tout un travail à faire.

Mais revenons au côté pratique de la question.

La chalaze peut être divisée, au point de vue chirurgical, en *interne*, en *externe* et en *mixte*, selon qu'elle est saillante en dedans ou en dehors par rapport au tarse, ou bien qu'ayant traversé ce cartilage, elle fait saillie des deux côtés à la fois. Il faut encore admettre la *chalaze du bord libre*, parce qu'elle exige des précautions toutes particulières.

L'*interne*, placée à la face postérieure du tarse, est en général aplatie; de couleur blanc jaunâtre, surtout à son centre, elle ne fait point de saillie au dehors ou n'en fait qu'une très légère, et ne peut être reconnue que lorsque la paupière est renversée; elle est recouverte par la conjonctive palpébrale, qu'elle soulève plus ou moins dans une étendue variable. Une des variétés de la chalaze interne a été décrite à part, sous le nom de *tarsal tumours*, par quelques chirurgiens anglais, et, à leur exemple, par M. Carron du Villards, lorsque, par suite de ses progrès, elle a déformé plus ou moins le tarse.

L'*externe*, placée immédiatement sous la peau, prend d'ordinaire un volume plus considérable que l'interne; elle est semi-sphérique et s'appuie directement sur la face convexe du cartilage, auquel elle adhère assez souvent; la peau qui la recouvre est plus ou moins rouge, selon son degré de distension, ou selon l'état particulier de la tumeur, qui est quelquefois placée au-dessous des fibres du muscle orbiculaire.

La *chalaze mixte* participe des deux variétés principales; elle se montre à la fois en arrière et en avant du tarse, qu'elle a perforé dans une étendue variable.

La *chalaze du bord libre* doit être rangée parmi les chalazes mixtes; je ne la distingue ici qu'à cause du procédé opératoire qui lui est applicable; elle a pour caractère spécial de déformer l'arc de la paupière dans une plus ou moins grande étendue.

Marche. — La chalaze présente des différences dans sa marche comme dans sa nature et dans son siége. Le plus ordinairement elle se forme avec la plus grande lenteur et prend d'une manière insensible un volume très variable. Telle tumeur de cette nature, stationnaire pendant un temps indéterminé, et jusque-là du volume d'un fort grain de chènevis, prendra en quelques semaines celui d'une petite noisette, sans occasionner d'autre douleur que la gêne de son poids, puis diminuera progressivement de la même manière, sans que rien ait été fait dans ce but. Telle autre, chez certaines femmes, apparaîtra au moment des règles, demeurera stationnaire pendant quelques semaines, puis disparaîtra bientôt pour se montrer de la même manière trois ou quatre fois dans la même année.

Quelques femmes que j'ai vues à ma clinique ou ailleurs se sont imaginé que l'apparition de la chalaze était pour elles un des signes les plus certains d'un commencement de grossesse.

Dans les cas les plus fréquents, la chalaze s'enflamme, suppure en partie, diminue de volume après la cicatrisation, et un petit noyau induré devient la base d'une tumeur nouvelle, qui s'accroît et se termine de la même manière, jusqu'à ce qu'enfin tous les éléments de la tumeur aient été entraînés par une suppuration complète.

Lorsqu'un chapelet de chalazes existe sur les paupières, une des tumeurs suit la marche que nous venons de tracer, et s'affaisse plus ou moins, tandis que les chalazes voisines, placées à droite et à gauche, prennent un volume de plus en plus grand, pour se terminer de la même manière.

Traitement. — *Chalaze externe.* — Lorsque cette tumeur est encore de date récente et isolée, on peut compter jusqu'à un certain point sur les topiques, qui, en excitant la peau, ramèneront dans les éléments de la tumeur une activité plus grande, et en prépareront ainsi la disparition par résorption. Les teintures aromatiques, les onctions mercurielles camphrées ou iodurées, répétées deux ou trois fois tous les jours, rempliront convenablement cette indication.

Si en même temps, comme cela a lieu le plus souvent, les intestins sont malades, on aura grand soin de tenir compte de cette condition morbide et de prescrire un traitement approprié.

Il arrive fréquemment que pendant la durée de ce traitement la chalaze s'enflamme et menace de suppurer; on favorisera cette terminaison par l'emploi de cataplasmes émollients, et l'on pourra, quand le pus se fera jour au dehors, introduire profondément dans le centre de la tumeur un crayon de nitrate d'argent, dans le but de compléter la destruction totale des éléments d'une nouvelle induration. Cette dernière précaution sera employée plusieurs fois, s'il en est besoin.

Les topiques, quelquefois avantageux lorsqu'il s'agit d'une chalaze isolée encore récente, deviennent dangereux lorsque les tumeurs sont nombreuses, de date ancienne, et que la constitution du malade est mauvaise. Ils peuvent alors produire des dégénérescences de mauvaise nature, motif trop puissant pour qu'on ne s'abstienne pas de leur emploi. Si la chalaze est ancienne, volumineuse, isolée, rénitente, on l'enlève par l'opération, qui se pratique de la manière suivante :

Le malade est assis sur une chaise, la tête soutenue par un aide, qui tire la peau de la paupière dans le sens transversal.

Lorsque l'opération doit être faite sur la paupière supérieure, le chirurgien se charge lui-même de la tendre convenablement en passant son index gauche entre cette paupière et le globe. J'ai mis très souvent en pratique ce moyen, et j'y trouve le double avantage de donner aux parties une tension aussi forte que je le désire, et de diviser les tissus sans craindre une lésion de l'œil.

Si l'on prévoit que le sang doive gêner pendant l'opération, on emploie le compresseur dont j'ai parlé en m'occupant des kystes des paupières.

On incise transversalement la peau recouvrant la chalaze, de telle sorte que d'un seul trait, s'il est possible, on mette la tumeur à nu. L'ouverture sera d'un diamètre double de celui de la tumeur et s'étendra au delà de celle-ci autant à droite qu'à gauche, s'il se peut.

Si l'on s'est servi de la pince et que la chalaze soit volumineuse, on pourra faire une incision courbe, et l'on aura ainsi plus de place pour la dissection.

La chalaze mise à découvert sera saisie, au moyen de pinces à dents de souris ou avec une érigne solide, et disséquée jusque sur le tarse, qu'on évitera d'intéresser, surtout dans les cas où ce cartilage sera uni à la tumeur.

Les restes de la tumeur adhérents au tarse seront cautérisés avec le crayon de nitrate d'argent, autant de fois qu'il sera nécessaire pour les détruire complétement, ou ils seront abandonnés à la résorption, s'ils sont d'un petit volume.

J'ai fait souvent disparaître des débris semblables de tumeur, en les traversant, de deux à trois jours l'un, au moyen d'une aiguille à acupuncture. On produit ainsi des cicatrices, et l'on développe des processus inflammatoires et résorbants, au moyen desquels la tumeur diminue, puis disparaît bientôt.

Chalaze interne. — Il n'y a point à compter ici sur les topiques; l'opération seule doit être pratiquée. On renverse la paupière, qu'un aide maintient, et l'on enlève la tumeur de la même manière que si l'on opérait au dehors. On évite, s'il se peut, de cautériser avec le nitrate d'argent, qui produit toujours une inflammation de la conjonctive, et qui, intéressant assez souvent, et malgré les précautions qu'on prend, les deux feuillets correspondants de cette membrane, devient une cause de symblépharon.

Chalaze mixte. — Ici la chalaze a perforé le tarse d'outre en outre ; il convient d'enlever la tumeur en dehors du tarse, puis en dedans, et de ménager le cartilage dans les deux cas autant que possible. On rapproche au besoin les lèvres de la plaie avec une ou plusieurs bandelettes de taffetas d'Angleterre, et l'on recommande au malade de tenir les yeux fermés, pour favoriser autant que possible la réunion par première intention.

Chalaze du bord libre. — Ces tumeurs, de même que celles qui du milieu de la paupière s'avancent sur le bord, méritent, au point de vue chirurgical, une attention toute particulière. Leur développement, ordinairement fort lent, entraîne une modification de forme de l'arc marginal et constitue ainsi une véritable difformité. Les arêtes du tarse, les cils et leurs bulbes sont engagés dans la tumeur. En pareil cas, la difficulté est certainement très grande : si l'on enlève toute la tumeur, on détruit les cils, et l'on produit un coloboma souvent incurable. On s'expose en même temps à voir plus tard les cils repousser la pointe dirigée contre la cornée, et détruire l'œil, comme je l'ai observé chez un malheureux jeune homme, opéré en ville par un chirurgien inexpérimenté. Si l'on ne détruit que les cils, c'est certainement encore trop pour tout le monde en général, et pour les femmes en particulier.

Pour éviter ces inconvénients, voici comment je procède:

Si la chalaze s'avance du milieu de la paupière vers le bord libre, je la dissèque comme à l'ordinaire; mais je m'arrête un peu plus haut que les bulbes, et je ménage ainsi la partie de la tumeur qui s'avance dans la marge palpébrale. J'attends le résultat de la cicatrisation, et, le plus souvent, le reste de la tumeur s'atrophie complétement. Si ce résultat se fait attendre, je ponctionne la tumeur, en divers endroits de sa surface, tous les deux ou trois jours, avec la pointe d'un bistouri, et j'en obtiens bientôt la guérison.

Mais lorsque la chalaze est bornée à la marge palpébrale, je m'abstiens de toute tentative d'extraction; je me garde même de faire une ponction et de cautériser, parce que, dans des cas pareils, j'ai eu pour résultat ce que je voulais éviter, c'est-à-dire une déformation du bord libre consécutive à la suppuration. Je me borne à enlever la partie exubérante de la tumeur, d'un coup de ciseaux fins, courbes sur le plat, et dont la convexité doit être dirigée du côté des cils. J'ai soin de ne rien emporter de trop, et surtout de ménager les arêtes du tarse. Quelques jours plus tard, je commence à piquer la tumeur de la manière indiquée plus haut (voy. *Blépharite glandulaire*, p. 550), et il est rare que je n'obtienne pas bientôt une guérison complète. Si les piqûres sont mal supportées, j'obtiens le même résultat par la compression ou par une sorte d'écrasement de la tumeur, de la manière suivante :

Écrasement des chalazions. — J'ai guéri bon nombre de chalazions chez des personnes pusillanimes qui craignaient l'instrument tranchant, en comprimant fortement la tumeur dans ma pince-compresseur dessinée plus haut (voy. fig. 47, p. 602). Je me suis borné d'abord, pour ne pas faire construire un instrument à double plaque, à glisser une pièce de monnaie sous l'anneau, et cela a bien réussi ; mais plus tard j'ai fait faire l'instrument, et l'écrasement a été beaucoup plus facile. La tumeur, comprimée à diverses reprises et à quelques jours d'intervalle, finit par disparaître.

J'ai surtout obtenu de bons effets de ce moyen dans quelques chalazions du bord libre qu'on ne peut extraire sans laisser une difformité.

ARTICLE XI.

SQUIRRHE ET CANCER DES PAUPIÈRES.

Certaines tumeurs des paupières peuvent tout d'abord prendre le caractère du squirrhe, ou le présenter par la suite et d'une manière presque insensible. Le passage de l'induration simple à l'état squirrheux étant impossible à saisir aussi bien dans les paupières que dans les autres tissus, le chirurgien appelé à se prononcer est souvent dans un doute que ne justifie que trop l'examen même très attentif des parties malades. Il n'a pour se guider qu'une circonscription plus accentuée, une dureté plus grande de la tumeur, les inégalités de la surface malade, et plus tard, si elle menace de s'ulcérer, des vaisseaux variqueux bleuâtres qui l'entourent.

Ces tumeurs, avons-nous dit, se développent quelquefois du premier coup ; mais le plus souvent elles se montrent à la suite de chalazes indurées, de tubercules de mauvaise nature, de verrues, ou après l'emploi de topiques irritants sur des tumeurs de nature douteuse. Le squirrhe envahit assez souvent toute l'épaisseur de la paupière, mais seulement dans une partie de son étendue et près de sa marge ; d'autres fois il se montre sous la forme d'une plaque peu épaisse, mais plus large, siégeant sur le corps même de l'organe, et il n'envahit alors qu'une partie de la peau, et d'une manière lente et progressive (*cancer épithélial*). Au début de la plupart des tumeurs squirrheuses des paupières, la peau demeure saine.

La blépharite glandulaire, qui amène à sa suite cet état d'induration de la marge palpébrale connu sous le nom de *tylosis*, a été notée comme cause du cancer des paupières ; leur bord se bosselle, se déforme ; la tumeur s'étend en surface, prend un aspect tout particulier, demeure stationnaire le plus ordinairement pendant un temps très considérable, finit le plus souvent par dégénérer, et envahit alors rapidement la conjonctive.

Quel que soit le lieu qu'occupe la tumeur sur la paupière, il arrive quelquefois qu'elle prend un volume considérable avant d'être atteinte par l'ulcération. Il est des cas, au contraire, dans lesquels, encore très petite, elle se couvre de vaisseaux et s'ulcère ; cette marche plus rapide vers la dégénérescence est ordinairement celle des tumeurs siégeant sur les bords de l'organe. Tant que l'ulcération se borne à la peau, les progrès de destruction sont en général assez lents (sauf pourtant lorsque le cancer prend la forme rongeante) ; il s'écoule souvent des années avant qu'il soit nécessaire de recourir à une médication énergique ; mais aussitôt que la muqueuse est atteinte, le mal fait des progrès rapides, et s'étend bientôt au loin. J'ai donné mes soins à une pauvre femme chez laquelle une tumeur, placée sur la paupière inférieure, n'avait fait aucun progrès pendant plusieurs années, après lesquelles elle s'était ulcérée. Les progrès de l'ulcère avaient d'abord été insignifiants : tantôt des croûtes se formaient dans la petite cavité ulcéreuse ; tantôt, au contraire, et cet état durait plusieurs mois, tout paraissait cicatrisé, et la malade n'y faisait plus aucune attention. Deux ans après environ, l'ulcération envahit la conjonctive, et à partir de ce moment les progrès de la maladie furent tels, qu'en quelques mois la moitié du nez, la joue et la tempe étaient envahies. L'œil s'était vidé et demeurait attaché, à l'état de moignon de couleur noirâtre, à la paroi supérieure de l'orbite ; la paroi inférieure de cette cavité n'existait plus, et l'on voyait à son fond la luette et le voile du palais par sa face supérieure ; une grande partie du maxillaire supérieur du côté malade, le vomer, les cornets, tout était détruit par cette horrible ulcération. De temps en temps des hémorrhagies assez considérables venaient affaiblir cette pauvre femme, que je n'ai plus revue depuis, et qui a probablement succombé.

Les topiques sont impuissants pour la guérison des tumeurs squirrheuses des paupières, et hâtent même le plus souvent la dégénérescence cancéreuse. L'expectation est même la conduite la plus sage à tenir dans ces cas, car il est reconnu que l'opération même est le plus souvent suivie de la reproduction de la maladie et d'une dégénérescence plus rapide.

La guérison du cancer des paupières, parvenu à l'ulcération et sécrétant un ichor fétide, ne peut en général être obtenue que par l'extirpation de toutes les parties malades, et ce n'est que dans quelques cas de cancroïde, d'ailleurs assez communs, qu'on réussit par les caustiques. Plusieurs conditions peuvent se présenter.

1° *L'affection est bornée à une tumeur d'un petit volume, et n'intéresse pas la marge des paupières.* — Après avoir placé une plaque d'ivoire sous la paupière, dans le double but de protéger l'œil contre l'action des instruments et de tendre convenablement les parties, le chirurgien cerne la tumeur au moyen de deux incisions pratiquées autant que possible selon le diamètre transversal, réunies à leurs extrémités, et atteignant même le tarse, si ce cartilage est envahi par la maladie.

Il est bon, pour pratiquer plus aisément cette petite opération, de se servir de notre pince (voy. *Kystes des paupières*, p. 602), ou, si cela ne se peut, de comprimer autant que possible la paupière, soit par le moyen de la plaque protectrice de Beer, soit avec les doigts, pour arrêter le sang qui s'écoule en assez grande abondance des vaisseaux divisés, et qui vient ainsi gêner le chirurgien dans l'examen des parties voisines de la tumeur.

Il est avantageux de savoir par avance, si faire se peut, à quelle profondeur le bistouri doit pénétrer, afin, en ne multipliant point les incisions, d'éviter au malade des douleurs, et aussi pour ne pas donner au sang le temps de venir masquer les parties à retrancher. Cette opération est du reste des plus simples : aussi doit-elle être faite rapidement.

Le pansement au moyen de la suture entortillée n'est pas toujours nécessaire ; souvent même il retarde la guérison lorsque la réunion ne se fait pas par première intention. On peut, en général, dans les pertes de substance peu étendues et n'intéressant que la peau ou même une petite partie du tarse, se borner à l'application de compresses d'eau froide souvent renouvelées. Les bords de la solution de continuité se rapprochent bientôt d'eux-mêmes, après trois ou quatre jours, et sans le secours de la suppuration. On n'oubliera pas que la suture des paupières est assez difficile à pratiquer, et que la présence des épingles et des fils sur ces parties, après une opération, devient assez souvent la cause d'érysipèles qui, s'étendant à la face et au cuir chevelu, menacent très souvent la vie du malade. On réservera donc la suture aux cas où une perte de substance très grande ayant été nécessaire, la réunion ne pourrait être obtenue sans ce moyen.

2° *La tumeur s'étend assez largement sur la paupière et en intéresse les bords.* — Après avoir examiné l'étendue de la tumeur, on reconnaîtra si la maladie a envahi la conjonctive et si, en pratiquant l'ablation des parties dégénérées, on peut espérer que l'œil sera convenablement protégé par les parties saines. Dans cette hypothèse, on aura le choix, selon que la maladie aura envahi une plus ou moins grande étendue de la paupière dans le sens vertical, entre l'incision en V, comprenant toute l'épaisseur des tissus constituant la paupière (ce procédé est décrit à l'article

Ectropion), ou l'incision semi-elliptique, que j'ai mise avec succès en pratique à l'imitation de Dupuytren, de Richerand, de M. Velpeau et d'autres chirurgiens, dans les cas où le cancer n'avait envahi que la moitié au plus de la hauteur de l'organe.

Pour pratiquer cette dernière opération, on saisit d'une main et l'on soulève la tumeur au moyen de pinces à ligature, puis on l'enlève d'un ou de deux coups de forts ciseaux, courbes sur le plat, tenus de l'autre main, et engagés de telle sorte que l'une de leurs branches regarde la conjonctive et l'autre la peau. Une perte de substance demi-circulaire, dont la concavité regarde le bord adhérent de la paupière, est ainsi pratiquée jusqu'au delà des limites du mal, qu'elle comprend dans toute son étendue.

Chez deux hommes que j'ai vus l'année dernière (1852) à ma clinique, et que j'ai opérés à une semaine d'intervalle, la paupière inférieure droite chez l'un, la paupière inférieure gauche chez l'autre, étaient envahies à leurs deux tiers internes par le cancer épithélial. Les bords palpébraux étaient détruits.

Je n'hésitai pas à enlever avec des ciseaux courbes toute la partie atteinte par le mal, dans laquelle le point lacrymal fut compris. La perte de substance n'avait pas moins d'un centimètre en hauteur, de sorte que le tarse fut emporté dans sa moitié interne en même temps que la peau et la conjonctive.

Peu à peu la concavité formée par les ciseaux diminua, puis disparut si bien, que deux mois après il était impossible d'imaginer que la paupière eût subi une opération aussi grave et une perte de substance aussi étendue, car le fond de la plaie s'était mis de niveau avec le bord de la paupière qui avait été ménagé dans son tiers externe. La seule trace apparente de l'opération était le manque de cils dans les deux tiers internes de la marge palpébrale.

Le pansement, après cette opération, est des plus simples; des compresses mouillées d'eau froide, le premier jour, des boulettes de charpie mollette et un tour de bande suffisent d'ordinaire. Peu à peu les angles de la plaie s'arrondissent, la concavité diminue de plus en plus, comme on vient de le voir, et l'œil, mis à découvert immédiatement après l'opération, se trouve complétement protégé au fur et à mesure de la marche de la cicatrisation.

Dans les cas où la perte de substance a été très large, il ne reste pas d'échancrure après l'opération, pourvu qu'on laisse vers les angles une petite partie de la paupière, parce que c'est sur cette partie que la cicatrice prend un point d'appui. Si cette condition ne peut être remplie, il faut choisir de préférence l'incision en V ou recourir immédiatement à la blépharoplastie.

3° *La tumeur est plus ou moins étendue et superficielle.* — Dans ce cas on essaiera de la pâte caustique du frère Côme, de celle de Vienne ou encore de celle de zinc, en prenant toutes les précautions convenables pour préserver l'œil de tout accident, et pour ménager les parties saines, sous-jacentes aux parties malades, qui seront détruites dans toute leur étendue. Malheureusement ce moyen, de même que les brûlures, peut donner lieu à l'ectropion, si l'on n'en surveille pas avec soin les effets. Toutefois on en obtient, dans quelques cas, de véritables succès : ainsi plusieurs fois le vénérable doyen de la chirurgie française, feu M. le docteur Souberbielle, nous a fait l'honneur de venir à notre clinique et d'appliquer la pâte du frère Côme, son parent; la guérison a été radicale.

4° *La tumeur ulcérée siége près des angles ou sur la marge des paupières.* — Lorsque l'affection siége au petit angle, on emporte toutes les parties malades au moyen d'une perte de substance triangulaire ⊳ , dont la base est à la commissure externe, et l'on réunit au moyen de la suture entortillée. Si, au contraire, la maladie a envahi le côté interne de l'une ou l'autre paupière, ou même les deux paupières par leur côté interne à la fois, on devra, comme l'a fait Lisfranc dans une observation d'encanthis cancéreux rapportée par M. Carron du Villards (1), cerner le mal au moyen d'une ou de deux incisions semi-lunaires, et n'appliquer qu'un pansement simple, sans sutures. L'ouverture des paupières pourra devenir irrégulière ou plus étroite ; mais l'œil, dans la majorité des cas, sera convenablement protégé. On pourrait aussi, à l'exemple de Hasner, réparer la perte de substance faite aux deux paupières par une opération de blépharoplastie suivant la méthode de Fricke, en empruntant au nez un lambeau convenablement échancré. On ne doit en tous cas songer à ce moyen que si la perte de substance subie par les paupières a été très considérable.

Si la maladie s'est limitée aux bords palpébraux, et si elle s'est montrée à la suite d'un tylosis, le bourrelet ulcéré et granuleux pourra, selon le conseil de M. Velpeau, être facilement guéri par la cautérisation avec le nitrate acide de mercure ; mais je préfère

(1) Carron du Villards, *loc. cit.*, t. I, p. 362 et suiv.

l'excision. M. Jeanselme (1) indique dans ces termes le procédé suivi par le chirurgien de la Chârité : « Après avoir renversé la paupière en dehors et protégé le globe de l'œil par les moyens connus, on touche avec soin et ménagement toute la surface ulcérée, et même les bords du bourrelet dégénéré, avec un petit pinceau de charpie modérément imbibé du caustique. Ces attouchements sont renouvelés tous les quatre ou cinq jours ; environ un mois après, lorsque rien ne vient entraver l'efficacité du remède, l'ulcère cancéreux se transforme en un ulcère simple ; un dégorgement salutaire s'opère dans les parties voisines ; la plaie se cicatrise alors bientôt, et la paupière reprend presque toute sa souplesse. »

Dans le grand nombre de malades qui, au dire de M. Janselme, ont été guéris par M. Velpeau au moyen de nitrate acide de mercure, n'en serait-il pas quelques uns qui auraient pu être débarrassés de leur bourrelet ulcéré par un tout autre traitement? Ce bourrelet était-il évidemment de mauvaise nature dans tous les cas? Ne pouvait-on, d'ailleurs, s'assurer de la nature véritable du mal par l'examen sous le microscope avant de se décider à l'application du caustique? Personne sans doute mieux que M. le professeur Velpeau n'était à même de reconnaître si l'affection était ou non de nature cancéreuse ; cependant nous ne pouvons nous empêcher de faire remarquer qu'à l'œil nu rien ne ressemble tant à des ulcérations cancéreuses que celles qui accompagnent le tylosis, et qu'il serait possible que les paroles citées de M. Jeanselme ne rendissent pas dans toute sa sévérité la pensée de M. Velpeau.

5° *La maladie a envahi toute la paupière, les ramifications s'étendent au loin dans la conjonctive.* — Si la paupière malade doit être emportée dans toute son étendue, l'opération de la blépharoplastie, selon le procédé le plus convenable, devra être aussitôt pratiquée, pour protéger l'œil contre l'action irritante de l'air, et en même temps pour masquer autant que possible la difformité. Mais si la maladie s'étend au loin dans l'orbite, et que surtout l'œil lui-même ait été envahi, on devra l'emporter tout entier en même temps que les paupières, selon le procédé décrit ailleurs.

(1) Jeanselme, *loc. cit.*, p. 69.

ARTICLE XII.

TUMEURS ÉRECTILES DES PAUPIÈRES.

Ces tumeurs se présentent souvent aux paupières. Cela tient sans doute à ce que ces organes, composés d'un tissu cellulaire fort lâche, sont parcourus d'un très grand nombre de vaisseaux. Le plus souvent elles sont congénitales (*nævus maternus*) ; elles apparaissent cependant quelquefois sous l'influence de causes accidentelles, prennent ordinairement dans ce dernier cas un développement considérable, et donnent lieu à des hémorrhagies qui peuvent compromettre la vie du malade.

Dans les premières années de la vie de l'enfant, ces tumeurs se montrent assez fréquemment sous la forme d'une tache qui ne présente aucune élévation au-dessus de la surface de la paupière ; quelquefois cependant elles font une saillie assez marquée. Elles sont uniques ou multiples ; lorsqu'elles sont nombreuses, elles ressemblent quelquefois, par la disposition qu'elles prennent, à une grappe de raisin.

Quand elles existent en grand nombre aux paupières, il s'en trouve assez souvent sur le crâne, sur le tronc ou sur les extrémités.

On en distingue, comme on sait, plusieurs espèces ; mais l'étude de ces variétés nous entraînerait hors des limites que nous avons dû nous imposer. Nous rappellerons seulement les différents modes de traitement mis en pratique pour la guérison de ces tumeurs, en faisant observer d'abord que dans quelques cas elles guérissent spontanément. (M. Moreau, d'après Vidal, de Cassis, t. III, p. 525.)

La compression est un moyen simple qu'on doit employer en premier lieu, du moins lorsque la tumeur est convenablement placée. Les tumeurs situées au milieu des paupières ne seront, bien entendu, pas traitées ainsi, la compression ne pouvant être exercée utilement que vers le rebord interne ou externe de l'orbite. M. Velpeau insiste sur ce point, que, partout ailleurs que dans ces deux endroits, la compression serait inutile, à cause de la disposition anatomique des vaisseaux dans les paupières. On se servira avec avantage, dans quelques cas, du compresseur inventé par J.-L. Petit, pour guérir l'hydropisie du sac lacrymal, ou de celui imaginé par M. Alessi. La compression pourrait être plus active si l'on employait en même temps les astringents ; cependant Boyer et Abernethy rapportent des succès obtenus par la compression seule. Lorsqu'on aura reconnu ce moyen inefficace, ce qui arrivera le plus souvent, on se hâtera d'en diriger un plus énergique contre la maladie, car elle pourrait prendre un développement plus grand.

Lorsque la tumeur est d'un petit volume et se trouve isolée au milieu de la paupière, on peut la soulever et l'étrangler au moyen d'une ligature, ou bien la détruire avec la potasse caustique (Wardrop) ou le cautère actuel (J. Cloquet), en prenant toutes les précautions convenables pour ne point endommager l'organe sur lequel elle repose. On pourra encore essayer d'injections stimulantes ou escarrotiques. M. Lloyd a expérimenté ce moyen sur un enfant, qui mourut de rougeole avant que le traitement fût terminé.

On doit, avant de faire l'injection, comprimer le nævus pour le vider du sang qu'il contient, et retenir le liquide dans le tissu spongieux pendant cinq à dix minutes. Mackenzie fait observer que cette pratique peut donner lieu à de graves accidents, et même à la mort ; il pense que le liquide peut passer dans les veines, et de là dans le cœur : c'est cette circonstance, selon lui, qui a occasionné la mort subite d'un enfant de deux ans chez lequel l'injection d'un nævus, situé sur l'angle de la mâchoire, avait été faite avec de l'ammoniaque étendue. Cette méthode a cependant réussi entre les mains de M. Tyrrell dans un cas de nævus sous-cutané placé sous la paupière supérieure d'un enfant. La ponction fut pratiquée avec une aiguille à cataracte dans la peau saine, vers le côté externe de la tumeur, qu'on évita de blesser, et une solution saturée d'alun fut injectée dans le tissu cellulaire. Les tissus adjacents devinrent fermes et compactes, ainsi que toute la tumeur, qui finit par se solidifier et par disparaître après six ou sept injections semblables, pratiquées à trois ou quatre jours d'intervalle. M. Carron du Villards a publié dans les *Annales d'oculistique* (t. XI, p. 85 et suiv.) des cas de guérison par le même moyen.

La vaccination de la tumeur a réussi dans quelques cas (Carron du Villards). On la pratique de la manière ordinaire, au moyen d'une lancette chargée de vaccin, et l'on multiplie les piqûres sur le sommet et à la base de la tumeur, qu'on recouvre ensuite d'un linge imbibé du même virus. Les pustules naissent comme de coutume ; mais comme la suppuration n'envahit pas toujours la tumeur dans son ensemble, il convient de répéter les piqûres à des distances rapprochées. Ce moyen, selon M. Carron, réussira toujours si le sujet n'a point encore été vacciné.

On a encore employé un grand nombre de remèdes contre les tumeurs qui nous occupent. Marshall-Hall (1) a conseillé de traverser la tumeur aussi près que possible des parties saines, avec une aiguille qu'on introduit dans diverses directions ; M. Velpeau, qui avait pratiqué cette opération dès 1830, en avait tiré de bons résultats.

On a traversé la tumeur au moyen de petits sétons. Lallemand, Tawdmyton (de Manchester), et plus tard Gensoul (de Lyon), ont combiné le séton avec l'étranglement de la tumeur. L'étranglement a été aussi employé concurremment avec les aiguilles, sur lesquelles un fil comprimait les portions de tumeur embrochées ; et, de tous les moyens, c'est celui qui m'a le mieux réussi.

M. Carron du Villards a imaginé le moyen suivant, qu'un de ses élèves a publié dans le *Bulletin thérapeutique* de M. Miquel, t. XII, p. 70, et qui réussit très bien dans quelques cas. Je cite textuellement : « Le chirurgien place dans le plus grand diamètre de la tumeur une ou plusieurs épingles longues, comme celles employées par les entomologistes. La longueur de ces épingles leur permet de se courber suffisamment pour que leurs têtes viennent se rapprocher l'une de l'autre, et se fixer avec un petit nœud métallique. Il suffit alors d'approcher des extrémités ainsi liées une petite bougie, et de chauffer les épingles jusqu'à blanc, en ayant soin de mettre sur la tumeur quelques gouttes d'huile. La chaleur qui se transmet dans la tumeur est suffisante pour la cuire : c'est le mot. Elle se boursoufle, crépite, et s'affaisse pour ne plus se relever. En enlevant les épingles, on entraîne quelquefois des fragments de vaisseaux, et une suppuration active fait en quelques jours justice de la tumeur, qui est exempte de toute récidive. »

On a essayé encore d'inciser la tumeur dans divers sens, avec un ténotome introduit sous la peau. Cette opération, que M. Rognetta propose de nommer *incision multiple sous-cutanée*, a réussi en France entre les mains de plusieurs chirurgiens, parmi lesquels nous citerons M. J. Guérin et Blandin. C'est, comme on le voit, une modification heureuse du procédé de Marshall-Hall. Après que la tumeur a été divisée, on doit employer une compres-

(1) *London med. Gazet.*, t. VII, p. 677.

sion convenable. M. Rognetta vante la galvano-puncture, et avance qu'elle pourrait avoir les plus heureux résultats ; ce moyen coagule le sang de la tumeur, et détermine l'oblitération de ses cellules. On a encore proposé de comprendre les tumeurs sanguines de petit volume entre les lèvres d'une incision en V : c'est là un moyen dangereux, qu'il ne convient d'employer qu'avec une extrême réserve, à cause de l'hémorrhagie qui peut en être la suite ; en outre, la reproduction de la tumeur peut venir compromettre l'opération, qui laissera dans tous les cas sur la paupière opérée une difformité plus ou moins grande.

Lorsque la télangiectasie a envahi profondément l'orbite et les parties environnantes, il ne reste plus qu'à lier l'artère carotide primitive, moyen aussi dangereux dans son exécution qu'incertain dans ses résultats, la circulation se rétablissant par les artères collatérales. Travers, Wardrop, Velpeau, Mussey, ont pratiqué cette opération. Deux ans après que la ligature avait été faite chez un nommé Joseph May, que M. Velpeau avait opéré, et que j'ai eu l'occasion de voir (en 1841), la maladie s'était reproduite.

SECTION QUATRIÈME.

Affections syphilitiques des paupières.

Ces affections ne sont point très rares aux paupières. Les symptômes syphilitiques pris isolément ne présentant pas toujours des caractères assez tranchés pour se faire reconnaître d'abord, il est indispensable, pour ces maladies, de même que pour les autres affections des yeux considérées en général, de rechercher dans le commémoratif et dans l'examen attentif du malade, les renseignements nécessaires pour établir un bon diagnostic. Les maladies syphilitiques des paupières peuvent être le résultat de l'action locale du virus chancreux, ou bien un des effets de l'infection constitutionnelle.

ARTICLE PREMIER.

ULCÈRES SYPHILITIQUES DES PAUPIÈRES.

L'ulcère syphilitique des paupières est tantôt primitif, tantôt secondaire.

L'ulcère primitif, le chancre, peut appartenir à l'une des deux variétés admises aujourd'hui, savoir : le chancre induré ou infectant, et le chancre non induré, non infectant, que le docteur Clerc a le premier désigné sous le nom de *chancroïde*, variété qui serait le résultat de l'inoculation naturelle ou artificielle du virus syphilitique à un sujet ayant la vérole constitutionnelle, comme la pustule de la fausse vaccine ou celle de la varioloïde est le produit hybride de l'inoculation du virus vaccin, ou varioleux, sur un vacciné ou un variolé. Assez souvent il reconnaît pour cause le baiser donné par une personne infectée, ou le contact direct du virus par l'intermédiaire des doigts. Dans un cas que j'ai eu l'occasion d'observer sur un jeune médecin, une ulcération profonde de la paupière s'était développée très rapidement, sans qu'aucun autre symptôme de syphilis existât chez lui. Il fut impossible de rattacher l'apparition de cette maladie à aucune autre circonstance qu'à celle-ci : cautérisant, quelques jours auparavant, à l'arrière-bouche, un individu atteint de syphilis, le jeune médecin avait reçu au visage une certaine quantité de salive que lui avait lancée le malade dans un brusque effort de vomissement.

L'ulcère syphilitique siége d'ordinaire sur une seule paupière, et en atteint le plus communément le bord libre ; tantôt il marche de dehors en dedans, et détruit alors la conjonctive et le cartilage tarse, tantôt il progresse en sens inverse ; dans tous les cas, si on ne l'arrête, la paupière malade est compromise tout entière, et le plus souvent l'autre paupière est menacée de destruction.

Les ganglions pré-auriculaires sont souvent engorgés dans ces maladies.

Ces ulcères s'étendent quelquefois au-dessous de la peau, surtout lorsque la conjonctive est devenue le siége d'une ulcération primitive, sans que rien trahisse au dehors leur présence. Lawrence (1) cite un cas de cette nature ; son traducteur, M. le doc-

(1) Lawrence, *loc. cit.*, p. 270.

teur Billard (d'Angers), rapporte qu'il a vu à la Maison royale de santé un large ulcère syphilitique qui, ayant perforé le frontal, communiquait par un trajet fistuleux jusqu'à la paupière supérieure gauche, dont la peau était livide, mais intacte, tandis que la conjonctive et le cartilage tarse étaient détruits par l'ulcération. J'ai vu tout récemment (1853) un cas de ce genre, que m'a présenté M. le docteur Langlebert, et quelque temps avant (1852), j'avais observé le même fait sur une sage-femme que m'avait adressée M. Pajot, agrégé à la Faculté de médecine. Chez ces deux malades les ganglions pré-auriculaires étaient engorgés. J'ai vu aussi à ma clinique, il y a six ans, une femme âgée de soixante ans, autrefois infectée de syphilis, chez laquelle le grand angle de l'œil droit était largement ulcéré ; le sac lacrymal, mis à nu, était détruit en partie ; d'autres ulcères semblables existaient dans d'autres régions du corps, au front, au gros orteil, etc. L'affection paraissait devoir être assez promptement arrêtée par l'administration du proto-iodure de mercure; mais la malade n'ayant plus reparu, je n'ai pu juger du résultat heureux que la tournure des choses semblait me faire espérer. Il est probable qu'au début on aurait pu prendre cette affection pour une dacryokystite, comme cela est arrivé quelquefois. Mackenzie, entre autres, cite le cas d'un enfant de sept ans, portant au grand angle une ulcération syphilitique qui avait été prise par un médecin pour une maladie du sac lacrymal. Une sonde introduite au travers de l'ulcère, dans le canal nasal, avait aggravé l'état de l'enfant, qui fut guéri de cette maladie et d'un ulcère sanieux placé sous le voile du palais, par les préparations mercurielles unies à l'opium.

L'ulcère syphilitique primitif des paupières débute assez ordinairement, ainsi que nous l'avons dit, par le bord libre de l'un de ces voiles mobiles ; cependant il est des cas où la peau de la paupière est d'abord envahie, la muqueuse demeurant saine. Ce fait, à l'appui duquel sir Ch. Bell rapporte une observation, semble ne pas être admis par M. Middlemore.

D'autres fois, tout se passe d'abord vers la conjonctive. Il n'est pas très rare de voir le chancre existant sur cette membrane se convertir bientôt en un large ulcère de toute l'épaisseur de la paupière, qu'on pourrait prendre, surtout quand il reste quelque temps stationnaire, pour la suite ordinaire d'une simple blépharite glandulaire, avec perte de substance du tarse. C'est par suite d'une erreur semblable qu'un jeune ouvrier, que j'ai vu à ma clinique, et que j'ai guéri par des préparations spéciales, avait été traité par un ophthalmologiste de Paris pendant plus d'une année, sans aucun résultat.

Dans quelques cas, après avoir paru sommeiller quelque temps, l'ulcère syphilitique se propage avec rapidité de la paupière malade à la paupière voisine et à la région lacrymale, surtout chez les sujets jeunes, si le traitement mercuriel n'est promptement employé.

Le diagnostic du chancre des paupières n'est pas toujours facile à établir. D'abord le siége de l'affection loin des organes génitaux, le lieu d'élection, éloignent l'idée de sa spécificité : première cause d'erreur. Et d'ailleurs, fût-on prévenu de la possibilité d'un chancre palpébral, la physionomie n'est pas tellement typiée que l'on ne puisse s'y méprendre.

Le cancer des paupières et certaines affections épithéliales de cette région peuvent simuler l'ulcération primitive des paupières, comme aussi des chancres à marche chronique peuvent en imposer et faire croire à des ulcérations de nature cancéreuse. Dans les deux affections, les tissus sont lentement et progressivement envahis par l'ulcération; la marche de la maladie dans les deux cas est essentiellement chronique; les ganglions lymphatiques préauriculaires peuvent être tuméfiés. Enfin, l'aspect des ulcérations est loin d'être pathognomonique.

Quelques présomptions sur la nature de l'ulcération peuvent être établies d'après l'âge du malade. On sait que le cancer des paupières est rare au-dessous de quarante ans. Le chancre primitif étant le résultat d'une contagion, s'observe, il est vrai, à toutes les périodes de la vie; mais il est plus fréquent chez les jeunes sujets, qui s'exposent plus souvent à cette contagion.

Il est d'autres éléments de diagnostic plus importants. L'ulcération chancreuse, le chancre primitif est inoculable, le cancer ne l'est pas. On pourra donc, dans un cas douteux, inoculer au malade lui-même le produit de sécrétion de son ulcération palpébrale. Si la piqûre de l'inoculation reproduit une ulcération, il n'y a plus de doute sur la nature de la maladie. Si l'inoculation est négative, on a affaire à une ulcération qui n'a jamais été ou n'est plus chancreuse, et qui peut être cancéreuse.

Les callosités, les indurations qui accompagnent certaines formes d'ulcères cancéreux des paupières peuvent simuler l'induration spécifique du chancre infectant. Ici l'inoculation négative viendrait encore en aide au diagnostic différentiel des deux affections, diagnostic qu'éclairerait encore l'absence ou la présence des symptômes de la syphilis constitutionnelle, car il paraît constant que les accidents consécutifs au chancre apparaissent rarement après cinq ou six mois de son début. Si donc l'ulcération des paupières suspectée, celle qui peut ressembler au chancre induré, existe depuis longtemps, sans coïncidence des symptômes propres à la syphilis généralisée, on peut affirmer que cette ulcération appartient plutôt au cancer qu'à la vérole.

L'ulcère syphilitique secondaire des paupières n'apparaît pas sans avoir été précédé d'un condylome, affection dont nous nous occuperons bientôt, ou de quelque autre symptôme constitutionnel.

Traitement. — C'est celui des ulcères syphilitiques en général. Il consiste à cautériser légèrement, au moyen d'un crayon de nitrate d'argent, la surface mise à nu, afin de l'isoler des corps extérieurs plus ou moins irritants, et en particulier des larmes, et à répéter exactement l'emploi de ce moyen aussitôt que l'escarre est sur le point de tomber. Lorsque l'ulcère se propage à la conjonctive, il convient, après la cautérisation, de couvrir les surfaces blanchies d'un corps gras, pour protéger la portion bulbaire de la muqueuse contre l'action du caustique lunaire. En même temps on prescrit un traitement général par le mercure ; le sublimé me paraît, dans ces cas, réussir plus promptement que toute autre préparation. Les collyres dans lesquels on fait entrer le deutochlorure de mercure exercent une action directement salutaire sur la marche et sur les progrès de l'ulcération.

ARTICLE II.

CONDYLOMES DES PAUPIÈRES.

Les excroissances auxquelles on a donné ce nom siégent chez des sujets atteints de symptômes de syphilis constitutionnelle. Il est assez rare que le condylome se présente aux paupières sans exister sur d'autres parties du corps. Il varie singulièrement dans sa forme et dans ses autres caractères physiques : sa consistance est quelquefois molle, très souvent dure ; quelques uns sont secs, gercés, rudes au toucher ; d'autres sont lisses et d'une mollesse telle qu'ils se déchirent à la plus légère pression : ces derniers sont ordinairement d'un volume considérable ; les autres, au contraire, sont le plus souvent de la grosseur d'un grain de chènevis.

Cette affection, au reste assez rare, est le plus communément très bénigne ; pourtant il est des cas dans lesquels elle se termine par une altération détruisant rapidement la paupière qui en est le siége. C'est ordinairement un condylôme assez dur et le plus petit qui se termine de cette manière fâcheuse. Alors il devient dur, tuberculeux au toucher ; la paupière prend une couleur livide, s'enflamme, la rougeur s'étend au loin, et bientôt un ulcère succède au condylôme et détruit la paupière entière, si l'on ne se hâte de soumettre le malade à un traitement spécial. L'observation, n° 111, de Mackenzie (1) prouve que les choses marchent quelquefois de cette manière, et que le traitement par le mercure arrête promptement la destruction des parties affectées.

Lorsque le condylôme ne menace pas de s'ulcérer, on l'enlève avec des ciseaux courbes sur le plat, et l'on en cautérise la base avec le crayon de nitrate d'argent ; on recommande ensuite au malade de se bassiner longtemps l'œil, au moyen de lotions d'eau fraîche, puis on prescrit le mercure à l'intérieur et à l'extérieur, pour prévenir tout à la fois la reproduction de ces excroissances et l'apparition d'autres symptômes syphilitiques constitutionnels.

ARTICLE III.

ÉRUPTIONS SYPHILITIQUES DES PAUPIÈRES.

On voit assez fréquemment chez les adultes, à la suite d'une affection syphilitique, soit pendant les symptômes primitifs, soit après un espace plus ou moins long, des tumeurs particulières, véritables syphilides papuleuses, apparaître sur les paupières en même temps que sur d'autres parties du corps, comme le dos, les bras, la poitrine et les cuisses. Toujours secondaire, la tumeur est d'abord rouge, de forme lenticulaire, peu sensible, aplatie : plus tard l'épiderme, détaché en plaques circulaires, par le gonflement du corps muqueux en même temps que par les frottements, tombe et laisse voir la base de la tumeur environnée d'un cercle

(1) Mackenzie, *loc. cit.*, p. 101.

rouge remarquablement vif. Assez fréquemment une infiltration de la muqueuse, accompagnée bientôt d'une inflammation réelle, se développe lorsque les paupières portent un assez grand nombre de ces plaques; alors la conjonctive rougit, prend les caractères de l'ophthalmie catarrhale; la cornée et surtout l'iris deviennent quelquefois malades en même temps, et les paupières sont fortement collées le matin au réveil.

Les enfants sont beaucoup plus souvent atteints de cette éruption syphilitique, du moins du côté des paupières; c'est ordinairement du huitième au trentième jour après la naissance que les papules commencent à se montrer sur tout le corps. Le plus souvent les paupières s'enflamment ainsi que la conjonctive qui les double, et un écoulement muqueux les tient collées le matin au réveil. La peau, surtout autour des cavités muqueuses, se couvre de plaques rouge foncé, et semble flétrie.

Des accidents plus graves se lient à ces éruptions; le cuir chevelu devient souvent le siége de tumeurs de la même nature; l'inflammation gagne en profondeur, et si l'on ne se hâte d'en arrêter les progrès, les bulbes des cheveux peuvent être complétement détruits dans une assez grande étendue. J'ai vu une fois le pariétal suppurer pendant près de deux mois dans une affection de cette nature. L'enfant chez qui cet accident était survenu, fils naturel de M. le comte de V...., m'avait été apporté le dixième jour après sa naissance couvert de papules, semblables à celles qui ont été décrites plus haut, et très nombreuses aux paupières, dans le cuir chevelu et au pourtour de la bouche, du nez et des autres cavités muqueuses; la conjonctive était enflammée, les cils étaient agglutinés le matin, un écoulement muqueux assez abondant s'accumulait dans le grand angle, et un épanchement interlamellaire s'était montré dans les deux cornées. Un traitement par les astringents locaux fit bientôt disparaître cette ophthalmie. Pendant deux mois l'enfant prit tous les jours, dans le lait qu'on lui donnait, 1 centigramme de protoiodure de mercure; la dose de ce médicament fut portée progressivement à 3 centigrammes par jour pendant deux autres mois, et les papules finirent par disparaître complétement. Mais deux abcès qui s'étaient formés, l'un sur le pariétal, l'autre sur l'occipital, ne guérissaient point; ces os étaient évidemment malades, et ce ne fut qu'après la sortie de parties osseuses assez larges que la guérison fut enfin obtenue. Les cheveux, qui étaient tombés, n'ont plus reparu à la place de ces deux abcès, et l'enfant porte aujourd'hui sur le sommet de la tête un large cercle blanc circulaire dépourvu de cheveux.

Il est des cas chez les enfants, c'est une remarque qu'a faite M. Mackenzie, dans lesquels les cornées sont détruites complétement par l'infiltration du pus, au moment même où l'éruption syphilitique est dans toute sa vigueur; très souvent alors ce symptôme est un signe précurseur de mort, et le médecin doit se garder avant tout, à ce moment, d'affaiblir le malade, quels que soient d'ailleurs les accidents qui menacent la vision.

Les accidents qui surviennent du côté de l'œil n'ont aucun caractère spécial; la conjonctivite est ici, de même que dans toutes les inflammations des paupières, la conséquence même de cette inflammation. C'est cette ophthalmie que M. le professeur Trousseau nomme « *ab inflammatione cutis*, » rien de plus. La phlogose s'étend à la cornée, des épanchements interlamellaires se forment dans cette membrane, parcourent leurs périodes comme dans les autres kératites, et se terminent de diverses manières. Quant à cette fonte purulente de la cornée, qu'on a considérée avec beaucoup de raison, surtout d'après les expériences de M. Magendie sur les chiens, comme un signe précurseur de mort, elle n'a ici rien de particulier; on voit ce phénomène dans bon nombre de cas où la nutrition est profondément altérée, comme par exemple pendant la durée d'une fièvre typhoïde grave ou pendant le choléra.

Chez l'adulte il serait difficile de confondre cette maladie avec l'ophthalmie purulente, car tous les symptômes de cette dernière affection manquent absolument dans les éruptions syphilitiques, à part pourtant la sécrétion, qui, au reste, y est infiniment moins abondante. L'erreur serait plus facile peut-être chez les nouveaux-nés, à cause de la difficulté d'examiner convenablement les yeux; mais avec un peu d'attention, il est facile de s'en garantir, surtout si l'on considère l'éruption qui siége sur les paupières et sur le reste de la surface du corps.

Traitement. — Il est à la fois local et général. Le mercure doit en faire la base. Chez l'adulte, des frictions d'onguent napolitain sur les paupières répétées plusieurs fois par jour, le sublimé et plus tard l'iodure de potassium, seront conseillés et réussiront promptement. Le calomel à petite dose ou le protoiodure de mercure, administré avec le lait chez les nouveaux-nés, et quelques frictions sur les paupières, soit avec l'onguent mercuriel, soit avec le précipité rouge en pommade, ramèneront bientôt la santé si, comme nous l'avons fait chez l'enfant dont nous avons rapporté sommairement l'histoire, on insiste longtemps sur le même traitement.

Chez l'adulte, comme chez l'enfant, l'œil sera traité selon les conditions morbides particulières qu'il présentera, et cela indépendamment de l'affection constitutionnelle.

La syphilis papuleuse n'est pas la seule éruption syphilitique dont les paupières peuvent être le siége. Comme sur toutes les autres régions de la peau, on peut y observer des syphilides de forme pustuleuse et même tuberculeuse. Ces variétés dans la forme de l'affection syphilitique ne changent pas les indications thérapeutiques que nous venons de donner : nous nous contentons donc de les mentionner.

FIN DU PREMIER VOLUME.

TABLE DES MATIÈRES

CONTENUES

DANS LE PREMIER VOLUME.

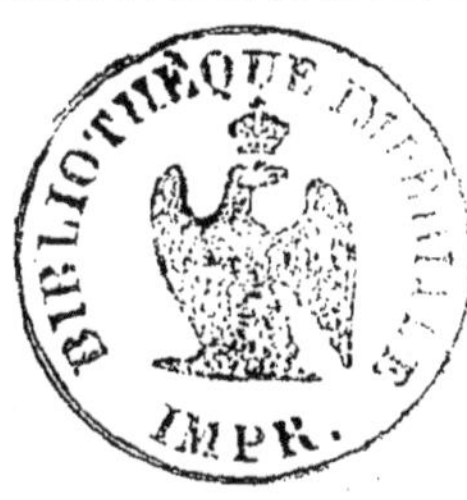

FIN DE LA TABLE DU PREMIER VOLUME.

www.ingramcontent.com/pod-product-compliance
Ingram Content Group UK Ltd.
Pitfield, Milton Keynes, MK11 3LW, UK
UKHW021935200726
13855UKWH00007B/36

9 782012 992467